AF464311

RÉSISTANCE ÉLECTRIQUE

DES

TISSUS ET DU CORPS HUMAIN

A L'ÉTAT NORMAL ET PATHOLOGIQUE

PAR

Le Dr Edmond CASTEX

LICENCIÉ ÈS SCIENCES PHYSIQUES, PRÉPARATEUR DE PHYSIQUE
LAURÉAT DE LA FACULTÉ DE MÉDECINE DE MONTPELLIER

MONTPELLIER

TYPOGRAPHIE ET LITHOGRAPHIE CHARLES BOEHM

ÉDITEUR DU NOUVEAU MONTPELLIER MÉDICAL

1892

RÉSISTANCE ÉLECTRIQUE

DES

TISSUS ET DU CORPS HUMAIN

A L'ÉTAT NORMAL ET PATHOLOGIQUE

PAR

Le Dr Edmond CASTEX

LICENCIÉ ÈS SCIENCES PHYSIQUES, PRÉPARATEUR DE PHYSIQUE
LAURÉAT DE LA FACULTÉ DE MÉDECINE DE MONTPELLIER

MONTPELLIER
TYPOGRAPHIE ET LITHOGRAPHIE CHARLES BOEHM
ÉDITEUR DU NOUVEAU MONTPELLIER MÉDICAL

1892

A LA MÉMOIRE VÉNÉRÉE DE MON PÈRE

L. CASTEX

Médecin principal de 1re classe
Directeur du service de santé du 16e Corps d'armée
Officier de la Légion d'Honneur

A MA MÈRE

A MES SŒURS

A TOUS MES PARENTS

E. CASTEX.

A Monsieur le Professeur ENGEL

Membre Correspondant de l'Académie de Médecine

Hommage respectueux.

A MON PRÉSIDENT DE THÈSE

Monsieur le Professeur IMBERT

A TOUS MES MAITRES

A TOUS MES AMIS

E. CASTEX.

INTRODUCTION

En consultant les traités de physique médicale, d'électrothérapie et de physiologie, nous avons été toujours très étonné de ne trouver généralement que quelques lignes, si toutefois on en parlait, sur la résistance électrique des tissus et du corps humain. Nous avons pensé que cela ne pouvait tenir qu'à deux choses : ou que bien peu de recherches avaient été entreprises dans cette direction, ou que les travaux publiés en France et surtout à l'étranger étaient inconnus. Il nous a semblé intéressant, dans les deux cas, de choisir cette question comme sujet de thèse inaugurale, au moment où la science électrique prend une telle importance. Nous ne demandons pas seulement à l'énergie électrique de transmettre la pensée ou de nous éclairer, mais encore de nous guérir ; on élève maintenant de vraies usines avec dynamos, tableau de distribution et conducteurs, pour porter à une foule de malades le fluide bienfaisant. Il n'est certainement pas nécessaire qu'un médecin soit physicien pour employer l'électricité comme agent thérapeutique, mais au moins faut-il qu'il connaisse les principes de l'électrothérapie, et les variations que subit la résistance sous l'influence du courant électrique fait partie de ces premières notions. Dans ces dernières années, le Dr Vigouroux, le savant directeur du service d'électrothérapie à la Salpêtrière, a montré le parti que l'on pouvait tirer de la mesure de la résistance pour l'électrodiagnostic : il a ainsi ajouté un nouveau chapitre à l'électrothérapie. L'emploi de plus en plus répandu pour le transport de l'énergie électrique, de courants à haute tension, a provoqué de fréquents accidents ; il a fallu édicter des règles de précautions : toutes choses qui intéressent le médecin et le physiologiste autant que l'industriel et le législateur. La justice même veut faire jouer à l'électricité le rôle de bourreau. On voit donc combien la mesure de la résistance du corps humain, les variations qu'elle subit, sont intéressantes, à bien des points de vue.

Mais le corps humain est un conducteur hétérogène au plus haut degré : Quels sont les rapports entre la conductibilité des tissus et la conductibilité totale? Comment un courant, d'une intensité donnée, se partage-t-il dans les divers organes? Problèmes qui ne peuvent se résoudre que si l'on connait les résistances spécifiques des tissus. Ces questions exigent des expériences très délicates; ainsi, dans ces dernières années, la société royale des Sciences de Bruxelles a proposé, comme sujet de concours pour un prix, la recherche de la conductibilité électrique des tissus et des liquides de l'organisme : le prix n'a pas été décerné, faute de candidat.

Forcé par des circonstances d'ordre supérieur de présenter cette thèse, nous regrettons de n'avoir pas le temps de choisir quelque point spécial parmi tous ceux qui sont à étudier. Aussi notre travail est modeste : nous avons rassemblé et exposé les faits principaux, les théories qui ont trait à la résistance électrique des tissus et du corps humain. Puissions-nous avoir fait une œuvre de quelque utilité!

Que notre président de thèse, Monsieur le professeur Imbert, nous permette de lui exprimer ici toute notre gratitude pour les nombreux et excellents conseils qu'il a eu la bonté de nous donner en toutes circonstances.

Nous prions nos Maitres de la Faculté de Médecine d'agréer toute notre reconnaissance pour la bienveillance que nous avons toujours rencontrée auprès d'eux, depuis le début de nos études médicales.

RÉSISTANCE ÉLECTRIQUE

DES

TISSUS ET DU CORPS HUMAIN

A L'ÉTAT NORMAL ET PATHOLOGIQUE

PREMIÈRE PARTIE

Résistance spécifique. — Mesure des Résistances

RÉSISTANCE. — Si l'on maintient aux deux extrémités d'un conducteur homogène de longueur L centim., de section S centim. carrés une différence de potentiel E, ce conducteur est traversé par un courant constant, dont l'intensité I est donnée par la loi de Ohm :

$$E = RI$$

La quantité R est appelée résistance du conducteur.

UNITÉ DE RÉSISTANCE. — On exprime actuellement les quantités E, I et R en unités pratiques du système électromagnétique CGS, qui sont : le volt, pour la force électromotrice ou la différence de potentiel ; l'ampère, pour l'intensité ; l'ohm, pour la résistance. L'ohm est la résistance à 0° d'une colonne de mercure pur, d'une longueur de 106 centim. et d'une section de 1 millim. carré. Avant l'adoption générale de l'ohm, on se servait souvent de l'unité Siemens, résistance d'une colonne de mercure pur d'une longueur de 1 mèt. et d'une section de 1 millim. carré.

RÉSISTANCE SPÉCIFIQUE. — La résistance R du conducteur, que nous avons considéré, nous est donnée en ohms par la formule :

$$R = K \frac{L}{S}$$

K est un nombre constant qui dépend de la matière du conducteur et de son état moléculaire. On l'appelle résistance spécifique : c'est la résistance qu'offre au passage d'un courant électrique parallèle à l'une de ses arêtes, un cube du même corps conducteur, qui aurait 1 centim. dans ses trois dimensions. La résistance spécifique est donc exprimée en ohm-centimètre ; ou en microhm-centimètre, si le corps est très bon conducteur.

Tout corps homogène, c'est-à-dire dont la substance est identique en tous ses points, comme composition chimique et état physique, possède une résistance spécifique, qui peut du reste varier sous l'influence de divers agents. Or, comme l'histologie montre que les tissus organiques sains ont une texture définie, un état physique et chimique relativement stable, on est conduit à leur donner une résistance spécifique. Mais cette résistance est sujette à de grandes variations, suivant l'état d'hydratation du tissu, la température, le sens suivant lequel le courant passe, etc. Aussi est-il nécessaire de tenir compte de toutes les conditions dans lesquelles se sont faites les mesures ; et c'est en les énonçant que l'on peut exprimer la résistance spécifique d'après la seule méthode scientifique indiquée : les résultats de plusieurs observateurs seront facilement comparables entre eux.

Il ne peut, au contraire, exister une résistance spécifique pour un corps aussi compliqué et peu homogène que le corps humain. Nous sommes donc obligé d'en mesurer la résistance totale.

MESURE D'UNE RÉSISTANCE. — Que l'on veuille mesurer une résistance spécifique ou une résistance totale, les procédés sont les mêmes ; car, dans le premier cas, on mesure la résistance totale du conducteur, et l'on calcule la résistance spécifique, en tenant compte de sa longueur et de sa section. Nous allons étudier rapidement les diverses méthodes de mesure.

Méthode de substitution. — On introduit le corps dans un circuit comprenant un galvanomètre, qui doit être très sensible ; et une source d'électricité, dont la *f e. m.*[1] et la résistance intérieure doivent être *absolument constantes.* On note la déviation galvanométrique On remplace ensuite le corps par un autre dont la résistance, connue et variable à volonté, est modifiée jusqu'à ce que le galvanomètre indique la même déviation. La résistance mesurée est égale à la résistance cherchée.

Méthode de la loi de Ohm. — Nous avons vu au commencement la relation qui existe entre la résistance d'un conducteur, la différence de potentiel à ses deux extrémités, et l'intensité du courant qui le traverse. Si l'on connaît les deux dernières de ces trois quantités, il est facile de calculer la première.

La mesure de la f. e. m. se fait à l'aide des instruments appelés électromètres, et voltmètres s'ils sont gradués en volts. Les voltmètres ne sont en général que des galvanomètres : on démontre que l'instrument, monté en dérivation aux deux points d'un circuit, mesure la différence de potentiel entre ces deux points, à la condition que la résistance du voltmètre ou du circuit dérivé qui le comprend soit de *beaucoup supérieure* à celle du conducteur entre les points choisis. Tout galvanomètre peut donc servir de voltmètre. Pour le graduer, on peut former un circuit avec une pile-étalon, par exemple un Latimer-Clark à faible résistance intérieure ($E = 1,435$ volt), le galvanomètre et une résistance supplémentaire. On fait varier cette résistance jusqu'à ce que la déviation de l'index du galvanomètre soit de 143,5 divisions. Le galvanomètre accompagné de sa résistance supplémentaire, peut

[1] Nous désignerons la force électromotrice par l'abréviation *f. e. m.*

faire office de voltmètre, et chaque division équivaut à 0,01 volt Si la première déviation avait été seulement de 14,35 divisions, la combinaison permettrait de mener les f. e. m. à 0,1 volt près.

Pour mesurer l'intensité du courant, on met, en un point quelconque du circuit, un galvanomètre étalonné en ampère ou en divisions décimales de l'ampère.

La mesure de la résistance se fait avec une approximation d'autant plus grande que les appareils sont plus sensibles.

Il est facile, en ajoutant quelques accessoires, d'appliquer cette méthode, avec le même galvanomètre pour mesurer les f. e. m. et les intensités. Il suffit de réaliser le schéma que nous donnons (Pl. I, fig. 1), indiqué par Vigouroux[1]. En P est la pile constante ; en E, E' sont les électrodes que nous supposons appliquées sur un corps humain C. Le galvanomètre est en G. Un instrument qui convient parfaitement pour ces recherches par son apériodicité et sa sensibilité, est le galvanomètre Déprez-d'Arsonval qui permet d'apprécier 0,0005 milliampère. M est une clef Morse, I une clef simple. R est une résistance égale à celle du galvanomètre ; R' est la résistance supplémentaire telle que nous l'avons indiquée plus haut, appelée encore bobine de circuit.

L'intensité se mesure constamment ; le contact de la clef Morse se fait tout seul en 1 ; le circuit est alors PECE'GIN. Le galvanomètre fonctionne comme ampèremètre et donne l'intensité du courant.

Pour mesurer la différence de potentiel aux électrodes, on abaisse la clef Morse (contact en 2) et la clef simple. Le circuit primaire est PECE'RIN ; le circuit dérivé est ER'2GE' ; le galvanomètre fonctionne comme voltmètre.

Il suffit de diviser l'intensité en ampères par la différence de potentiel en volts, pour avoir la résistance, en ohms, du corps humain et des électrodes.

[1] Voir le dictionnaire d'électricité de Dumont.

Vigouroux dit, dans la leçon faite au sujet de la mesure de résistance dans l'année 1888 du *Progrès médical*, que si l'on note d'abord la f. e. m. aux bornes de la pile, puis aux électrodes pendant que le même courant passe, la différence mesure la polarisation entre les électrodes. Ainsi dans le cas cité, la f. e. m. de la pile est 14,5 volts; aux électrodes elle est de 14 volts: la différence 0,5 volt serait la polarisation. Nous ne croyons pas ceci exact; ce qu'on mesure est tout simplement la chute de potentiel due aux conducteurs, prises du courant, etc. La mesure de la polarisation ne peut se faire que par une méthode bien plus compliquée.

Méthode du pont de Wheatstone. — Soient quatre résistances A,B,C,D, disposées sur les quatre branches d'un losange, dont deux angles opposés sont reliés aux deux pôles d'une pile, et les deux autres angles aux deux bornes d'un galvanomètre. C'est la combinaison que l'on désigne sous le nom de Pont de Wheatstone. S'il existe entre les quatre résistances la relation

$$AC = BD$$

dans laquelle A et C sont les deux résistances sur deux branches parallèles, B et D les autres, les deux angles, reliés au galvanomètre, sont au même potentiel, c'est-à-dire que cet instrument n'est traversé par aucun courant. Si l'on connaît, évaluée en ohms, l'une des résistances, le rapport de deux autres, on peut calculer, en ohms, la quatrième. Les trois résistances connues sont en général fournies par des boîtes de résistance.

Le galvanomètre doit être aussi sensible que possible; la pile de mesure doit être constituée par une simple pile à eau. Enfin une double clef permet de lancer le courant dans les branches du pont d'abord, puis après dans le galvanomètre.

Mais la relation que nous avons indiquée n'est vraie que s'il n'existe pas dans le pont de force électromotrice. Or ce fait se produit souvent quand on mesure la résistance de tissus organiques. Il peut donc en résulter des erreurs. Il y a deux moyens de les éviter. Frœlich a démontré qu'il suffit de noter d'abord la déviation de l'index du galvanomètre produite par le courant que détermine cette force électromotrice seule, et de prendre pour nouveau 0° du galvanomètre la division atteinte par l'index. La deuxième méthode, plus simple, consiste à diminuer la sensibilité du galvanomètre et à négliger l'erreur commise. Il faut auparavant s'assurer que cette erreur est négligeable.

La méthode du pont convient très peu à la mesure de la résistance électrique du corps humain. On pourra s'en rendre compte dans la suite.

Transformation de l'énergie électrique dans un conducteur. — Le courant qui traverse un conducteur représente une certaine quantité d'énergie : une partie en est transmise et continue sa route sous forme d'énergie électrique ; une autre est transformée. Cette énergie transformée se retrouve, soit sous forme d'énergie physique, soit sous forme d'énergie chimique. De la transformation en chaleur nous ne dirons qu'un mot au point de vue pratique : on ne doit jamais lancer dans les bobines de résistance que des courants faibles, sinon l'échauffement que produit le courant suffit à en altérer la valeur. On s'exposerait à des erreurs en employant de forts courants dans le but d'avoir plus d'exactitude.

Actions cataphoriques. — Indépendamment des actions thermiques, le courant peut engendrer, dans certaines conditions, des effets mécaniques d'une nature particulière, dits cataphoriques. C'est Du Bois Reymond qui les a découverts en 1860. Munk les a étudiés après lui. Si on fait passer un courant à travers un corps poreux imbibé de liquide, on voit que la résistance de ce corps augmente et atteint un maximum ; si à ce moment on interrompt le courant et qu'on mesure la résistance de temps en temps, on la voit diminuer jusqu'à ce qu'elle atteigne sa valeur primitive. Ce retour se fait plus rapidement si on fait passer le courant en sens inverse. Il n'y a pas là un phénomène de décomposition chimique, mais le changement de résistance vient d'un transport de liquide, sous l'influence du courant, à travers le corps poreux, de l'électrode positive (ou anode), à l'électrode négative (ou cathode). Comme la résistance de ces corps varie avec le degré d'imbibition, les parties qui s'appauvrissent en liquide deviennent moins conductrices : la résistance totale augmente. Tel est le phénomène que l'on désigne sous le nom de cataphorèse.

Par quelle série de transformations l'énergie électrique accomplit-elle ce travail mécanique ? — Il est probable qu'il y a modification dans l'état moléculaire du liquide, variation dans la constante capillaire : de là des phénomènes de transport dans les conduits capillaires du corps poreux. La même théorie permet d'expliquer les phénomènes d'osmose par action électrique. L'intensité des effets produits dépend de la force électromotrice employée On comprend qu'il y ait dans les tissus organisés, des phénomènes d'osmose et de cataphorèse, d'autant plus intenses que la force électromotrice employée est plus considérable ; et chaque nouvel état physique amènera une variation correspondante dans la résistance électrique. Comme la théorie physique et l'étude expérimentale de ces phénomènes, si intéressants pour le physiologiste, sont très peu avancées au point de vue physiologique, nous sommes obligé de nous borner à ces quelques notions sommaires.

Actions électrolytiques.— Lorsque le courant traverse certains corps composés, à l'état de fusion ou de dissolution, il les décompose. Le corps décomposé s'appelle l'électrolyte ; les produits de la décomposition sont les *ions*. Il faut, pour déterminer cette décomposition, au moins une certaine f. e. m., qui dépend de l'énergie de formation de l'électrolyte considéré. Si la f. e. m.

dont on dispose est trop faible, on constate, après la fermeture, que le courant diminue rapidement d'intensité et devient nul (sauf les pertes par défaut d'isolement). Aucun produit de décomposition n'apparaît sur les électrodes. Mais il s'est pourtant produit à leur surface une modification ; si on les réunit par un fil métallique, après avoir interrompu le courant primaire, on constate un courant secondaire de l'anode à la cathode. La f. e. m. qui détermine ce courant s'appelle f. e. m. de polarisation. Puisqu'elle a pu annuler le courant primaire, elle est opposée, et au plus égale à la f. e. m. employée ; elle prend aussi le nom de force contre-électromotrice. Ce phénomène prend le nom de polarisation. Il y a donc, dans toute électrolyse, une phase de décomposition sans produits apparents, la phase de polarisation. La force électromotrice de polarisation ne peut dépasser un maximum, qui est égal à celle qu'aurait une pile formée des produits de décomposition de l'électrolyte considéré. Si la f. e. m. dont on dispose est plus grande, il y a d'abord polarisation ; la f. e. m. de polarisation atteint un maximum que nous appellerons P ; à partir de ce moment, la décomposition commence et suit un cours régulier : les composés de l'électrolyte apparaissent aux électrodes. A ce moment, l'intensité du courant est donnée par la formule

$$E - P = RI$$

On voit que si la f. e. m. de polarisation P était nulle, mais si la résistance R avait augmenté d'une certaine quantité Q, on pourrait avoir la même intensité I. Il faudrait que Q soit telle que l'on ait

$$E = (R + Q) I$$

On voit donc que, par passage du courant à travers un électrolyte, la résistance de cet électrolyte semblera augmentée.

Les conséquences de ces phénomènes nous importent à plusieurs points de vue.

Il est évident que par l'emploi des électrodes dont on se sert habituellement en électrothérapie, on ne peut éviter des phénomènes intenses de polarisation. Le métal qui constitue ces électrodes est le laiton ou l'étain ; le feutre qui le recouvre est imbibé d'eau salée, d'eau acidulée. Il doit donc y avoir une augmentation apparente de résistance.

Si l'on veut procéder à des mesures de résistance sur le corps humain, il faut rejeter l'emploi de pareilles électrodes, comme l'ont montré tous ceux qui se sont occupés de cette question. Mais quelles sont les électrodes que l'on doit adopter? En général, on choisit comme métal le zinc amalgamé ; comme liquide pour imbiber l'enveloppe (qui est ici nécessaire), une dissolution de sulfate de zinc. En ce cas, la polarisation est considérablement amoindrie, mais elle n'est pas complètement annulée, car il peut y avoir polarisation entre électrolytes différents : ici ce sera entre le sulfate de zinc et le chlorure de sodium de la sueur. On ajoute du reste parfois une deuxième enveloppe imbibée de chlorure de sodium à 1 °/₀.

On pourrait aussi se servir des électrodes de d'Arsonval, en argent recouvert d'une couche de chlorure d'argent ; et pour liquide destiné à imbiber l'enveloppe, du chlorure de sodium à 1 °/₀. On pourrait du reste probablement les employer sèches. Quant aux dimensions et à la forme à donner aux électrodes, ceci ne dépend que du but que l'on poursuit. Il faut qu'elles soient portées par un manche absolument isolant.

Mesure de résistance par les courants alternatifs. — Les phénomènes de polarisation ne permettent pas de mesurer la véritable valeur de la résistance d'un électrolyte (et les tissus et liquides de l'organisme sont dans ce cas) par les méthodes qui emploient des courants continus, qu'ils soient instantanés ou non. Aussi tourne-t-on la difficulté avec des courants alternatifs, qui suppriment la polarisation.

La méthode peut être, soit celle de la loi de Ohm, en se servant de voltmètres et d'ampéremètres spéciaux ; soit celle du pont de Wheatstone: La pile est remplacée par un générateur de courants alternatifs ; le galvanomètre, par un électrodynamomètre ou un téléphone.

Comme générateur de courants alternatifs, on peut se servir soit d'un appareil faradique, soit d'une dynamo. Il faut lancer dans la bobine inductrice le courant primaire à intervalles fixes. On peut employer un interrupteur à roues dentées, mû par mouvement d'horlogerie, ou un interrupteur acoustique qui permette d'avoir des interruptions extrêmement nombreuses et dont le nombre soit pourtant rigoureusement connu ; ou enfin un simple trembleur ordinaire. Mais dans ces conditions, les courants alternatifs sont égaux en quantité d'électricité, mais non en durée ou en tension. Ce ne sont pas des courants sinusoïdaux, ainsi que l'a montré le Dr d'Arsonval.

Il est de beaucoup préférable de se servir d'une petite dynamo, par exemple le moteur Marcel Deprez, tournant à une vitesse suffisante. Dans ces circonstances, le son rendu par le téléphone est absolument pur et musical. Les courants possèdent la même force électromotrice maxima dans les deux sens, la même durée, et la même quantité.

Il est une deuxième difficulté, dans l'application de cette méthode, peut-être encore plus importante au point de vue pratique, et qui demande, pour être complètement surmontée, un matériel tout spécial. Si on se sert, dans le pont, de bobines de résistance métallique ordinaires, si bonnes que soient ces bobines, il existe toujours des phénomènes de self-induction, de sorte qu'il est impossible de réduire le téléphone au silence.

Le son téléphonique ne fait que passer par un minimum : il est déjà difficile de préciser l'instant où le minimum est atteint; mais cette condition serait-elle exactement remplie, la mesure peut néanmoins être inexacte, car le pont, réglé par le minimum de bruit, peut être absolument faux au point de vue de la vraie valeur des résistances. Le seul moyen d'éviter cette cause d'erreur est d'employer des résistances rectilignes, métalliques, ou des rhéostats liquides sans polarisation.

Nous avons admis qu'on entendait un minimum de bruit. Si la résistance du pont était trop grande, le téléphone pourrait se taire pendant un certain temps: la mesure deviendrait encore plus difficile.

DEUXIÈME PARTIE

Résistance des Tissus

On comprend, d'après les notions que nous avons résumées brièvement que la mesure de la résistance spécifique des tissus ne soit pas chose facile. On ne peut opérer que sur des morceaux aussi frais que possible, mais qui subissent toujours une certaine évaporation, qui se refroidissent, changent de forme. Il intervient des actions cataphoriques, électrolytiques, etc. Bref, il existe une quantité de conditions qui influent sur la résistance électrique, et dont il faut tenir compte.

Dans certaines circonstances il est nécessaire d'éliminer les actions électrolytiques, mais dans d'autres il est bon qu'on puisse les mesurer. Elles sont utiles à connaître au point de vue des actions de l'électricité après le passage d'un courant, après sa transformation d'énergie actuelle en énergie potentielle. Aussi commencerons-nous par parler de la résistance spécifique des muscles et des nerfs, d'abord parce que ces tissus forment ou bien la majorité de la masse du corps, ou bien les conducteurs les plus naturels du flux électrique, et puis parce que l'étude de cette question a été faite avec une grande compétence par Hermann.

Polarisation du muscle et du nerf. — Nous avons vu les phénomènes qui se produisent dans un électrolyte, lorsque le courant est amené par des lames métalliques. Si la f. e. m. disponible est plus grande que la force électromotrice de polarisation, il y a décomposition ; si elle est plus petite, le courant s'annule. Admettons que la force électromotrice de polarisation soit proportionnelle à l'intensité du courant, hypothèse qui se traduit par la relation $P = QI$. Cette quantité Q, dite constante ou quotient de polarisation, a les dimensions d'une résistance, et représente en effet la résistance supplémentaire telle que l'on ait

$$E = (R + Q) I$$

On peut calculer la quantité Q par deux méthodes : 1° mesurer P et I ; 2° mesurer $R + Q$, résistance apparente par les courants continus ; puis R, résistance vraie, par les courants alternatifs. Mais un tissu peut présenter des éléments meilleurs conducteurs que d'autres, c'est-à-dire que les lignes de force pourront se grouper et constituer comme des circuits dérivés ; on pouvait se demander si la même théorie subsistait en ce cas. Hermann démontre mathématiquement que dans un système complexe de circuits dérivés polarisables, il existe une résistance Q qui est identique avec le quotient de polarisation défini plus haut. Les mêmes méthodes de mesure sont donc applicables.

Dans ces conditions, les courants alternatifs éliminent-ils la polarisation ? Le calcul montre qu'elle n'est rigoureusement nulle que quand la fréquence des courants est infinie ; qu'elle ne peut donc être complètement annulée et qu'elle est d'autant plus considérable que la durée d'une période est plus longue, ou que la vitesse de polarisation est supérieure à la vitesse de dépolarisation. Il sera donc nécessaire de déterminer expérimentalement si cette méthode permet d'arriver au résultat voulu.

Courant continu. — Mesure de l'intensité et de la force électromotrice de polarisation. Le courant polarisant (Pl. I, fig. 2) était pris comme dérivation sur le circuit de la pile P et de la résistance R. Lorsque le commutateur C était dans la position telle que le contact fût établi en I, le courant parti de A arrivait par l'électrode impolarisable E dans le muscle M, le traversait, sortait par l'électrode E', passait dans la première bobine B du galvanomètre G, et revenait en A'. On avait ainsi l'intensité. Pour mesurer la force électromotrice de polarisation, Hermann employait la méthode de compensation. Un circuit était constitué par une pile constante P', une résistance R' et un fil métallique tendu D D' sur lequel courait un curseur H. On conçoit que l'on puisse prendre les résistances de ces différentes parties telles qu'il existe entre les points D et H une différence de potentiel connue. Or, si le contact du commutateur C est établi en 2, rompu en 1, on voit qu'il n'y aura aucun courant dans le galvanomètre quand la différence de potentiel H/D sera égale à la f. e. m. E/E' entre les deux électrodes.

On voit que le point faible de cette méthode venait de ce qu'on mesurait la f. e. m. de polarisation, après que le courant qui la développait avait cessé de passer. Il en résultait une déperdition de f. e. m., d'autant plus considérable que cette dernière était plus élevée. Malgré les précautions expérimentales prises pour prévenir cette perte et opérer les mesures dans le moins de temps possible, il y avait toujours des erreurs systématiques.

La polarisation se développe avec le moindre courant et la plus courte durée de fermeture. Elle s'est montrée proportionnelle à l'intensité du courant, quand il était faible ; mais pour de forts courants la proportionnalité n'avait plus lieu. Hermann admet que s'il n'a pas trouvé un résultat constamment conforme à sa théorie, c'est que sa méthode de mesure, ainsi que nous le disions, ne lui permettait pas de mesurer exactement P, et il conclut néanmoins que le quotient de polarisation est constant.

La durée du courant augmente la polarisation. Mais jusqu'à quelle limite? C'est ce que le savant physiologiste allemand ne nous dit pas. Pourtant, il faut qu'il y en ait une.

La polarisation n'est pas proportionnelle à la longueur du muscle traversée : elle croît moins vite que la longueur n'augmente.

La polarisation est plus élevée quand le courant traverse le muscle dans une direction perpendiculaire aux fibres, que quand il leur est parallèle. A égales intensité et durée du courant, la polarisation en travers est neuf fois plus forte que la polarisation en long ; mais aussi la première disparait plus vite que la seconde. Nous discuterons plus loin ce résultat très important. Dans le nerf, c'est encore la polarisation en travers qui l'emporte.

L'état du muscle influe sur la polarisation : les muscles atteints de rigidité cadavérique peuvent présenter une forte polarisation, quoique moindre qu'à l'état frais. La cuisson anéantit ce pouvoir.

Le nerf présente longitudinalement une bien plus grande susceptibilité de polarisation que le muscle, mais elle cesse aussi plus rapidement.

Il est intéressant de comparer la valeur maxima de la f. e. m. de p. avec celle des combinaisons inorganiques : entre métal et électrolyte, entre électrolytes, etc. La polarisation des tissus musculaires et nerveux dépasse de beaucoup celle qui se développe entre deux électrolytes. Leur rapport se comporte sensiblement comme celui des f. e. m. des tissus organisés et des piles formées de ces liquides. Les plus élevées des f. e. m. qu'Hermann ait trouvées sont de 0,429 volt pour le nerf et 0,038 volt pour le muscle. Le maximum de polarisation de lames de platine dans l'acide sulfurique dilué, est 2,330 volts ; de cuivre, 0,79 volt. Il se croit donc autorisé à dire que la polarisation du nerf atteint des valeurs qui s'approchent de celles qu'on rencontre dans la polarisation des lames métalliques.

Méthode des courants alternatifs. — Hermann a employé ensuite la méthode des courants alternatifs, telle que nous l'avons fait comprendre. Le générateur des courants était une bobine d'induction. Ici se plaçait la difficulté que nous avons signalée : le téléphone cessait de parler avant que l'équilibre ait été atteint. Il y avait donc incertitude sur la vraie résistance.

Pour avoir la plus grande fréquence de courants alternatifs, un interrupteur acoustique permettait d'obtenir 1,584 courants induits par seconde.

Pour le muscle, la différence Q de la résistance apparente et de la résistance vraie varia comme le quotient de polarisation, mais offrit en général des valeurs plus élevées. Nous savons que la première méthode de mesure ne permet pas d'avoir la vraie valeur de P. Peut-être aussi, dit Hermann, les courants induits excitent le muscle et en diminuent la résistance.

Mais pour le nerf la différence fut si faible que l'on doit admettre que les courants alternatifs diminuent, mais n'annulent pas la polarisation, même avec la grande fréquence signalée. La vitesse de polarisation est donc très grande dans le nerf.

Résistance vraie. — Les deux méthodes générales employées jusqu'à présent ne permettent pas de déterminer exactement la constante de polarisation. Aussi Hermann a-t-il adopté une troisième méthode qui repose sur la théorie suivante. Si on laisse le courant de mesure fermé constamment, on obtient les résistances totales R_1, R_2, R_3, etc., à différents moments. Une résistance R_1 est égale à la somme de la résistance vraie R et de la résistance supplémentaire r_1. Or, ces résistances r_1, r_2, r_3, ne sont pas égales aux quotients de polarisation Q_1, Q_2, Q_3, obtenus par la méthode de compensation, parce qu'elle n'est pas assez rapide, mais on peut admettre qu'elles leur sont proportionnelles.

Des équations :

$$\begin{aligned} R_1 &= R + r_1 \\ R_2 &= R + r_2 \\ R_3 &= R + r_3 \text{ etc.} \end{aligned} \qquad \frac{r_1}{Q_1} = \frac{r_2}{Q_2} = \frac{r_3}{Q_3}$$

on déduit la valeur R, et les valeurs de r_1, r_2, r_3, etc.

$$R = \frac{R_1 Q_2 - R_2 Q_1}{Q_2 - Q_1}, \qquad r_1 = Q_1 \frac{R_2 - R_1}{Q_2 - Q_1}$$

Il suffit donc de mesurer, à un instant donné, la résistance totale R_1, et le quotient de polarisation Q_1, en notant I_1 et P_1.

Cette méthode a conduit aux résultats importants suivants :

Même pour les plus courtes fermetures, la résistance de polarisation atteint peut-être le quart pour le muscle, et le vingt-quatrième pour le nerf, de la résistance vraie.

Lorsque la durée du courant augmente, la résistance supplémentaire due à la polarisation peut égaler la résistance vraie pour le muscle, ou le tiers de la résistance vraie pour le nerf.

Siège de la polarisation. — Il reste maintenant à utiliser les données acquises pour résoudre la question très intéressante, de savoir quel est le siège de la polarisation.

Le fait qu'il existe, par le passage en long du courant, une polarisation qui augmente avec la longueur traversée, nous oblige à admettre une polarisation qui ne réside ni à l'entrée ni à la sortie du courant. Elle ne siège pas dans l'intérieur des cellules, puisque des tissus dans lesquels on conçoit peu une polarisation endo-cellulaire, tels que les tendons, sont polarisables. Il faut donc accepter que cette polarisation, qui n'est qu'une partie de la polarisation totale, réside entre les fibres : c'est ce que Hermann appelle polarisation d'infiltration.

Mais elle est relativement faible à côté de la polarisation endocellulaire, qui se développe principalement par un passage du courant en travers, et qui peut encore s'observer par une introduction latérale du courant cheminant ensuite parallèlement aux fibres. Aussi la résistance en travers ne dépasse la résistance en long que lorsque et parce que la polarisation se développe. Les résistances vraies doivent être bien plus rapprochées, comme le sont les conductibilités thermiques. On s'explique facilement que la dépolarisation se fait beaucoup plus vite lorsque c'est le contenu de la cellule qui se polarise, car les ions sont beaucoup plus près les uns des autres et peuvent se neutraliser plus rapidement.

Il existe un appareil qui permet de se rendre compte de la valeur de la polarisation dans la cellule, comme nous l'expliquerons plus loin. C'est le *noyau-conducteur*, le *kern-leiter* de Matteucci : un fil métallique enveloppé d'une atmosphère liquide traversée par un courant électrique. On peut prendre un fil de platine logé dans l'axe d'un tube de verre rempli d'une dissolution saturée de sulfate de zinc. Deux fils de zinc amalgamé, servant d'électrodes, plongent dans la dissolution et sont mis en relation avec les bornes d'une pile. La surface où se fait la polarisation est celle qui sépare le fil conducteur de son atmosphère liquide.

Avec un courant continu, le quotient de polarisation croît beaucoup moins vite que l'intensité du courant. L'accroissement du nombre des fils-noyaux n'augmente la résistance apparente que parce qu'ils diminuent la section de l'enveloppe liquide. La polarisation augmente avec la finesse du tube, si par exemple on emploie un fil métallique revêtu d'une simple enveloppe imbibée d'un liquide conducteur.

Avec les courants alternatifs ou le courant continu, l'appareil offre la même résistance si le fil métallique est enlevé ; et cette résistance est égale à celle que l'appareil, muni de son fil métallique, offre au courant continu. On peut donc déduire de ceci que le courant passe alors exclusivement par l'enveloppe, et que la polarisation annule la dérivation qui suit le noyau-conducteur. La résistance aux courants alternatifs de l'appareil complet est indépendante de sa longueur, tandis qu'elle est sensiblement proportionnelle à la distance des électrodes pour les courants continus. Les courants alternatifs suivent le fil métallique ; et les courants continus, l'enveloppe conductrice : donc, avec polarisation le courant ne passe presque pas par le noyau ; sans polarisation, le suit presque exclusivement.

Admettons que le même phénomène se passe à l'intérieur de la cellule, c'est-à-dire que la polarisation endocellulaire, dans le tube nerveux, ou dans la fibre musculaire, soit assez puissante pour annuler le courant qui traverse le contenu de la cellule. Un courant en long passera facilement par le tout; mais un courant en travers ne pourra suivre que la substance d'enveloppe, après complet établissement de la polarisation. Pour le vérifier, il faudrait connaître le rapport des dimensions linéaires de la substance striée d'un muscle à la substance interstitielle, sur une coupe perpendiculaire à la direction des fibres, et le même rapport pour le nerf. Langendorff l'a trouvé égal à 12:1 pour le muscle; et à 5:1, pour le nerf. Ce sont aussi sensiblement les mêmes rapports que Hermann a trouvés pour la résistance en travers et en long du muscle et du nerf: les résultats coïncident parfaitement avec la théorie.

De là à conclure que le contenu protoplasmique musculaire ou nerveux peut présenter cette polarisation idéale, capable d'annuler le courant qui tend à le pénétrer, que cette propriété dont jouissent seules les lames métalliques plongées dans un électrolyte, constitue une propriété spécifique de la matière vivante, comme l'électrotonus, la contractilité, et aussi importante, il n'y a qu'un pas pour Hermann.

Sans chercher une explication, fondée sur les théories physiques que la science admet aujourd'hui, de ces phénomènes qui reposent peut-être sur des lois encore inconnues, sans discuter la notion de propriété spécifique de la matière vivante, il nous suffit de comprendre qu'il doit se passer dans l'intimité des tissus des phénomènes bien complexes, soit comme osmose, soit comme décompositions chimiques, sous l'influence du passage du courant continu, et même après qu'il a cessé d'agir. Quelles sont les modifications des tissus, quelle peut en être la valeur pour la thérapeutique? Ce sont là des questions à résoudre dont le premier mot n'a même pas été prononcé.

Influence de la température.—Nous avons dit à peine quelques mots de l'influence de la température sur la résistance du muscle ou du nerf, nous réservant de revenir sur ce point. Boll, dans une thèse inaugurale, a étudié cette question. Sa méthode de mesure était celle du pont, avec application du théorème de Frœlich. Le tissu expérimenté (muscle ou nerf d'une grenouille) était placé dans une chambre humide, plongée dans un réservoir d'eau à température constante, mais variable à volonté. On prenait la température de l'enveloppe liquide; on admettait que celle du tissu était la même.

L'influence de la température sur la résistance en long des muscles est très nette : la résistance diminue avec l'échauffement et augmente avec le refroidissement. Mais le coefficient moyen de variation de résistance par degré n'est pas le même si la température descend au-dessous ou monte au-dessus de 15°. Voici les moyennes de plus de 30 expériences :

Muscle frais : entre 2--15°C, 0,042; entre 15—25°C, 0,031;
entre 15—35°C, 0,025

Nerf frais : entre 2—15°C, 0,031 ; entre 15—25°C, 0,021 ;
entre 15—35°C, 0,018

Peau fraîche : entre 2 —15°C, 0,041; entre 15—25°C, 0,021;
entre 15--35°C, 0,018

Une dissolution de sulfate de cuivre de 8 °/₀, à 28 °/₀ une dissolution de sel marin à 5 °/₀ possèdent environ le même coefficient d'augmentation de résistance de 0,02 par degré centigrade. On voit qu'il est plus faible que celui des tissus.

Si l'on prend les muscles en long ou en large, les variations de température doivent faire varier non seulement la résistance vraie, mais encore la polarisation.

Le procédé que Boll emploie est défectueux : il en convient du reste lui-même, car il ne lui permettait pas de faire passer le courant exclusivement dans un sens ou dans l'autre : il plaçait la pointe des électrodes sur le muscle et non à une section choisie. Néanmoins il put observer que la résistance en travers, sous l'influence des changements de température varie plus que la résistance en long.

Si l'on admet la théorie d'Hermann, ce résultat ne peut étonner. La résistance que Boll mesure est la résistance totale, et celle-ci variera d'autant plus que la polarisation sera elle-même plus sujette à des variations déterminées par les changements de température. Hermann a trouvé, avec une régularité absolue, que le froid augmente et que la chaleur diminue la polarisation. Nous pouvons nous expliquer facilement cette loi : la décomposition de l'électrolyte endocellulaire exige une énergie d'autant plus considérable que la température est plus basse ; or à cette énergie correspond une f. e m., qui n'est autre, quand on décompose l'électrolyte, que la f. e. m. de polarisation. Si l'énergie nécessaire à la décomposition diminue, il en est de même de la f. e. m. de polarisation. Lorsque la température monte, c'est l'inverse qui se produit.

La résistance en long sera égale à la résistance en travers quand la f. e. m. de p. sera devenue nulle. C'est en effet ce qui se passe dans les muscles cuits, car il n'y a plus de polarisation.

Malgré une étude des plus approfondies de la résistance du muscle et du nerf, Hermann ne nous a pas donné des mesures quantitatives. Il a probablement jugé que donner des chiffres absolus est une chose bien difficile. On peut d'après ses expériences se rendre compte des difficultés d'une méthode qui permettrait de mesurer toutes les données accessoires.

Résistance des tissus. — Mais soit avant, soit après lui, ces difficultés n'ont pas arrêté les physiologistes, et, ce qui est facile à prévoir, les résultats sont absolument différents suivant les divers observateurs, indépendamment de la manière de les exprimer, qui varie avec un chacun. Nous avons suivi l'ordre chronologique, faute de mieux.

Harlees a trouvé que la résistance du nerf est double de celle du muscle ; quinze fois plus petite que l'eau distillée et 115 millions de fois plus petite que celle du cuivre. Ajoutons que Harlees, ne se doutait pas que l'eau distillée peut avoir des pouvoirs conducteurs très différents.

Pour Matteucci, la résistance du nerf, par rapport à celle du muscle, est 4 ; pour Schlesinger, environ 2,7.

Eckhard trouve que le muscle est le meilleur conducteur de tous les tissus. Il prend pour unité sa résistance, et les résistances des autres tissus sont alors représentées par les nombres : nerf 1,9 à 2,4 ; tendons 2,7 ; cartilage 2 ; os 16 à 22.

Ziemssen, pour un morceau de même dimension, la résistance du bulbe est 2,651 unités Siemens ; du cerveau 1,693 unités Siemens ; de muscle 6,492 unités Siemens ; de peau 11,492 unités Siemens.

Rancke admet que le sang ne conduit pas autrement que les tissus humectés dans l'organisme vivant. La résistance du muscle est à peine plus grande que celle du nerf (1,2 : 1). Mais la rigidité cadavérique rend la résistance du muscle deux fois moindre (Rancke) et celle du nerf deux fois plus grande (Munk).

Chapman et Brubacker ont trouvé que le rapport de la résistance en travers à la résistance en long est environ égal à 6 : 1 pour le muscle ; 3 : 1 pour le nerf. Les résistances seraient environ, en ohm-centimètre : muscle en long 200 et en travers 1,300 ; nerf en long 1,200 et en travers 3,200.

Le Dr Danion a repris, en 1889, la mesure de la résistance des tissus, mais par un procédé absolument défectueux. En général, la résistance de tous les tissus serait la même et égale à celle du muscle, sauf pour les os, qui n'auraient qu'un peu plus de la moitié de la résistance du muscle. Ce dernier résultat, en contradiction absolue avec ceux de tous les observateurs en ce qui concerne le tissu osseux, porte un coup sérieux à la méthode de cet expérimentateur. Tous les observateurs ont, en effet, remarqué que le cerveau semble être protégé assez efficacement contre le passage du courant électrique, par la boîte crânienne.

Nous verrons plus loin que Eulenburg a mesuré la résistance du sang et du liquide céphalo-rachidien ; il a trouvé les résultats suivants : liquide céphalo-rachidien 29 ohm-centimètres ; sang 72 ohm-centimètres.

Enfin, le Dr Dawson Turner a mesuré, par la méthode des courants alternatifs, la résistance électrique de l'urine, et a remarqué qu'elle variait suivant la quantité de matières en dissolution (1891).

Quant au rapport entre la résistance d'un tissu et la quantité de liquide qu'il contient, nulle expérience n'a été faite. Cardew seul a mesuré la résistance totale de corps humains secs, puisqu'ils avaient été préparés en 1769, et l'a trouvée en général au-dessus de 6 millions d'ohms. Telles sont les données bien contradictoires que les divers expérimentateurs fournissent.

Elles ne nous seront d'aucune utilité dans la troisième partie de notre travail, qui est aussi la plus importante. Mais nous avons voulu présenter un tableau complet de tous les résultats obtenus qui touchent à la question de la résistance du corps humain.

TROISIÈME PARTIE

Résistance électrique du corps humain à l'état normal et pathologique.

Dans un tout aussi complexe que le corps humain, la résistance électrique est impossible à calculer en partant de la résistance des éléments, même en admettant que nous ayons toutes les données nécessaires pour ce calcul. Or, nos connaissances sur les résistances spécifiques des tissus et des liquides de l'organisme, les variations qu'elles subissent sous l'influence des divers agents, sont des plus bornées. Non seulement le problème est impossible à aborder par cette voie, mais c'est au contraire en partant de la mesure de la résistance totale dans diverses circonstances que l'on peut déduire les variations de la résistance des organes, et, par suite, les changements qu'ils subissent sous l'influence de divers agents, surtout de l'électricité.

Il faut, pour effectuer cette mesure, appliquer la méthode expérimentale dans toute sa rigueur. Or, cette méthode repose sur deux principes essentiels. Il y a deux sortes de facteurs dans tout phénomène ; d'abord, il en existe qui sont variables à la volonté de l'opérateur, et dont les valeurs doivent être parfaitement connues de lui : un choix judicieux d'appareils lui permet d'arriver à ce résultat. Les facteurs du deuxième ordre varient indépendamment de la volonté : ce sont les lois de leurs variations qu'il faut dégager. Une plus ou moins longue série d'expériences permet d'éliminer successivement ces variables indépendantes et de connaître la loi qui n'envisage que l'une d'elles. Tout travail, au cours duquel ces deux principes fondamentaux n'ont pas été appliqués, prête toujours à la critique. Si nous insistons sur ce point, c'est que nous allons justement rencontrer des phénomènes dont l'explication exacte est souvent difficile à donner, et ne peut être fournie que par une méthode absolument rigoureuse; aussi trouverons-nous constamment des théories contradictoires.

On peut mesurer la résistance initiale, c'est-à-dire celle que le courant électrique n'a pas modifiée, quelles que soient d'ailleurs les conditions dans lesquelles se trouve le sujet de l'expérience : nous en parlerons d'abord ; nous verrons ensuite comment cette résistance varie avec les divers courants ; les causes de ces variations feront l'objet d'une troisième partie ; enfin, nous examinerons quels sont les résultats obtenus dans les diverses maladies.

I.

RÉSISTANCE ÉLECTRIQUE INITIALE.

Pouillet est le premier qui ait mesuré, par la méthode de substitution, la résistance du corps humain : entre les deux mains elle fut égale à 1,091 ohms.

Lenz trouve un nombre double. R. Remak observe des nombres qui varient entre 1,000 et 1,600 unités Siemens. Kohlrausch arrive à des résultats sensiblement analogues, de 1,600 à 3,600 unités Siemens.

Erb n'a entrepris que des mesures relatives, mais il insiste sur les valeurs initiales très différentes chez divers sujets ou chez le même à différents moments.

Tschiriew et de Watteville appliquent la loi de Ohm, mais se servent d'un courant trop fort (2 à 5 milliampères) pour la mesure d'une résistance initiale. Aussi trouvent-ils des nombres qui oscillent entre 3,000 et 80,000 ohms.

A partir de Gaertner, on emploie des électrodes impolarisables et le pont de Wheatstone comme méthode de mesure. Ce dernier auteur trouva, aux avant-bras, des résistances variant de 100,000 à 300,000 ohms.

Jolly a entrepris une étude systématique de la topographie des résistances. Il a opéré sur dix individus de chaque sexe, d'âge variable, fous ou épileptiques. Comme pile de mesure, un élément Siemens ; comme galvanomètre, « un grand galvanomètre horizontal d'Edelmann ». Nous avouons que nous aurions préféré connaître sa sensibilité, plutôt que le nom du constructeur, car Stintzing et Graeber, Silva et Pescarolo le déclarent insuffisant. Le pont permettait de mesurer jusqu'à 400,000 unités Siemens, mais, comme on multipliait par 100 l'erreur sur la résistance lue, les hautes valeurs obtenues ne devaient pas être absolument exactes. Les électrodes, composées de plaques de zinc amalgamé, à chemise imbibée d'une dissolution de sulfate de zinc et montées sur manche isolant, avaient chacune 12,5 centim. carrés et étaient appliquées en des points symétriques du corps.

Les nombres que Jolly a trouvés sont des plus variables. Ainsi nous citerons, comme exemple caractéristique : un homme de 25 ans offre aux bras et aux jambes une résistance égale à environ 400,000 ohms ; aux tempes et aux joues, environ 15,000 seulement ; un autre, âgé de 64 ans, présente aux bras et aux jambes la même résistance que le précédent, mais 190,000 aux tempes et 40,000 ohms aux joues. Nous ne donnerons pas les tables que Jolly a dressées ; car, pour se faire une idée exacte de la topographie des résistances initiales, il faudrait l'établir en prenant la moyenne d'un grand nombre de mesures, répétées dans toutes les conditions possibles.

Pourtant on peut dire qu'en général les résistances initiales sont plus élevées chez les femmes que chez les hommes ; Silva et Pescarolo s'accordent sur ce point avec Jolly ; ils ont trouvé de plus que les individus de petite taille ont en général une résistance plus grande que ceux de haute taille ; il faut ajouter que d'autres auteurs, quoique ayant soigneusement posé les conditions dans lesquelles ils ont opéré, n'ont rien remarqué à propos du sexe et de la stature.

Un des résultats des expériences de Jolly, sur lequel il insiste longuement, est une très faible résistance (en comparaison des autres) à la paume de la main et à la plante des pieds. Ce fait est en contradiction avec les résultats antérieurs de Drossdoff, Erb, Tschiriew et de Watteville, qui concordent sensiblement entre eux : on peut, d'après ces auteurs, ranger par ordre de résistance croissante : les joues, les tempes, le cou, le dos, les membres, la paume de la main et la plante du pied. Aussi Jolly prit le soin de faire faire une expérience de contrôle par Kundt et Kohlrausch, qui arrivèrent au même résultat. On aurait pu objecter que les individus avaient les extrémités des membres soignées et à peau fine. Mais même au talon, c'est-à-dire en un point où la couche épidermique est épaisse, la résistance, quoique plus forte qu'à la voûte plantaire, se montra néanmoins plus faible qu'aux autres régions. D'ailleurs, le même fait fut observé chez des travailleurs à mains calleuses. La vraie cause de cette moindre valeur de la résistance tient sans doute aux conditions dans lesquelles se sont faites les expériences. C'était pendant la période froide de l'année, dans une chambre chauffée modérément, pour empêcher la transpiration : ce qui, semble dire Jolly, n'empêcha pas qu'on ne pût l'éviter ; ce qui tend à prouver que la conductibilité de ces régions était d'emblée assez élevée, c'est la stabilité de la résistance au passage du courant ; alors que dans les autres régions le courant électrique détermine une diminution notable de la résistance, son action fut nulle à la paume de la main et à la plante du pied. Jolly admet qu'elles jouissent d'une résistance faible, mais constante.

Silva et Pescarolo sont d'accord avec lui sur le fait de la stabilité : si la résistance de ces deux régions change, elle augmente plutôt. Mais, en revanche, ils les considèrent comme les moins conductrices. Si le fait de la stabilité est exact, quelle que soit d'ailleurs la grandeur de la résistance, il a une certaine importance ; comme la paume de la main est la région la plus accessible, il y aurait là un moyen de mesurer facilement et sûrement la résistance électrique d'un individu, et de se rendre compte de l'effet du courant sur les parties profondes, par exemple sur le système vasculaire. C'est aussi à la main que devrait se placer l'électrode indifférente. Or, bien des auteurs ont mesuré la résistance d'une main à l'autre, et les valeurs trouvées sont loin d'être concordantes. Il faudrait de plus admettre que le tissu cutané de la main, auquel on ne peut refuser des variations de transpiration, est incapable de présenter des modifications dans sa vascularisation ou d'être mieux imbibé par les actions cataphoriques. Il nous semble donc peu probable que ces régions présentent une résistance constante; mais de nouvelles expériences permettraient seules de trancher la question.

Deux autres régions, les joues et les tempes, offrent une faible résistance ; mais ici la conductibilité augmente beaucoup par le passage du courant électrique. Les tempes sont plus résistantes que les joues : résultats de Jolly qui concordent avec ceux de Erb, et ceux que Frey et Windscheid ont trouvés avec les courants alternatifs.

Silva et Pescarolo ont repris ces expériences de topographie des résistances, mais ils ne nous donnent aucun chiffre. Nous verrons plus loin leur méthode de mesure ; disons seulement que des deux électrodes, l'anode (72 cm²) était fixée à l'épigastre, la cathode (9,5 cm²) mobile. Le bras offre une moindre résistance que l'avant-bras, lui-même moins résistant que le dos de la main. En général, la surface du membre du côté de la flexion jouit d'une meilleure conductibilité que la face opposée : c'est ce que Frey et Windscheid ont aussi constaté. Le dos de la main et le dos du pied offrent une diminution lente et une valeur finale élevée de la résistance. Comme Jolly l'avait observé, c'est aux joues que la résistance est la plus faible et diminue le plus rapidement.

On voit que l'on peut certainement ranger les diverses régions du corps par ordre de conductibilité ; mais la résistance initiale mesurée à la même place, chez le même sujet à différents moments, ou chez divers individus, présente souvent des différences énormes. Pour l'électro-diagnostic faut-il mesurer la résistance initiale, avec le plus faible courant, ou au contraire après entière modification par le courant le plus fort? Nous ne pourrons répondre qu'après avoir examiné les variations de la résistance sous l'influence du courant, et leurs causes.

II.

VARIATIONS DE LA RÉSISTANCE DUES AU COURANT ÉLECTRIQUE.

1° COURANT CONTINU. — Sous l'influence d'un courant continu, la résistance électrique du corps humain diminue d'une manière considérable. C'est R. Remak qui a le premier observé et signalé maintes fois cette diminution. Erb, E. Remak, de Watteville, Vigouroux, Estorc, l'ont mise en évidence. Gaertner l'a mesurée quantitativement et a montré avec quelle rapidité elle se produit, puisque la résistance est descendue dans un cas de 260,000 à 9,800 unités Siemens en une minute.

Mais cette question, très importante au point de vue pratique, demande une étude méthodique. Nous savons que les trois quantités : force électromotrice, résistance, intensité, qui définissent un courant, sont liées par les relations $E = RI$. Deux peuvent varier indépendamment l'une de l'autre : la force électromotrice et la résistance; l'intensité n'est qu'un facteur numérique qui dépend des deux autres. La loi de Ohm permet de remonter par le calcul, de l'intensité à la résistance, si l'on connaît la force électromotrice, et de l'intensité à la force électromotrice, si l'on connaît la résistance. Mais il faut avoir toujours présent à l'esprit que l'intensité ne peut varier indépendamment de la résistance, si la force électromotrice reste constante. C'est la différence de potentiel aux électrodes, qui fait varier la résistance du corps humain, et cette variation retentit sur l'intensité du courant.

Stintzing et Graeber ont adopté une méthode de mesure défectueuse : ils ont combiné la mesure de la résistance par le point de Wheatstone, avec la mesure de l'intensité du courant qui traverse le corps, en plaçant un galvanomètre sur la branche qui contient la résistance humaine. Cette disposition permet sans doute de savoir quelle est la force électromotrice aux électrodes, mais, comme nous le disions, le plus important est de maintenir les électrodes à une différence de potentiel connue et constante, et de laisser varier l'intensité en sens inverse de la résistance du corps. Du reste, ces auteurs paraissent attacher une bien plus grande importance à l'intensité qu'à la force électromotrice.

Quelques exemples vont mieux faire comprendre notre pensée. Dans une expérience ils ont voulu faire varier le plus possible l'intensité du courant qui traverse le corps : ses valeurs extrêmes sont 0,05 et 0,23 milliampère. La différence de potentiel aux électrodes n'a varié que de 7,3 à 9,9 volts, alors que le nombre des éléments de la pile passait de 15 à 50, c'est-à-dire que la force électromotrice augmentait de 40 volts environ. On voit donc que la différence de potentiel aux électrodes variait bien moins qu'aux bornes de la pile. De plus, les quantités E, I et R variaient toutes trois : il était peu facile de déterminer exactement leur influence réciproque.

Dans un certain nombre d'expériences, Stintzing et Graeber ont voulu se rendre compte de la manière dont diminue la résistance, et ont, dans ce but, régularisé l'intensité du courant qui traversait la branche contenant le corps et le galvanomètre. Il était naturellement nécessaire de faire varier la différence de potentiel aux extrémités de cette branche : c'était s'écarter de la seule méthode qui permette d'analyser exactement le phénomène.

Silva et Pescarolo font la même faute en employant le même procédé : dans une expérience qu'ils citent complètement, ils cherchent à mesurer la diminution de résistance chez un individu soumis au courant continu ; or la force électromotrice aux électrodes tombe de 18,75 à 11,23 volts, non pas parce que la pile constante a varié, mais parce que la différence de potentiel aux extrémités d'une branche quelconque dépend des quatre résistances dans le pont. La valeur la plus basse de la résistance est 7,489 ohms ; elle eût été encore bien moindre, avec 18,75 volts.

Lorsqu'on applique en deux points du corps humain deux électrodes impolarisables, et qu'on les maintient à une différence de potentiel constante, la résistance diminue et atteint une certaine valeur qui reste fixe aussi longtemps que passe le courant ; si on augmente la différence de potentiel, ou bien la résistance diminue de nouveau, ou bien elle garde la même valeur. Dans le premier cas, elle avait atteint un *minimum relatif* ; dans le deuxième, un *minimum absolu*. C'est Martius qui a le premier indiqué nettement l'importance de ces deux minima. Dubois, qui s'est occupé de la même question, appliquait des forces électromotrices allant en augmentant successivement de 1,5 volt, jusqu'à 30 volts en tout. Mais il ne laissait passer le courant, à chaque augmentation, que pendant une minute. D'après ce qu'il dit, on comprend qu'il a vu le minimum relatif ; mais il n'y a pas insisté. Quant au minimum absolu, nous n'avons trouvé dans son mémoire, à défaut du mot, aucune phrase qui en exprime l'idée. Stintzing et Graeber arrivent aux mêmes conclusions que Martius, sans en avoir connu les travaux ; mais ils font correspondre le minimum relatif avec l'intensité, non avec la force électromotrice.

A chaque force électromotrice donnée correspond un minimum relatif, jusqu'au moment où la force électromotrice peut croître sans que la résistance continue à diminuer : le minimum absolu est alors atteint. On peut tracer deux courbes. La première, que nous appellerons la *courbe du minimum relatif* à une force électromotrice donnée, représente la variation de la résistance en fonction du temps : on prend les temps pour abscisses, et les valeurs de la résistance pour ordonnées.

Si l'on a toute une série de minima relatifs à différentes forces électromotrices, on peut tracer la *courbe des minima relatifs*, en portant des abscisses proportionnelles aux forces électromotrices, et des ordonnées proportionnelles aux minima relatifs. On obtient des courbes telles que celles que nous donnons.

La première de ces courbes est continue, ne présente pas de plateaux. Stintzing et Graeber disent que la résistance, après la rapide diminution du commencement, descend par une série de plateaux dont la durée va jusqu'à une minute : ils veulent dire que la variation de résistance pendant une minute est assez faible pour être négligeable.

Ces mêmes auteurs ont aussi observé un fait nié par Silva et Pescarolo, et qui demanderait à être vérifié : quand on augmente la force électromotrice, il y a d'abord une légère augmentation de résistance qui précède la diminution consécutive. C'est l'inverse, si l'on diminue la force électromotrice.

On peut se demander si le minimum obtenu avec une force électromotrice donnée, mettons 15 volts par exemple, est le même que celui que l'on obtient en appliquant d'abord une force électromotrice de 10 volts jusqu'à ce que le minimum relatif soit atteint, puis en ajoutant 5 volts. Il est probable que le résultat final est le même. Mais nous n'avons trouvé aucune expérience faite dans ce sens.

En admettant que ceci soit vrai, il y aurait une autre expérience à faire: déterminer le temps t_1 que met la résistance pour atteindre le premier minimum relatif à 10 volts et le temps t_2 qu'il lui faut pour passer du premier au second minimum ; puis, chercher le temps t_3 nécessaire pour que la résistance descende jusqu'à ce dernier minimum, en appliquant d'emblée les 15 volts. A-t-on $t_1 + t_2 = t_3$? Le raisonnement indique que la somme $t_1 + t_2$

doit être plus grande que le temps t_2. Cela demande vérification.

Si la courbe de diminution de la résistance pour une force électromotrice donnée est intéressante à connaître puisqu'elle montre la rapidité avec laquelle les actions physiologiques du courant interviennent, la courbe des minima relatifs permet de caractériser plus facilement la variation de la résistance chez un individu, et de comparer plusieurs résultats de cette nature.

A ce point de vue, le travail de Kahler nous a paru très intéressant. Il emploie la méthode de substitution. Le courant est fourni par une batterie de 40 éléments Stlœrer (F. e. m. de l'élément = 1,25 volt). Deux électrodes impolarisables de 28 centim. carrés sont placées : l'anode, sur la moitié gauche de la poitrine, vers le troisième espace intercostal, près du sternum ; et la cathode, sur la face antérieure de l'avant-bras droit. On commençait avec un nombre d'éléments tel que le galvanomètre indiquât le passage du courant. Toutes les 30", l'intensité était notée. Quand elle était restée fixe pendant une minute, le nombre des éléments était augmenté de 2 ou de 4, jusqu'à 40 (F. e. m. = 50 volts). Quelquefois le minimum absolu était atteint avant l'emploi de toute la batterie ou la sensibilité du sujet forçait à s'arrêter plus tôt. Par substitution, on mesurait ensuite les résistances correspondantes à ces intensités, données par un galvanomètre absolu (Kahler donne encore le nom du constructeur plutôt que les constantes de l'appareil ; aussi nous est-il impossible de juger l'erreur commise).

Comme on le voit d'après les courbes que nous donnons, les minima relatifs sont d'autant plus rapprochés que les forces électromotrices sont plus élevées. La courbe présente une chute rapide au commencement, passe par un maximum de courbure et devient sensiblement parallèle à l'axe des x. Quelquefois elle présente des points d'inflexion. D'autres fois on ne trouve pas une courbe aussi caractéristique, mais seulement une portion de courbe du côté du minimum absolu ; cela montre : ou bien que la diminution principale s'est faite sans qu'on l'ait vue, ou bien que l'individu était, dès le commencement, dans des conditions favorables pour le passage du courant.

Si l'on compare un certain nombre de ces courbes, obtenues chez des individus sains, on voit que pour les faibles forces électromotrices, les résistances pour une même abscisse sont très différentes ; mais, à mesure que la force électromotrice augmente, les limites extrêmes se resserrent, et pour 50 volts toutes les résistances sont ou seraient comprises entre 500 et 3,500 ohms.

Comme nous le verrons plus loin, si l'on trace les courbes correspondantes à deux points symétriques du corps et qu'elles ne soient pas identiques, il faut qu'il y ait dans l'état de ces régions une différence, qui est due, en général, à une cause pathologique.

La courbe des minima relatifs doit différer suivant les différentes régions du corps, mais nous ne possédons aucune donnée à ce sujet.

Pour obtenir le minimum absolu, il faut que la force électromotrice soit suffisante : cela varie suivant l'individu et probablement aussi suivant les conditions dans lesquelles il se trouve. C'est ainsi que dans certains cas de maladie de Basedow 20 volts suffisaient pour l'atteindre, alors que 50 volts chez d'autres personnes ne le permettaient pas.

Il en est de même pour le temps de chute de la résistance ; suivant la force électromotrice employée d'emblée, suivant les régions, suivant un certain ensemble complexe de circonstances favorables ou défavorables, le minimum absolu s'obtient en quelques minutes ou en un laps de temps plus considérable.

Enfin, le minimum absolu peut être différent pour deux portions symétriques du corps, ou, s'il est le même, c'est le temps nécessaire pour l'obtenir qui sera différent.

Pour reconnaître que la résistance a atteint le minimum absolu, il faut connaître les valeurs successives des minima relatifs. Si l'on trace la courbe de ces minima, l'abscisse et l'ordonnée qui correspondent au point où elle devient sensiblement parallèle à l'axe des x indiquent la valeur de ce minimum et la force électromotrice nécessaire pour l'obtenir. D'après la forme de cette courbe, on peut juger si le minimum absolu est atteint ou seulement approché, ou si on en est encore loin. Si l'on se contente de dresser un tableau synoptique, il ne suffit pas de déterminer la différence absolue entre les deux derniers minima relatifs, mais de la comparer aux différences qui précèdent : car elle pourrait être faible, 100 ohms, sans que pour cela le minimum absolu soit atteint. En général, quand on trouve successivement plusieurs différences seulement de 50 à 100 ohms, on est bien près du minimum absolu. Martius a indiqué une règle que Kahler a appliquée. Si l'on diminue la force électromotrice, et qu'on la ramène à sa valeur initiale, la résistance remonte : si cette augmentation est moindre que 500 ohms, c'est que le minimum absolu avait été obtenu ; moindre que 800 ohms, simplement approché.

Kahler ne nous dit pas en combien de temps la résistance remontait ; ceci nous aurait permis de comparer ses résultats avec ceux de Stintzing et Graeber qui admettent que les renversements de courant et les interruptions momentanées n'ont aucune influence sur le minimum absolu ; qu'une interruption même d'une 1/2 heure le fait peu varier, et qu'il faut plusieurs heures pour que la résistance initiale se rétablisse. Silva et Pescarolo disent que le passage d'un courant fourni par un seul élément suffit à maintenir constant, pendant un certain temps, un minimum de résistance. Dubois a trouvé qu'en diminuant successivement la force électromotrice de la pile, la résistance remonte, mais reste toujours au-dessous des valeurs qu'elle avait en descendant pour les mêmes forces électromotrices.

On voit donc que, si l'étude de la diminution de résistance

par le passage du courant continu, chez un individu sain, est presque achevée, il reste encore quelques points à élucider.

Il est important, pour l'électrodiagnostic, de savoir si les fermetures rapides déterminent une diminution de résistance. Les fermetures instantanées, et séparées par un certain intervalle de temps n'auraient pas d'action; mais pour peu qu'elles durent plusieurs secondes, et qu'elles se suivent d'assez près, elles agissent comme le courant continu qui passerait pendant la somme de temps de fermeture et pourrait produire alors une diminution notable de résistance, et une augmentation apparente d'excitabilité.

Tel est l'avis de Silva et Pescarolo, en contradiction avec les expériences de Stintzing et Graeber, qui ont nettement observé une diminution de résistance, et ont même obtenu des minima relatifs avec de courtes fermetures analogues à celles qu'on emploie pour l'électrodiagnostic. C'est encore là un point sur lequel tout le monde peut avoir raison; il ne peut y avoir certitude sur les résultats qu'en sachant, par des mesures faites avec les appareils précis mis au service de la science expérimentale, quelle est la valeur exacte de la somme des durées de fermeture et d'ouverture du courant, et la diminution de résistance qui en est résultée.

Nous verrons plus loin, à propos des causes qui font varier la résistance, l'influence des renversements du courant.

2° Courants alternatifs. — On sait qu'on emploie fréquemment, en électrothérapie, les courants induits; de plus, l'emploi des courants alternatifs, de basse et haute tension, tend à se répandre chaque jour davantage dans l'industrie électrique. Il est donc intéressant, à bien des points de vue, de savoir comment se comporte la résistance du corps humain vis-à-vis de pareils courants.

Les courants d'induction, ou faradiques, ne sont que des courants alternatifs particuliers, dans lesquels la quantité d'électricité est la même dans les deux sens, mais les forces électromotrices maxima et les durées du courant direct et du courant inverse, sont différentes. Il est donc rationnel d'exécuter des mesures avec des dynamos à courants alternatifs, dont on peut connaître exactement les constantes plutôt que d'employer des appareils d'induction, expériences où l'on se borne généralement à mesurer la distance des bobines, et quelquefois le nombre des éléments du circuit primaire. Nous ne voulons pas dire par là qu'il ne soit pas nécessaire de connaître l'influence des courants induits des appareils médicaux, mais, débuter par eux, c'est aborder le problème par le point le plus escarpé.

Kundt et Kohlrausch, à la demande de Jolly, ont fait des mesures par la méthode du pont de Wheatstone; à la place du galvanomètre se trouvait, soit un téléphone, soit un électrodynamomètre. Les expériences donnèrent, pour les résistances initiales, des valeurs bien inférieures à celles qu'avait trouvées Jolly avec le courant continu : elles varient entre 4,800 à 8,000 unités Siemens.

La première question qui se pose est de savoir si les modifications de la résistance, provoquées par le passage des courants alternatifs, obéissent à des lois identiques à celles que nous avons trouvées pour les courants continus.

Swinburne a mesuré la résistance sur cinq individus, entre les deux mains, en faisant passer, soit des courants continus, soit des courants alternatifs, fournis par des dynamos. Il calculait la résistance en mesurant l'intensité par un galvanomètre spécial, et la force électromotrice par un voltmètre industriel. Pour un courant continu d'une force électromotrice de 50 volts, avec des électrodes ordinaires dans les mains humides, les résistances individuelles ont été comprises entre 1,000 et 3,000 ohms (il est probable que le minimum absolu était atteint, et les résultats concordent avec ceux de Kahler). Pour des courants alternatifs de force électromotrice égale à 18 volts, les résistances individuelles ont été comprises entre 620 et 1,300 ohms. Dans un cas où la force électromotrice fut de 10 et 18 volts, la résistance fut 1,330 et 1,100 ohms; dans un autre, aux forces électromotrices de 18 volts et 54 volts, correspondirent des résistances de 750 et 670 ohms; on voit donc qu'il est fort possible qu'il y ait des minima relatifs et un minimum absolu pour les courants alternatifs comme pour le courant continu.

Lawrence et Harries ont fait quelques expériences dans les mêmes conditions, mais ne donnent que des moyennes: pour un courant continu entretenu par une force électromotrice de 100 volts, et deux électrodes de 45 centim. carrés chacune, ils trouvent une résistance de 6,250 ohms; pour un courant alternatif, d'une force électromotrice de 100 volts et à 65 alternances par seconde, une résistance d'environ 4,000 ohms: ce chiffre correspond assez exactement à celui qu'a trouvé un autre électricien, Blathy, mais est bien plus fort que ceux de Swinburne. Telles sont les expériences, faites à notre connaissance, avec les courants des dynamos. Elles sont importantes parce qu'elles montrent que les courants alternatifs très intenses abaissent la résistance autant que les courants continus; elles permettraient encore de calculer l'énergie absorbée par le corps humain traversé par des courants alternatifs.

Les recherches faites avec les courants faradiques sont plus nombreuses. Frey et Windscheid ont obtenu des nombres très faibles, entre 500 et 1,000 ohms, avec des courants d'induction; ils se servaient d'un pont de Wheatstone à résistances liquides dépourvues de self-induction et de polarisation, la surface des électrodes était de 25 centim. carrés. La conclusion de leur travail est que la résistance, mesurée avec les courants d'induction, est une quantité absolument constante : non seulement elle ne varie pas par le passage de courants faradiques, mais même, mesurée au moyen de ces courants, après l'action d'un courant continu d'une intensité moyenne, sa valeur finale est identique à sa valeur initiale.

Ce dernier résultat nous paraît peu explicable. Il est fort possible que les courants d'induction, suffisants pour mesurer une résistance avec le pont à téléphone, soient incapables de déterminer une diminution sensible de résistance. Mais que l'amélioration du pouvoir conducteur, due au courant continu, ne puisse être constatée avec des courants induits, ce serait contraire aux lois physiques.

Les expériences de Stintzing et Graeber conduisent à des résultats différents : les faibles et moyens courants ne produiraient aucune action sur la résistance ; les forts courants (c'est-à-dire ceux qui étaient fournis par leur appareil lorsque les bobines étaient aussi près que le permettait la sensibilité du patient), diminueraient la résistance, mais seraient loin de lui faire atteindre le minimum absolu. Les moindres valeurs obtenues sont environ 30,000 ohms.

Jolly et Gaertner ont aussi remarqué que les forts courants d'induction diminuent la résistance, tandis que pour Silva et Pescarolo la faradisation ne produit rien.

Cette divergence d'opinions ne doit pas nous étonner : tous les courants faradiques sont loin de se ressembler, comme quantité et comme tension. Il ne suffit pas pour pouvoir comparer des résultats de cette nature, de savoir vaguement que le sujet soumis à la faradisation trouve que le courant est fort ou faible : il faudrait avoir des données autrement précises ; mais, malheureusement, les appareils faradiques ne permettent que très difficilement de calculer ou mesurer les constantes des courants qu'ils produisent.

III.

CAUSES DES VARIATIONS DE RÉSISTANCE, DUES AU COURANT.

1° Siège de la résistance principale. — Nous venons de voir combien la résistance électrique du corps humain est variable. Quel est celui des tissus traversés qui présente la plus grande résistance? En nous appuyant sur les données de l'histologie et en remarquant que la conductibilité des tissus est d'autant meilleure qu'ils sont plus riches en liquides, la première hypothèse qui se présente à l'esprit est que l'épiderme offre la plus grande résistance. Mais comme la résistance des tissus interposés entre les deux surfaces épidermiques d'entrée et de sortie du courant peut, malgré une meilleure conductibilité que celle de l'épiderme, être plus considérable parce que la longueur traversée est plus grande, il est nécessaire de demander à l'expérience la confirmation de cette hypothèse.

La méthode qui est la plus simple, et que tous les auteurs ont reprise les uns après les autres, est de débarrasser le derme de sa couche épidermique, et de mesurer la résistance avant et après l'application d'un vésicatoire.

Kahler a observé une série de minima relatifs chez le même individu, avant et après avoir enlevé l'épiderme par ce moyen ; dans le deuxième cas, les minima sont plus rapprochés entre eux que dans le premier et ont aussi des valeurs bien moindres. C'est ainsi que Runge a trouvé la résistance épidermique double de celle offerte par le reste du corps. La résistance de la peau serait par centimètre carré, d'environ 123,000 ohms pour Gaertner, de 40,000 ohms pour Jolly, aux avant-bras; et pour ce dernier auteur, elle serait égale à 150 fois celle du reste du corps interposé, si l'on prend des électrodes de 4 centim. carrés.

S'il est vrai que la résistance de la peau prime celle des tissus profonds, une vérification facile à faire est de chercher l'influence de la surface des électrodes sur la résistance totale. Pouillet le premier montra qu'il suffit de plonger un, deux, trois doigts, etc., dans du mercure pour voir l'intensité du courant augmenter. C'est ce que plusieurs autres expérimentateurs ont vérifié, mais tandis que Frey et Windscheid ont conclu, de leurs mesures faites avec les courants alternatifs, que la résistance est inversement proportionnelle à la surface des électrodes, Silva et Pescarolo n'ont trouvé aucun rapport mathématique entre ces deux quantités. Lawrence et Harries ont fait, à ce sujet, des expériences assez variées : en résumé, pour une force électromotrice de 104 volts et des surfaces successivement de 90 centim. carrés; 45 centim. carrés; 22,5 centim. carrés; 9 centim. carrés, les résistances ont été de 10,400; 16,777; 18,909 et 24,186 ohms. Il est en effet probable que, si la résistance des parties profondes disparait devant la résistance de la peau quand celle-ci est encore mauvaise conductrice, elle n'est plus négligeable quand le tissu cutané possède son maximum de conductibilité.

Du moment que nous savons que la majeure partie de la résistance est due au tissu cutané, le simple raisonnement confirmé par les expériences, indique que la diminution de résistance, produite par le passage du courant, a son siège dans les couches superficielles, au voisinage des électrodes : on ne conçoit guère que les parties profondes puissent offrir une conductibilité qui devienne jusqu'à 100 fois meilleure. Plusieurs expérimentateurs ont en effet montré que la diminution de résistance ne se fait bien sur le cadavre que si l'épiderme existe.

Quand un courant passe, ainsi que nous l'avons dit, il produit une série d'actions dont les unes sont identiques à celles qui se produiraient dans un corps poreux imbibé d'un électrolyte : échauffement, décomposition chimique, cataphorèse ; les autres sont propres à l'organisme vivant : action sur le système vasculaire, production de sueur. C'est ce même ordre que nous suivrons, pour exposer les travaux originaux sur ces points particuliers.

2° Actions calorifiques. — L'énergie électrique se transforme en partie en énergie calorifique ; comme les dissolutions salines ont une conductibilité qui devient meilleure lorsque la température s'élève, et Boll a vérifié qu'il en était de même pour les tissus organiques, l'action calorifique du courant doit donc diminuer la résistance, mais pas assez pour lui faire atteindre les faibles valeurs observées.

3° Actions chimiques. — En même temps que l'action calorifique se produisent aussi des effets chimiques : comme les forces électromotrices employées sont toujours assez élevées, il est impossible qu'il n'y ait pas des phénomènes d'électrolyse. Les produits de la décomposition se dégagent, radicaux acides, à l'électrode positive, et métaux (ou bases, puisque les métaux alcalins de l'organisme réagissent ensuite sur les liquides) à l'électrode négative. Quant aux décompositions qui peuvent se faire dans les parties profondes, c'est ce qu'on ignore. Les actions chimiques sont les seules qui tendent à augmenter la résistance, puisqu'elles entretiennent une force électromotrice de polarisation, qui diminue l'intensité du courant. Mais, si nous savons que bien des observateurs ont constaté des phénomènes de polarisation consécutifs à la galvanisation, si l'on a même cité des chiffres, nous ne connaissons pas de travail sur la mesure de la polarisation, pendant l'électrisation du corps humain : la résolution de ce problème permettrait de se rendre compte de la transformation d'énergie actuelle en énergie potentielle chimique que subit l'énergie électrique en passant dans le corps humain.

4° Actions cataphoriques. — Viennent ensuite les actions dites cataphoriques. Sous l'influence du courant il se produit des phénomènes d'osmose partout où il existe des liquides imbibant des pores capillaires : c'est dire qu'il doit y avoir des actions endosmotiques sur toute la longueur du circuit humain. Mais leur importance sera plus considérable aux faces d'entrée et de sortie du courant : à l'électrode positive, si elle est humide, le courant introduira dans les pores de la peau le liquide qui imbibe l'enveloppe de l'anode ; à l'électrode négative, il se fera un transport des liquides de l'organisme de l'intérieur vers l'extérieur. Il y aura une imbibition des couches épidermiques plus parfaite que celle qui succède à un simple lavage avec des dissolutions conductrices ; et dans le premier cas, une diminution de la résistance plus accentuée que dans le second : c'est ce que Gaertner et Jolly ont constaté. Mais Silva et Pescarolo prétendent qu'en appliquant une compresse imbibée d'une dissolution de potasse à 10 %, pendant 15 minutes, ils ont constaté une diminution bien plus considérable de la résistance que par le simple passage du courant.

C'est Munk qui a expliqué le premier les variations de la résistance du corps humain par la cataphorèse. Un moyen de constater ces phénomènes est d'employer des électrodes inégales et de regarder ce que devient la résistance quand on renverse le courant. D'après Martius, Kahler, Silva et Pescarolo, la diminution de résistance se fait plus vite, et mieux à l'anode. Si on admet que la résistance par unité de surface est plus faible à l'anode qu'à la cathode, un simple calcul [1] montre qu'il doit y avoir

[1] Soient Ra, la résistance finale par centim. carré de surface de peau à l'anode ; Rc, à la cathode ; soient S la grande électrode, s la petite. Admettons que d'abord l'anode soit la petite électrode, et que la cathode soit l'autre : la résistance aux deux faces de la peau est :

$$\frac{Ra}{s}+\frac{Rc}{S}$$

Renversons le courant ; la résistance devient :

$$\frac{Ra}{S}+\frac{Rc}{s}$$

Si elle a augmenté on a

$$\frac{Ra}{S}+\frac{Rc}{s}-\left(\frac{Ra}{s}+\frac{Rc}{S}\right)>0.$$

La condition est que :

$$Rc > Ra.$$

augmentation de résistance quand, après renversement du courant, le pôle positif correspond à la grande électrode et le pôle négatif à la petite ; il y aurait diminution dans le cas contraire. Or, Silva et Pescarolo disent que la résistance *diminue*, si, après renversement du courant, le pôle positif correspond à la plus grande des deux électrodes, et le pôle négatif à la plus petite. Il y a donc là une contradiction.

Ce n'est pas la seule preuve en faveur de l'influence des actions cataphoriques. Du moment que nous avons affaire à un phénomène tout physique, il doit se produire sur le cadavre comme sur le vivant ; et même si l'épiderme est enlevé, on doit constater une légère diminution ; Gaertner, Stintzing et Graeber, Dubois, Silva et Pescarolo ont en effet observé une diminution bien nette sur le cadavre ; mais les uns l'ont trouvée moins considérable que sur le vivant, tandis que les deux expérimentateurs italiens ont pu obtenir une résistance aussi faible que celle que présente d'habitude une personne vivante, et ce résultat les amène à conclure que les actions vasculaires, auxquelles Vigouroux donne la plus grande importance, n'ont aucune influence pour améliorer la conductibilité du tissu cutané ou des parties profondes.

Nous pouvons admettre avec certitude que les actions calorifiques et cataphoriques diminuent la résistance. Mais, seules, sont-elles suffisantes pour expliquer les variations considérables que l'on observe ? Certains auteurs, entre autres Gaertner, admettent que les autres causes, dont nous allons parler maintenant, doivent être écartées : il s'appuie sur le résultat d'une de ses expériences : il a observé que la diminution de résistance se produit sur le cadavre intact, mais si l'on enlève l'épiderme la résistance ne diminue plus, tandis qu'on peut au contraire augmenter la conductibilité de l'épiderme séparé. Une expérience contradictoire a été faite par Stintzing et Graeber, qui ont observé une diminution de résistance, même sur le cadavre sans épiderme. Mais, comme dit Jolly, de ce qu'il y a actions cataphoriques, on ne peut pas conclure qu'il n'y a pas d'actions vasculaires et sudorifiques, puisqu'elles peuvent parfaitement coexister.

Du reste, il existe un moyen d'éliminer ou de diminuer les actions cataphoriques et électrolytiques : c'est d'employer les courants alternatifs ; nous ne pourrons éviter l'action calorifique, mais il est probable qu'on peut négliger son influence. Dans ces circonstances, nous voyons une diminution de la résistance initiale sur le vivant, mais non sur le cadavre (Stintzing et Graeber).

Les actions dont nous nous sommes occupé jusqu'à présent ne sont donc pas les seules ; il en existe d'autres, dont l'importance doit être considérable ; deux d'entre elles viennent en première ligne : les actions du courant sur le système vasculaire, et les actions sudorifiques.

5° Actions vaso-motrices. — Sous l'influence du courant électrique continu, les fibres musculaires lisses des vaisseaux sanguins se relâchent : il y a un afflux de sang plus considérable. Pourtant Silva et Pescarolo ont remarqué qu'en prenant deux fois de suite la résistance d'une même région, mais en déplaçant les électrodes de quelques centimètres, le chiffre obtenu la seconde fois était supérieur à celui qu'on avait trouvé d'abord. Ce résultat peut s'expliquer par le fait suivant, qu'ils ont observé maintes fois, soit dans la maladie de Basedow, soit à l'état normal : la galvanisation du sympathique au moyen d'un courant constant faible de moins d'un milliampère, en employant le pôle négatif comme électrode active, produit une diminution de la résistance plus lente, une valeur initiale et une valeur finale plus élevées par suite de la contraction des fibres musculaires lisses. Cette action sur les vaso-moteurs serait l'explication des résultats heureux obtenus par la galvanisation du sympathique dans la maladie de Basedow, et ferait comprendre le calme apporté aux troubles cardiaques.

L'hyperémie consécutive à l'action du courant continu est

acceptée par tous les expérimentateurs qui ont étudié la diminution de résistance électrique. Mais il y a divergence d'opinions sur la relation qui lie ces deux phénomènes. L'idée qui se présente le plus naturellement à l'esprit est que le réseau vasculaire constitue un ensemble de circuits ininterrompus, que l'électricité peut parcourir sans obstacle, et que l'accroissement de section des conducteurs sanguins doit correspondre à une diminution de résistance. Il est nécessaire de demander à l'expérience la confirmation de cette hypothèse.

Vigouroux admet que les variations de résistance sont dues aux changements de volume qu'éprouve la masse sanguine de la région électrisée, et que le réseau vasculaire joue le rôle que nous avons indiqué. Comme les variations de section des vaisseaux dépendent de l'état de contraction ou de relâchement des muscles vaso-moteurs, il admet que la mesure de la résistance permet de se rendre compte de la manière dont réagissent les vaso-moteurs au passage du courant électrique : elle en serait, dit-il, le meilleur réactif.

Il s'appuie sur les faits pathologiques que nous verrons plus loin, et sur l'expérience suivante : On place deux électrodes égales, l'une sur la face palmaire du bras droit, l'autre sur la face dorsale du bras gauche, et l'on caractérise la résistance par l'intensité d'un courant que fournit une pile constante ; on répète la même mesure, en prenant la face palmaire du bras gauche et la face dorsale du bras droit, et l'on trouve la même intensité. On met ensuite les deux électrodes en regard sur le même avant-bras, et l'on trouve une résistance, non pas moindre, mais au contraire plus considérable, bien que la longueur des tissus intercalés soit plus faible : c'est que, dans le premier cas, les vaisseaux sanguins peuvent condenser les lignes de force, et l'énergie absorbée est moindre dans le cas où le courant peut suivre les colonnes liquides. Il nous semble qu'il serait possible de mesurer la résistance entre deux points de l'avant-bras également et suffisamment éloignés, d'abord perpendiculairement à une grosse veine sous-cutanée, puis sur le trajet même de la veine.

Eulenburg, à la suite d'un travail expérimental sur la maladie de Basedow, est aussi conduit à admettre que l'état de réplétion des vaisseaux sanguins, aussi bien profonds que superficiels, fait varier la conductibilité du corps humain dans un même rapport. Dupuy a montré, en 1874, que dans l'électrisation du cerveau, le courant pénètre par les vaisseaux dans la masse cérébrale.

Un autre moyen consiste à déterminer une hyperémie préalable, soit par un rubéfiant, soit par la paralysie directe des vaso-constricteurs succédant à la section du grand sympathique. Jolly a vérifié, après d'autres observateurs, que la diminution de résistance est grande en une région sur laquelle on a appliqué un rubéfiant, par exemple de la moutarde. Mais, à rougeur égale, cette diminution n'est pas aussi forte que celle que provoque le passage du courant constant, puisque la galvanisation ajoute d'autres actions à l'hyperémie.

Le nitrite d'amyle en inhalation jouit de la propriété de déterminer, à la face seulement, une dilatation des vaisseaux sanguins par simple relâchement des fibres musculaires lisses. Jolly a observé, chez un individu qui avait respiré quelques gouttes de nitrite d'amyle, une importante diminution de résistance à la face ; mais la résistance n'avait pas varié dans les autres régions, puisque le nitrite d'amyle a une action élective sur le système vasculaire de la tête. Ce résultat est donc absolument conforme à celui qu'on pouvait attendre.

Dubois admet, lui aussi, que l'hyperémie intervient dans une certaine mesure, pour avoir observé, dans quelques cas d'hémiplégie, une moindre résistance du côté sain coïncider avec un érythème très marqué à la place de l'électrode, quand ce fait ne se présentait pas de l'autre côté.

Mais d'autres expériences sont en désaccord complet avec les précédentes. Silva et Pascarolo n'ont, paraît-il, constaté aucune diminution par la rubéfaction produite, soit avec le nitrite d'amyle, soit avec la faradisation; au contraire, ils auraient observé une diminution après des pulvérisations de chlorure de méthyle, sur des parties refroidies et anémiées.

Dans les congestions intenses des périodes d'éruption des fièvres éruptives, il y a justement ou augmentation ; enfin l'atropine, qui produit d'abord la sécheresse de la peau par constriction des vaisseaux, n'a aucune action sur la résistance; enfin, si on comprime la peau avec les électrodes, il y a diminution de résistance, bien qu'il y ait anémie des parties comprimées: bref, on voit que les auteurs italiens ont trouvé, dans chaque cas, le contraire de ce qu'indiquait le raisonnement.

Kahler a institué des expériences en produisant directement une hyperémie ; par section du sympathique et de l'auriculaire du lapin, il déterminait un afflux de sang considérable dans l'oreille de cet animal ; puis en mesurait la résistance, après l'avoir rasée et épilée avec du sulfure de calcium.

Il pouvait même avoir le maximum d'anémie en saignant l'animal. Or, dans ces conditions, la résistance présenta, comme chez l'homme, une série de minima relatifs, mais, en prenant plusieurs séries, il ne vit aucune différence sensible, malgré les variations considérables de la masse sanguine. Le résultat fut négatif avec le nitrite d'amyle. La conclusion que donne Kahler est que l'anémie ou l'hyperémie n'a aucune action sur la résistance de l'oreille du lapin ; malgré la différence de structure entre cet organe et le corps humain, la vascularisation doit produire le même effet dans les deux cas. Mais il y a une objection à faire: l'oreille était pincée entre les deux électrodes; comme nous l'avons dit, les vaisseaux ne peuvent servir de conducteurs ininterrompus et n'ont par conséquent d'action notable que lorsque le courant leur est parallèle; dans cette expérience, le courant abordait les vaisseaux perpendiculairement à leur direction générale : l'influence devait être très faible, sinon nulle.

Il n'y a donc que les expériences de Silva et de Pescarolo qui soient nettement opposées à la théorie de Vigouroux ; mais notre impression, d'après l'ensemble de leur travail, est que ces auteurs, du moment qu'ils avaient ou devaient avoir connaissance de tous les travaux faits a ant le leur, n'ont pas su se placer dans les meilleures conditions possibles d'expérimentation : ils ont, par exemple, adopté le pont de Wheatstone, en se servant d'un courant de mesure d'une force électromotrice de plusieurs volts, ce qui modifie la valeur absolue des bobines ; de plus, nous savons que la force électromotrice aux électrodes n'est pas constante. Il eût mieux valu adopter la méthode de mesure de Vigouroux, qui est très simple et très exacte. De sorte que leurs expériences ne paraissent pas avoir une précision telle qu'elles soient décisives et irréfutables.

6° Actions sudorifiques. — Indépendamment de la diminution de la résistance par le simple fait physique que les conducteurs partiels moins résistants acquièrent une plus grande section, il y a encore l'échauffement des couches superficielles, l'imbibition plus facile des tissus, et une production de sueur plus abondante, due au passage d'une masse de sang plus considérable. Il semble en effet établi que les poussées sudorales améliorent la conductibilité de la peau, surtout de l'épiderme, bien que Vigouroux soit de l'avis absolument contraire, car il admet que la transpiration, marchant de pair avec l'évaporation, provoque le resserrement des petits vaisseaux du derme. Or s'il est vrai que dans certaines excitations des nerfs sudorifiques, dans les cas de sueurs froides on voit apparaître la transpiration sans qu'il y ait dilatation des vaisseaux, le plus souvent il y a relation complète entre la production de sueur et la dilatation du système vasculaire périphérique.

Quel que soit le moyen par lequel on détermine la transpiration, le résultat est toujours le même. Jolly a constaté que la pilocarpine produit une diminution de la résistance. Silva et Pescarolo ont observé le même fait, mais même quand il n'y avait pas sueur : d'après la théorie de Vigouroux, cela pourrait s'expliquer par la congestion intense que provoque cet alcaloïde. L'antipyrine déterminerait aussi une diminution de résistance et en abrégerait le temps de chute en excitant la transpiration ; mais, indépendamment de cette action, elle produirait le même effet en abaissant la température : nous reviendrons sur ce point.

Kahler a, lui aussi, étudié l'action de la pilocarpine. Dans une expérience, il a observé qu'elle détermine des minima relatifs plus bas et plus rapidement atteints que ceux qu'il avait obtenus à l'état normal. Mais à mesure que les forces électromotrices augmentent, les deux courbes se rapprochent et finissent par ne plus être distantes que d'environ 150 ohms.

Kahler a noté, pour chaque individu dont il mesurait la résistance, l'état de la peau. En général, il a toujours trouvé des valeurs initiales faibles, des minima relatifs bas et un minimum absolu facilement atteint chez les individus à peau humide et suant facilement ; tandis que ceux qui avaient la peau sèche ou transpiraient peu présentaient toujours des valeurs relativement élevées, et ceci, quel que soit l'état de maigreur ou d'embonpoint du sujet.

Cardew s'est attaché à démontrer l'influence du degré d'humidité de la peau sur la résistance, en prenant le même individu dans des conditions très différentes. Il employait la loi de Ohm, se servait d'une pile de force électromotrice égale à 6,4 volts et d'un galvanomètre permettant d'apprécier le 0,0001 ampère. (L'erreur possible que nous avons calculée était de 150 ohms pour 8,000). Les électrodes dont il se servait étaient en métal nu, placées l'une sur le sternum, l'autre sur la nuque. Il faisait passer le courant 10 secondes, de sorte que les nombres qu'il donne ne représentent ni des valeurs initiales ni des minima.

La résistance d'un individu, mesurée la nuit, alors qu'il était en état de transpiration sensible au toucher et à la vue, fut trouvée de 2,438 ohms; après exposition à l'air pendant plusieurs minutes, de façon à permettre l'évaporation, elle remonta à 4,700 ohms; enfin, le matin, avec une transpiration insensible, elle atteignit 32,790 ohms. Ces mesures étaient faites dans une atmosphère chaude et humide. Trois expériences, recommencées exactement de la même façon, mais dans un air sec et froid, donnèrent des valeurs plus considérables : environ 3,000, 9,000 et plus de 64,000 ohms. En déterminant chez un sujet une transpiration active par l'ingestion d'alcool chaud, une surcharge de couvertures de laine dans un local chauffé, il obtint une résistance de 1,900 ohms, tandis qu'elle était avant de 80,000. D'autres expériences lui donnèrent toujours des résultats identiques.

Mais toutes ces expériences ne permettent pas d'apprécier exactement quelle est la part de la diminution de résistance qui provient du changement de calibre des vaisseaux et celle qui est due aux variations de conductibilité de l'épiderme mieux imbibé par la sueur, ou les conduits glandulaires plus largement ouverts. Cardew admet, avec R. Remak, E. Remak et Erb, que la résistance du tissu cutané varie en sens inverse du nombre de pores qu'il offre, par unité de surface, en comptant comme pores les conduits des glandes sudoripares, des glandes sébacées et des follicules pileux. Silva et Pescarolo jugent, au contraire, que ce facteur n'intervient absolument pas, du moins en tant que conducteur direct pour l'électricité ; ils citent, à l'appui de leur dire, la paume de la main, qui a 363 glandes sudoripares par centimètre carré, et la joue, qui en a 75 ; et pourtant la paume de la main a une bien plus grande résistance que la joue.

Ces auteurs adoptent, sur les causes de la diminution de résistance, une théorie toute nouvelle qui permet d'expliquer les variations lentes des états pathologiques, mais non les variations rapides. La résistance varie suivant le degré de kératinisation des cellules épidermiques et le nombre de ces cellules. Contrairement à l'opinion de Drossdoff, la résistance doit être en rapport avec l'épaisseur de l'épiderme, sauf quelques exceptions, par exemple à la face, où la couche épidermique est la même qu'au dos de la main, et offre pourtant une meilleure conductibilité.

Si l'on considère le même point du corps humain, il peut y avoir production rapide des cellules épidermiques, moindre kératinisation, et par suite diminution de la résistance; au contraire toutes les fois qu'il y aura un ralentissement de la nutrition épidermique, une kératinisation plus considérable, il y aura aussi une augmentation de la résistance. Quelles sont les conditions qui favorisent la vie, le renouvellement des cellules épidermiques? En général, l'état de santé : Ils ont ainsi trouvé chez les individus bien portants, même un peu obèses, des valeurs de la résistance au-dessous de la moyenne; pour chaque région en particulier, la nutrition de la couche épidermique est en relation avec l'état du système vasculaire : plus la vascularisation est abondante, plus jeune est l'épiderme, moindre est la résistance. C'est ainsi qu'au cou, à la face, la haute conductibilité correspond à une riche irrigation, tandis qu'aux extrémités des membres, mains et pieds, la vascularisation est moindre et la résistance plus grande. Dans les états pathologiques, ce seront ces mêmes causes qui, plus accentuées, détermineront les modifications spéciales de la résistance, soit en des régions limitées, soit sur toute la surface du corps humain. Kahler émet des idées identiques, mais sans y attacher la même importance que Silva et Pescarolo ; il a observé que les maladies graves, avec consomption, déterminent des troubles nutritifs de la peau et que l'augmentation de résistance en est une conséquence très nette.

La dilatation des vaisseaux par le passage du courant a pour conséquences, toujours d'après les auteurs italiens, non seulement le remplissage des espaces capillaires et intercellulaires par des liqu'des meilleurs conducteurs, mais encore une imbibition du contenu même des cellules qui se gonflent. Un surcroît d'activité des cellules de la couche de Malpighi en résulte, et la desquamation se fait plus rapidement : il y a rajeunissement de l'épiderme. Il faudrait aussi admettre que l'excitation des extrémités des nerfs ajouterait une action concomitante. Toutes les substances qui agissent sur l'épiderme, en faisant disparaître la couche cornée, diminuent la résistance. Ce dernier résultat sera donc obtenu avec les sudorifiques pour lesquels l'action vasculaire est suivie d'une desquamation épidermique, tandis que ceux qui agissent simplement sur le système vasculaire ne doivent avoir aucune influence sur la résistance, d'où les effets négatifs qu'ils ont obtenus avec l'alcool, l'atropine ou les émotions.

Cette théorie nous paraît n'avoir, *a priori*, rien qui puisse la faire rejeter, au point de vue des modifications lentes du tissu cutané, car elle ne fait que donner de l'importance à un phénomène physiologique, la nutrition de l'épiderme, qui dépend, en grande partie, de l'état du système vasculaire. Le meilleur moyen de la contrôler serait d'expérimenter sur des maladies de peau, puisqu'on pourrait opérer dans des conditions très différentes soit au point de vue de la rapidité de desquamation, soit au point de vue de l'état des cellules épidermiques au moment de leur chute. Mais si l'on veut l'appliquer aux rapides modifications de la résistance, elle nous semble moins soutenable. Cependant, pour donner notre avis en toute compétence, il faudrait que nous soyons nous-même en possession de résultats expérimentaux absolument sûrs ; ou tout au moins que nous soyons certain de la validité des conclusions qui nous sont fournies, ce qui n'est pas. Nous voyons, par exemple, que Féré a obtenu des variations de résistance dans des conditions telles que les modifications de l'épiderme sont mises hors de cause. Chez des hystériques à réactions intenses, des excitations sensorielles, auditives (diapasons), visuelles (verres colorés), olfactives, gustatives ont déterminé des diminutions de résistance par action réflexe sur les vaso-dilatateurs, puisque Féré a constaté une augmentation de volume des membres au pléthysmographe. Dans certains cas d'hystérie avec hémianesthésie, Vigouroux, en déterminant le phénomène de transfert, a observé une diminution de résistance du côté redevenu normal, et une augmentation de l'autre côté. Or, il est indéniable que dans toutes ces expériences les modifications de l'épiderme n'interviennent absolument pas. Si donc la théorie de Silva et Pescarolo est juste en ce qui concerne les troubles de nutrition de la peau et l'influence qu'ils peuvent avoir, elle ne peut expliquer tous les cas de variations de résistance.

En résumé, notre opinion est qu'il faut admettre la coexistence de toutes ces causes, qu'il est aussi difficile de nier les actions cataphoriques que les actions vasculaires et les actions sudorifiques que les actions chimiques. Du reste, à part les actions électrolytiques qui diminuent l'intensité du courant, toutes sont synergiques pour produire la diminution de résistance, et se renforcent mutuellement: ainsi l'échauffement dû au passage du courant détermine lui-même une circulation plus active, indépendamment de l'action du courant sur les fibres musculaires lisses des vaisseaux; les produits de la décomposition chimique provoquent certainement un appel de sang à la périphérie; l'afflux sanguin produit à son tour une sueur plus abondante, peut-être déjà commencée sous l'influence des excitations des fibres nerveuses; la cataphorèse, qui est un phénomène indépendant de la vitalité des cellules de l'organisme, se fait probablement plus facilement lorsque les couches superficielles sont imbibées de liquide. La réelle difficulté est de déterminer la part de chacune et d'expliquer tous les phénomènes contradictoires que nous avons vus relatés. Nous croyons que la résolution de ces divers problèmes est intéressante à plus d'un titre : indépendamment de la question de résistance, n'y a-t-il pas à propos des actions cataphoriques et endosmotiques le problème de l'introduction des substances médicamenteuses et de l'extraction des exsudats? A propos des actions électrolytiques, la galvanocaustique chimique et les phénomènes de polarisation interne? Enfin les réactions vasculaires, dégagées des précédentes qui les masquent, ne pourraient-elles pas être le vrai réactif du système vasomoteur? On voit que toutes les questions se tiennent ensemble et que l'électrothérapie ne peut que gagner beaucoup à leur étude. Depuis ces dernières années, la mesure de la résistance dans les divers états pathologiques a été entreprise méthodiquement, soit en France sous l'habile direction du Dr Vigouroux, soit à l'étranger ; et nous allons analyser ces intéressants travaux.

IV.

VARIATIONS DE LA RÉSISTANCE A L'ÉTAT PATHOLOGIQUE.

Ce fut en 1879 que Vigouroux annonça pour la première fois, chez des *hystériques* atteintes d'*hémianesthésie*, une résistance plus grande du côté malade que du côté sain : la différence pouvait atteindre 1,000 à 1,500 unités Siemens, et se remarquait surtout à la tête. Charcot attira l'attention sur la valeur séméiologique de ce symptôme. Estorc, en 1882, reprit la question. Il opéra sur cinq hystériques ou hystéro-épileptiques ; il déterminait la courbe du minimum relatif à douze éléments Leclanché, en notant, non la résistance, mais l'intensité en divisions du galvanomètre. Il obtint ou bien une différence du minimum d'intensité pour les deux côtés, l'intensité la plus forte correspondant au côté sain ; ou bien une différence dans la durée du temps nécessaire pour obtenir le même maximum d'intensité dans chaque côté, avec chute plus lente du côté malade. Comme Vigouroux l'avait montré, un transfert produisait aussi une augmentation de résistance dans le côté anesthésié. Avec l'hyperesthésie coïncidait une diminution. Dès le commencement, Vigouroux l'attribua à un trouble vasculaire. En 1888, le savant praticien revient sur ce sujet : ce symptôme s'est vu même chez des hystériques sans hémianesthésie, et acquiert ainsi encore une plus grande valeur séméiologique.

Silva et Pescarolo (1889) ont observé dans un cas d'hystérie une très grande résistance (Anode = 72 centim. carrés au sternum ; cathode = 9,5 centim. carrés à l'avant-bras), 198,000 ohms, qui descendit à 8,159 ohms pour 12 volts. Après guérison, le même minimum relatif fut 3,200 ohms. Dans le cours de la maladie, la pilocarpine abaissa la résistance même au-dessous de la valeur obtenue après la guérison. Dans quelques cas d'hémianesthésie hystérique, ils observèrent des différences de résistance entre les deux côtés ; tantôt dans un sens, tantôt dans un autre. Ils expliquent ce fait en admettant que les actions vaso-motrices et concomitantes peuvent déterminer des modifications dans la production de la couche cornée de l'épiderme.

Dubois, en 1887, appelle l'attention sur l'augmentation de résistance dans l'*hémiplégie* avec refroidissement des extrémités. Il trouva, dans un cas, que la résistance du bras atteint était sept fois plus forte que celle du côté sain. Silva et Pescarolo ont observé quelquefois, dans l'hémiplégie de cause cérébrale, une légère augmentation de résistance du côté malade; d'autres fois, malgré des troubles vasomoteurs accentués, il n'y eut aucune différence.

Boccolari et Borsari (1889) ont examiné 13 cas d'épilepsie. Ils effectuaient la mesure de la résistance d'après la loi de Ohm, mais ils régularisaient l'intensité du courant, en faisant varier la force électromotrice : nous avons déjà dit qu'il vaut mieux garder la f. e. m. constante. En général, la résistance absolue est notablement au-dessus de la normale ; pendant un accès, elle est à peine inférieure à celle qui existe entre les accès. Silva et

Pescarolo n'ont observé aucune différence d'avec la normale, chez les épileptiques, avant, pendant ou après l'accès.

Toujours par la même méthode, Boccolari et Borsari ont étudié la résistance dans la paralysie générale (13 sujets) ; ils l'ont trouvée au-dessus de la normale ; à la tête, elle dépassait 2,000 ohms et arrivait même à 4,000

Dans l'*atrophie progressive myopathique*, Silva et Pescarolo n'ont rien observé de particulier ; tandis que Frey et Windscheid ont trouvé une augmentation de résistance dans l'*atrophie musculaire*. Les expérimentateurs italiens n'ont obtenu que des résultats négatifs dans la *neurasthénie*.

Dans la *paralysie spinale* récente, Vigouroux a noté une augmentation considérable de résistance ; si elle est ancienne, il y a au contraire diminution par stase sanguine.

Nous arrivons à la *maladie de Basedow*. Parmi un des symptômes secondaires dans cet état pathologique, se trouve une diminution considérable de la résistance, signalée pour la première fois par Vigouroux, symptôme auquel Charcot attache assez d'importance, en 1885, pour le mettre presque au rang des signes cardinaux de cette affection. C'est à propos de la valeur séméiologique de la résistance électrique dans cette maladie, que les travaux les plus importants sur la mesure de cette quantité ont été exécutés ; et les recherches faites dans cette direction n'ont pas été sans influence sur l'introduction, dans l'électrothérapie, des unités de mesure et des termes adoptés par les électriciens.

En 1888, Vigouroux a publié la méthode qu'il emploie pour mesurer la résistance à la Salpêtrière : par une disposition spéciale, le même galvanomètre permet de connaître l'intensité et la force électromotrice aux électrodes, de sorte que la mesure de ces deux quantités peut se faire en quelques secondes, au cours d'une séance de traitement. On calcule ensuite la résistance. Les deux électrodes sont rondes, en charbon, recouvertes de peau de chamois : par suite, elles ne sont pas impolarisables. L'anode (12 centim. carrés) est placée sur le sternum, la cathode (28 centim. carrés) au-dessous de l'apophyse de la septième vertèbre cervicale. Le courant passe une minute : on ne mesure donc ni résistance initiale, ni minimum relatif, ni minimum absolu ; dans ces circonstances, Vigouroux a constaté une diminution de la résistance dans tous les cas de maladie de Basedow, aussi bien dans les formes caractérisées que dans les formes frustes. Cette diminution n'est pas localisée dans une région du corps, elle est générale ; elle atteint le quart ou le cinquième de la valeur de la résistance chez un individu sain. Si la maladie de Basedow est associée à une autre affection qui s'accompagne d'une augmentation de résistance, telle que l'hystérie, « la résistance suit la loi de l'affection prédominante ».

Vigouroux explique même par la diminution de résistance chez les malades de cette catégorie, l'intolérance qu'ils présentent à la franklinisation : ils pourraient acquérir une charge électrique plus considérable. Le savant praticien fonde sa théorie sur le fait que l'électricité à haut potentiel agit facilement sur les malades atteints de goître exophtalmique, tandis qu'elle a peu d'action sur les hystériques, qui présentent une moindre conductibilité. Ce phénomène, qui serait contraire aux lois de la capacité électrique s'il consistait en une simple accumulation d'électricité sur le corps humain agissant comme un conducteur ordinaire, doit probablement trouver son explication dans quelqu'autre cause : cette vérification demanderait des expériences précises.

Ainsi que nous l'avons vu, Vigouroux explique cette particularité de la résistance par l'état du système vasomoteur.

La Seta et Silva admettent les idées de notre savant compatriote. Martius a observé cinq cas de maladie de Basedow. Les résultats auxquels il est arrivé sont les suivants : les minima absolus qu'il a trouvés chez ces individus ne différaient pas sensiblement des minima qu'offraient certaines personnes saines, mais à peau fine; il n'y a donc pas à tenir compte du minimum absolu, au point de vue du diagnostic différentiel; par contre, les minima relatifs sont plus bas, et le minimum absolu s'obtient avec une moindre force électromotrice; la chute de la résistance ne diffère pas de celle qui fut observée chez quelques personnes saines; Martius conclut que la mesure de la résistance ne fournit pas un signe caractéristique de la maladie de Basedow.

La même année (1887), Eulenburg a examiné cinq individus atteints de goitre exophtalmique. Comme Martius, il trouve des minima relatifs plus bas, plus rapidement atteints que ceux que les forces électromotrices correspondantes déterminent à l'état normal. Il ne l'a constaté que quatre fois, le dernier cas étant un individu, chez qui l'hystérie était greffée sur la maladie de Basedow. Eulenburg se rallie en partie à la théorie de Vigouroux, mais il émet l'objection que c'est peut-être la transpiration, active dans cette affection, qui donne à la résistance une moindre valeur.

Kahler, en 1888, publie les recherches qu'il a faites dans la maladie de Basedow. Nous avons indiqué plus haut la méthode de mesure dont il s'est servi. Il exprime les valeurs trouvées en unités Siemens, mais il n'a pas tenu compte de la résistance des électrodes: pour avoir la valeur vraie en ohms, il suffit de retrancher environ 150 des résultats qu'il donne. Les expériences portèrent sur 37 sujets, dont 6 atteints de goitre exophtalmique. Les autres furent choisis de manière à présenter une série de types différents, comme sexe, âge, force, etc., et chez tous les mesures furent répétées plusieurs fois. Il notait toute la série des minima relatifs, depuis celui qui était atteint avec la moindre force électro-motrice, jusqu'à celui que provoquait l'emploi des 40 éléments Sthörer (50 volts) dont il disposait. Il nous donne les valeurs de ces minima, mais ne nous indique pas le temps nécessaire pour passer de l'un à l'autre ce qui serait intéressant.

Nous avons représenté sur la planche cinq courbes des minima relatifs, d'après le nombre que donne Kahler: trois sont relatives à des individus à l'état normal ; les deux autres fournies par des sujets atteints de maladie de Basedow : cette figure résume toutes les conclusions qui suivent.

Les plus hauts minima, relatifs ou absolus, sont fournis par des individus, bien bâtis ou faibles de constitution, à muscles développés ou atrophiés, à peau fine ou épaisse, avec ou sans anémie, mais qui ont un caractère commun, une peau sèche. Au contraire, les individus à peau humide, ou transpirant facilement offrent des minima relatifs et absolus peu élevés ; entre ces deux extrêmes se trouvent toute une série d'intermédiaires.

Les individus atteints de la maladie de Basedow se distinguent des personnes saines par une résistance, qui, mesurée avec les moindres forces électromotrices est déjà très faible. Mais si l'on considère le minimum absolu, la différence est moins tranchée. Un individu à l'état normal peut avoir un minimum absolu qui s'approche de ceux qu'on observe chez les sujets atteints du goitre ; mais « un minimum absolu de 700 à 850 unités Siemens, ne peut se rencontrer que dans un cas de maladie de Basedow ». Ceci ne veut pas dire que le minimum absolu doive forcément avoir cette valeur ; il peut être aussi élevé qu'à l'état normal.

Il faut, en général, dans la maladie de Basedow une bien moindre force électromotrice pour obtenir le minimum absolu de résistance, mais ce n'est pas là non plus une particularité constante.

Déjà pour une force électromotrice de 5 volts, les minima relatifs sont extrêmement bas, et ceci constitue une propriété de la résistance, spéciale à la maladie de Basedow. Tous ces résultats sont en concordance parfaite avec ceux de Vigouroux. Ce travail nous permet de comprendre quelle est la meilleure méthode de mesure à adopter. Si l'on ne veut pas s'astreindre à mesurer tous les minima relatifs, il faut chercher la résistance avec la plus petite force électromotrice possible, puisque la différence entre le minimum relatif à l'état normal et le minimum relatif dans cet état pathologique est d'autant plus faible que la force électromotrice est plus considérable.

Mais cette particularité a-t-elle une plus grande valeur séméiologique que les autres symptômes spéciaux à cette névrose? — Kahler penche pour la négative, d'après ses études cliniques; mais de ce que ce signe n'est pas pathognomonique, il n'en est pas moins très important pour l'électro-diagnostic.

Kahler n'adopte pas la théorie de Vigouroux, pour l'explication de la faible résistance dans la maladie de Basedow.

De ce que, dans la courbe des minima relatifs pour la maladie de Basedow, la chute initiale manque généralement, il conclut qu'il n'y a pas une action du courant sur les vaso-moteurs assez forte pour déterminer la diminution de résistance, mais que l'individu se trouve dès le commencement dans les conditions favorables pour le passage du courant; de plus, il est amené à cette explication par les expériences que nous avons citées. Il accorde la plus grande importance à un état particulier de la peau qui permettrait mieux la cataphorèse, et surtout à la transpiration cutanée, qu'elle soit sensible ou insensible, c'est-à-dire une simple perspiration. Cardew (1891) est absolument du même avis.

Silva et Pescarolo, dans la maladie de Basedow, trouvent aussi une résistance initiale peu différente de la résistance finale, mais cette dernière ne diffère pas beaucoup de celle des autres individus, chez qui les fonctions de la peau se font d'une manière active. L'anomalie de résistance viendrait de ce que la transpiration, la vie plus active des tissus cutanés, provoquent une desquamation plus rapide, une moindre kératinisation, une jeunesse plus grande des cellules épidermiques, et tendent à donner à l'épiderme les propriétés d'une muqueuse.

Telles sont les modifications de la résistance dans les névroses; on a peu étudié encore ce qu'elle devient dans les fièvres telluriques et éruptives : nous ne connaissons que le travail de Silva et Pescarolo. Ces auteurs attribuent à l'élévation de température une action opposée à celle qu'on lui accorde généralement : si l'on assimile le corps humain à une masse liquide saline, à un électrolyte, comme le font Frey et Windscheid, on doit admettre que la chaleur diminue la résistance; Boll, Hermann, l'ont constaté sur des tissus séparés. Au contraire, Silva et Pescarolo disent que toute élévation de température du corps correspond à une augmentation de résistance, et ils ne donnent pas de raisons pour expliquer cette contradiction avec les résultats précédents. Les sudorifiques diminuent la résistance, même quand ils ne produisent pas de sueur, parce qu'ils agissent comme antipyriques, tels que l'antipyrine, en abaissant la température. Ce serait le même résultat avec le bain ordinaire, avec la quinine.

Dans la *malaria*, il y a, pendant les accès fébriles, augmentation de la résistance par suite de l'élévation de température; pendant la période de sueurs, diminution. Mais comme la fièvre revient par accès, pendant les longues périodes où les fonctions du corps reprennent leur activité normale, la dilatation du réseau vasculaire et la transpiration qui l'accompagne placent la peau dans les conditions favorables au passage du courant, comme nous l'avons vu plus haut : ainsi se produit une diminution de résistance, qui peut même arriver à annuler l'effet de l'élévation de température pendant l'accès.

Mais dans les *fièvres continues*, il y a toujours élévation de résistance parce que la température reste haute et que l'épaisseur de la couche cornée de l'épiderme augmente; il en est ainsi dans l'*érysipèle*, la *rougeole*, la fièvre *scarlatine*, à la période d'éruption, bien qu'il y ait congestion intense des téguments.

C'est toujours d'après cette théorie que Silva et Pescarolo expliquent le même résultat dans la convalescence des maladies infectieuses, dans le diabète (par suite de nutrition défectueuse de la peau) chez les individus obèses par ralentissement des combustions. Nous trouverons au contraire une diminution de la résistance chez les individus qui travaillent des muscles, qui ont une vie plus intense, se fatiguent, transpirent, etc.

Vigouroux avait émis l'idée que toute collection liquide dans l'organisme devait introduire des modifications dans la résistance électrique de la région correspondante: une valeur initiale rapprochée de la valeur finale, qui serait au-dessous de la moyenne.

Wolff a trouvé, dans la *pleurésie* avec épanchement, une augmentation de résistance du côté atteint. Silva et Pescarolo n'ont pas observé de résultats comparables entre eux en prenant la résistance chez le même individu plusieurs jours de suite.

Dans l'*ascite*, le phénomène serait très net; la résistance est plus grande avant l'extraction du liquide épanché qu'après la paracentèse; voici l'explication qu'ils donnent : la peau, qui était tendue, se rétracte, de sorte que pour la même surface des électrodes il y a une bien plus grande quantité de peau après rétraction qu'avant, et comme la résistance varie en raison inverse de la surface de la peau, elle diminue. Mais on pourrait répondre que si la peau se rétracte, elle augmente d'épaisseur, et que la résistance doit augmenter. Il nous semble que cette explication ne tient pas assez compte de tous les facteurs. N'y aurait-il pas là un phénomène de moindre circulation par distension de la peau, une anémie superficielle, qui serait plus importante que la diminution d'épaisseur du tissu cutané? Nous sommes plutôt disposé à le croire, s'il y a réellement augmentation de résistance lorsqu'il y a formation du liquide ascitique.

Dans quelques cas de *trépanation*, ils ont reconnu que la résistance diminue beaucoup après l'opération, à cause de la calotte osseuse supprimée sous une électrode; mais ils n'ont pas pu observer de variations de résistance dues aux différences de la quantité du contenu endocrânien, comme l'admet Eulenburg.

Le travail de ce dernier auteur, paru en 1887, a trait à la mesure de la résistance électrique à la tête et à sa valeur séméiologique. Il a exécuté un grand nombre de mesures, de manière à accumuler la plus grande quantité possible de résultats comparables.

Les deux électrodes dont il se servait étaient impolarisables, et il a reconnu qu'il est nécessaire qu'elles le soient si l'on veut trouver les vraies valeurs; l'anode (108 cm²) était appliquée au front, et la cathode (72 cm²) à la nuque. Il mesurait de 30 en 30 secondes les valeurs de l'intensité pour une force électromotrice constante de 11 volts, et pouvait ainsi calculer les résistances correspondantes; les nombres qu'il nous donne représentent exactement les valeurs de la résistance du corps, parce qu'il a retranché de la résistance totale toutes les résistances accessoires, pile, électrodes, etc. Eulenburg n'a cherché qu'un minimum relatif, parce qu'à la tête il y a danger si l'on emploie les forces électromotrices élevées : il put pourtant y arriver dans quelques cas de torpeur cérébrale, pour ainsi dire.

Il mesurait la résistance parallèlement et perpendiculairement à la suture sagittale : dans tous les cas, elle était plus grande mesurée perpendiculairement; probablement ceci était dû, en grande partie, aux cheveux qui étaient interposés sous les deux électrodes. Répétées souvent chez le même individu, les mesures dans un même sens donnèrent des nombres très concordants, puisqu'ils ne différaient que de 100 à 200 ohms au maximum. Chez des hommes sains, le minimum relatif à 11 volts de la tête à la nuque varia entre 1,200 et 1,600; les valeurs furent un peu plus élevées chez les femmes, les enfants; il semble qu'il en soit de même pour les vieillards, les individus atteints de décrépitude sénile, sans pourtant pouvoir l'affirmer.

Dans un nombre de cas exclusivement pathologiques, plus peut-être dans les nécroses fonctionnelles légères (céphalalgies, migraines, maladie de Basedow, chorée, hystérie et hystéro-épilepsie), que dans les cas de lésions cérébrales matérielles (sclérose, tumeurs), il y eut très souvent, d'une manière stable, des augmentations du minimum relatif au-dessus de 2,000 et même 3,000 ohms; les neurasthéniques habituels, les ataxiques sans trouble de nutrition général donnèrent des résultats ne différant pas de la normale, tandis qu'un ataxique avec symptômes de dépression profonde fournit un haut minimum : nous donnons ici les valeurs extrêmes.

Neurasthénies 1,220-1,620; ataxie locomotrice sans troubles profonds 1,400-1,580; avec troubles 2,960; sclérose disséminée 2,000-2,620; paralysie infantile 2,650; trois hystéries avec forte cachexie 2,250-3,240; maladie de Basedow 2,960; mélancolie 2,100-3,400.

Toutes les fois qu'il y avait anémie, ralentissement de nutrition, épuisements nerveux, les résultats furent surprenants : non seulement les valeurs des minima étaient très élevées, mais on pouvait même voir et suivre des variations dans la séance d'électrisation, probablement en rapport avec le contenu sanguin des couches superficielles, peut-être profondes aussi. Au contraire, dans les cas d'hyperémie manifeste, les valeurs furent au-dessus de la normale. On put enfin constater des différences entre les minima relatifs, mesurés au même instant, aux deux côtés de la tête.

Il serait très intéressant de connaître les causes de ces variations, soit au point de vue de l'électrophysiologie, soit au point de vue de l'électrodiagnostic.

Eulenburg pense que le contenu endo-crânien a une très grande influence sur la résistance à la tête : il donne à cette partie de la résistance totale le nom de résistance endo-crânienne. Or, cette résistance endo-crânienne dépend de bien des facteurs, qui varient quantitativement et qualitativement. Il faudrait d'abord connaître la conductibilité des divers conducteurs endo-crâniens : substance cérébrale, sang, liquide céphalo-rachidien, etc. Or, nous ne possédons que des données des plus incomplètes sur les résistances spécifiques des tissus et des liquides de l'organisme.

Ainsi Ziemssen prétend que la substance cérébrale est la plus conductrice des tissus; d'Arsonval admet qu'elle est isolante.

Eulenburg cherche l'influence du remplacement du liquide céphalo-rachidien par le sang pendant l'expiration. Il a mesuré par le courant continu (il aurait mieux valu le faire avec des courants alternatifs) le pouvoir conducteur du sang et du liquide céphalo-rachidien; la résistance du sang (à cause des globules et de la fibrine) est double de celle du liquide céphalo-rachidien; elle augmente avec le froid, résultat auquel on pouvait s'attendre. D'après les chiffres qu'il donne, nous pouvons admettre: pour le sang, une résistance spécifique de 72,8 ohm-centimètres, et pour le liquide cérébro-spinal 29,6. Mais il n'a pu en déduire aucune conclusion au point de vue des variations de la résistance endo-crânienne: il y a trop de facteurs inconnus.

La mesure de la résistance électrique permet d'apprécier un certain nombre de phénomènes physiologiques; à ce titre elle peut donc être un moyen de diagnostic dans les cas pathologiques. Déjà il est des résultats certains, comme dans la maladie de Basedow et l'hystérie; si dans ces affections il y a accord entre la plupart des observateurs, c'est que les troubles physiologiques dont dépendent les variations de la résistance sont si accusés que les modifications de cette résistance sont très nettes. Mais il n'en est plus de même dans les états pathologiques moins accentués. On a vu combien les causes des variations de la conductibilité du corps humain sont mal connues, au point de vue de l'intensité des effets qu'elles produisent; comme la mesure de la résistance électrique aura une valeur séméiologique d'autant plus grande que les actions du courant et les autres causes qui modifient la conductibilité seront mieux déterminées, et comme nous ne savons jusqu'à quel degré d'exactitude nous pourrons pousser ces connaissances, il nous semble impossible de dire, dès à présent, quelle sera la limite de cette valeur.

Après analyse de tous ces travaux, il nous est difficile de tirer des conclusions : presque à chaque résultat obtenu s'oppose un fait contradictoire ; chaque auteur apporte à l'appui de sa théorie des expériences qui la soutiennent sans renverser les autres. La question de la résistance du corps humain demande donc de nouvelles études, mais il sera nécessaire de leur donner la plus grande rigueur scientifique, si l'on ne veut pas piétiner sur place. Nous espérons que notre travail aura fait comprendre la direction à donner à ces expériences.

BIBLIOGRAPHIE

BOLL. — Ueber den Einflus der Temperatur auf den Leitungswiderstand und die Polarisation thierischer Theile. Dissert. Kœnigsberg, 1887.

BOCCOLARI ET BORSARI. — Della resistenza elettrica della paralysi progressiva degli alienati et nella épilessifrenia, ricerche sperimentali. Revista sperimentale, xv, 1889.

CARDEW. — The Value of diminished electrical resistance of the body as a symptom in Groves'disease. The Lancet, 1891.

CHARCOT. — Leçon sur la maladie de Basedow. Gazette des Hôpitaux, 1885, pag. 98.

DUBOIS. — Revue internationale d'Électricité. Paris, 1887.

EULENBURG. — Ueber Messung galvanischer Leitungswiderstände am Kopfe und deren semiotische Verwerthung. Zeitsch. für Klin. Med., 1887, pag. 342.

— Ueber das Verhaltendes g. Leitungswiderstand bei Basedow'scher Krankheit. Centralblatt für Nerwenheilkunde, 1887.

ESTORC. — De l'Électro-diagnostic. Thèse de Montpellier, 1883.

FREY ET WINDSCHEID. — Der faradische Leitungswiderstand des menschlichen Körpers. Neurologisches Centralblatt, 1891, pag. 292.

GAERTNER. — Ueber den electrischen Widerstand des menschlichen Körpers gegenüber Introluctionströme. Wien. med. Jahrb., 1889.

— Untersuchungen über das electrische Leitungsvermögen der menschlichen Haut. Wien. med Jahrb., 1882.

HERMANN. — Ueber den Längs- und Querwiderstand der Muskeln. Arch. für die Ges. Physiologie, XXIX.

— Untersuchungen über die Polarisation der Muskeln und der Nerven. Arch. für die Ges. Physiologie, XLII.

JOLLY. — Untersuchungen über den electrischen Leitungswiderstand des menschlichen Körpers. Festschrift. Strassburg, 1884.

KAHLER. — Ueber den Leitungswiderstand der Haut bei Morbus Basedowii. Zeitschrift für Heilkunde, IX, 1888.

LAWRENCE ET HARRIES. — Lumière électrique, pag. 211. 1890.

MANN. — Ueber den Leitungswiderstand bei Untersuchungen der faradischen Erregbarkeit. Deutsch. Arch. für Klin. Med. XLV.

MARTIUS. — Ueber die Veränderungen des Leitungswiderstand des menschlichen Haut durch den constanten Strom. Archiv. für Psch. und Nervenkrank, XVII 1888.

— Unter welchen Bedingungen sind die bei verschiedenen Individuen gemessen Körperwiderstände untereinander Vergleichbar... ..beim Morbus Basedowii. Archiv. für Pschy, XVIII, 1889.

MUNK. — Ueber die galvanische Eindführung differenter Flüssigkeiten in den unversehrten lebenden Organismus. Arch. für Anat. und Physiologie, 1873.

STINTZING ET GRAEBER. — Der Elektrophysiologische Leitungswiderstand des menschlichen Körpers und seine Bedeutung für die Elektrodiagnostik. Deutsch. Archiv. Klin. Med. XL.

SILVA ET PESCAROLO. — Della resistenza eletrico del corpo umano in condizioni normali e patologische. Rivista sperimentale, XV, 1889.

SWINBURNE. — Lumière électrique, pag. 211, 1890.

TISCHKOW. — Ueber den elektrischen Leitungswiderstand. Diss. Saint-Pétersbourg. Neurologisches Centralblatt, 1886.

VIGOUROUX. — Gazette médicale, 1879. — Progrès médical, 1888.

WATTEVILLE (DE). — Ueber den elektrischen Leitungswiderstand des menschlichen Körpers. Neurol. Centralblatt, 1886.

TSCHIRIEW ET DE WATTEVILLE. — On the electrical excitation of the Skin. Brain, 1879.

Planche I

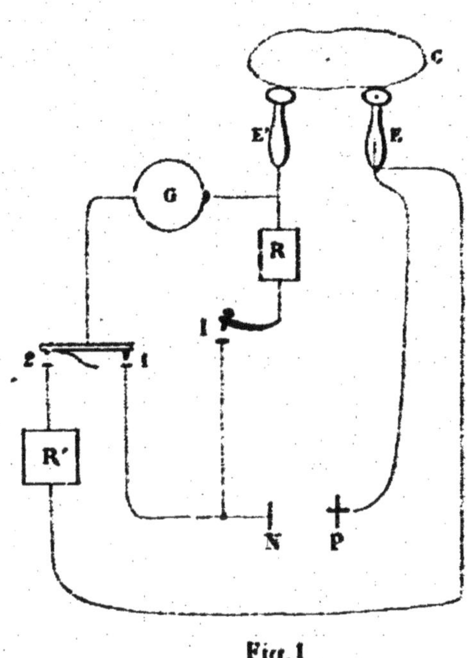

Fig. 1

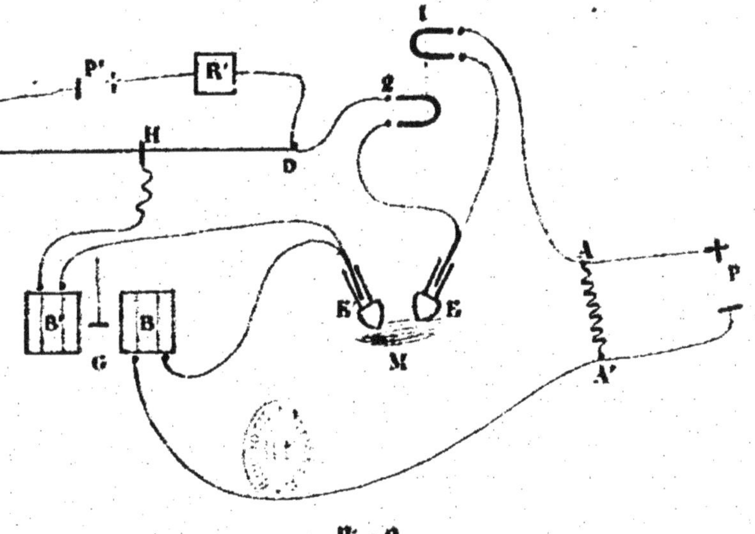

Fig. 2

Planche II.

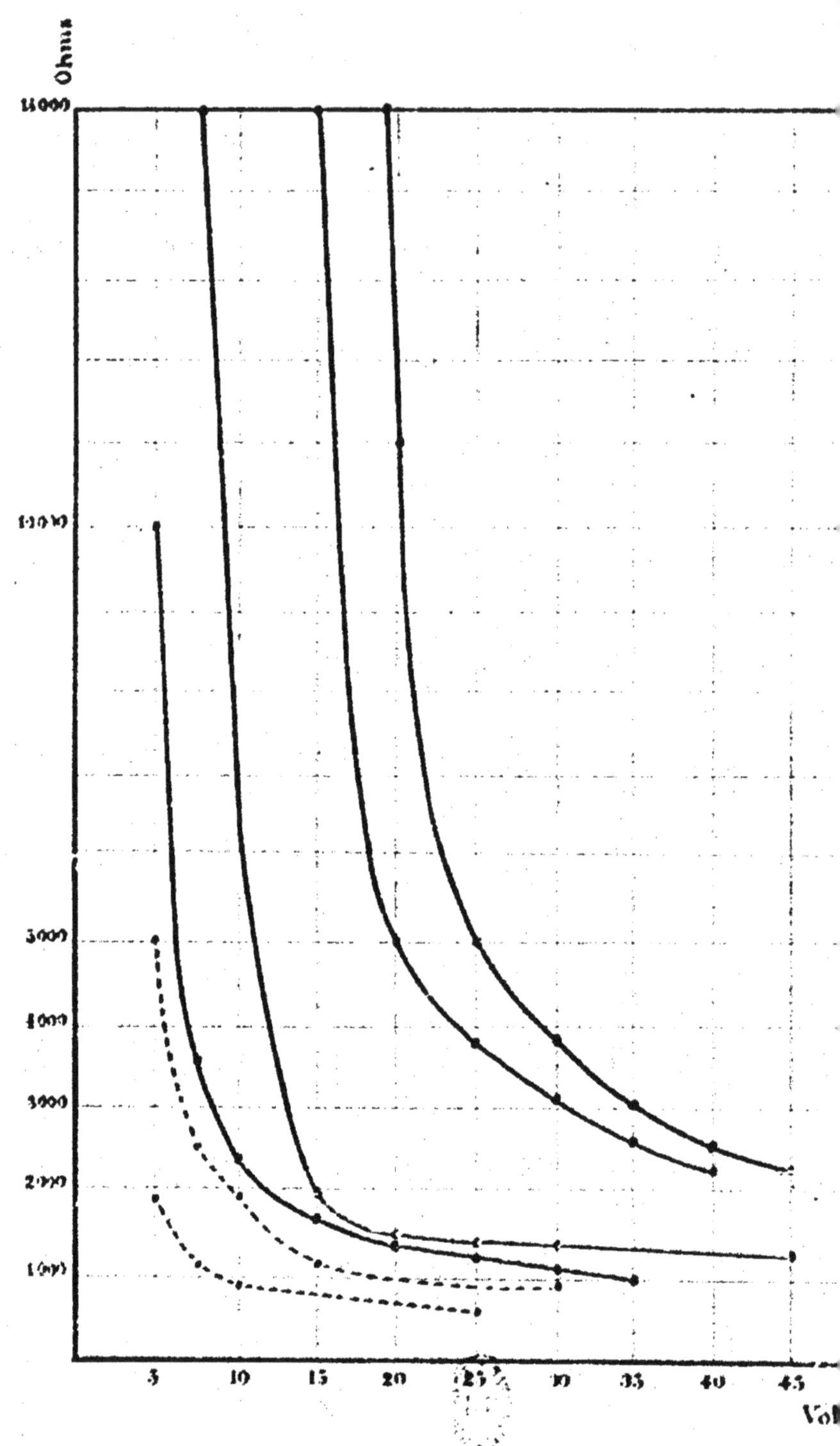

Courbes des minima relatifs

www.ingramcontent.com/pod-product-compliance
Ingram Content Group UK Ltd.
Pitfield, Milton Keynes, MK11 3LW, UK
UKHW031051260726
13965UKWH00006B/1348

9 782012 867

A MADAME

MAX. PARCHAPPE.

MAX. PARCHAPPE.

TABLE DES MATIÈRES.

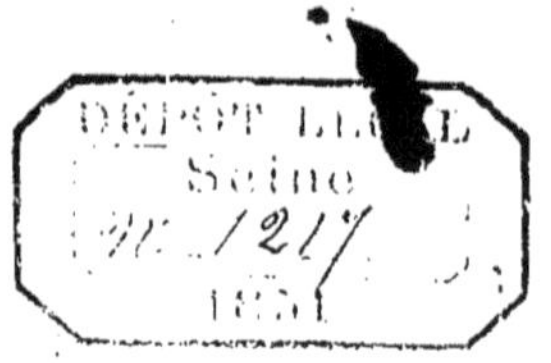

DES PRINCIPES A SUIVRE

DANS

LA FONDATION ET LA CONSTRUCTION

DES

ASILES D'ALIÉNÉS.

CHAPITRE PREMIER.

DESTINATION DES ASILES D'ALIÉNÉS.

La détermination des principes qui doivent être suivis dans la fondation des établissements consacrés aux aliénés est subordonnée à la solution de cette première et fondamentale question : Quelle doit être la destination des asiles d'aliénés? Ce n'est en effet qu'après avoir précisé rigoureusement le but, qu'il est possible de s'engager avec chances de succès dans la recherche des moyens les plus propres à l'atteindre.

D'après la destination la plus générale des asiles d'aliénés, le but essentiel de leur fondation est l'accomplissement d'une œuvre de science et de bienfaisance. En effet, partout et pour tous, en fondant un asile d'aliénés, il s'agit principalement de réaliser et de réunir, dans un établissement de nature hospitalière, toutes les conditions matérielles et morales qui peuvent concourir à assurer à des malades privés de la raison les secours d'un traitement curatif, les bienfaits d'un refuge protecteur et consolateur. Sous ce double point de vue, qui assigne à l'institution un but essentiellement médical et charitable, le problème de la fondation des asiles d'aliénés est soumis dans sa solution à des règles qui ne peuvent comporter aucune exception. Ces règles sont celles qui fixent et précisent les conditions à réaliser dans l'intérêt des aliénés, soit comme ressources de traitement, soit comme moyens de bien-être. Ces règles représentent des principes communs et invariables dont la consécration doit se retrouver, comme donnée fondamentale, dans la constitution matérielle de tout établissement destiné à des aliénés. La science et l'expérience sont

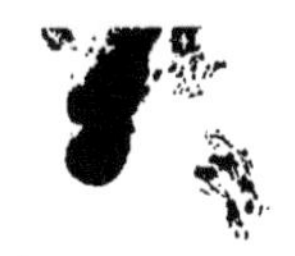

heureusement parvenues à donner à ces principes, par l'unanimité des autorités les plus compétentes, un caractère presque absolu de rigueur et de fixité. Aussi est-ce généralement l'application de ces principes qui doit fournir les principaux éléments de solution dans toutes les questions qui se rattachent à la fondation des asiles d'aliénés.

Mais le problème, même dans les termes généraux où il se pose en vue de l'objet principal, l'intérêt des aliénés, se présente déjà avec les caractères d'une question complexe, car il implique une double destination de l'institution, celle de maison de traitement pour des malades, celle de maison de refuge pour des infirmes. La double nature des secours à donner soulève immédiatement la question de savoir si une seule et même institution doit et peut suffire à cette double destination ; s'il ne serait pas au contraire utile, ou même indispensable, de créer séparément des maisons de traitement et des maisons de refuge. Dès qu'on cherche ainsi à déterminer avec quelque précision ce que doivent être les asiles d'aliénés, en tant qu'établissements hospitaliers spéciaux, on se trouve nécessairement conduit à examiner si ces asiles doivent être ouverts à toutes les espèces, à toutes les formes, à tous les degrés de l'aliénation mentale ; s'ils doivent être fermés à toutes les autres maladies, même à celles qui se rapprochent le plus près de l'aliénation mentale. Enfin la considération de l'âge et du sexe amène inévitablement la question de savoir si l'enfance doit être introduite dans les asiles d'aliénés, si les deux sexes doivent être réunis dans un même asile, ou séparés dans des asiles distincts.

Ainsi déjà, même au point de vue exclusif du but médical et charitable essentiellement assigné aux asiles d'aliénés par leur destination la plus générale, se révèle la nécessité absolue de préciser cette destination par la solution préliminaire de plusieurs questions importantes.

Mais l'intérêt des malades, bien que principal et dominant, ne représente pas tous les intérêts engagés dans le problème de la fondation des asiles d'aliénés. En raison même de leur destination la plus générale, ces institutions doivent répondre à des besoins déterminés de la société ; elles sont appelées à faire partie des services publics ; elles doivent par conséquent être conçues et ordonnées en vue d'un but administratif et économique. Dès lors la fondation des asiles d'aliénés n'est plus simplement une question de médecine et de charité. Leur destination se subordonne à la solution de questions essentiellement administratives et économiques.

Le problème de la fondation des asiles d'aliénés peut se poser, dans sa plus grande généralité, en face du gouvernement d'un grand État qui a résolu de s'employer lui-même à créer les institutions publiques propres à secourir un nombre considérable d'aliénés appartenant aux diverses régions d'un vaste territoire. C'est ainsi qu'elle aurait pu se présenter en France et en Angleterre, si les législations de 1838 et de 1845 avaient pris pour base dans ces pays la centralisation gouvernementale du service public des aliénés. C'est ainsi qu'elle s'était présentée en Belgique à la commission qui avait été chargée en 1841, par le gouvernement, de préparer une nouvelle législation pour les aliénés, et qui s'était décidée à appuyer la réforme sur le principe de la centralisation des services publics.

Dans de tels cas se pose immédiatement la question du nombre des malades à admettre dans un même établissement, dont la solution est indispensable pour fixer le nombre des asiles à fonder. Puis se présente non moins nécessairement la question de la réunion des deux sexes dans un même établissement, ou de leur séparation dans des établissements distincts.

Une solution préalable de ces questions fondamentales n'est pas sans utilité même pour le cas plus ordinaire d'une circonscription plus étroite de la communauté sociale, dans l'intérêt de laquelle il s'agit d'assurer les services de bienfaisance publique en ce qui concerne les aliénés.

Dans les petits États, comme ceux des provinces rhénanes et de l'Allemagne; dans les subdivisions d'un grand État, comme les comtés de la Grande-Bretagne et les départements de la France, dont la population et la richesse présentent des différences considérables auxquelles correspondent des différences analogues dans leurs besoins et leurs ressources, le but à atteindre administrativement et économiquement dans la fondation des asiles d'aliénés se rapporte à un nombre d'aliénés fort variable.

Suivant le sens dans lequel ces questions générales auront dû être décidées, on pourra être conduit à reconnaître la nécessité de créer dans une circonscription territoriale plusieurs établissements, et par suite l'utilité d'affecter spécialement à un seul sexe chacun de ces établissements. Si le nombre total des aliénés est trop peu considérable dans la circonscription pour que la fondation d'un asile restreint à ce nombre puisse être, au point de vue économique, jugée sage et utile, comme le cas se réalise dans plusieurs départements de la France, l'association de cette circonscription à une ou plusieurs circonscriptions contiguës, pour la création d'un établissement commun, pourra se présenter à l'administration comme une ressource précieuse. Et alors encore il ne serait pas sans intérêt de rechercher si cette association ne devrait pas tendre à créer des établissements séparés pour chaque sexe. Enfin le nombre total des aliénés des deux sexes dans la circonscription territoriale peut être tel qu'il y ait convenance et même nécessité économique à ne fonder qu'un asile et à y réunir les deux sexes.

La fondation des établissements particuliers n'est pas aussi désintéressée dans ces questions qu'on pourrait le croire au premier abord. Les législations française, anglaise et belge, autorisent, semblent même encourager les asiles privés à se donner en quelque sorte une destination publique par l'admission des aliénés pauvres que l'autorité publique y place en payant leur entretien. De simples particuliers, des associations laïques, des congrégations religieuses ont ainsi à se préoccuper sérieusement, à propos de la fondation d'asiles privés pour les aliénés, de ces mêmes questions économiques et administratives dont l'autorité publique se trouve nécessairement saisie toutes les fois qu'elle se propose de remplir par elle-même ses obligations, et qu'elle ne doit pas perdre de vue lors même qu'il ne s'agit pour elle que de consacrer, soit par l'autorisation légale, soit par des traités, l'existence des établissements sur lesquels elle se décharge de ses obligations.

A ce point de vue de la condition sociale des aliénés à secourir, dans ses rapports avec la fondation des asiles, il devient indispensable d'examiner si l'on doit approuver en général la réunion d'aliénés appartenant aux classes pauvres et aisées dans les mêmes établissements, et en particulier l'admission des classes aisées dans les établissements publics.

Ainsi la considération du but administratif et économique introduit dans le problème de la fondation des asiles d'aliénés des données importantes dont il est indispensable de tenir compte pour déterminer avec précision la destination à donner à ces asiles.

Bien qu'il soit pratiquement impossible de fixer d'une manière absolue cette destination, puisque les besoins auxquels ces établissements doivent donner satisfaction sont de nature à varier considérablement suivant les lieux et les époques, on ne peut pourtant méconnaître qu'une détermination rationnelle de la destination des asiles d'aliénés ne doive être nécessairement la base sur laquelle puisse être appuyée solidement toute recherche sérieuse des principes à suivre dans la fondation, la construction et la distribution intérieure de cette classe d'établissements. C'est pour obtenir aussi rigoureusement que possible cette détermination qu'il est indispensable de rechercher, en tenant compte à la fois de toutes les considérations médicales, charitables, administratives et économiques impliquées dans le problème, quel caractère il est généralement désirable, utile ou indispensable d'imprimer aux asiles d'aliénés en tout ce qui se rapporte aux éléments constituants de la population à y introduire, espèces, formes et degrés de la maladie, âge, sexe, condition sociale et nombre des malades.

CHAPITRE II.

ÉLÉMENTS DE LA POPULATION A ADMETTRE DANS LES ASILES D'ALIÉNÉS.

§ 1. — FORMES ET DEGRÉS DE L'ALIÉNATION MENTALE.

Les éléments principaux de la population à introduire dans les asiles d'aliénés sont déterminés par la nature même des motifs pour lesquels la fondation de ces établissements est devenue un des besoins les plus impérieux de la bienfaisance publique dans l'état actuel de la civilisation.

L'aliénation mentale, en tant que maladie curable, exige pour son traitement des conditions toutes spéciales d'habitation, qui ne peuvent être réalisées dans les établissements hospitaliers ordinaires. Parmi ces conditions, il en est une qui suffirait à elle seule pour motiver la fondation d'établissements spécialement consacrés aux aliénés, c'est la nécessité de l'isolement, qui interdit la possibilité de confondre les aliénés avec aucune des autres classes d'individus auxquelles la maladie ou l'infortune donnent accès dans les établissements charitables.

Tous les aliénés pauvres, susceptibles de guérison, doivent donc être admis dans les asiles d'aliénés, qui doivent être surtout et avant tout des maisons de traitement curatif, à la manière des hôpitaux ouverts aux pauvres atteints de toute autre maladie.

L'aliénation mentale, en tant qu'elle prive d'une manière permanente ceux qui en sont atteints de la raison et du libre usage de leurs facultés intellectuelles, entraîne chez ces malades l'impuissance de subvenir à leurs besoins par le travail, l'irresponsabilité morale et légale de leurs actions, le défaut de sécurité, et même le danger pour eux-mêmes, pour leur famille, pour la communauté dans laquelle ils vivent.

Les aliénés pauvres, autant que les infirmes et les vieillards, ont droit aux secours de la charité publique, et de plus que les infirmes et les vieillards, ils ont besoin, d'une part, d'être protégés dans leurs intérêts matériels et moraux contre eux-mêmes et contre les autres, d'autre part, d'être surveillés et mis dans l'impuissance de nuire. Leur admission dans des établissements spéciaux n'est pas seulement un secours de charité, c'est aussi une mesure d'ordre public.

Tous les individus pauvres qui, par suite d'un état permanent de maladie, sont privés de la raison, et partant incapables de travail libre et irresponsables de leurs actions, doivent donc être admis dans les asiles d'aliénés. Le terme générique d'aliénés, employé dans la législation française pour dénommer les individus qui ont droit à être admis dans les asiles, ou qui peuvent y être introduits par l'autorité publique, répond parfaitement aux besoins de la société, au double point de vue de la charité et de l'ordre public.

L'aliénation mentale comprend non seulement toutes les formes et tous les degrés de la folie proprement dite, simple et compliquée, mais encore l'idiotie qui dépend d'un vice congénital, et l'imbécillité qui a été produite par une maladie postérieure à la naissance.

Les asiles d'aliénés doivent donc être fondés pour recevoir tous les aliénés, c'est-à-dire les fous, les idiots et les imbéciles.

On peut se demander s'il n'y aurait pas de l'utilité à ajouter à ces trois catégories de malades celle des épileptiques. Il y a entre l'aliénation mentale et l'épilepsie une grande affinité. L'épilepsie se complique très fréquemment de folie. Lors même que l'épilepsie est simple, pour peu que les accès tendent à se rapprocher, elle entraîne comme conséquence un trouble plus ou moins complet et plus ou moins durable de la raison. Il est souvent difficile de se prononcer absolument sur la question de savoir où finit l'épilepsie simple, et où commence la folie épileptique.

Le trouble de la raison, qui succède aux accès d'épilepsie, offre habituellement les caractères de la manie furieuse, et les plus dangereux des maniaques sont, sans contredit, les maniaques épileptiques. L'épilepsie habituelle entraîne ou l'incapacité de travail libre, ou l'impossibilité de se procurer du travail par suite de la répulsion qu'inspire cette maladie. L'utilité d'isoler les épileptiques dans leur propre intérêt et dans l'intérêt de la société ne saurait être contestée.

La charité publique n'est pas organisée en France de manière à offrir à cette classe de malades les secours de traitement médical, de refuge et de protection auxquels elle a droit, au même titre que les autres infortunes imméritées.

Les épileptiques pourraient être admis dans les asiles d'aliénés sans inconvénient, si un quartier spécial leur était affecté. Il suffirait, pour régulariser leur situation vis-à-vis de la loi, de les assimiler par les conditions de leur séquestration aux aliénés placés volontairement. Je crois qu'il serait fort admissible, toutes les fois que les circonstances le permettraient, d'autoriser, dans les asiles à fonder, la création d'un quartier spécial pour les épileptiques. Il me paraîtrait même désirable que cette création fût admise en principe dans notre pays comme le moyen le plus sûr et le moins coûteux de réaliser, au profit de la plus triste et de la plus cruelle des maladies, une institution charitable qui manque presque absolument, et dont le défaut crée des embarras considérables à l'administration, tout en portant un notable préjudice aux classes pauvres.

L'appréciation des motifs essentiels de l'intervention de la bienfaisance et de l'autorité publiques dans les secours à donner aux aliénés pauvres conduit à reconnaître que les asiles d'aliénés doivent être largement ouverts, soit comme maisons de traitement, soit comme lieux de refuge à tous les malheureux que le trouble, la perte, ou le non-développement de la raison rend incapables de subvenir à leurs besoins et de participer à la vie commune dans notre état social. De nombreuses analogies de situation peuvent faire regarder comme utile et même nécessaire d'ajouter, à ce nombre déjà si considérable de malheureux, les épileptiques.

Par leur destination, les asiles d'aliénés doivent satisfaire à deux conditions différentes de l'assistance publique, l'assistance par le traitement curatif de la maladie pour les aliénés curables, l'assistance par le refuge pour les aliénés incurables. Sous ce point de vue, les asiles d'aliénés participent de la nature des hôpitaux et des hospices, qui, dans la constitution de l'assistance publique, fonctionnent généralement comme établissements de traitement et comme établissements de refuge.

Il est naturel et indispensable de rechercher si l'on ne pourrait, si l'on ne devrait pas adopter dans la fondation des établissements destinés aux aliénés une séparation analogue dont les avantages sont démontrés par l'expérience en ce qui concerne les autres établissements hospitaliers, si l'on ne devrait pas créer des asiles de traitement pour les aliénés curables et des asiles de refuge pour les incurables.

Cette grave question ne s'est introduite qu'assez tard dans la science, et après qu'elle s'était trouvée tranchée en fait par la fondation de nombreux établissements destinés à recevoir tous les aliénés sans distinction.

C'est quand on a reconnu que le nombre des guérisons possibles était considérable, qu'on a compris l'importance extrême de donner aux établissements d'aliénés tous les caractères propres à favoriser la guérison des malades; et c'est quand le nombre total des malades à secourir s'est révélé dans des proportions dépassant toutes les prévisions, qu'en face de la nécessité d'agrandir les établissements existants et d'en créer de nouveaux, on s'est demandé s'il n'y aurait pas avantage, au point de vue médical et au point de vue économique, à concentrer les ressources financières, dont on pouvait disposer, pour créer, à l'usage du plus petit nombre, c'est-à-dire des malades curables, des maisons de traitement dans toutes les conditions de perfection que les progrès de la science comportent, et à se contenter, pour le plus grand nombre, pour les incurables, de l'appropriation des anciens établissements, ou de la création, aussi peu coûteuse que possible, de simples maisons de refuge.

Dans les limites du nombre de malades qui peut être considéré comme le maximum du chiffre de population à admettre dans les asiles d'aliénés, les avantages de la séparation des deux éléments essentiels de l'asile, maison de traitement et maison de refuge, ne sont, ni au point de vue médical, ni au point de vue économique, suffisants pour motiver l'adoption de ce principe dans la fondation des asiles d'aliénés, et les inconvénients de cette séparation sont au contraire assez graves pour en commander le rejet.

Les aliénés curables et incurables peuvent être réunis et rapprochés dans un même établissement, sans que la présence des incurables soit un obstacle à l'efficacité du traitement. Il suffit pour cela que la disposition de l'asile permette de classer convenablement, en un nombre suffisant de catégories distinctes, les divers éléments de la population par rapport aux nécessités du traitement tout aussi bien que par rapport aux autres convenances.

Ce serait d'ailleurs une grave erreur que de croire qu'il y ait utilité, même au point de vue exclusif du traitement, à séparer les aliénés incurables des curables. Les aliénés incurables tranquilles, qui forment la masse principale des malades dans les maisons d'aliénés, en forment aussi l'élément le plus disciplinable, celui qui, par toutes les manifestations extérieures, se rapproche le plus des habitudes de la vie commune chez les hommes raisonnables. C'est dans les quartiers de malades tranquilles qui sont constitués, pour l'immense majorité de leurs habitants, par des incurables, que les malades curables peuvent trouver réunies les conditions de calme, de propreté, d'obéissance, d'ordre et de travail qui sont souvent plus puissantes que toutes les autres ressources de la médecine pour éteindre, par l'heureuse contagion de l'exemple, l'agitation et les tendances excentriques qui font partie des symptômes de la folie aiguë et curable.

Loin d'être un obstacle à l'efficacité d'un traitement curatif pour les aliénés curables, la présence des aliénés incurables, à la condition de la possibilité d'un classement convenable, est entre les mains d'un médecin judicieux un puissant adjuvant, pour prendre et conserver sur les aliénés curables l'ascendant et pour leur imposer les habitudes disciplinaires qui constituent une part essentielle du traitement moral, et qui concourent si puissamment à la guérison de la folie.

Il n'y a pas de fondement plus solide dans les avantages économiques qu'on a attribués à la séparation des aliénés curables et incurables dans des établissements séparés, dont les uns, maisons de traitement pour un petit nombre, pourraient être conduits à un degré plus voisin de la perfection, si l'on n'avait plus à y placer ou y conserver les malades incurables; dont les autres, maisons de refuge pour le plus grand nombre, pourraient être installés à peu de frais dans des conditions similaires à celles des hospices ordinaires.

D'abord, si l'on était bien décidé à n'admettre et à ne conserver dans un établissement de traitement que les aliénés curables, l'importance de ces établissements, quant au nombre des malades, devrait être de beaucoup inférieure à ce que l'on croit généralement. Tous les médecins aliénistes savent qu'un tiers au moins des malades admis dans les établissements publics est absolument incurable au moment de l'entrée, et que le nombre des malades curables, existant simultanément dans un établissement public, ne représente qu'une petite fraction de la population, peut-être à peine le dixième. Ou l'on admettrait et l'on conserverait des aliénés incurables dans les maisons de traitement, ou ces maisons ne devraient être construites que pour un petit nombre de malades; et alors le fractionnement de cette population peu nombreuse en très petites catégories amènerait, pour la construction de ces asiles et pour leur direction, les inconvénients que présentent aujourd'hui les établissements dont la population n'atteint pas ou dépasse à peine le chiffre 100; inconvénients qui se traduisent surtout en exagération relative du prix des constructions et du prix d'entretien des malades. Si la nature des choses impose la nécessité d'admettre et surtout de conserver, même dans les asiles de traitement, des malades incurables, pourquoi créer des établissements distincts en vue d'un but qui ne peut être pratiquement atteint?

L'économie qu'on se proposerait d'obtenir, en créant séparément des asiles d'incurables pour la plus grande masse de la population aliénée, est illusoire; car, à moins qu'on ne se décidât à sacrifier cette population, qui ne mérite pas moins de sympathie que les aliénés curables, il faudrait réaliser dans ces asiles les conditions de bien-être que réclament des malades, et de plus les conditions de surveillance, de classement et d'appropriation sans lesquelles on ne peut maintenir l'ordre et la tranquillité dans une population d'insensés. Et dès lors quelle différence notable y aurait-il dans les dépenses nécessaires pour atteindre, dans l'asile des incurables, un but dont les moyens essentiels devraient être précisément ceux qu'on emploie dans les asiles qui réunissent les curables et les incurables, ou encore ceux qu'on devrait aussi employer dans les asiles spéciaux de traitement?

Si les avantages de la séparation des curables et des incurables dans des établissements distincts, la question du chiffre total des malades étant réservée, sont fort contestables et peuvent même être, en fin de compte, considérés comme illusoires, il n'en est pas de même des inconvénients que présenterait cette séparation. Il est un grand nombre de cas dans lesquels il serait difficile à un médecin, même fort expérimenté, de se prononcer positivement sur la curabilité ou l'incurabilité de la maladie. On se trouverait donc nécessairement exposé à admettre souvent des incurables dans la maison de traitement, quelquefois des curables dans la maison de refuge. Dans le premier cas, on s'éloignerait du but cherché; dans le second, on porterait un notable préjudice aux malades, car l'hypothèse de la séparation implique que la maison de refuge ne sera pas organisée en vue du traitement. Mais si une différence considérable existe entre les deux espèces d'établissements (et pourquoi la séparation, si une différence considérable ne devait pas exister?), comment pouvoir se décider à déclarer incurables de malheureux aliénés, lorsque cette déclaration d'incurabilité aura pour effet de les priver de la jouissance des avantages réunis dans les maisons de traitement?

Cette déclaration d'incurabilité et sa conséquence, le placement dans une maison de refuge, ne seraient-elles pas souvent pour l'aliéné lui-même, toujours pour sa famille, la plus affligeante des condamnations au désespoir? Pour l'administration, et surtout pour le médecin, la persévérance de soins dévoués, que réclame à tous les instants une population d'aliénés, n'est soutenue que par l'espoir d'obtenir des guérisons. Quel est le médecin qui, dans un asile d'incurables, ne se sentirait profondément découragé de sa mission en face d'une masse de malheureux condamnés à ne sortir de l'asile que par la mort, quand c'est à peine si les espérances et les succès du traitement, appliqué au petit nombre de malades curables que les asiles présentent au même moment, suffisent à défendre les médecins du découragement que tend à leur causer l'inutilité fatale de leurs soins pour l'immense majorité des habitants de nos asiles actuels?

La séparation des aliénés en curables et incurables présente des difficultés et des inconvénients de toute espèce. La séparation de l'asile en deux éléments distincts, maison de traitement pour les curables, maison de refuge pour les incurables, ne présente pas d'avantages réels. Cette séparation ne peut donc être admise parmi les principes qui doivent régler la fondation des asiles d'aliénés.

Il est toutefois important de reconnaître que les difficultés de la distinction et les inconvénients de la séparation ne portent réellement que sur les aliénés atteints de folie proprement dite, et n'atteignent pas au même degré, ou même n'atteignent pas du tout les idiots, les imbéciles, les épileptiques, et même, parmi les fous proprement dits, la catégorie des fous épileptiques et celle des déments stupides et malpropres.

Si donc le nombre des aliénés de toute espèce, dans une circonscription territoriale donnée, comme en France dans le département de la Seine, comme en Angleterre dans le comté de Middlesex, comme dans plusieurs régions de la France ou de l'étranger, où le crétinisme multiplie les idiots, dépassait le chiffre qui peut être considéré comme le maximum de la population à réunir dans un seul asile, la création de succursales des asiles principaux pour le placement des idiots, des imbéciles, des épileptiques, et même des fous épileptiques et des déments stupides et malpropres, pourrait être admise comme ressource exceptionnelle.

Esquirol, dans un mémoire présenté au ministre de l'intérieur en 1818, s'est prononcé en faveur du principe de la séparation des curables et des incurables.

En parlant des huit établissements d'aliénés alors existants à Armentières, Avignon, Bordeaux, Charenton, Lille, Marseille, Maréville et Rennes, il s'exprime ainsi :

« Dans ces maisons, on admet des épileptiques qui sont confondus avec les aliénés, et quelquefois des mauvais sujets, des libertins mis en correction. Dans ces maisons on admet les aliénés incurables, et l'on y garde à vie ceux qui ne guérissent point : aussi est-il vrai de dire que nous n'avons point en France d'établissement spécial exclusivement consacré au traitement de l'aliénation mentale.

» Peut-être conviendrait-il de faire un petit nombre d'établissements dans chacun desquels on pourrait réunir 150 à 200 aliénés mis en traitement ; ces établissements serviraient de modèle, d'école d'instruction et d'objet d'émulation pour les autres maisons.

» On ne serait admis dans ces établissements qu'à des conditions particulières, comme cela se pratique à Bedlam (Londres).

» 1° L'aliéné, pour être admis, ne devrait point avoir été traité ailleurs.

» 2° Sa maladie ne devrait dater que d'un an au plus.

» 3° Nul ne devrait être atteint de maladie contagieuse ou syphilitique.

» 4° Aussitôt qu'il serait reconnu incurable, il serait renvoyé.

» 5° Il ne pourrait rester plus de deux ans dans l'hôpital ou l'asile. Je dis deux ans, l'expérience m'ayant prouvé qu'il guérit presque autant d'aliénés dans le cours de la seconde année depuis l'invasion de la maladie que dans la première. » (*Maladies mentales*, t. II, p. 404, 405.)

Dans ses considérations sur ce que devrait être un bon hôpital de fous, Gualandi exclut de cet hôpital les incurables. « Quant aux aliénés jugés incurables, dit-il, je pense qu'ils devraient être envoyés dans un établissement exclusivement consacré à les recevoir, où l'on chercherait à tirer quelque parti utile de leur misérable existence, et où l'on soulagerait autant que possible leur triste condition. Et, dans le cas où un tel établissement n'existerait pas, au moins les incurables devraient-ils être placés dans une aile séparée de l'édifice. » (*Osservazioni sopra il cel. stabilim. d'Aversa*, cap. quint. — 1823.)

Dans son Traité sur la construction et la direction des asiles d'aliénés, Jacobi définit l'asile d'aliénés, un hôpital construit et disposé pour le traitement exclusif des maladies de l'organisme liées à un trouble de la raison, et susceptibles d'être rapportées par les caractères du délire à l'une ou à l'autre des formes de l'aliénation mentale.

Il ne conçoit l'asile d'aliénés que comme une maison de traitement. Il en exclut positivement, et réserve pour les maisons de refuge et de sûreté les aliénés incurables que la forme de leur maladie peut rendre désagréables ou nuisibles aux malades susceptibles de guérison.

Tout en reconnaissant qu'il est généralement difficile de se prononcer absolument sur la curabilité et l'incurabilité des malades atteints d'aliénation mentale, il admet que dans un grand nombre de cas l'incurabilité peut être jugée avec une suffisante probabilité, et même avec une entière certitude. Aux cas certainement incurables, il rapporte l'idiotie congénitale ou consécutive à des maladies cérébrales de la première enfance, l'imbécillité consécutive à une longue durée de la manie ou du délire, aux hémorrhagies, aux inflammations et autres maladies cérébrales, à la décrépitude sénile, à la surexcitation longtemps continuée du cerveau, la manie, le délire et la démence qui, après une longue durée, se sont compliquées d'épilepsie, ou qui ont succédé à une affection épileptique invétérée. Il croit que les progrès de la science permettront d'étendre encore cette liste, et qu'on peut déjà regarder comme très probablement incurables les malades chez lesquels la folie est compliquée de certaines affections organiques du cœur.

Quant aux autres malades, il pense qu'on peut, sans inconvénient, établir en principe que ceux dont la maladie, malgré les soins assidus d'un traitement suffisamment prolongé, n'a éprouvé aucune amélioration, ou s'est constamment aggravée, doivent être éliminés de la maison de traitement, et transférés dans la maison de sûreté. Il regarde une durée de deux années comme pouvant représenter convenablement, dans ce cas, le terme à assigner au temps du séjour des malades dans la maison de traitement. (*De la construction et de la direction des hôpitaux d'aliénés*, chap. 2. — 1834.)

L'éditeur de la traduction anglaise du traité de Jacobi, l'honorable Samuel Tuke, l'un des directeurs de l'asile de la Retraite, près d'York, consacré aux aliénés de la Société des amis, est d'avis que l'élimination des idiots et des imbéciles serait un grand bienfait pour beaucoup d'asiles, et qu'il pourrait y avoir avantage à construire pour ces malades des établissements plus simples et moins dispendieux que les asiles appropriés au traitement de l'aliénation mentale. Toutefois il ne partage pas complétement les opinions de Jacobi sur l'utilité et sur la convenance de la séparation des curables et des incurables. Et, en définitive, il n'admet comme absolument désirable la séparation des idiots, des imbéciles et des aliénés les plus violents, que dans le cas où le district à pourvoir d'un asile d'aliénés contiendrait plus de malades qu'il n'est convenable d'en admettre dans un seul établissement. (*Introduction*, p. xj, note, p. 21. — 1841.)

La commission chargée en 1841, par le ministre de la justice, de proposer un plan pour l'amélioration de la condition des aliénés en Belgique, et la réforme des établissements qui leur sont consacrés, s'est déterminée, par des considérations surtout administratives et économiques, à proposer d'appuyer la réforme sur le principe de la séparation des aliénés curables et des aliénés incurables dans des établissements distincts.

« Généralement aujourd'hui, disent les rapporteurs, parmi lesquels se trouvait un aliéniste distingué, le docteur Guislain de Gand, les aliénés curables et incurables sont réunis dans les mêmes établissements; quelques médecins même sont d'avis que cette réunion offre de grands avantages. Mais, sans méconnaître ces avantages sous le rapport de l'étude des maladies mentales, n'est-il pas à craindre que la confusion résultant de ce mélange n'entraîne des embarras? Et d'abord, il faudrait multiplier outre mesure les divisions et les subdivisions; on courrait risque ensuite de voir les aliénés incurables prendre la place des curables, et l'on exposerait ces derniers à subir toutes les fâcheuses conséquences du retard que l'on serait parfois obligé de mettre à leur admission. Puis, si l'on devait étendre simultanément la réforme à toutes les catégories d'insensés, aux incurables comme aux curables, ne devrait-on pas craindre de voir le gouvernement et les administrations locales reculer devant l'énormité d'une dépense qui, scindée et appliquée successivement à deux ordres d'établissements distincts, paraîtrait plus légère à supporter? La commission, mue par ces considérations, pense qu'il importe d'étendre aux maisons d'aliénés le principe admis dans les hôpitaux ordinaires; les hôpitaux de traitement sont distincts et séparés des hospices d'incurables : il en serait de même des établissements spécialement consacrés aux aliénés.

» La distinction des établissements en hôpitaux pour les aliénés curables et en hospices pour les aliénés incurables devrait, suivant la commission, établir une ligne de démarcation bien tranchée entre ces deux ordres d'institutions. Les premières seraient créées aux frais de l'État, les secondes conserveraient leur caractère local. » (*Rapport de la commission*, etc., p. 11. — 1842.)

C'est surtout au point de vue administratif et économique que cette question a été examinée par la commission métropolitaine de l'aliénation pour l'Angleterre. Dans son rapport présenté au lord chancelier, et soumis aux deux chambres pour l'année 1843 à 1844, cette commission s'est prononcée en faveur du principe de la séparation des curables et des incurables, et a conclu à la création distincte d'asiles de traitement pour les curables et de maisons de refuge pour les incurables. Voici en substance les faits qu'elle a invoqués et les motifs qu'elle a fait valoir à l'appui de cette opinion :

Les asiles d'aliénés de l'Angleterre et du pays de Galles, bien que leur nombre ait été augmenté, que la plupart d'entre eux aient été considérablement agrandis, et que tous soient encombrés de malades, ne satisfont pas aux besoins de la charité publique.

Les asiles de comté ne contiennent pas plus de 4,500 places, et le nombre total des aliénés pauvres à secourir dépasse 17,000. On ne pourrait admettre qu'il fût raisonnable de pourvoir au besoin d'un si grand nombre de places, en créant des asiles sur des bases aussi dispendieuses que celles qui ont été admises pour la fondation des asiles de comté. Les asiles de comté ne contiennent presque que des incurables, et ne peuvent admettre, à défaut de places disponibles, les malades susceptibles de guérison qui se trouvent détenus dans les maisons de travail, ou qui sont restés sans secours dans leur domicile. L'impossibilité d'admettre les malades récemment atteints dans les asiles, et la prolongation de leur séjour dans les maisons de travail, augmentent considérablement le nombre des incurables.

Ce résultat général de l'organisation des secours en Angleterre se manifeste avec toute sa gravité dans les asiles des comtés les plus populeux.

L'asile du comté de Middlesex, à Hanwell, ouvert en 1831, avait été fondé pour 300 malades. Successivement agrandi et approprié pour 300, 500, 650 malades, il en contenait 984 en mars 1844. D'après un relevé officiel, 429 malades appartenant au comté ne pouvaient trouver place dans cet asile. Sa population de 984 malades n'offrait que 30 curables. Sur 190 malades reçus dans la maison de travail de Marylebone en 1842-1843, les directeurs de cette maison n'en avaient pu faire admettre que 27 à Hanwell. Dans le premier trimestre de 1844, l'asile n'avait pas refusé moins de 40 malades.

L'asile du comté de Lancaster, ouvert en 1816 pour 160 malades, contenait 600 malades en 1844, et ne pouvait recevoir les autres malades du comté au nombre de plus de 500.

L'asile du comté de Surrey, qui contenait, au moment de son ouverture, en 1841, 299 malades, avait vu sa population s'élever, dès 1843, à 385 malades. Sur ce nombre, il n'y avait que 20 curables. Le nombre total des aliénés à secourir dans le comté était de 591.

Pour approprier ces asiles aux besoins d'une population surabondante, on a dû altérer leur caractère originel. Ainsi le corps de bâtiment construit à Hanwell pour 300 malades en a reçu 500. Contrairement au plan primitif, on a dû faire occuper par des malades l'étage inférieur de plusieurs établissements, notamment à Hanwell et dans l'asile du comté de Surrey. S'il n'était pas avisé aux moyens de changer cette situation, l'encombrement des asiles du comté par des incurables, en les rendant impropres à recevoir les malades susceptibles de guérison, et en transformant ces établissements en maisons de refuge permanent, annulerait leur destination principale d'hôpitaux de traitement.

Le moyen le plus efficace, celui qui se présente comme une nécessité absolue, c'est la création d'établissements distincts destinés à recevoir les incurables.

Le but avoué et l'objet principal d'un asile de comté est ou doit être la guérison de la folie. Le malade qui, ayant joui dans cet asile du bénéfice d'un traitement convenable, est devenu incurable, doit laisser sa place au malheureux qui, détenu dans la maison de travail ou resté à domicile, offre des chances probables de guérison et a des droits égaux à être reçu dans l'asile où un prompt et efficace traitement peut le rendre à la santé et à sa famille, tandis que son incurabilité, si on la laisse se produire, deviendra une charge pour les autres et un malheur pour lui-même. Un asile de comté est fondé au profit du comté tout entier, et ne peut être considéré comme un lieu de séquestration et de sûreté, mais comme un hôpital de traitement.

L'aliénation mentale diffère des autres maladies en ce qu'elle ne se termine pas nécessairement par la guérison ou la mort. Beaucoup d'aliénés deviennent incurables et peuvent vivre un grand nombre d'années sans que leur maladie mentale réclame des soins spéciaux.

Dans cet état, l'aliéné a besoin d'un lieu de refuge; mais sa maladie étant au-dessus des ressources de l'art, il est évident qu'il doit sortir de la maison de traitement pour faire place aux malades susceptibles de guérison.

Une grande partie des malades, dans les asiles de comté, ne retirent aucun avantage essentiel des moyens d'exercice et d'occupation que présentent ces établissements.

Les dépenses considérables que motivent ces asiles ne seraient pas nécessaires dans les établissements d'incurables, qui permettraient de restreindre le nombre des médecins, des surveillants, qui n'exigeraient pas les mêmes conditions de classement et d'appropriation, et qui pourraient être construits sur une échelle beaucoup moins coûteuse.

Il ne peut donc y avoir de doute sur la convenance, sur la nécessité de disposer des établissements distincts pour les aliénés incurables.

On pourrait créer des quartiers spéciaux pour cette destination dans les maisons de travail. Il serait toutefois préférable de fonder des établissements distincts. Il resterait à décider si ceux des asiles de comté qui contiennent un grand nombre de places devraient être disposés de manière à devenir des hôpitaux éminemment propres au traitement des malades curables, ou s'ils ne devraient pas plutôt être appropriés à l'usage exclusif de maisons de refuge pour les incurables. (*Report of the metropol. commiss. in lunacy.* II. *Condition of paupers on admission*, p. 79. à 102. — 1844.)

Le docteur Conolly a vivement combattu les opinions exprimées dans le rapport de la commission métropolitaine. « Sans insister, dit-il, sur l'impossibilité de séparer absolument les aliénés d'un asile en curables et en incurables, sur la cruauté d'une condamnation de malades incurables, ou réputés tels, à un emprisonnement sans espoir, sur la possibilité de comprendre quelquefois dans cette condamnation des aliénés curables, je me contenterai de faire remarquer que les commissaires semblent avoir perdu de vue qu'il est parmi les aliénés incurables un grand nombre de malades réellement plus sensibles aux circonstances extérieures que les aliénés curables récemment atteints; que la destinée entière de la vie dépend pour les incurables de la manière dont ils sont traités et soignés; que la plupart d'entre eux ont besoin de plus de moyens d'occupation, de plus d'espace pour l'exercice, de plus d'occasions de distraction que les curables eux-mêmes, et d'une plus grande variété de conditions confortables pour les réconcilier avec leur situation et les maintenir dans cet état habituel de contentement et de calme qui distingue un asile bien ordonné d'une misérable maison de fous.

» Les commissaires ont aussi perdu de vue que beaucoup d'incurables sont paralysés et faibles, et en outre accidentellement agités; que beaucoup sont épileptiques et accidentellement furieux; et que parmi ceux qui ne sont ni paralytiques ni épileptiques, et qui sont généralement tranquilles et inoffensifs, il en est beaucoup qui sont sujets à éprouver, plusieurs fois par année, des attaques de manie et de mélancolie récurrentes, dont les symptômes ne diffèrent à aucuns égards de ceux qui appartiennent à ces maladies dans les cas récents et curables, et qui réclament toutes les conditions de traitement, toutes les attentions de surveillance, toutes les précautions de sûreté qui peuvent être jugées indispensables dans un asile exclusivement consacré à des malades récemment atteints et curables. » (*The construction and government of lunatic asylums*, p. 4, 5. — 1847.)

La pensée de destiner exclusivement aux malades curables l'hôpital de traitement que l'administration des hôpitaux se proposait de créer à Paris a été combattue en 1834 par M. Ferrus, alors médecin de l'hospice de Bicêtre, qui depuis, inspecteur général du service des aliénés, s'est montré constamment opposé à la séparation des curables et des incurables dans des établissements distincts. « Nul doute, dit M. Ferrus dans son ouvrage intitulé *Des aliénés*, que ce ne soit presque un devoir pour la capitale de fonder de toutes pièces une maison d'aliénés dont la construction pût servir de modèle. Je ne pense pas toutefois qu'elle dût être exclusivement réservée aux malades qui offriraient des chances évidentes de guérison. N'y aurait-il pas en effet de graves inconvénients à placer dans des établissements tout à fait séparés les aliénés susceptibles de guérison et les aliénés incurables? Ces derniers se trouveraient pour ainsi dire abandonnés, et par leur isolement on se priverait de l'étude comparative des différents degrés de la maladie, étude qui est si nécessaire au progrès de la science. » (*Des aliénés*, p. 203. — 1834.)

M. Falret a consigné en 1845, dans sa notice sur l'asile d'Illenau, l'opinion qu'il avait déjà eu l'occasion d'exprimer sur cette question dans son cours clinique et théorique des maladies mentales.

« La question des asiles d'aliénés tout à fait distincts pour les incurables mérite d'autant plus de fixer l'attention, que déjà à Paris des hommes graves ont souvent manifesté le projet de leur consacrer Bicêtre et la Salpêtrière, et d'élever un grand et bel établissement exclusivement consacré aux aliénés curables. Un semblable projet a été renouvelé tout récemment en Angleterre, lorsque les nouveaux commissaires du parlement ont constaté que, par l'insuffisance des asiles actuels, la plus grande partie des aliénés se trouvaient délaissés dans les maisons de travail et confondus avec les autres habitants. Malheureusement on ne manque pas de précédents de ce genre, surtout en Allemagne, de sorte que le projet d'affecter aux aliénés incurables, ou pour mieux dire, aux aliénés chroniques, des établissements particuliers, pourrait bien prendre de la consistance. Je le crains et je viens m'inscrire contre la réalisation d'un plan que je regarde comme très funeste pour les aliénés, pour le sentiment de famille et la morale publique, et pour la science médicale.

» Faire deux espèces d'asiles, les uns pour les curables, les autres pour les incurables, c'est d'abord trancher la difficulté la plus grande, celle de la non-curabilité, tandis que dans beaucoup de cas la science ne permet pas d'être positif à cet égard. Est-ce le temps écoulé depuis l'invasion de la maladie qui servira de critérium? Sans doute c'est un des éléments du pronostic; mais c'est loin d'être le plus fâcheux, et nous avons vu à Illenau même un aliéné presque guéri, quoique sa maladie eût trente-deux ans de date. Est-ce la forme de la maladie? Mais combien cette base d'appréciation est peu solide! Ne voit-on pas guérir des aliénés même en démence complète?

» On s'expose d'ailleurs à cesser trop tôt les moyens de traitement, précipitation qui peut entraîner les conséquences les plus graves, et qui toujours est une atteinte portée à la dignité de notre nature.

» Alors même que l'incurabilité serait bien déterminée par un médecin expérimenté, n'aurait-on pas à redouter, dans un grand nombre de circonstances, que les aliénés jugés incurables ne conservassent assez de raison pour apprécier ce jugement, et assez de sensibilité pour s'en affliger? Admettre que la translation dans les asiles d'incurables soit pour la plupart des aliénés une mesure indifférente, c'est croire à la nullité, à la perversion de toutes les idées, de tous les sentiments, dans l'aliénation mentale; c'est méconnaître la vérité et refuser son assentiment à l'observation la plus multipliée.....

» Cette mesure si pénible pour les aliénés, si injuste envers eux, blesse plus profondément encore les familles, qui, faisant cause commune avec leurs malades, en apprécient mieux toute la portée et tout le malheur...

» ... Une semblable détermination est d'ailleurs contraire à la science médicale; toutes les observations sont ainsi morcelées; le médecin de l'asile consacré aux curables n'étudie les aliénations mentales que dans leur période d'acuité, tandis que celui de l'asile des incurables n'est appelé à constater que les périodes ultérieures : pour tous, le progrès est impossible. » (*Visite à l'établissement d'aliénés d'Illenau*, etc., p. 55, 56, 57, 60, 61. — 1845.)

La réunion des aliénés curables et incurables dans un même établissement a été adoptée en principe par tous les médecins français qui, depuis Esquirol, ont écrit sur les règles à suivre dans la création des asiles d'aliénés, notamment par MM. Brierre de Boismont, Scip. Pinel, Pasquier, Bottex et Girard.

Toutefois la pensée d'exclure des asiles d'aliénés les idiots et les épileptiques a été généralement accueillie avec faveur, surtout par MM. Falret et Girard.

En fait, le principe de la réunion des curables et des incurables dans le même établissement a généralement prévalu soit en France, soit à l'étranger.

La France ne contient aucun établissement d'aliénés spécialement consacré aux curables.

La plupart des établissements français renferment des idiots et des aliénés épileptiques.

Quelques établissements contiennent même des épileptiques non aliénés, les quartiers de la Salpêtrière et de Bicêtre, le quartier de la Grave à Toulouse, les asiles de Limoges et de Moulins.

L'asile de Bethlem, à Londres, est le seul dans la Grande-Bretagne qui ait, à certains égards, les caractères d'une maison de traitement pour les curables.

Tous les établissements récemment construits dans la Grande-Bretagne et aux États-Unis sont destinés à recevoir des aliénés curables et incurables.

En Allemagne, les asiles d'Achern (Illenau, grand-duché de Bade) et de Sonnenstein (près de Pirna, Saxe) ne sont que jusqu'à une certaine limite des asiles spéciaux de traitement qui contiennent des incurables, et néanmoins font exception relativement à la plupart des autres établissements allemands. Les asiles construits ou projetés plus récemment, notamment l'asile construit à Halle (Prusse), sur les données fournies par Damerow, et l'asile pour le Brandenbourg, dont le projet a été rédigé par le docteur Wallis, comprennent dans un même établissement toutes les formes et tous les degrés de l'aliénation mentale.

La question de la séparation des curables et des incurables s'est restreinte, même en Allemagne, à une question de classement intérieur, et a, dans ces limites, conservé une importance réelle qui sera plus loin discutée et appréciée.

§ 2. — CONDITION SOCIALE DES MALADES.

La réunion, dans un même établissement, de malades pauvres entretenus aux frais de la charité publique et de pensionnaires entretenus au compte de leurs familles, aisées ou riches, est en France et à l'étranger un fait fort général que la loi autorise, que l'usage semble avoir consacré, et que la science ne peut approuver que dans de certaines limites et à certaines conditions.

Au point de vue économique, cette pratique ne peut avoir que des avantages. Les pensions plus ou moins élevées que paient les familles peuvent être une source légitime de bénéfices considérables. Il est désirable que les établissements publics puissent trouver dans cette ressource un moyen d'assurer leur prospérité, et même de diminuer la charge publique de l'entretien des pauvres; mais l'introduction de pensionnaires dans un hôpital de pauvres peut avoir des inconvénients graves. Le problème de la constitution matérielle de l'asile est rendu beaucoup plus complexe par la nécessité de réaliser des conditions spéciales d'habitation pour des malades habitués aux jouissances matérielles d'une vie aisée. Il est généralement à craindre que la préoccupation légitime de l'intérêt des pensionnaires ne conduise à sacrifier quelques uns des avantages dus aux pauvres.

C'est par des considérations de cette nature que se motive l'opinion, qui a été soutenue, que les établissements publics doivent être exclusivement consacrés aux aliénés pauvres entretenus aux frais de la charité publique. Je regarde cette opinion comme trop absolue.

Entre les classes aisées ou riches, qui peuvent aller chercher partout où ils se trouvent organisés les secours de traitement ou de refuge utiles à leurs membres atteints d'aliénation mentale, et les classes pauvres, qui sont forcées de demander ce secours à l'assistance publique, il y a une classe moyenne qui peut, soit pour le temps du traitement, soit même pour toute la durée de la maladie, payer le secours dont elle a besoin pour ses malades, à la condition que le prix de ce secours soit aussi modéré que possible. Les aliénés appartenant à cette classe intermédiaire ne peuvent trouver place dans les établissements particuliers, et tombent nécessairement tôt ou tard à la charge de l'assistance publique, et le plus ordinairement à l'état incurable, si une administration prévoyante et bienfaisante ne leur a facilité, en temps utile, l'entrée à prix de pension dans les établissements publics.

Il me paraît donc indubitable que les asiles publics fondés pour les pauvres doivent être ouverts aussi aux malades dont l'aisance médiocre ne comporte la possibilité de payer qu'un prix de pension équivalent au prix d'entretien fixé pour les pauvres. Ne pas donner satisfaction à ce besoin de la société, dans la fondation des asiles publics, serait manquer de justice, de sagesse et de prévoyance. Ces pensionnaires peuvent et doivent être soumis au même régime que les indigents. A peine si quelques dispositions spéciales peuvent être motivées par leur condition de pensionnaires payants. L'ensemble des indigents et de ces pensionnaires doit constituer dans les asiles ce qu'on peut appeler les malades du régime commun. Pour ces pensionnaires ne se présente pas même l'objection tirée de la difficulté de créer convenablement un pensionnat dans un asile public, puisque leur pensionnat doit être l'asile lui-même.

La question de l'exclusion des pensionnaires ne peut se poser sérieusement que pour les malades qui appartiennent aux classes aisées ou riches, et qui paient des pensions assez élevées pour que des conditions spéciales d'habitation et de régime doivent être réalisées en leur faveur.

Mais ici encore, à mon avis, une distinction doit être faite entre les classes moyennes et les classes supérieures. Les établissements publics peuvent offrir aux classes moyennes, à des prix très modérés, des secours de traitement et de refuge pour leurs aliénés, dont ces classes se trouveraient le plus souvent privées, ou qu'elles ne pourraient se procurer qu'au prix de sacrifices hors de proportion avec leurs ressources. Cet intérêt social est assez puissant pour qu'il soit raisonnable d'établir en principe que les asiles publics, toutes les fois qu'ils le pourront sans inconvénient notable, doivent ouvrir leurs portes aux aliénés de cette classe de la société. Or l'expérience a prouvé qu'il est possible de créer, dans les asiles publics d'aliénés, des pensionnats réalisant des conditions fort satisfaisantes pour les malades de cette classe, sans altérer le caractère que doivent conserver les asiles publics, et sans dommage réel pour leurs autres habitants.

Seulement il est important d'admettre comme principe fondamental dans la création des asiles publics, que le pensionnat pour les classes aisées ne doit être considéré que comme un élément accessoire et subordonné, la constitution des éléments propres aux malades du régime commun étant le but essentiel de l'institution.

Quant au pensionnat approprié aux besoins des classes riches, il ne peut entrer dans le système d'un asile public, sans entraîner la nécessité de sacrifier quelque élément utile ou indispensable de l'asile, et sans être lui-même, à certains égards, sacrifié. Les classes riches doivent être absolument abandonnées aux asiles privés, à moins que, comme on l'a fait à Glasgow, on ne crée au contact de l'asile des pauvres, et dans des conditions indépendantes, un asile spécial pour les riches.

Esquirol s'est montré favorable à l'admission des pensionnaires dans les asiles publics.

« En formant de grands établissements, en les plaçant et les distribuant convenablement, on obtiendra des résultats utiles pour ceux qui seront reçus, économiques pour l'administration. Les gens riches seront dans les premiers temps envoyés au loin pour les soustraire aux regards de leurs concitoyens; mais les personnes d'une fortune médiocre, les incurables riches seront placés dans ces asiles dont les dépenses seront bientôt couvertes par le prix des pensions : c'est ce qui arrivait autrefois, particulièrement dans le nord de la France, aux maisons d'aliénés d'Armentières, de Saint-Vincent, de Lille, de Maréville, de Saint-Maurice, etc. C'est ce qui arrive aujourd'hui à Avignon, à Saint-Meen, à Charenton et à la maison des fous de Bordeaux. Ces établissements se suffisent à eux-mêmes. » (*Rapport au ministre de l'intérieur*, p. 419-420. — 1818.)

Dans son ouvrage sur les aliénés, M. Ferrus a exprimé une opinion défavorable à la réunion des riches et des pauvres dans la même maison.

« Il importe beaucoup d'avoir des établissements différents d'abord pour les sexes, et ensuite pour les différentes classes de la société : c'est ouvrir la porte aux plus funestes abus que de réunir dans un même local des hommes et des femmes, car il est impossible d'empêcher entièrement toute communication, ce qui est un inconvénient majeur pour les malades ainsi que pour les personnes chargées de les surveiller et de les servir.

» En Angleterre, nous avons vu presque partout cette disposition défectueuse exister, et j'ai remarqué plus haut qu'elle se joint à une autre mesure non moins fâcheuse, la réunion de riches et de pauvres dans la même maison.

» Cette réunion soit d'individus des deux sexes, soit d'individus dont la position réclame des soins différents, n'entraîne pas seulement les inconvénients que je viens de signaler, elle en offre un bien plus grave encore. Quelque favorable que soit par sa position et son étendue un terrain destiné à établir une maison d'aliénés, quelque bien conçu que puisse être le plan adopté pour la construction de cette maison, il sera de toute impossibilité d'y établir le nombre de sections que réclame un classement régulier et vraiment utile des malades, si ceux-ci sont de sexes différents ou exigent des logements particuliers. » (*Des aliénés*, p. 204-205. — 1834.)

La commission belge a longuement agité la question de savoir si l'on admettrait des malades payants dans les établissements réformés, et a conclu ainsi qu'il suit :

« On allègue, à l'appui de la négative, que l'admission des malades payants dans les établissements publics nécessiterait la création de quartiers spéciaux en rapport avec les degrés et les variétés qu'affectent généralement les maladies mentales; que cette création entraînerait nécessairement un fort surcroît de dépense et pourrait aussi entraver la réforme projetée par le gouvernement.

» Les membres qui sont pour l'affirmative donnent pour motifs, que la position des aliénés non indigents, dans les établissements qui leur sont spécialement consacrés aujourd'hui, n'est guère plus favorable que celle des indigents; que les exclure des établissements réformés ce serait en quelque sorte les livrer aux spéculateurs particuliers qui souvent ont bien plus en vue le lucre que l'intérêt des malades confiés à leurs soins; que l'admission des pensionnaires viendrait en aide aux nouveaux hospices en leur procurant un bénéfice plus ou moins élevé; que la surveillance de ces mêmes malades pourrait bien mieux s'exercer dans les établissements publics, où ils occuperaient en tous cas des locaux séparés, que dans les établissements particuliers; qu'ils ont enfin tout autant de droits que les indigents aux bénéfices d'une réforme qui intéresse également et au même titre toutes les classes de la société.

» Déterminée par ces dernières considérations, la commission se prononce à l'unanimité pour l'admission des malades payants dans les nouveaux hospices; le taux des pensions serait mis en rapport avec les ressources des classes moyennes. » (*Rapport*, p. 13. — 1841.)

En Angleterre, dix asiles de comté sont exclusivement consacrés à recevoir des aliénés pauvres. Ils contenaient ensemble, en 1843, 3,482 places.

En vertu des act. 48, George III, C. 96, et 9, George IV, C. 40, cinq asiles ont été fondés en commun par les comtés et par des souscripteurs pour recevoir des indigents et des pensionnaires. Ils contenaient, en 1843, 733 places d'indigents et 229 places de pensionnaires.

Sur 10 établissements publics, autres que les asiles de comté, 6 reçoivent seulement des pensionnaires au nombre de 536, 4 reçoivent en même temps des pauvres au nombre de 342, et des pensionnaires au nombre de 222.

Sur 130 maisons autorisées, 84 ne reçoivent que des pensionnaires au nombre de 1,331, 46 reçoivent en même temps des pauvres au nombre de 2,774, et des pensionnaires au nombre de 1,072.

La commission métropolitaine remarque que le but de faire tourner au profit des aliénés pauvres les ressources produites par les pensionnaires, qu'on s'était proposé en fondant les asiles mixtes, n'a pas été atteint.

Les avantages réalisés pour les aliénés eux-mêmes ont à peine égalé ceux qui leur sont offerts dans les asiles exclusivement fondés pour les pauvres. Dans quelques uns des asiles mixtes la meilleure part des bâtiments et des dépendances a été donnée aux pensionnaires au détriment des pauvres. Quant à la dépense, il n'y a pas eu économie; car le prix d'entretien pour les pauvres, qui est :

A Cornwall, de	5 sch.	6 den.
Stafford, de	7	»
Nottingham, de	8	»
Leicester, de	8	6
Gloucester, de	9	9

donne une moyenne de 7 schellings 7 deniers, égale à la moyenne du prix d'entretien dans les autres asiles de comté qui ne reçoivent pas de pensionnaires.

La commission conclut en disant qu'elle ne peut se prononcer sur la question de savoir si des institutions peuvent être formées, dans lesquelles les pensionnaires puissent trouver le bien-être que leur condition sociale exige et où les pauvres puissent être convenablement soignés à un prix moins élevé pour le pays. (*Report*, p. 30-31.)

Suivant le docteur Conolly, la réunion des riches et des pauvres dans un même établissement soulève un grand nombre d'objections, et donne inévitablement lieu de craindre que les plus humbles malades n'aient à souffrir de l'insuffisance dans les soins de surveillance. Il n'admet cette réunion, quand elle ne peut être évitée, qu'à la condition de créer, au contact l'un de l'autre, deux établissements réellement distincts, comme dans le nouvel asile fondé près de Glasgow. (*On the construction*, etc., p. 44.)

M. le docteur Girard s'est prononcé d'une manière absolue contre l'admission des pensionnaires dans les asiles publics d'aliénés.

« On invoque plusieurs raisons en faveur de cette réunion :

» 1° La fortune seule ne peut servir de base à cette distinction, et dès lors sur quoi la fonder? Sur l'éducation et l'instruction? Mais souvent les personnes qui en sont douées sont privées de ressources pécuniaires. 2° Les aliénés appartenant à la classe supérieure de la société sont plus indisciplinés, plus difficiles à diriger que ceux appartenant à la classe inférieure, qui est la plus nombreuse, la plus docile, et doit entraîner la première par la contagion et le pouvoir de l'exemple. 3° Les hommes sont appelés dans le monde à vivre les uns avec les autres; rien n'empêche chaque classe de se rapprocher et de se relier entre elles.

» Ces raisons sont spécieuses, sans doute, mais on peut y répondre. Ainsi, s'il est vrai que la fortune ne donne pas ces habitudes et ces manières qui appartiennent à une catégorie de la société, et qui sont le privilége d'une certaine éducation et d'une éducation variée, il est également vrai qu'elle les accompagne fréquemment, et qu'ordinairement l'homme pauvre, qui a été bien élevé, se trouve entouré de parents aisés qui font des sacrifices pour lui éviter un séjour en désaccord avec ses habitudes; et si la conscience, avec la loi, ne leur en faisait pas un devoir, la dignité personnelle ou la société leur en imposerait l'obligation. Du reste, les aliénés de cette catégorie, privés de ces ressources, exercent généralement des professions libérales ou des fonctions publiques, et l'État leur a créé un grand asile spécial (Charenton).

» J'aborde la seconde objection. Il est incontestable que la classe inférieure est assez facile à dominer, à diriger, à discipliner, et que l'imitation peut entraîner, comme un torrent, les aliénés de la classe supérieure dans les habitudes calmes, laborieuses et réglées qui distinguent les premiers dans un asile bien tenu; mais il est aussi incontestable que la classe riche se montre ordinairement réfractaire à ces exigences, qu'elle présente une répugnance de communauté de vie avec des aliénés qu'elle considère plutôt comme des domestiques que comme des commensaux; et il en coûte au médecin de les lui imposer, parce qu'il comprend qu'en froissant les susceptibilités, il augmente l'irritation au lieu de la calmer. Ce contact, dès lors, tout en impressionnant favorablement d'un côté l'esprit des aliénés riches, devient de l'autre funeste à la classe inférieure qui ne voit pas accorder aux riches, sans jalousie et sans excitation, des faveurs qui ne lui semblent nullement méritées : la contagion du mauvais exemple la gagne, et le désordre, les disputes, la violence tendent à s'introduire dans l'asile, et nuisent essentiellement au succès du traitement.

» On objecte encore que c'est l'image de la société; mais cette troisième objection se trouve anéantie par ce qu'on observe dans cette même société, où les passions jalouses, envieuses, haineuses, exercent tant de ravages, et auxquelles les hommes les plus vertueux et les plus raisonnables ont tant de peine à se soustraire. Si donc la force de la loi, la puissance de la raison, la religion elle-même, cette suprême loi, ont si peu de prise pour maintenir le calme dans le monde, éloigner tout ce qui peut le troubler dans un asile d'aliénés, faites que tous les malades soient pliés à la même règle, à la même discipline, et que le mérite seul de leurs efforts, l'état de leur santé fassent varier les moyens employés : c'est ainsi qu'en parlant au cœur des malades, à ce sentiment de justice, attribut de leur conscience et de leur raison, vous obtiendrez leur amour, leur estime, leur confiance, et que vous les dirigerez vers la guérison.

» On devrait donc, à notre sens : 1° construire des asiles pour la classe inférieure de la société, conformément au vœu de la loi ; 2° édifier, ou abandonner à la spéculation privée, des maisons pour les classes moyenne et supérieure. » (*De la construction et de la direction des asiles d'aliénés*, p. 8, 9, 10. — 1848.)

Médecin en chef de l'asile des aliénés de la Seine-Inférieure pendant quinze années, j'ai pu reconnaître, et je puis affirmer, que l'admission, dans cet établissement, de pensionnaires appartenant à toutes les classes de la société, a eu pour cet établissement tous les avantages économiques qu'il est permis d'en attendre, et n'a pas entraîné, en ce qui concerne les conditions de bien-être, les ressources efficaces de traitement et le maintien de la discipline, les inconvénients signalés dans les écrits que je viens de citer.

Depuis que je suis inspecteur général du service des aliénés, j'ai eu fréquemment l'occasion de constater dans divers établissements que les avantages de l'admission du pensionnat dans les asiles publics dépassent de beaucoup les inconvénients, au moins en ce qui se rapporte aux classes moyennes.

En fait, l'usage d'admettre dans les asiles publics des pensionnaires payants a partout prévalu.

Il est généralement adopté aux États-Unis, en Allemagne, en Italie.

En France, sauf quelques très rares exceptions, tous les établissements publics reçoivent des pensionnaires payants; il en est de même des asiles privés qui ont traité avec des départements pour l'admission et l'entretien des aliénés indigents.

Dans quelques établissements, l'importance du nombre des pensionnaires et des ressources financières qu'ils produisent est très considérable.

La population de l'asile de la Seine-Inférieure, au 12 novembre 1850, se composait ainsi qu'il suit :

Aliénés complétement entretenus au compte du département et des communes		548
Aliénés entretenus pour partie au compte du département et pour partie au compte des familles		22
Aliénés entretenus au compte des familles :		
4ᵉ classe, payant 400 et 450 francs	81	168
3ᵉ classe, payant 650 francs	47	
2ᵉ classe, payant 1,000 francs	29	
1ʳᵉ classe, payant 1,500 francs	11	
		738

Le produit des pensions s'est élevé :	En 1847.		En 1848.		En 1849.	
Pour les pensionnaires de 4ᵉ classe, à	29,410 f.	00 c.	26,736 f.	84 c.	28,874 f.	09 c.
Pour les pensionnaires de 3ᵉ classe, à	34,954	42	32,258	00	30,987	54
Pour les pensionnaires de 1ʳᵉ et 2ᵉ classe, à	49,554	22	48,826	48	55,333	58
Totaux	113,918	64	107,821	32	115,196	21

Nombre des indigents et des pensionnaires dans quelques établissements mixtes de diverse nature.

Asiles départementaux.	Nombre des indigents.	Nombre des pensionnaires.	Total.
Seine-Inférieure : Rouen, Saint-Yon	570	168	738
Gironde : Bordeaux, asile de femmes	259	59	318
Gironde : Cadillac, asile d'hommes	228	43	271
Quartiers d'hospices.			
Loire-Inférieure : Nantes, Saint-Jacques	302	119	421
Haute-Garonne : Toulouse, la Grave	203	39	242
Ile-et-Vilaine : Rennes, Saint-Meen	296	43	339
Asiles privés.			
Calvados : Caen, Bon-Sauveur	338	355	693
Côtes-du-Nord : Dinan, asile d'hommes	306	119	425
Tarn : Alby, Bon-Sauveur	110	38	148

§ 3. — SEXE DES MALADES.

La réunion des deux sexes dans un même asile a été généralement admise en fait et même en théorie, parce que cette réunion semblait naturellement conforme aux besoins des services publics que l'administration a pour but de satisfaire. Dans la plupart des circonscriptions territoriales où il s'est agi de venir au secours des aliénés des deux sexes par la fondation de maisons de traitement et de refuge, le nombre des individus à secourir ne dépassait pas et ne paraissait pas devoir dépasser, même en comprenant les deux sexes, le chiffre de population qu'il était, au point de vue économique, désirable d'atteindre dans un seul établissement. Il était même évident que ce chiffre ne pourrait être atteint dans un certain nombre de circonscriptions territoriales, notamment dans plusieurs départements peu populeux de la France. La pensée de créer des établissements distincts pour les sexes ne pouvait se produire dans de telles circonstances.

Mais il est arrivé que l'accroissement du nombre des aliénés à secourir dans une même circonscription territoriale a dépassé toutes les prévisions, que les asiles communs construits pour les deux sexes en vue d'un nombre total même considérable se sont encombrés, sont devenus insuffisants, et ont, par suite d'agrandissements successifs, atteint un chiffre de population beaucoup plus élevé que celui qui peut être admis avec avantage, ou sans inconvénient, dans un seul établissement. On a dû reconnaître que pour un certain nombre de circonscriptions territoriales, certains comtés de l'Angleterre, certains départements de la France, un seul asile était insuffisant. Dès lors devait nécessairement se présenter la question de savoir si dans une circonscription territoriale où deux établissements sont nécessaires, il n'y aurait pas avantage à séparer les sexes.

On avait été déjà conduit à réaliser cette séparation sous l'influence de circonstances particulières.

La circonscription du département du Nord contenait, avant la révolution de 89, cinq maisons de force destinées à recevoir les insensés des deux sexes : deux à Lille, l'une pour les hommes, dirigée par la congrégation des frères Bons-Fils ; l'autre pour les femmes, dirigée par des religieuses ; une à Armentières pour les hommes, une à Comines pour les femmes, et une à Valenciennes pour les deux sexes. En 1802, ces cinq maisons furent, par mesure administrative, réduites à deux. Les hommes furent réunis dans la maison d'Armentières, et les femmes installées dans l'établissement des frères Bons-Fils de Lille, précédemment consacré aux hommes

Certains départements français, la Gironde, le Finistère, possédaient dans leur circonscription deux établissements d'aliénés consacrés chacun aux deux sexes. L'insuffisance et l'imperfection de ces établissements nécessitant leur agrandissement et leur amélioration, on a été conduit, par les difficultés que présentait l'appropriation de chacun d'eux à l'usage des deux sexes, à simplifier le problème en affectant exclusivement l'un aux hommes, l'autre aux femmes.

Enfin il s'est rencontré que certains établissements ont été dès l'origine spécialement destinés à l'un ou à l'autre sexe. A Paris, où les établissements hospitaliers de refuge se trouvaient constitués de manière à ne recevoir dans le même établissement que des malades du même sexe, chacun de ces hospices principaux a naturellement admis les hommes ou les femmes dans celles de ses dépendances qui se trouvaient consacrées à l'aliénation mentale. Ainsi se sont trouvés, par leur développement successif, constitués à l'état d'asiles spéciaux distincts pour les hommes ou pour les femmes les quartiers d'aliénés de Bicêtre et de la Salpêtrière.

Les congrégations religieuses d'hommes qui ont fondé des asiles d'aliénés ont été conduites par la force des choses à ne destiner ces établissements qu'à des malades du sexe masculin. Les asiles de Dinan et de l'Hommelet ne contiennent que des hommes.

Il semblerait que les congrégations religieuses de femmes eussent dû adopter le même principe. Il en a été autrement; et des asiles importants tels que le Bon-Sauveur de Caen et d'Albi sont ouverts aux deux sexes.

Ce n'est donc que successivement, accessoirement et en quelque sorte après coup, que s'est trouvée posée la question de savoir si, dans la fondation des asiles d'aliénés, on doit admettre comme principe général la réunion des deux sexes dans un même asile, ou leur séparation dans des asiles distincts.

On comprend dès lors comment cette question n'a pas encore été approfondie, et pourquoi, avant mes travaux relatifs à la création de l'asile des hommes dans la Seine-Inférieure, aucune étude développée n'avait encore été entreprise pour la détermination des caractères que doivent revêtir les asiles spéciaux pour les hommes et pour les femmes, et pourquoi toutes les études se sont dirigées sur la fixation des principes à suivre dans la construction des asiles pour les deux sexes.

Les détails dans lesquels je viens d'entrer expliquent suffisamment comment dans le plus grand nombre des circonstances le but administratif qu'on peut se proposer dans la fondation d'un asile d'aliénés est directement et immédiatement atteint par la réunion des deux sexes dans un même asile. C'est là l'avantage le plus marqué qui puisse être attribué à l'asile commun pour les deux sexes. Sous les autres points de vue, les inconvénients de la réunion des deux sexes dans un même établissement l'emportent sur les avantages et par le nombre, et par la gravité.

La réunion des deux sexes dans un même établissement impose au programme à réaliser par les constructions des conditions principales qui rendent la solution du problème plus difficile et plus dispendieuse.

Assurer la séparation réelle des deux sexes en conservant à l'institution le caractère d'unité qui convient à sa nature, telle est la donnée première et fondamentale de tout système conçu pour la création d'un asile d'aliénés commun aux deux sexes.

La nécessité de subordonner à ce but principal de séparation réelle toutes les autres données est une entrave dont il y aurait grand avantage à se trouver débarrassé quand il s'agit de distribuer et de coordonner les divers éléments de l'asile de la manière la plus utile et la plus convenable, soit au point de vue de la surveillance, soit au point de vue du classement.

Beaucoup d'établissements, où cette nécessité n'a pas été admise comme donnée principale, sont essentiellement défectueux. Et dans ceux où l'ordonnance des constructions a le plus heureusement réalisé cette séparation, le résultat désirable n'a encore été qu'approximativement obtenu. Une séparation absolue est impossible à atteindre par un seul établissement.

Pour répondre à ce besoin de séparer les deux sexes, toute conception systématique d'un asile commun implique nécessairement la division de l'établissement en deux parties similaires, distribuées symétriquement de chaque côté d'un axe qui doit se prolonger dans toute l'étendue du terrain d'assiette, de telle sorte que dans toute cette étendue il y ait, comme moyens de séparation entre les deux sections, un espace intermédiaire suffisamment large et des constructions suffisamment hautes. C'est de chaque côté de cet axe que doivent, conformément aux règles architectoniques, se développer des masses de constructions similaires pour leur situation, pour leur forme, pour leurs dimensions. D'après cette donnée, l'asile unitaire doit nécessairement se constituer par la réunion de deux moitiés semblables contenant un nombre égal de places de malades.

Or les besoins réels du service public dans une circonscription territoriale donnée, non seulement n'impliquent pas l'égalité dans le nombre des deux classes d'individus à secourir, mais supposent au contraire l'inégalité. Et cette inégalité, souvent considérable, varie d'une circonscription à une autre, en raison de circonstances elles-mêmes fort variables, en raison du climat, des mœurs, de l'état social, de la législation.

L'inégalité variable du nombre des hommes et des femmes est, dans la constitution de l'asile commun, une difficulté capitale dont il n'a été tenu compte dans aucune des conceptions jusqu'alors proposées, et qui ne peut être levée d'une manière générale qu'à la condition d'admettre le défaut de symétrie dans l'ordonnance générale des constructions. Ce sacrifice de l'une des conditions les plus essentielles de la perfection d'un monument public, l'unité architecturale de l'ensemble par la symétrie des parties, ne me paraît pas devoir être accepté en principe dans la fondation des asiles d'aliénés. Tout au plus pourrait-on se décider à le subir accidentellement dans l'appropriation des anciens établissements.

Mais à la condition même de l'égalité de nombre entre les hommes et les femmes, la donnée de similitude absolue dans les constructions latérales qui est imposée par l'asile commun, demeure encore, à certains égards, une servitude fâcheuse en ce qui concerne l'appropriation de chacune des deux moitiés semblables à sa destination spéciale.

Il n'y a pas similitude parfaite de besoins entre les deux éléments de la population d'un asile qui réunit les deux sexes. Sans entrer à ce sujet dans tous les détails que comporterait son étude approfondie et qui trouveront leur place dans le cours de cet ouvrage, il est facile de signaler en quelques mots celles de ces différences qui ont une relation plus étroite avec la question dont il s'agit en ce moment.

Les hommes ont besoin de plus d'espace; leurs occupations les appellent surtout au dehors des constructions.

L'agitation s'éteint plus facilement chez eux, et le quartier des agités peut être restreint dans l'asile des hommes à des proportions très faibles.

Les habitudes et les occupations des femmes exigent moins d'étendue pour l'espace, plus de développement dans les habitations et les ateliers intérieurs. Les femmes fournissent une proportion plus considérable d'agitées.

Je crois qu'il serait difficile de ne pas reconnaître que le type d'asile qui pourrait être admis comme le mieux approprié aux besoins d'une population d'hommes devrait, en raison même de sa perfection par rapport à ce but exclusif, être considéré comme ne répondant qu'imparfaitement aux besoins d'une population de femmes dont la satisfaction complète pourrait être obtenue par un type différent. Pourquoi s'imposer, par la réunion des deux sexes dans un même établissement, la nécessité de ne donner à chacun de ses éléments constituants qu'une valeur inférieure à celle qui pourrait être obtenue par la séparation absolue de ces éléments?

Il n'est pas sans importance de remarquer, en outre, que les inconvénients de la réunion des deux sexes dans un seul asile qui viennent d'être signalés, et qui, en raison de leur nature, ne sont pas susceptibles d'être absolument supprimés dans un système quelconque de constructions, ne peuvent être palliés dans les meilleurs systèmes qu'au moyen de combinaisons fort dispendieuses.

Ainsi, en tout ce qui se rapporte essentiellement à la constitution matérielle de l'institution par un ensemble approprié de constructions, la préférence à accorder aux asiles spéciaux sur les asiles communs ne me paraît pas pouvoir être sérieusement contestée.

Considérées sous d'autres points de vue, la réunion des deux sexes dans un même établissement et leur séparation dans des asiles dictincts offrent chacune des avantages et des inconvénients qui leur sont propres, et dont l'appréciation comparée me paraît devoir encore conduire à préférer d'une manière générale l'asile spécial à l'asile commun.

Il est juste de reconnaître que la réunion des deux sexes dans un même établissement présente des avantages de quelque importance.

D'abord, et avant tout, elle donne de précieuses facilités pour une organisation bien entendue du travail au point de vue économique. Dans l'asile commun aux deux sexes, les femmes peuvent être chargées, au profit de la section des hommes, de tous les travaux qui incombent à leur sexe, lingerie, vestiaire, blanchissage. Et les hommes, quoique dans des limites plus restreintes, peuvent être chargés, au profit de la section des femmes, des travaux qui appartiennent spécialement au sexe masculin. Ainsi se trouve évitée la nécessité qu'imposent les asiles spéciaux à un seul sexe de confier à des serviteurs de sexe différent, des femmes ou des religieuses dans les asiles d'hommes, des hommes dans les asiles de femmes, une partie notable des travaux qui constituent la meilleure et la plus profitable ressource d'occupation pour les malades. Il est vrai qu'on peut concevoir la possibilité d'échapper à cette nécessité, toujours onéreuse et souvent féconde en abus, à la condition d'organiser entre les deux établissements distincts d'hommes et de femmes un échange de services économiques au point de vue du travail qui appartient plus spécialement à chacun des deux sexes. Mais la possibilité d'instituer un tel échange suppose un rapprochement des deux établissements rarement réalisable.

On peut regarder comme un avantage de quelque valeur la faculté d'établir entre les malades des deux sexes quelques relations de société propres, soit à adoucir leur sort, soit à assurer leur convalescence et à préparer leur rentrée dans le monde, faculté qui ne peut être offerte que par un établissement réunissant les deux sexes. Mais cet avantage ne s'applique réellement qu'aux classes élevées de la société, et dès lors il n'a qu'une portée très faible en ce qui concerne les asiles publics, où les malades des classes supérieures, quand ils y sont admis, ne peuvent jamais constituer qu'un élément peu important pour le nombre, et tout à fait accessoire, eu égard au but essentiel de l'institution.

Ces avantages économiques et disciplinaires, propres à l'asile commun aux deux sexes, sont compensés par certains inconvénients du même ordre auxquels échappent les établissements spéciaux.

La faculté de réunir exceptionnellement et partiellement les malades des deux sexes implique la difficulté d'atteindre le but général et permanent, la séparation réelle des sexes.

La nécessité de réunir dans un même établissement un grand nombre de serviteurs des deux sexes est pour l'asile commun une source de fâcheux désordres difficiles à prévenir et à réprimer.

Dans notre pays, où a prévalu, à bon droit, l'usage de confier à des religieuses le service de la section des femmes dans les asiles publics d'aliénés, ce grave inconvénient peut être complétement supprimé si les congrégations religieuses, en se chargeant de tout le service, font absolument disparaître les infirmières laïques; il n'est qu'atténué si ces congrégations, en n'acceptant qu'une partie de la tâche, rendent nécessaire la conservation du corps des infirmières laïques. L'inconvénient existe avec toute sa gravité dans tous les pays où ne domine pas la religion catholique, notamment en Angleterre, en Allemagne, aux États-Unis.

Au reste, toutes ces considérations, qui ne se rapportent qu'à des avantages ou à des inconvénients accessoires, sont véritablement secondaires dans la question de la réunion ou de la séparation des deux sexes, et elles ne peuvent avoir qu'une faible valeur en face des motifs vraiment décisifs sur lesquels s'appuie théoriquement, en vue de la nature essentielle de l'institution à fonder, le principe général de la préférence à accorder à la séparation des sexes dans des établissements distincts. Elles sont en outre dominées par de graves considérations d'utilité économique et administrative, devant lesquelles le principe théorique de la séparation peut être forcé de fléchir, et qui ne peuvent être exposées qu'après l'examen approfondi de la question du nombre des malades à admettre dans les asiles d'aliénés.

Tout en reconnaissant que des considérations d'argent peuvent, en beaucoup de cas, rendre désirable ou même nécessaire la réunion des deux sexes dans un même établissement, Jacobi est positivement d'avis que cette réunion doit être évitée toutes les fois que les circonstances le permettent.

Quand un établissement est destiné à recevoir les deux sexes, la difficulté d'approprier les constructions et les distributions au but qu'on doit se proposer est énormément augmentée, d'abord en raison de la nécessité première d'assurer la séparation des deux sexes, et aussi en raison de l'obligation très importante, quoique secondaire, de séparer convenablement les malades agités du reste de la population.

Assigner aux malades agités la place qu'ils doivent occuper dans une partie déterminée de l'établissement, de manière à supprimer les inconvénients de leur présence pour les autres malades, c'est, en tous cas, un problème difficile. Mais quand la séparation des sexes impose l'obligation de déterminer deux places convenables dans un même système de constructions, la difficulté de la solution est considérablement augmentée.

Des embarras de la même nature se présentent en tout ce qui se rapporte aux dépendances destinées à un usage commun, bains, appareils de traitement, jardins, cours, promenade, etc. : ou ils doivent être doublés, ou il n'est possible d'en attribuer l'usage aux deux sexes qu'avec toutes sortes de restrictions.

Ce n'est qu'à l'aide de dépenses considérables, et en sacrifiant beaucoup de conditions de liberté pour les malades, qu'une installation convenable de ces services communs pourrait être obtenue; et encore ne pourrait-on se flatter de prévenir absolument la possibilité de toute communication entre les malades des deux sexes.

Il faut ajouter à tous ces inconvénients toutes les conséquences fâcheuses qui dépendent de la présence, dans l'établissement, d'un grand nombre d'employés des deux sexes. Des intrigues de toute sorte agitent perpétuellement cette masse, et sont pour l'institution une source permanente de préjudices plus graves que ne pourraient l'imaginer ceux que n'a pas éclairés à ce sujet une expérience personnelle. (Jacobi, *ouvr. cit.*, p. 24, 25.)

Dès 1834, M. Ferrus s'était prononcé d'après des motifs analogues contre la réunion des deux sexes dans un même établissement. (*Des aliénés*, p. 204, 205.)

Samuel Tuke regardait la solution de cette question comme d'importance première à l'époque où il écrivait (1841), en raison de la nécessité où l'on se trouvait alors, en Angleterre, de créer de nouveaux asiles et d'agrandir les anciens. L'opinion du docteur Jacobi lui a suggéré les réflexions suivantes :

« En ce qui concerne les relations des malades entre eux, je ne puis admettre qu'il y ait une véritable difficulté à disposer les constructions d'un asile de manière à prévenir tous les inconvénients de l'existence des deux sexes dans le même établissement. Le docteur Corsellis, directeur de l'asile de Wakefield, affirme que les distributions de cet asile assurent complétement ce résultat, et que la disposition des quartiers exclut absolument toute possibilité de communication entre les hommes et les femmes. Il attache à l'objection tirée de la présence des serviteurs des deux sexes une importance plus grande, mais non toutefois suffisante pour motiver la séparation. D'après mes propres observations à la Retraite, je regarde les avantages de la réunion des hommes et des femmes dans un même établissement comme propres à compenser, et au delà, les soucis et les soins imposés par cette constitution des malades à l'état de famille. C'est surtout pour les convalescents des deux sexes que la possibilité de se réunir au salon, à la bibliothèque, à la chapelle, est une précieuse et bienfaisante ressource, et je serais vraiment affligé si je voyais notre établissement divisé. Je ne me dissimule pas pourtant que ces considérations, décisives pour une institution telle que la Retraite, ne sont pas également applicables à de vastes établissements pour les pauvres, tels que Hanwell et Wakefield. » (S. Tuke, *Introduction*, p. xij.)

La commission de Belgique a accordé la préférence aux asiles communs aux deux sexes.

« Les nouveaux établissements recevraient les malades des deux sexes. La commission pense que moyennant la séparation des hommes et des femmes dans des quartiers absolument distincts et sans possibilité de communication entre eux, la réunion dont il s'agit offrirait des avantages sans aucun mélange d'inconvénients. Sous le rapport scientifique et médical, il sera utile et intéressant de pouvoir étudier l'action, le développement, les transformations diverses et le mode de terminaison des maladies mentales simultanément chez les deux sexes. Cette condition toutefois n'est pas essentielle, et l'on pourrait classer les sexes dans des établissements séparés sans augmenter le nombre de ces derniers. » (*Rapport*, p. 11.)

M. le docteur Girard admet les avantages généralement attribués à la réunion des deux sexes dans un même établissement, mais à la condition que la population de l'asile ne dépasse pas le chiffre de 350 à 400 malades, et que sa direction soit confiée, pour les deux services, à un médecin en chef directeur. Si l'asile contient 500 à 600 malades, si le service est partagé entre deux médecins en chef complétement indépendants et un directeur non médecin, il pense qu'un tel état de choses engendre une foule d'inconvénients : l'opposition des vues chez les médecins, le défaut de confiance chez les malades, l'abus du pouvoir chez le directeur, la discorde et l'insubordination chez les employés, l'anarchie dans l'établissement. Et il conclut à l'établissement d'asiles distincts pour chacun des deux sexes, toutes les fois que les hommes ou les femmes dépasseront le chiffre de 200. » (Girard, *ouvr. cit.*, p. 19 et 20.)

Il est important de remarquer que toutes les études faites et tous les plans proposés pour les asiles d'aliénés, même par les aliénistes partisans des asiles spéciaux pour chaque sexe, MM. Jacobi, Ferrus et Girard, se rapportent à des asiles communs aux deux sexes.

§ 4. — AGE DES MALADES.

Sous ses diverses formes, l'aliénation mentale atteint l'enfance et l'adolescence. Le plus grand nombre des jeunes aliénés appartient à l'idiotie simple ou compliquée d'épilepsie ou de crétinisme. La folie proprement dite, soit simple, soit compliquée d'épilepsie, prend aussi quelques victimes dans l'enfance et surtout dans l'adolescence.

D'après l'examen qui a été fait de la destination à donner aux asiles d'aliénés en vue des espèces, des formes et des degrés de l'aliénation mentale, on ne peut douter que l'admission des jeunes aliénés, curables et incurables, dans des établissements publics de traitement et de refuge, ne soit réclamée comme un besoin par la société, et ne soit par conséquent imposée comme un devoir à la charité publique.

Les asiles ordinaires, principalement destinés aux adultes, doivent-ils recevoir aussi les jeunes aliénés, ou des asiles spéciaux doivent-ils être consacrés aux enfants et aux adolescents?

La nécessité de séparer les jeunes aliénés des aliénés adultes ne peut être mise en question.

L'exaltation des mauvais penchants et la suppression du frein de la raison motiveraient exceptionnellement, pour une population d'aliénés, cette mesure, si sa convenance morale n'était d'ailleurs consacrée en principe et appliquée en fait pour toutes les populations dans les établissements publics.

L'obligation de cette séparation est imposée en France aux asiles privés d'une manière absolue par l'ordonnance du 18 décembre 1839.

L'isolement des jeunes aliénés peut être convenablement réalisé, dans les asiles ordinaires, par la création d'un quartier spécial. Aussi toutes les fois que le nombre des jeunes aliénés à secourir ou à traiter dans une circonscription territoriale donnée n'est pas trop considérable, on peut avec avantage les admettre dans l'asile ordinaire.

Et dès lors le quartier de jeunes aliénés devient l'un des éléments de classement les plus indispensables à introduire dans la constitution de tout asile d'aliénés destiné à recevoir les aliénés de tout âge.

Le quartier de jeunes aliénés n'existe pas dans les asiles publics de la France et de l'étranger. Il n'a été en général admis, comme élément fondamental et distinct de la constitution matérielle des asiles, ni dans les programmes des administrateurs et des médecins, ni dans les études et les plans des architectes. Toutefois un quartier d'enfants a été prévu dans le plan de l'asile d'Alençon, conformément au conseil que j'avais donné à l'architecte en 1840. Le projet d'asile du docteur Wallis pour le Brandenburgh comprend un quartier d'enfants idiots. J'ai introduit le quartier de jeunes aliénés dans les programmes que j'ai rédigés pour l'asile des hommes de la Seine-Inférieure, et pour les asiles communs aux deux sexes des Deux-Sèvres, de la Vienne et de la Charente.

Si le nombre des jeunes aliénés à secourir était très considérable, comme dans les grands centres de population tels que Paris et Londres, ou dans les circonscriptions territoriales qui présentent des conditions exceptionnellement favorables au développement de l'aliénation mentale chez les enfants, comme les départements de la France, les cantons de la Suisse et les provinces de l'Italie où règne endémiquement le crétinisme, je pense qu'il pourrait y avoir de notables avantages à consacrer aux jeunes aliénés des établissements spéciaux institués dans toutes leurs conditions, de manière à atteindre le but principal d'éducation physique, intellectuelle et morale qui devrait caractériser cette espèce d'établissement.

Dans un rapport fait au nom de la commission médicale des hôpitaux de Paris, en 1839, M. Ferrus signalait en ces termes l'utilité de la création d'une section d'enfants dans le quartier d'aliénés de l'hospice de Bicêtre :

« A diverses reprises, on a placé dans notre service un certain nombre d'enfants qui, les uns par l'extrême irritabilité de leur caractère, et les autres par la débilité de leur intelligence, n'avaient pu recevoir aucune éducation ni même habiter chez leurs parents. D'autres n'avaient pas été garantis par leur jeunesse du délire maniaque dont les atteintes ne se font ordinairement sentir qu'à un âge plus avancé. Tous ont retiré de leur séjour à Bicêtre d'incontestables avantages, et pourtant l'usage s'est établi de placer les enfants au-dessous de quinze ans dans un autre hospice, afin de les isoler d'une manière plus complète. J'ignore si l'on y est parvenu ; mais il était facile d'obtenir cet isolement à Bicêtre. Aujourd'hui, par une exception que j'ai vivement sollicitée, une salle composée de douze lits contient des enfants au-dessous de leur quinzième année. Récemment, quatre de ces enfants ont recouvré la raison ; les autres, frappés d'idiotisme à différents degrés, offrent tous une diminution notable dans l'obtusion de leur intelligence. Ceux qui avaient conservé un peu de langage ont appris à épeler ; ceux qui ne proféraient que des cris, répondent à quelques questions. Tous sont devenus plus propres, et ont appris à rendre quelques services. Ces résultats seraient encore plus marqués et plus concluants, j'en ai la certitude, si, en accédant à la demande que j'ai souvent renouvelée, on créait une section à part pour les enfants aliénés dans notre service. L'emplacement n'en serait pas difficile à indiquer, soit à Bicêtre même, soit à la ferme Sainte-Anne.

» Dans un asile où tout est réuni pour le traitement des maladies mentales, à tous les âges et à tous les degrés, les jeunes malades confiés à nos soins trouveraient, nous osons l'affirmer, les secours les plus efficaces. La science gagnerait également à cette mesure, car ce serait un grand avantage pour les médecins qui se livrent à l'étude spéciale des maladies nerveuses, et pour les élèves qui, voulant embrasser la même carrière, viennent chercher de l'instruction dans nos hospices, que de pouvoir comparer les phénomènes que présentent ces maladies dans les différentes périodes de la vie. » (*Rapport de la commission médicale au conseil général*, p. 74 et 75.)

Dès 1834, M. le docteur Voisin avait créé pour les enfants idiots un établissement où il s'efforçait de faire face aux besoins de leur condition exceptionnelle. Des moyens d'appliquer à l'amélioration du sort de ces pauvres enfants son dévouement et sa science ont été depuis donnés au docteur Voisin par le conseil général des hôpitaux, sous les inspirations et d'après les rapports de M. Orfila.

« Un service tout particulier s'organise en ce moment en faveur de ces malheureux, disait le docteur Voisin dans un mémoire lu à l'Académie de médecine le 24 janvier 1843, et l'on a mis à leur disposition un local qui a l'avantage d'être un peu isolé des autres corps de bâtiment de l'hospice. C'est là que par une instruction et une éducation spéciales, nous allons essayer sur une assez grande échelle de rapprocher le plus possible ces infortunés de la vie commune de leur espèce.

» Jusqu'à présent, privés de tout appui dans le monde extérieur, ils ont eu complétement à subir les conséquences de leur organisation cérébrale, tronquée ou altérée, affaiblie, entravée dans ses fonctions par l'effet des maladies graves qui l'ont atteinte dans la première enfance. Espérons que l'exemple donné par la ville de Paris trouvera des imitateurs dans l'Europe, et que nous n'aurons bientôt plus nulle part à signaler l'abandon dans lequel on les a laissés si longtemps.

» Les médecins, qui depuis longues années avaient tant appelé de leurs vœux une pareille institution, et qui, dans ce but, s'étaient efforcés de propager, presque sans espérance de les voir appliqués un jour, les principes les plus élevés de leur science, reçoivent dans cette circonstance la récompense de leurs généreux efforts. La direction supérieure de ces enfants leur est confiée, un instituteur a été accordé à leurs sollicitations. Cet instituteur a lui-même sous ses ordres un employé intelligent, secondé à son tour par un nombre assez considérable de subalternes pour faire face à tous les besoins du service. » (*De l'idiotie chez les enfants*, etc., p. 6.)

La Suisse possède, seule jusqu'alors, un établissement spécial pour le traitement des enfants atteints de crétinisme. Cet établissement, fondé par le docteur Guggenbühl, près d'Interlacken, dans le canton de Berne, sur la montagne de l'Abendberg, à 1,000 mètres au-dessus de la mer, n'a commencé à fixer l'attention des médecins en Suisse qu'en 1840, et n'a guère été connu en France que depuis la publication faite en 1846 par M. le docteur Morel, médecin en chef de l'asile de Maréville, qui a payé un juste tribut d'éloges à l'admirable dévouement du fondateur.

La création du docteur Guggenbühl a donné satisfaction à des indications médicales qui avaient été déjà saisies par de Saussure, Fodéré, les frères Wenzel, relativement à l'influence de l'élévation de l'habitation à une grande hauteur dans les montagnes, comme obstacle au développement du crétinisme ou comme condition d'amélioration pour les crétins.

Le docteur Iphofen, envoyé par le gouvernement de Saxe pour étudier en Suisse la question du crétinisme, s'était prononcé, dès 1817, sur la nécessité de fonder des instituts particuliers pour les crétins.

Le docteur Guggenbühl s'est approprié cette pensée médicale en la réalisant, et de plus l'a fécondée en associant aux ressources de la médecine la puissante influence d'une éducation spéciale.

Le conseiller d'État Schneider, dans un rapport officiel sur l'établissement de l'Abendberg, en 1841, après avoir constaté que les efforts de M. Guggenbühl ont réussi et justifient les plus belles espérances, ajoute : « Je vais plus loin, et j'exprime la conviction intime que désormais on ne pourra pas plus se passer d'établissements semblables que de ceux qu'on a formés pour les sourds-muets, les aveugles, etc. Je crois donc que l'argent consacré à faire l'expérience de changer de misérables créatures, infirmes de corps et d'esprit, en hommes utiles, est employé avec fruit et sagesse. » (Morel, *Annales médico-psychologiques*. — 1846.)

Un témoignage, non moins honorable pour l'administration des hôpitaux de Paris, devra être rendu par quiconque aura visité les quartiers d'enfants idiots à Bicêtre et à la Salpêtrière. Une conviction non moins profonde, sur la nécessité de développer et de propager de telles institutions, sera acquise par quiconque aura vérifié dans ces deux établissements les résultats obtenus par des instituteurs habiles et dévoués, sous la savante direction et les généreuses inspirations des docteurs Voisin et Mitivié.

Le quartier de jeunes idiots, à Bicêtre, présente, dans sa constitution matérielle, de grandes imperfections et de notables insuffisances ; mais il est permis d'espérer que l'administration des hospices pourra bientôt donner à son œuvre un corps plus digne de la pensée qui l'a créée.

Ce quartier contient 130 enfants dont quelques uns seulement ont dépassé l'âge de dix-huit ans. Tous sont atteints, à divers degrés, d'idiotie. Chez 85 l'idiotie est simple, chez 45 elle se complique d'épilepsie. Sur ce nombre, 40 enfants apprennent les métiers de cordonnier ou de menuisier. Les autres enfants s'occupent des soins du ménage ou sont employés à des travaux de culture. L'atelier de cordonnerie comprend 20 enfants et a produit, en 1850, 1,034 paires de souliers. L'atelier de menuiserie contient 20 enfants et produit, en travaux de diverse nature, année commune et fournitures comprises, une valeur de 4,000 francs.

L'éducation physique, morale et intellectuelle des enfants, est dirigée avec un remarquable talent et un louable dévouement par M. Vallée. 110 enfants fréquentent la classe. Tous prennent part, à différents degrés, à un enseignement simultané de lecture, de calcul, d'écriture, de grammaire et de chant. La danse, l'escrime, la gymnastique, le dessin, la récitation, etc., sont l'objet d'exercices particuliers.

Le nombre des enfants sortis du quartier pendant l'année 1850 s'est élevé à 30. Des convenances d'administration ou de famille ont motivé ces sorties dans le plus grand nombre des cas. Ainsi, 15 enfants sur 30 n'avaient pas séjourné une année entière dans le quartier ; leur éducation n'avait pu être qu'ébauchée. Sur les 15 autres, qui avaient passé deux, trois ou quatre ans dans l'école, 10 avaient éprouvé dans leur état une amélioration radicale et avaient acquis une instruction suffisante pour les mettre en état d'exercer une profession et de vivre de leur travail.

Le quartier de jeunes idiotes, créé à la Salpêtrière en 1848, offre des conditions matérielles généralement satisfaisantes. Il est parfaitement isolé ; il se développe sur une étendue de terrain suffisante ; il comprend plusieurs éléments d'habitation fort bien installés. Il sera facile de compléter et de perfectionner cette institution, en substituant des constructions neuves au vieux bâtiment qui n'a pu être que fort imparfaitement approprié à la destination, sans doute provisoire, qu'on lui a donnée.

3

Ce quartier contient 74 jeunes filles, âgées de cinq à quinze ans ; 49 sont atteintes d'idiotie simple, 25 d'idiotie compliquée d'épilepsie. Ces jeunes filles apprennent à coudre, à broder, à faire de la tapisserie, à blanchir le linge. On les emploie en outre aux soins du ménage et à quelques travaux de jardinage. Tous les travaux qui se rapportent à l'entretien et à la façon du linge et des vêtements dans le quartier sont exécutés par les jeunes malades. Enfin elles reçoivent d'une institutrice l'instruction primaire, et de professeurs spéciaux des leçons de danse et de gymnastique.

§ 5. — ÉTAT DE DÉTENTION JUDICIAIRE.

Les nécessités de la répression des délits et des crimes créent pour une certaine classe d'aliénés, par le fait de la détention judiciaire, une position exceptionnelle qui impose à l'administration des obligations spéciales et qui soulève, à propos de leur accomplissement, la question de savoir si les individus appartenant à cette classe d'aliénés doivent être reçus dans les asiles ordinaires.

L'accusation et même la condamnation judiciaires peuvent frapper des individus qui étaient atteints d'aliénation mentale au moment où ont été commis les crimes ou délits qui leur sont imputés. Le nombre des accusés qui sont acquittés pour cause d'aliénation mentale n'est pas sans importance. Enfin l'aliénation mentale peut se développer chez les prisonniers, soit dans le cours de l'instruction judiciaire, soit surtout après la condamnation.

Considérée d'une manière générale, la présence des détenus aliénés dans les asiles ordinaires a de graves inconvénients.

Les asiles d'aliénés ne peuvent être, par aucune de leurs conditions, assimilés à des prisons, et ne peuvent pas surtout présenter la sûreté de réclusion indispensable pour la garde d'individus aussi dangereux et aussi habiles dans l'art des évasions que la plupart des détenus aliénés. L'évasion de ces malades entraîne pour l'administration une responsabilité d'autant plus grave que, d'une part, la simulation de la folie chez les détenus, et d'autre part, la conscience de l'irresponsabilité légale de leurs actions chez les aliénés, sont des faits peu rares.

Les familles des malades peuvent être légitimement blessées d'un rapprochement qui, dans nos mœurs et nos opinions, a quelque chose de flétrissant. Toutes les distinctions que pourrait motiver une appréciation équitable et rigoureuse des conditions particulières dans lesquelles ont pu se trouver les détenus ne pourraient rien contre un préjugé honorable dans sa source et fondé sur la raison, au moins en ce qui concerne les détenus atteints d'aliénation mentale, postérieurement à leur condamnation.

Ce rapprochement peut souvent avoir en réalité les inconvénients moraux que l'opinion lui impute. La dépravation peut subsister dans l'état de folie et la contagion morale n'est pas impossible d'insensé à insensé.

Toutes ces raisons, pour exclure des asiles ordinaires les détenus aliénés, n'ont toute leur force que quand il s'agit d'aliénés accusés, condamnés ou acquittés pour des crimes entraînant des peines infamantes.

D'un autre côté, la présence des aliénés dans les prisons porte atteinte à la discipline, non seulement par des désordres matériels, mais plus encore par la diminution de l'autorité morale que doit conserver la peine. Cette présence est une source d'embarras incessants pour l'administration et une occasion de souffrances imméritées pour les malades eux-mêmes.

Il est un point de cette question difficile à résoudre pratiquement, sur lequel il ne peut y avoir d'hésitation, c'est que les accusés, les condamnés et les acquittés, en tant qu'atteints d'aliénation mentale, ne doivent pas être retenus dans les prisons ordinaires, et doivent être placés dans des établissements spéciaux où ils puissent recevoir tous les soins que réclame leur état de maladie.

L'entrée des asiles d'aliénés ne peut être fermée d'une manière absolue à tout détenu aliéné. Les prévenus et les accusés doivent demeurer rapprochés des tribunaux appelés à prononcer sur leur sort. Les condamnés à des peines non infamantes peuvent sans inconvénient être introduits dans les asiles. Les accusés acquittés pour cause d'aliénation mentale ne diffèrent réellement des autres aliénés qu'en ce que les actes insensés auxquels ils se sont livrés, qualifiés crimes par la loi, ont motivé des poursuites judiciaires. La nature de ces actes peut légitimer la séquestration même indéfinie, comme mesure, judiciaire ou administrative, de sûreté publique; mais à aucun titre l'aliéné acquitté ne peut être assimilé à un détenu; le lieu de sa séquestration doit être un asile.

Il n'y a véritablement utilité ou nécessité d'exclure des asiles ordinaires que les détenus condamnés à des peines infamantes.

Pour les prévenus, pour les accusés, pour les condamnés à des peines non infamantes et pour les accusés acquittés, l'asile ordinaire, qui peut les recevoir, doit réaliser, dans un quartier spécial, des conditions particulières de sûreté et de surveillance, propres à prévenir absolument l'évasion. Ces conditions, dans ce qu'elles ont d'essentiel, se trouvent naturellement offertes par le quartier d'agités de l'asile ordinaire. Aussi, dans les circonstances habituelles de nombre fort restreint d'aliénés à séquestrer, qui se rapportent à la circonscription administrative des asiles en France, le quartier d'agités de l'asile ordinaire peut être considéré comme apte à recevoir les aliénés détenus. Et il y a lieu de tenir compte, dans la constitution du quartier d'agités, de la nécessité de pourvoir aux éventualités de ce service accessoire.

Pour concilier, vis-à-vis des condamnés criminels atteints d'aliénation mentale, les devoirs de l'humanité avec les exigences de la sûreté publique, il est indispensable de recourir à la création d'institutions spécialement appropriées à ce double but, soit au contact des asiles d'aliénés, soit dans la dépendance des maisons de détention, soit enfin dans des établissements indépendants. Le nombre des détenus aliénés à pourvoir, et les conditions administratives d'étendue de territoire, de difficultés et de frais de déplacement, doivent nécessairement exercer une grande influence sur le choix à faire entre ces diverses mesures. Mais on ne doit jamais perdre de vue, qu'en tout cas le quartier d'asile, le quartier de maison de détention, ou l'établissement spécial destiné aux détenus aliénés, doit joindre aux conditions de sûreté que peut donner une prison les conditions de traitement médical et hygiénique qui appartiennent aux établissements hospitaliers.

En ce qui se rapporte à l'organisation définitive du service des condamnés criminels aliénés en France, je n'hésite pas à me prononcer en faveur de la mesure qui consisterait à adopter en principe la création de quartiers d'aliénés au contact et dans la dépendance de l'hôpital des maisons centrales de détention. On peut évaluer au centième de la population de ces maisons le nombre des condamnés aliénés.

Il s'agirait donc de constituer, dans ces maisons, des quartiers dont la population varierait de 4 à 16 individus. Le quartier devrait se composer de 1 à 6 cellules, d'un dortoir de 3 à 10 lits, d'un chauffoir réfectoire pour 4 à 16 individus, d'un cabinet de bains contenant 1 ou 2 baignoires et 1 douche, et d'un préau avec galerie couverte. Le quartier devrait être placé au contact ou dans le voisinage des infirmeries, et faire ainsi partie de l'hôpital de la prison.

Les détenus aliénés introduits et maintenus dans le quartier des aliénés par l'ordre du directeur, sur l'avis du médecin, devraient être visités tous les jours par le médecin comme les autres malades de l'hôpital et devraient être soumis au même régime que les malades de l'infirmerie. Un registre spécial de visite médicale constaterait tous les mois, au moins, par une note suffisamment étendue, l'état du malade, qui à l'expiration de sa peine, s'il était encore aliéné, devrait être transféré dans l'asile de la circonscription où le domicile de secours est situé.

La dépense nécessaire pour l'installation de ces quartiers et pour l'entretien des détenus serait jusqu'à un certain point compensée par la restitution, à la prison, des cellules de peine où l'on est forcé de renfermer les aliénés, et par la suppression des frais de transfèrement et d'entretien payés par l'État, pour les détenus aliénés placés dans les asiles publics. A défaut même d'une telle compensation, les avantages obtenus, au double point de vue philanthropique et disciplinaire, par la création du quartier d'aliénés dans l'hôpital des maisons de détention, seraient de nature à justifier complétement cette dépense. La réalisation de cette réforme serait singulièrement facilitée, si, comme tout porte à l'espérer, l'administration persiste dans sa tendance à spécialiser pour un seul sexe les maisons centrales de détention, et à substituer dans ces établissements la régie à l'entreprise.

Des vœux ont été plusieurs fois exprimés pour la fondation d'asiles spéciaux destinés à recevoir les détenus aliénés. Ainsi la commission métropolitaine de Londres en 1843, lord Shaftesbury tout récemment, M. Brierre de Boismont à diverses époques, ont insisté sur la nécessité de créer des établissements pour recevoir, soit les criminels aliénés en général, soit les criminels acquittés pour cause d'aliénation mentale, soit les aliénés vagabonds et criminels. Plusieurs essais ont été tentés pour satisfaire à ce besoin dès longtemps reconnu, en Angleterre par la destination donnée à l'hôpital de Bethlem, en Irlande par la fondation d'un établissement spécial, en France même par la création d'un quartier de force à Bicêtre; enfin, la législation belge a récemment consacré en principe la réunion, dans un seul établissement, de tous les aliénés soumis à la détention judiciaire.

Mais nulle part, et à aucune époque, la question à résoudre n'a été envisagée dans toute son étendue et sous toutes ses faces. Les vœux, les projets et les essais se sont produits en termes vagues, sans tendance rigoureuse vers un but nettement défini et sans appui solide sur des faits complétement et exactement connus.

Je crois avoir ramené la question à ses véritables termes et avoir donné, pour la France au moins, la meilleure solution pratique. Les faits que j'ai pu recueillir sur la France et l'étranger me paraissent de nature à confirmer la valeur de cette solution.

1° Lors de la fondation du nouvel asile de Bethlem en 1812, pour 198 aliénés entretenus aux frais de l'hôpital, on dut y créer une trentaine de places pour les criminels aliénés dont la garde était confiée à cet établissement par le gouvernement, moyennant une pension annuelle de 38 liv. 6 s. 8 d. (958 fr. 35 c.), les employés et les gardiens non compris. En 1837, le nombre des détenus aliénés des deux sexes était de 65. Le gouvernement avait récemment augmenté du double, à ses frais, le nombre des places dans les quartiers spéciaux de l'hôpital. En 1844, il y avait 92 détenus aliénés, 73 hommes, 19 femmes.

Cette section de l'hôpital de Bethlem n'est, dans sa destination essentielle, qu'une prison du gouvernement qui n'impose absolument aux gouverneurs d'autres devoirs que ceux d'assurer la réclusion des détenus et de surveiller la discipline intérieure. Néanmoins ces malades sont traités avec le même soin et avec la même douceur que dans les autres sections de l'établissement. (*Royal hospitals of Bridewel and Bethlem general Report*, 1843-1844. — *New Buildings*, 1838.)

La législation anglaise a prévu tous les cas où l'aliénation mentale, chez un détenu, peut motiver son envoi dans un asile d'aliénés. Elle contient notamment des dispositions formelles relativement aux personnes qui, accusées des crimes de meurtre, de trahison, de félonie, ont été acquittées pour cause d'aliénation mentale.

D'après un document officiel, se rapportant à 1843, le nombre des criminels aliénés s'élevait en Angleterre à 256, 205 hommes et 51 femmes. Sur ce nombre, 33 individus, 30 hommes et 3 femmes, étaient retenus dans les prisons, les autres étaient répartis dans les asiles ainsi qu'il suit :

Asiles de comté . . .	75	=	62 hommes.	13 femmes.
Autres établissements.	63	=	49 —	14 —
Hôpital Bethlem . . .	85	=	64 —	21 —
	223	=	175	48

Le nombre des criminels aliénés détenus pour cause d'assassinat, d'incendie et d'autres crimes atroces, s'élevait :

Dans les asiles de comté, à	27	=	19 hommes.	8 femmes.
Dans les autres établissements, non compris Bethlem, à.	23	=	15 —	8 —
	50	=	34	16

. La commission métropolitaine, au rapport de laquelle ces données sont empruntées, après avoir signalé les inconvénients de la présence des criminels aliénés dans les asiles et avoir particulièrement insisté sur la facilité et les fâcheuses conséquences des évasions, se prononce positivement sur la convenance de séparer, pour les soigner et les garder, les criminels aliénés des autres malades et des autres prisonniers. Elle propose, en ce qui concerne les aliénés qui ont commis de grands crimes, de prendre pour leur placement des arrangements avec un ou plusieurs établissements tels que Bethlem, ou de créer, pour les recevoir, des quartiers distincts dans les prisons qui pourraient convenir à cette destination. (*Report of the metrop. com.*, p. 195 à 199. — 1843.)

Les chiffres fournis par le rapport de cette même commission en 1847 sont notablement plus considérables. D'après ce document, le nombre des aliénés criminels séquestrés dans les asiles d'aliénés au 1er janvier 1847 s'élevait à 337, 257 hommes et 80 femmes, ainsi répartis :

Asiles de comté.	117	=	87 hommes.	30 femmes.
Autres établissements.	109	=	80 —	29 —
Hôpital Bethlem	111	=	90 —	21 —

(*Further report*, etc., p. 317. — 1847.)

2° La loi belge du 18 juin 1850, sur le régime des aliénés, a pourvu à la régularisation de la situation des détenus aliénés par son article 12, ainsi conçu :

« Le gouvernement traitera avec un établissement pour le placement des prévenus, accusés, condamnés ou des individus renvoyés des poursuites, qui seraient reconnus en état d'aliénation mentale.

» Ceux-ci y seront transférés, sur la réquisition de l'officier du ministère public compétent près la cour ou le tribunal saisi de la poursuite et dont émane l'arrêt ou le jugement.

» Les détenus pour dettes, atteints d'aliénation mentale, seront transférés dans le même établissement, sur l'ordre du procureur du roi, qui en donnera immédiatement avis à leurs créanciers. »

3° En France, les détenus aliénés se trouvent disséminés dans les asiles, les prisons, les maisons de détention, les hôpitaux des bagnes. Les aliénés prévenus et accusés demeurent habituellement dans les prisons départementales jusqu'au jour du jugement; quand ce jugement est un acquittement, ils sont constamment placés dans un asile d'aliénés. Les condamnés à de petites peines sont ordinairement transférés des prisons départementales dans les asiles d'aliénés. Il n'en est pas de même des condamnés aux peines graves. Le transfèrement de la maison de détention ou du bagne dans un asile d'aliénés ne se fait que dans des circonstances exceptionnelles. La circulaire du 15 avril 1833, qui a déterminé ces circonstances pour les maisons de détention, est généralement exécutée; elle s'exprime ainsi : « L'aliénation mentale » peut donner lieu au transfèrement d'un condamné, soit dans un hospice, soit dans » tout autre établissement spécialement affecté au traitement des aliénés; mais il faut » pour cela que le condamné atteint d'aliénation soit une cause de désordre : tel est » le cas de démence furieuse. Il n'y aurait aucune utilité à le placer dans un hospice » si sa maladie était réputée incurable, s'il était paisible et s'il y avait quelque moyen » de le séparer des autres détenus. »

D'après une enquête faite en 1842, les maisons de détention contenaient, sur 18,141 détenus, 14,256 hommes et 3,885 femmes, 143 aliénés, 50 hommes et 93 femmes, c'est-à-dire 7,80 aliénés sur 1000 pour les deux sexes, 3,50 pour les hommes et 23,93 pour les femmes. Un recensement a fourni en 1847, sur 18,916 détenus, hommes, femmes et enfants, 204 aliénés, ou 10,73 sur 1000. (Ferrus, *Des prisonniers*, p. 104, 108. — 1850.)

Le nombre des détenus existant au 1er janvier 1851 dans les 21 maisons centrales de la France s'élevait à 18,375 : 14,891 hommes, 3,484 femmes, et se trouvait réparti ainsi qu'il suit :

NOM des MAISONS.	DÉPARTEMENTS.	NOMBRE D'HOMMES.	NOMBRE DE FEMMES.	TOTAL.
Aniane	Hérault	558	»	558
Beaulieu	Calvados	861	»	861
Cadillac	Gironde	»	268	268
Clairvaux	Aube	1,289	449	1,738
Clermont	Oise	»	678	678
Embrun	Hautes-Alpes	784	»	784
Ensisheim	Haut-Rhin	919	»	919
Eysses	Lot-et-Garonne	1,043	»	1,043
Fontevrault	Maine-et-Loire	1,602	»	1,602
Gaillon	Eure	1,358	»	1,358
Haguenau	Bas-Rhin	»	478	478
Limoges	Haute-Vienne	599	205	804
Loos	Nord	1,282	»	1,282
Melun	Seine-et-Marne	902	»	902
Montpellier	Hérault	»	447	447
Mont-Saint-Michel	Manche	695	»	695
Nîmes	Gard	1,200	»	1,200
Poissy	Seine-et-Oise	868	»	868
Rennes	Ille-et-Vilaine	»	630	630
Riom	Puy-de-Dôme	931	»	931
Vannes	Morbihan	»	329	329
	TOTAUX	14,891	3,484	18,375

Le nombre des aliénés, provenant des maisons centrales, entretenus au compte de l'État dans les asiles publics de la France s'élevait, en 1851, à 104 : 63 hommes, 41 femmes :

DÉPARTEMENTS.	ASILES.	NOMBRE D'HOMMES.	NOMBRE DE FEMMES.	TOTAL.
Allier.	Moulins	1	»	1
Bouches-du-Rhône. .	Marseille.	2	»	2
Calvados.	Caen.	»	1	1
Charente-Inférieure.	Lafond.	»	2	2
Doubs.	Bellevaux	10	3	13
Finistère	Quimper.	7	»	7
Hérault	Montpellier	9	7	16
Ille-et-Vilaine. . . .	Rennes.	3	»	3
Isère.	Saint-Robert	4	»	4
Loire-Inférieure. . .	Nantes.	»	2	2
Maine-et-Loire . . .	Sainte-Gemmes.	8	2	10
Manche.	Pontorson	5	»	5
Meuse.	Fains	1	»	1
Morbihan.	Vannes.	»	9	9
Nord	Lille et Armentières. . .	1	3	4
Oise.	Clermont.	»	6	6
Bas-Rhin	Stephansfeld.	»	2	2
Rhône.	Lyon	2	»	2
Seine.	Bicêtre et la Salpêtrière.	10	2	12
Seine-Inférieure. . .	Rouen.	»	1	1
Vaucluse.	Avignon.	»	1	1
	TOTAUX.	63	41	104

Le nombre des aliénés maintenus dans les maisons centrales n'était pas, à la même époque, officiellement connu. Il y avait, au moment de mes inspections : en 1850, à Beaulieu, 13 aliénés, dont 8 provenaient des détenus récemment transférés de Rennes ; à Gaillon, 5 aliénés ; en 1849, à Fontevrault, 4 aliénés, etc.

Je n'ai pu obtenir des données positives sur le nombre des aliénés qui, ayant été, à un titre quelconque, l'objet de poursuites judiciaires, se trouvent placés en France dans les divers établissements ouverts aux aliénés.

Les aliénés poursuivis ou condamnés pour délits doivent être nombreux. Car le vagabondage et la mendicité sont des états en quelque sorte obligés pour des indigents, quand l'aliénation mentale, qui leur ôte les moyens de vivre par le travail, les entraîne à abandonner leur domicile. Les asiles publics sont et doivent être ouverts à ces malheureux, qui doivent y être placés dès que leur état d'aliénation mentale est constaté, quel que soit ou que doive être le résultat des poursuites judiciaires.

Il est difficile d'évaluer le nombre des aliénés qui, accusés de crimes et relaxés des poursuites par arrêts de non-lieu, ou acquittés par arrêts de cours d'assises, se trouvent disséminés dans les divers établissements publics ou privés de la France. Les comptes généraux de l'administration de la justice criminelle ne fournissent sur cet ordre de faits que des renseignements fort incomplets. Les tableaux qui résument les causes des crimes mentionnent, dans la catégorie des motifs divers, la démence, des motifs frivoles et extraordinaires, et l'absence des motifs. Il est permis de croire que les acquittements, dans les cas de crimes commis sans motifs ou pour des causes frivoles, équivalent en général à une présomption d'aliénation mentale. En ne comptant que les cas où la démence a été nominativement indiquée comme la cause du crime et le motif de l'acquittement, on obtient, pour 1845, 1846 et 1847, les résultats suivants :

	1845.		1846.		1847.		Total.	
	H.	F.	H.	F.	H.	F.	H.	F.
Empoisonnement	1	1	»	»	»	»	1	1
Incendie	1	1	12	»	5	2	18	3
Meurtre et homicide involontaire	3	»	1	»	3	»	7	»
Assassinat	1	»	2	»	1	»	4	»
	6	2	15	»	9	2	30	4
	8		15		11		34	

Les condamnés aux travaux forcés, lorsqu'ils sont atteints d'aliénation mentale, sont généralement placés dans les hôpitaux de la marine. L'hôpital de Rochefort contient un petit quartier spécial pour les forçats aliénés.

En 1844, l'administration des hôpitaux de Paris a entrepris, dans la section d'aliénés de Bicêtre, la fondation d'un quartier de sûreté, destiné à recevoir les condamnés aliénés et les aliénés les plus dangereux. Le quartier est ainsi constitué :

Au centre d'un bâtiment de forme ronde, existe une chambre de surveillance, ronde, autour de laquelle règne une galerie circulaire. La chambre centrale est percée de six ouvertures, portes ou fenêtres, qui ont vue sur la galerie et qui correspondent : l'antérieure, à la porte d'entrée du quartier ; les autres, aux cinq compartiments en lesquels se subdivise la portion phériphérique du bâtiment. Cette subdivision se réalise au moyen de murs qui, partant de la galerie, atteignent, en rayonnant, le bâtiment circulaire, et dépassent son pourtour extérieur pour se terminer à un mur d'enceinte. Chacun des cinq compartiments compris entre ces rayons offre, du côté de la galerie et dans le champ visuel de l'ouverture de la chambre de surveillance, un espace intérieur et couvert, limité du côté de la galerie par une grille, du côté opposé par les habitations destinées aux malades, latéralement par les murs de séparation. Dans quatre compartiments, ces habitations sont des cellules, au nombre de cinq, s'ouvrant sur l'espace intérieur par une porte, et du côté opposé sur le préau extérieur, propre à chaque compartiment, par une double porte, l'une intérieure, grillée, l'autre extérieure, vitrée.

Le préau extérieur est formé par l'intervalle qui résulte du prolongement des murs rayonnants jusqu'à un mur circulaire d'enceinte. Ce mur est interrompu en avant, de manière à laisser libre, pour l'accès au quartier, l'intervalle qui sépare les deux rayons qui partent de chaque côté de la porte d'entrée. Le cinquième compartiment ne diffère des autres qu'en ce qu'il contient, au lieu de cellules, deux dortoirs offrant chacun six places.

Ce quartier se compose ainsi de cinq sections distinctes, quatre contenant chacune cinq places de malades en cellules, et par conséquent, vingt places; une contenant douze places de malades en dortoir ; en tout, trente-deux places de malades.

Un logement, auquel on arrive par un escalier situé près de la porte d'entrée, a été ménagé pour un surveillant.

Cette construction répond d'une manière satisfaisante à la double pensée de surveillance continue et de fractionnement de la population par petits groupes, qui lui a donné naissance. Mais le but de sûreté n'a pas été atteint. Le mur d'enceinte, d'ailleurs trop rapproché du bâtiment, manque d'élévation. Les portes, les fenêtres font partout échelle et se prêtent aux escalades avec une facilité qu'augmente encore la disposition en plate-forme du sommet du mur et des toits. C'est principalement ce défaut de sûreté qui n'a pas permis jusqu'alors d'employer à sa destination une construction qui a coûté 170,000 fr., c'est-à-dire 5,312 fr. par place de malade.

CHAPITRE III.

CHIFFRE DE LA POPULATION A ADMETTRE DANS LES ASILES D'ALIÉNÉS.

La détermination du nombre des malades qu'il convient d'admettre dans les asiles d'aliénés, pour éviter tous les inconvénients ou pour obtenir tous les avantages, est l'une des plus importantes parmi les questions qui se rattachent à la fondation de ces établissements.

Si, pour fixer ce nombre, on s'appuyait simplement sur des besoins de circonscription territoriale, on s'exposerait, comme il est trop souvent arrivé en France et à l'étranger, à compromettre le but scientifique et économique par la satisfaction donnée au but administratif.

En effet, le nombre des malades réunis dans un asile d'aliénés exerce, dans certaines limites, une influence considérable sur l'efficacité curative et sur la prospérité économique de ce genre d'établissements. En deçà et au delà d'un certain nombre, les avantages diminuent et les inconvénients augmentent.

Si la population d'un asile est trop peu considérable, le prix de revient de chaque place et le coût de chaque journée d'entretien de malade dépasseront le taux des dépenses véritablement utiles et indispensables. Je suppose que, dans la création et dans l'administration de cet asile, on aura fait et l'on continuera à faire les sacrifices nécessaires, soit pour le constituer, soit pour le maintenir dans les meilleures conditions. Dès lors, au point de vue économique, la fondation d'un tel asile serait regrettable. Elle serait tout à fait fâcheuse, si l'on avait cherché à compenser, par la suppression ou la diminution des avantages à réaliser dans l'intérêt des malades, l'exagération de dépense imposée par le petit nombre.

Dans un asile trop peu considérable, quel que soit, chez ses fondateurs, le désir de lui donner tous les caractères propres à assurer le but de l'institution, il est impossible que les frais généraux d'administration s'élèvent assez pour que des situations complétement satisfaisantes soient offertes aux fonctionnaires appelés à les diriger administrativement et médicalement, lors même que, pour faciliter ce résultat, on réunit en une seule fonction la direction administrative et médicale de l'établissement. La valeur des établissements d'aliénés dépend essentiellement de la valeur même des fonctionnaires qui les dirigent. Et cela est surtout vrai, en ce qui se rapporte au service médical. Il ne serait pas impossible de citer tel établissement où, au milieu de toutes les insuffisances d'une constitution matérielle, incomplète et imparfaite, les résultats les plus satisfaisants ont été obtenus par l'influence toute-puissante d'un médecin dévoué et habile; et tel autre établissement où, au milieu des conditions matérielles les plus favorables, les services languissent et demeurent imparfaits, par suite de l'incurie ou de l'incapacité des fonctionnaires dirigeants.

Il est d'importance première, pour la prospérité médicale et administrative des asiles d'aliénés, que les situations offertes aux fonctionnaires dirigeants et surtout aux médecins, soient assez complètes et assez honorables, pour qu'elles soient désirées par des hommes éminents. Ce résultat ne peut être obtenu dans les établissements trop peu considérables, où manquent nécessairement et à la fois l'importance honorifique et scientifique des positions, et l'importance rémunératrice des traitements.

Si la population d'un asile est trop considérable, il est difficile, sinon impossible, d'éviter complétement l'influence défavorable des grandes agglomérations d'hommes sur les conditions hygiéniques de leur habitation. Les efforts, toujours jusqu'à une certaine limite impuissants, qui seront tentés pour éviter ces inconvénients, entraîneront nécessairement le développement des divers éléments de l'établissement sur une surface très étendue, et tendront à diminuer les avantages de la centralisation des services, à restreindre l'efficacité de la surveillance générale, à ôter à l'établissement le caractère d'unité qu'il doit, dans l'intérêt de tous les services, emprunter à la concentration harmonieuse de tous les éléments matériels de l'établissement.

Malgré la possibilité de diviser entre deux fonctionnaires les deux pouvoirs dirigeants, administratif et médical, il arrivera qu'un seul homme, malgré son zèle et sa capacité, ne pourra complétement suffire à sa fonction. Ce résultat sera surtout inévitable en ce qui concerne le pouvoir médical. Dès lors ce pouvoir devra être partagé entre plusieurs médecins, au grand détriment de l'ascendant qui doit être conservé à ce pouvoir dans la direction des asiles d'aliénés, et de l'unité de vues qui peut lui donner toute l'efficacité d'influence favorable sur le bien-être et sur la guérison des malades.

Les divers éléments en lesquels l'établissement doit se décomposer pour le classement des malades devront être appropriés à un nombre trop considérable d'individus; et si l'on cherche à remédier à l'inconvénient de la réunion des malades, en masses trop considérables, dans les quartiers spéciaux, on se trouvera forcé à introduire dans ces quartiers des subdivisions qui multiplieront outre mesure le fractionnement de la population de l'asile.

Le personnel administratif et médical deviendra tellement nombreux, qu'il sera sinon impossible, au moins très difficile, pour les fonctionnaires dirigeants, d'acquérir, sur le caractère et les aptitudes de chacun des membres du corps des employés et serviteurs, les connaissances indispensables à une appréciation exacte des ressources qu'on en peut tirer, et d'obtenir personnellement sur chacun d'eux et sur tous l'ascendant nécessaire, au moyen de ces relations intimes qui doivent unir tous les agents dont la mission est de concourir à l'œuvre difficile d'une bonne et harmonieuse direction de tous les services dans un asile d'aliénés.

Ainsi, pour qu'un asile d'aliénés atteigne complétement le but qu'on doit se proposer dans sa fondation, sa population ne doit être ni trop faible, ni trop considérable. Ce qu'il est dès lors important de déterminer, c'est le minimum et le maximum en deçà et au delà desquels l'institution pourrait perdre une notable partie des avantages qu'elle doit réaliser.

En tenant compte de toutes les considérations, je pense que le minimum doit être fixé à 200 malades et le maximum à 400. Au-dessous de 200 malades, les avantages économiques diminuent rapidement sans compensation. Au-dessus de 400, les avantages économiques augmentent, mais au détriment de la valeur de l'institution, par rapport à son but médical.

Le nombre des éléments à instituer dans l'asile, soit pour les services généraux, soit pour les quartiers, se rapporte à la nature de l'établissement et doit demeurer le même, quel que soit le chiffre de la population. Si l'établissement est destiné à recevoir les deux sexes, il doit se diviser en deux sections principales, et chacune de ces sections doit se subdiviser en autant de quartiers que l'exige le classement des malades. Six subdivisions, au moins, sont nécessaires dans chaque section. Le fractionnement de la population de l'asile donnera donc environ 15 malades par groupe, si la population totale est de 200 malades; il ne donnerait que 10 malades par groupe, pour une population totale de 120.

Il est impossible d'obtenir toutes les garanties désirables d'un bon service de surveillance, si deux surveillants ne sont pas attachés à chaque quartier, de manière qu'ils puissent s'aider réciproquement dans les soins à donner aux malades, et assurer, en se remplaçant, la présence incessante d'un surveillant dans le quartier. 12 quartiers supposent donc 24 surveillants. Or, deux surveillants peuvent très bien suffire à un quartier de 20 à 30 malades, ce qui donne la proportion d'un surveillant pour 10 ou 15 malades. Dans des quartiers composés de

10 malades, deux surveillants, indispensables pour réaliser la continuité de la surveillance, deviennent superflus quant au nombre des malades, et donnent la proportion défavorable, au point de vue économique, d'un surveillant pour cinq malades.

Cette influence du chiffre de la population sur les frais généraux, en ce qui se rapporte au nombre des surveillants, est de nature à démontrer combien l'abaissement du chiffre de la population peut aggraver les dépenses du service.

Si l'on se propose d'élever les rémunérations des principaux fonctionnaires, directeur, médecin, receveur, économe, à un taux qui comporte la possibilité d'obtenir pour ces emplois des hommes de valeur, les traitements doivent être fixés principalement en vue de ce résultat et jusqu'à un certain point indépendamment du nombre des malades. Dès lors plus le nombre des malades sera faible, plus s'augmenteront relativement les frais généraux en ce qui concerne les traitements et salaires.

Il est facile de mettre en évidence, par des chiffres, l'influence de l'abaissement du nombre des malades sur l'élévation relative des frais généraux.

Un asile d'aliénés comprenant les deux sexes comporte, pour une population quelconque, un minimum de personnel qui peut être fixé ainsi qu'il suit, pour le nombre et la nature des fonctions et pour le taux des traitements et salaires :

1	directeur médecin	3,000 fr.
1	médecin interne	500
1	receveur-économe	2,000
1	aumônier	1,000
2	commis pour la direction et l'économat.	1,200
2	surveillants chefs	1,000
24	surveillants pour 12 quartiers	4,800
1	chef de cuisine.	300
1	chef de lingerie	200
1	chef de buanderie	200
1	chef des travaux de culture	200
1	concierge	200
37	employés et servants.	14,600 fr.
	Nourriture de 32 employés.	6,400 fr.
		21,000 fr.

En rapportant à des chiffres variables de population cette détermination fixe du nombre des employés et du taux des salaires, on trouve que 37 employés et servants coûtant 21,000 fr. donnent comme proportion de nombre d'employés et de dépense journalière, pour :

300 malad.	et 109,500 j.	1 empl.	sur 8,5 et 18 c.	de dépense par journée de malade.
250 —	et 91,250 j.	1 —	sur 7,1 et 21 c.	
200 —	et 73,000 j.	1 —	sur 5,7 et 27 c.	
150 —	et 54,750 j.	1 —	sur 4,0 et 36 c.	
100 —	et 36,500 j.	1 —	sur 2,8 et 54 c.	

Les avantages qu'on pourrait attribuer à l'abaissement du chiffre de la population, au point de vue du bien-être des malades et de l'efficacité du traitement, sont réellement sans importance ou nuls au-dessous d'une certaine limite. Sans entrer à ce sujet dans une démonstration détaillée, qui se fera d'elle-même dans le cours de cet ouvrage, il suffit, pour se convaincre de la vérité de cette assertion, en ce qui se rapporte à la question actuellement discutée, de considérer qu'une population de 300 malades des deux sexes, subdivisée en 12 quartiers, donnerait par quartier 25 malades. Ce nombre confié à deux surveillants donne la proportion de 1 surveillant sur 12,5 malades, qui est parfaitement convenable et appropriée au but.

Tout au plus une population de 300 malades exigerait-elle, pour assurer à la direction administrative et médicale de l'établissement toute son efficacité, le partage des fonctions de directeur et de médecin, partage qui a plus d'avantages que d'inconvénients, et qui n'exercerait d'ailleurs qu'une assez faible influence sur les frais de traitements et salaires.

Au-dessus de 300 malades, les avantages économiques de l'élévation de la population croissent encore, mais moins rapidement, jusqu'à une limite où cet accroissement devient très faible : c'est celle où le maximum du nombre des malades à confier dans chaque quartier à deux surveillants est atteint, c'est-à-dire où ce nombre est égal au chiffre 30, ce qui, pour 12 quartiers, donne 360 malades. A partir de ce nombre de malades, le nombre des surveillants doit être nécessairement augmenté.

C'est aussi à partir de ce nombre de 30 malades par quartier que se fait sentir la nécessité de doubler les éléments dans chaque quartier, pour éviter l'inconvénient des groupes trop considérables, et que se perd par conséquent l'avantage économique du fractionnement aussi simple que possible dans les constructions.

Déjà, pour une population de 300 malades, la séparation des fonctions de directeur et de médecin en chef, et l'augmentation du nombre des employés dans les services généraux, deviennent nécessaires. Au delà de ce chiffre la tâche du médecin est difficile à remplir ; et à mesure que la population le dépasse davantage, l'assistance d'un second médecin devient de plus en plus indispensable. Enfin, les traitements des principaux fonctionnaires doivent subir une augmentation proportionnée à l'aggravation de leur responsabilité et de leur tâche. Les frais généraux de traitements et de salaires augmentent donc en raison de l'augmentation de la population au-dessus du chiffre 300.

Le nombre nécessaire des employés et le taux convenable des traitements donneraient, dans un asile comprenant les deux sexes, pour une population de 300 à 360 malades, les résultats suivants :

1	directeur	4,000 fr.
1	médecin en chef	4,000
1	médecin assistant	2,000
1	interne	500
1	receveur	2,000
1	économe	2,000
1	aumônier	1,000
3	commis	1,800
2	surveillants chefs	1,000
24	surveillants pour 12 quartiers.	4,800
2	employés à la cuisine	500
5	employés aux services généraux	1,000
43	employés	24,600 fr.
	Nourriture de 34 employés	6,800 fr.
		31,400 fr.

43 employés et servants coûtant 31,400 fr. donneraient, pour un asile de 350 malades, comme proportion de nombre des employés, 1 sur 8,1, et comme taux de dépense par journée de malade 24 centimes; et pour un asile de 400 malades, 1 employé sur 9,3, et 20 centimes par journée.

Mais dès avant que le chiffre 400 fût atteint, et surtout à partir du chiffre 360, pour lequel le fractionnement de la population comporte des groupes de 30 malades par quartier, le nombre de deux surveillants par groupe et par quartier deviendrait insuffisant. Élever ce nombre à trois par quartier, ce serait augmenter immédiatement de 12 le nombre des employés, et de 4,800 fr. le chiffre de la dépense totale des traitements et salaires.

55 employés et servants coûtant 36,200 fr. donneraient donc, pour l'asile de 400 malades des deux sexes, 1 employé sur 7,2 malades, et une dépense de 24 centimes par journée de malade.

Il demeure donc évident qu'au point de vue économique de la dépense, en ce qui concerne les frais généraux de traitements et salaires, il n'y a pas d'avantage à porter la population des asiles au delà de 350 à 400 malades, tandis qu'il y a un intérêt considérable à ne pas l'abaisser au-dessous de 250 à 200 malades.

On est encore conduit à admettre ces limites de population pour les asiles à fonder, en considérant que le but essentiel de la constitution matérielle d'un asile, qui doit être de subordonner le fractionnement des malades aux convenances du classement, eu égard à la nature même de la maladie, ne peut être maintenu en deçà du chiffre 200 et au delà du chiffre 400, cas dans lesquels le fractionnement des malades doit être principalement, sinon exclusivement, subordonné à la nécessité d'atteindre ou de ne pas dépasser dans chaque quartier une certaine limite de nombre.

Au reste, au delà de 400 malades, tous les inconvénients signalés comme appartenant d'une manière générale à l'asile trop considérable tendent à se produire de plus en plus, savoir : la division du pouvoir médical affaibli en face du pouvoir administratif, la dissémination des éléments d'habitation sur une grande surface, la diminution des avantages hygiéniques par l'agglomération de grandes masses d'individus, l'altération des conditions favorables à la discipline et au traitement par l'élévation du nombre des malades dans chaque catégorie de classement.

Ces déterminations du nombre des malades à admettre dans les asiles d'aliénés s'appliquent absolument aux asiles destinés à recevoir les deux sexes. On peut d'une manière générale les considérer comme également applicables aux asiles qu'on destinerait à ne recevoir que l'un ou l'autre des deux sexes. Il est toutefois important de remarquer que, pour cette dernière classe d'établissements, les inconvénients d'un abaissement de leur population au-dessous de 200 malades, ou d'une élévation de cette population au-dessus de 360, sont beaucoup moins prononcés que pour les asiles communs aux deux sexes.

Le nombre des quartiers à créer dans l'asile consacré à un seul sexe est de moitié inférieur au nombre des quartiers que comporte l'asile commun aux deux sexes. Au lieu du chiffre 24, qui représente au point de vue théorique le minimum du nombre des surveillants dans l'asile composé, c'est le chiffre 12 qui représente ce minimum dans l'asile simple. De là une influence notable sur les frais généraux pour les abaisser. C'est là un des avantages économiques qui peuvent être accessoirement invoqués à l'appui du principe de la préférence à accorder aux asiles simples sur les asiles composés.

Le minimum de personnel que comporte, pour une population quelconque, un asile d'aliénés ne recevant qu'un seul sexe, peut être fixé ainsi qu'il suit :

1	directeur médecin	3,000 fr.
1	interne	500
1	receveur économe	2,000
1	aumônier	1,000
2	commis	1,200
1	surveillant en chef	500
12	surveillants pour 6 quartiers	2,400
1	chef de cuisine	300
2	chefs d'ateliers	400
4	employés aux travaux que ne comporte pas le sexe admis.	800
1	concierge	200
27	employés	12,300 fr.
	Nourriture de 22 employés	4,400 fr.
		16,700 fr.

Cette détermination donne en raison du nombre des malades dans l'asile simple, les proportions suivantes :

Pour 300 malades, 1 employé sur 11, 1 et 15 c. par journée.
250 — 1 — sur 9, 3 et 18 c.
200 — 1 — sur 7, 4 et 22 c.
150 — 1 — sur 5, 6 et 30 c.
100 — 1 — sur 3, 6 et 45 c.

La considération économique permet d'abaisser de 50 le chiffre minimum de la population pour l'asile simple, comparativement à l'asile composé.

Les nécessités du classement se prêtent aussi plus facilement à l'abaissement du chiffre de la population dans l'asile simple. Pour l'asile commun aux deux sexes, le fractionnement d'une population totale de 200 malades en 12 quartiers, ne donne en moyenne par quartier que 16 malades. Si l'on remarque que la répartition des malades en catégories de classement ne comporte pas l'égalité de nombre dans chaque catégorie, mais au contraire l'inégalité même pour des différences importantes, il sera facile de reconnaître qu'au-dessous du chiffre 200 dans l'asile commun, le nombre des malades à placer dans certains quartiers ne composera plus que des groupes extrêmement faibles de 10, 8, 5 malades. Comment dès lors, se résoudre à créer des quartiers distincts pour un si petit nombre d'individus? Comment même parvenir à les constituer matériellement d'une manière satisfaisante dans l'asile à fonder? Dans l'asile simple, au contraire une population de 120 malades donne encore 20 malades en moyenne, dans chacun des éléments distincts à constituer.

L'élévation du chiffre de la population au-dessus de 360 jusqu'à 400 et même au delà, présente aussi de plus grandes facilités et des avantages plus réels dans les établissements consacrés à un seul sexe.

Au point de vue économique, dans les établissements simples, le minimum du personnel de surveillance, fixé à 12 en raison de l'existence de six quartiers, peut être graduellement augmenté à mesure que le nombre des malades est plus considérable. Il peut être successivement porté à 18, à 24, à 30, à 36. Pour 400 malades, 24 surveillants, c'est-à-dire un surveillant sur 16,6 malades, pourraient être considérés comme suffisants dans l'asile simple. On a vu que dans l'asile commun aux deux sexes, il n'est possible de donner satisfaction à la nécessité d'augmenter le nombre des surveillants, qu'en portant tout d'un coup à 36 le nombre du personnel de surveillance.

Mais au point de vue de la constitution matérielle de l'établissement et de sa subdivision en catégories de classement, l'asile simple s'accommode encore beaucoup plus facilement que l'asile composé à l'élévation du chiffre de la population.

Ainsi il apparaît immédiatement qu'il est généralement beaucoup plus facile dans l'asile simple, de porter sa population à un chiffre considérable, sans développer outre mesure l'assiette des constructions, et par conséquent sans courir le risque de faire perdre à l'établissement les avantages d'une centralisation convenable de la surveillance et des services.

Dans l'asile commun il est difficile, au-dessous de 250 malades, de constituer matériellement les constructions de manière à obtenir, dans des conditions convenables, les six quartiers qui sont admis comme minimum des subdivisions indispensables au classement méthodique des malades. Si, en devenant plus considérable, la population comporte, en raison du nombre, la possibilité et l'utilité d'un plus grand nombre de subdivisions; c'est alors la nécessité d'éviter la dissémination et l'éparpillement des constructions qui vient mettre obstacle à la multiplication du nombre des quartiers.

L'asile simple, au contraire, réclame, même pour une faible population, et facilite, même pour une population forte, une subdivision en un nombre de quartiers plus considérable que le minimum imposé par les nécessités absolues du classement méthodique.

La possibilité de multiplier, en quelque sorte à volonté, le nombre des quartiers de classement, a, relativement à la perfection dont les asiles sont susceptibles, une importance telle, que cette possibilité peut être invoquée comme un des motifs les plus puissants de la préférence à accorder en général aux asiles simples. Mais ici il suffit de reconnaître que cette facilité plus grande d'augmenter le nombre de ses subdivisions donne à l'asile simple sur l'asile composé, toute autre question étant réservée, l'avantage d'être essentiellement apte à recevoir un nombre plus considérable de malades.

Esquirol, en 1818, avait fixé à 4 ou 500 le chiffre de la population à admettre dans les asiles publics. Des réflexions ultérieures lui firent regarder comme beaucoup trop considérable, ce nombre qu'il aurait voulu alors réduire à la moitié. (*Maladies mentales*, 1838, t. II, p. 428.)

Dominico Gualandi établit, en principe, qu'un bon hôpital de traitement pour les fous ne doit, tout au plus, contenir que 100 malades. (*Osservaz.*, etc., 1823.)

Le programme de M. Desportes, publié en 1824, se rapporte à une population de 500 malades.

« Un asile, uniquement destiné au traitement des maladies mentales, ne devrait pas contenir plus de 150 ou 200 aliénés s'ils sont du même sexe, et le double s'ils sont de sexe différent; car, dans ce dernier cas, le service doit être divisé entre deux médecins, dont les attributions soient aussi distinctes que toutes les autres parties du service.

» Quand la population est composée de malades du même sexe, mais dont quelques uns sont en traitement, d'autres idiots, incurables, etc., le nombre peut en être beaucoup augmenté sans que le service en souffre, parce qu'il ne cesse pas d'être dirigé par un seul médecin convenablement secondé... Je pense néanmoins qu'en réunissant des individus de même sexe et dans la même position de fortune, il n'est pas convenable d'en placer dans une même maison plus de 400 ou 500, tant aliénés incurables qu'en traitement. » (Ferrus, *Des aliénés*, 1834, p. 205, 206.)

Jacobi pense que le nombre des malades à admettre dans l'asile, conçu par lui comme maison de traitement, ne doit pas excéder 200. Il pose cette limite, en vue surtout de l'étendue de la tâche imposée au directeur médecin, qui ne doit pas dépasser les forces d'un homme. (*Ouvrage cité*, 1834.)

Conolly est d'avis que les qualités désirables, soit de construction, soit d'administration, ne peuvent être que difficilement obtenues ou conservées dans un asile plus grand qu'il n'est nécessaire pour une population de 360 à 400 malades. (*Ouvrage cité.*)

Le docteur Kirkbride pose en principe que le nombre des malades doit être tel, qu'un médecin puisse les visiter tous chaque jour. Il admet, à ce point de vue, que le chiffre 250 doit être préféré et peut néanmoins être porté jusqu'à 350 dans les asiles d'État. (*Remarks on the construction*, etc., *American journal*, 1846.)

Le programme étudié par le docteur Wallis, pour la création, dans le Brandenbourg, d'un asile de traitement et de refuge, fixe à 350 le nombre des places à créer : 130 dans la maison de traitement; 220 dans la maison de refuge. (*Ouvr. cité*, 1846, p. 15, 16.)

Des plans ont été étudiés et proposés :

En 1835, par Pasquier.	pour 500	malades des deux sexes	
En 1836, par Scipion Pinel	pour 350	—	—
En 1835, par Brierre de Boismont.	pour 500	—	—
En 1842, par la commission belge.	pour 400	—	—
En 1848, par Girard.	pour 350	—	—
En 1850, par D. Gualandi.	pour 500	—	—

A l'époque où j'ai visité les principaux établissements de la Grande-Bretagne, en 1847, on étudiait à Hanwell un projet d'asile pour 1,000 malades des deux sexes, projet qui est actuellement réalisé à Colney-Hatch.

CHAPITRE IV.

PROGRAMME ADMINISTRATIF.

—

Considéré au point de vue spécial de chacune des conditions distinctes, qui se rattachent à la diversité des formes de l'aliénation mentale, à la curabilité, à l'état social, à l'âge, au sexe et au nombre des aliénés à admettre dans les asiles, le problème de la fondation d'un asile d'aliénés comporte des solutions particulières dont il doit être tenu compte dans la solution générale destinée à satisfaire, en les conciliant, toutes les exigences et tous les intérêts. Aussi, ce n'est qu'après l'examen approfondi de l'influence qui peut être légitimement accordée aux considérations spéciales, empruntées à chacune de ces conditions, qu'il est possible de tracer, avec quelques chances d'exactitude scientifique et d'utilité pratique, les règles générales à suivre pour donner, dans la fondation des asiles d'aliénés, une égale satisfaction aux exigences uniformes et constantes qui représentent l'intérêt médical et charitable, et aux exigences variables et accidentelles qui représentent l'intérêt administratif.

Toutes ces questions de formes de la maladie à secourir, et de conditions particulières des malades à admettre, se posent naturellement et nécessairement devant les administrations, au moment où elles ont conçu le projet de venir au secours de l'aliénation mentale par la fondation d'établissements publics ; et c'est par la solution de ces questions qu'elles peuvent s'éclairer, non seulement sur le but qu'elles doivent de préférence chercher à atteindre dans la fondation de telles institutions, mais encore sur les meilleurs moyens de parvenir le but qu'elles se seront proposé.

L'examen de ces questions, dans leurs rapports avec les besoins et les ressources des services publics, pour des conditions déterminées, est la base sur laquelle doit s'appuyer la préparation du programme administratif, cette première étude, si importante et pourtant si négligée, parmi les nombreuses et difficiles études qui seules peuvent conduire à un projet vraiment digne d'approbation.

J'ai l'espoir d'avoir déjà, par les développements que j'ai donnés à l'étude partielle de chacun des éléments engagés dans le problème, notablement facilité pour les fondateurs d'asiles d'aliénés la préparation du programme administratif dans ses termes les plus généraux. Il me reste à faire moi-même l'application des principes que j'ai posés, aux divers cas qui peuvent se présenter le plus généralement dans la pratique, et à formuler ainsi en quelque sorte les divers programmes administratifs qui, répondant aux besoins les plus ordinaires des services publics, doivent être considérés comme moyens de solution du problème dans toute sa généralité, et seront pris dans cet ouvrage comme point de départ des études, d'où peuvent sortir les règles à suivre pour assurer la création des asiles d'aliénés dans les conditions les mieux appropriées à leurs diverses destinations.

La question du programme administratif se présente avec les caractères de la plus grande généralité dans le cas où l'administration d'un grand État se propose d'organiser unitairement le service des aliénés par un système d'établissements publics centralisés au double point de vue de leur fondation et de leur administration.

Convaincu que les asiles exclusivement consacrés à un seul sexe présentent médicalement, économiquement et administrativement, des avantages qui ne peuvent être offerts, au même degré, par les asiles communs aux deux sexes, et que ces asiles spéciaux, constitués dans toutes les conditions de perfection qui peuvent leur être données, représentent véritablement le dernier terme du progrès dans l'art de construire et d'approprier les établissements hospitaliers destinés aux aliénés, je n'hésite pas à exprimer positivement l'opinion que la meilleure solution du problème administratif, dans l'hypothèse donnée de l'organisation unitaire du service public des aliénés d'un grand État, consisterait à créer, pour les aliénés de chaque sexe, autant d'asiles de 400 à 500 malades que l'exigerait le nombre total des individus à secourir dans la circonscription territoriale de l'État.

Les établissements, distincts pour chaque sexe, devraient être répartis à la surface du pays de manière à faciliter les relations et les communications entre ces asiles et les fractions de la communauté sociale pour les besoins de laquelle ils seraient fondés, et à les grouper, par paires comprenant un asile d'hommes et un asile de femmes, d'abord pour assurer ce résultat, puis aussi pour favoriser, autant que les circonstances locales le permettraient, l'échange de services économiques entre les deux espèces d'établissements.

Ces asiles de 400 à 500 malades devraient admettre les aliénés indigents placés aux frais de l'assistance publique et les aliénés placés volontairement par les familles qui peuvent payer une pension équivalente au prix de la journée d'entretien des indigents. Ils seraient destinés à recevoir toutes les formes de l'aliénation mentale chez les malades de tout âge. Les aliénés flétris par des condamnations infamantes ne pourraient être admis que temporairement dans ces asiles, et seraient réunis dans des établissements spéciaux créés isolément ou annexés aux maisons de détention.

La fondation d'asiles spéciaux pour chaque sexe me paraîtrait encore devoir être préférée à tout autre moyen de régulariser et de compléter le service public, dans les pays où existent déjà des établissements pour les circonscriptions territoriales les plus importantes, et où il ne s'agirait plus que de créer des ressources analogues pour les circonscriptions territoriales qui n'ont pu encore les réaliser. Ce résultat pourrait être atteint par l'appropriation des établissements existants et par la fondation de nouveaux établissements, en attribuant à plusieurs circonscriptions territoriales soit deux établissements séparés, soit un groupe de deux établissements.

Les occasions où l'administration centrale d'un grand État aurait pu se placer en face du problème à résoudre dans les conditions les plus favorables à l'adoption générale du système de fondation d'asiles qui me paraît en être la plus parfaite solution, se sont plusieurs fois offertes, dans le passé, en France, en Angleterre, en Belgique, en Sardaigne, et n'ont pas été saisies. Elles ne peuvent désormais se reproduire dans ces pays.

C'est dans des conditions beaucoup plus restreintes et pour des circonscriptions territoriales beaucoup moins considérables, que se pose habituellement la question du programme administratif à adopter pour la fondation des asiles d'aliénés.

Les convenances de la centralisation des services publics conduisent naturellement dans ce cas à considérer un seul établissement, contenant tous les aliénés de la circonscription, comme le but vers lequel l'administration doit tendre. Et c'est en effet ce qui a été généralement réalisé ou projeté en France pour chaque département, en Angleterre pour chaque comté, en Belgique et en Sardaigne pour chaque province, en Allemagne, en Suisse, aux États-Unis, pour chacun des États de la confédération.

Mais il est nécessaire de remarquer que ces diverses subdivisions de grands États présentent des différences très considérables dans le chiffre respectif de leur population, et des différences non moins grandes dans le nombre des aliénés à secourir pour chaque circonscription.

L'importance de ces différences est mise en évidence par la comparaison du chiffre de la population et du nombre des aliénés à la charge de l'assistance publique dans diverses circonscriptions territoriales de l'Angleterre et de la France.

Comté anglais.	Nombre d'aliénés indigents.	Population.
Middlesex	1,938	1,574,465
Lancaster.	1,435	1.709,959
York-West-Riding	805	879,492
Huntingdon	81	55,573
Westmoreland	74	56,469
Rutland	28	23,150
Départements français.		
Seine.	2,874	1,364,467
Seine-Inférieure	686	757,990
Gironde	402	602,444
Basses-Pyrénées	71	457,832
Hautes-Pyrénées	41	251,285
Landes	26	298,220

Les différences dans le nombre des aliénés à la charge de l'assistance publique pour les diverses subdivisions territoriales de ces deux grands États se résument généralement ainsi qu'il suit, d'après des données qui paraissent représenter assez exactement les véritables besoins en Angleterre, mais qui pour la France ne répondent à la réalité des besoins que dans un petit nombre de circonscriptions.

Circonscriptions offrant un nombre d'aliénés :	Angleterre. sur 12 comtés.	France. sur 86 départements.
Inférieur à 100.	3	23
Compris entre 100 et 200	7	40
Compris entre 200 et 300	10	12
Compris entre 300 et 400	9	6
Compris entre 400 et 500	3	2
Compris entre 500 et 600	3	1
Compris entre 600 et 700	3	1
Compris entre 700 et 1,000	2	»
Compris entre 1,000 et 1,500	1	»
Compris entre 1,500 et 2,000	1	»
Compris entre 2,000 et 3,000	»	1
	42	86

Il serait difficile d'admettre en théorie que des données si différentes dussent conduire à une solution unique. L'expérience a prouvé, en France et à l'étranger, combien on a rencontré d'inconvénients et de déceptions dans cette pratique, uniformément adoptée, de recourir à un seul et même moyen pour faire face à des besoins si variés.

La question du programme administratif, dans des conditions si différentes, comporte réellement des solutions diverses qui doivent se trouver nécessairement subordonnées à la considération du nombre total des malades à secourir, et de la proportion de chacun des deux sexes dans ce nombre total. Ce sont là deux points fondamentaux sur la détermination exacte desquels on ne saurait appeler trop sérieusement l'attention scrupuleuse des administrations dans l'étude préparatoire d'un programme. Car de cette détermination doit dépendre le choix à faire entre les diverses espèces d'établissements à l'aide desquelles il est possible de satisfaire convenablement aux diverses exigences des services publics.

La détermination du nombre total des aliénés à secourir dans une circonscription donnée, et de la proportion pour laquelle chaque sexe entre dans ce nombre, présente de notables difficultés. Le plus souvent les prévisions, sur lesquelles on avait fondé, dans le passé, les programmes adoptés pour la fondation des asiles, se sont trouvées déconcertées par les faits.

Les enseignements de la statistique, bien qu'à défaut de méthode et de généralité dans les recherches ils manquent souvent de rigueur et d'autorité, ne doivent pourtant pas être négligés.

Il doit d'abord être tenu compte, pour la détermination du nombre total des aliénés, d'un rapport probable avec le chiffre de la population dans la circonscription donnée, d'après la proportion fournie, pour le pays d'où dépend cette circonscription, par les recensements généraux qui forment la base de ces supputations statistiques. Mais il est important de remarquer que ces recensements ont eu rarement l'exactitude désirable, en raison de l'insuffisance des documents et de l'imperfection des méthodes; qu'ils présentent généralement une proportion plus faible que la réalité, en raison de ce que les documents ne se rapportent le plus ordinairement qu'aux aliénés séquestrés ou secourus; et que dès lors les recensements, qui sont les plus récents et qui présentent les proportions les plus fortes, doivent être considérés comme les plus rapprochés de la vérité.

Le rapport du nombre 'des aliénés au chiffre de la population avait été évalué pour l'Angleterre,

En 1815, par le docteur Powel, à.	1 sur 3,650
En 1819, par le docteur Burrows, à.	1 sur 2,000
En 1829, par les docteurs Holliday et Pritchard, à	1 sur 1,000
Plus tard, par le docteur Julius, à	1 sur 666

D'après le compte rendu de la commission métropolitaine de Londres, le nombre des aliénés de toute catégorie existant en Angleterre et dans le pays de Galles, au 1er janvier 1847, s'élevait à 26,516, ce qui, pour une population de 15,906,741 habitants, donne un rapport de 1 sur 599. D'après le même document, le nombre total des aliénés indigents s'élevait à 18,065, c'est-à-dire à 1 sur 880; le nombre des aliénés indigents séquestrés dans les asiles de comté, les hôpitaux, les asiles autorisés, et les maisons de travail, était de 13,534, c'est-à-dire de 1 sur 1,174.

Le rapport du nombre des aliénés au chiffre de la population avait été évalué pour la France, par Esquirol, en 1824, à 1 sur 1,750; en 1830, à 1 sur 1,000. Dans mes recherches statistiques de 1839, j'ai cherché à donner plus de rigueur à cette évaluation en m'appuyant sur les documents réunis par M. Ferrus dans son ouvrage sur les aliénés. D'après cet essai, le nombre total des aliénés secourus et non secourus en 1832 se serait élevé à 16,170, et aurait donné le rapport de 1 sur 2,000, rapport que je jugeais inférieur à la réalité.

La statistique de la France, publiée en 1843, contient les données suivantes :

	NOMBRE D'ALIÉNÉS EXISTANT				
	Dans les établissements publics et privés.	Ailleurs.	Total.	Population de la France.	RAPPORT.
Au 1er janv. 1835.	10,539	5,999	16,538	33,540,910	1 sur 2,028
— 1836.	11,091	6,475	17,566	—	1 sur 1,909
— 1837.	11,429	6,294	17,723	—	1 sur 1,893
— 1838.	11,982	5,936	17,918	—	1 sur 1,871
— 1839.	12,577	5,566	18,143	—	1 sur 1,849
— 1840.	13,283	5,066	18,349	—	1 sur 1,827
— 1841.	13,887	4,480	18,367	34,213,929	1 sur 1,862

D'après le dépouillement que j'ai fait des états semestriels fournis au ministre de l'intérieur, le nombre total des aliénés existants dans les asiles publics et privés de la France s'élevait, en 1850, à 21,844, chiffre qui, pour une population de 35,502,786, donne le rapport de 1 sur 1,625.

Vers la même époque, le nombre des aliénés placés d'office et pour la plupart entretenus au compte des départements, dans les asiles publics et privés, s'élevait à 16,719, c'est-à-dire à 1 sur 2,123.

La proportion du nombre des aliénés au chiffre de la population a été évaluée à diverses époques,

Pour l'Écosse, { par Halliday (1829), à	1 sur	574
Pour l'Écosse, { par Julius, à	1 sur	400
Pour la Norwége, par Holst (1828), à	1 sur	551
Pour l'état de New-York, par Beck (1825), à	1 sur	721
Pour les Provinces-Rhénanes, par Jacobi, à	1 sur	1,000
Pour les Pays-Bas, par Wendt, à	1 sur	1,052
Pour l'Italie, par Esquirol (1834), à	1 sur	3,785
Pour le Piémont, par Bonacossa (1836), à	1 sur	4,000

Ces évaluations peuvent servir à fournir une première donnée approximative sur le nombre probable des aliénés à secourir dans la circonscription qu'il s'agit de doter d'un établissement public. Mais le chiffre, en quelque sorte théorique, donné par ces évaluations doit être soigneusement contrôlé par une étude directe des faits réels dans la circonscription.

On ne doit pas se contenter pour ce contrôle de rapporter ce chiffre au nombre officiel des malades secourus; il faut s'appuyer, autant que possible, sur le nombre réel des malades existants dans la circonscription, et ne pas perdre de vue que le nombre apparent des aliénés est subordonné à des conditions fort variables de facilité d'admission au secours public en ce qui concerne les administrateurs, et de disposition à recourir à l'assistance publique par l'admission à l'asile en ce qui concerne les administrés.

C'est principalement à la création et au perfectionnement des institutions publiques de secours pour les aliénés qu'il faut attribuer l'augmentation si rapide et si considérable dans le chiffre connu des aliénés, que la statistique démontre pour les pays où l'organisation de ces institutions a été l'objet d'efforts sérieux et persévérants.

En cherchant à approprier aux besoins réels d'une circonscription donnée l'établissement à fonder, ce qu'on doit supposer, c'est que l'administration comprendra sa mission dans toute son étendue, et que la société profitera complétement des ressources qui lui auront été offertes.

Il y a encore, en France, un trop grand nombre d'administrations départementales qui hésitent à accepter, avec toute sa portée, la mission de bienfaisance publique que la législation de 1838 leur a confiée. Tantôt on restreint le titre au secours en invoquant la nature même de la maladie, et en contestant à l'idiot les droits de l'aliéné. C'est ainsi que les enfants ont été généralement repoussés des asiles. Tantôt on restreint le devoir du département en excluant du droit à obtenir le bénéfice de la loi les aliénés qualifiés non dangereux. C'est ainsi que dans plusieurs départements le petit nombre des aliénés secourus exprime bien moins l'état véritable des besoins du service public dans la circonscription que le résultat de l'insuffisance des secours. C'est en s'appuyant sur les faits produits par cette application parcimonieuse de la loi que les administrations locales se trouvent conduites soit à repousser toute proposition de création d'asile, soit à contester la nécessité de donner aux asiles créés ou projetés les développements exigés par les besoins vrais du service.

Pour combattre cette tendance des administrations locales à restreindre aux aliénés dits dangereux l'obligation départementale de secours, j'ai eu plusieurs fois à invoquer, dans le cours de mes inspections, les principes généraux de la science qui déterminent d'après la nature des choses la destination à donner aux asiles d'aliénés, et qui, heureusement pour notre pays, se trouvent consacrés, dans ce qu'ils ont de plus essentiel, par notre législation, ainsi que le prouvent le deuxième paragraphe de l'article 25 de la loi de 1838, et l'interprétation donnée à cet article par la circulaire ministérielle du 5 août 1839. Le paragraphe de la loi, qui fait partie de la section consacrée à régler les dépenses du service des aliénés, est ainsi conçu : « Les aliénés dont l'état mental ne compromettrait point l'ordre public ou la sûreté des personnes y seront également admis (dans l'établissement appartenant au département ou avec lequel il aura traité), dans les formes, dans les circonstances et aux conditions qui seront réglées par le conseil général, sur la proposition du préfet, et approuvées par le ministre. » La circulaire ministérielle pose ces principes : « Tout aliéné dangereux doit d'abord, dans un intérêt de sûreté générale, être séquestré, et, s'il ne possède aucune ressource, il doit être traité aux frais de l'administration publique. Mais l'obligation des départements ne s'arrête point là : la loi du 30 juin 1838 n'est pas seulement une loi de police, c'est aussi une loi de bienfaisance. Il est des aliénés dont la condition est trop déplorable, quoiqu'ils ne menacent point la sécurité des citoyens, pour que la société ne leur vienne pas en aide. Tous ceux surtout qui sont en proie aux premiers accès d'un mal que l'art peut dissiper, doivent être admis à recevoir les secours de la science et de la charité. Lorsque sur tous les points de notre territoire, des hôpitaux sont ouverts aux diverses maladies qui affligent l'humanité, la plus cruelle de toutes, l'aliénation mentale, ne saurait être privée de ce bienfait. »

Pour obtenir une juste appréciation des besoins du service public, en ce qui se rapporte aux aliénés, dans une circonscription donnée, il ne suffit pas d'appuyer les évaluations de nombre sur la connaissance aussi exacte que possible des faits actuels, il est en outre nécessaire de vérifier ces évaluations au moyen des connaissances que la science a acquises sur l'influence des causes les plus actives de l'aliénation mentale.

Le rapport du nombre des aliénés au chiffre de la population est notablement augmenté par l'existence des grandes villes, par la prédominance des populations urbaines sur les populations rurales, par la prépondérance des occupations industrielles centralisées dans des manufactures agglomérées, sur les occupations agricoles ou industrielles disséminées, par le développement des habitudes d'intempérance, surtout en ce qui concerne l'abus des boissons alcooliques, enfin par la mobilité et l'incertitude des moyens d'existence pour les classes qui vivent du travail manuel. C'est par l'influence de ces causes, diversement combinées, que s'expliquent les différences considérables que présentent par rapport au nombre des aliénés, sous un même climat et pour une même race, les diverses circonscriptions territoriales d'un même État.

L'Angleterre, sans y comprendre le pays de Galles, compte 16,634 aliénés indigents sur 14,664,208 habitants ou 1 sur 881.

La proportion varie considérablement dans les divers comtés.

Glocester.	608	aliénés sur	394,828,	1 sur 649
Southampton.	521	— sur	339,160,	1 sur 651
Northampton.	293	— sur	197,197,	1 sur 673
Norfolk.	551	— sur	405,123,	1 sur 735
Surrey	767	— sur	577,775,	1 sur 753
Suffolk.	413	— sur	314,722,	1 sur 759
Middlesex	1,938	— sur	1,574,465,	1 sur 812
. . . .	»		»	»
York-East-Riding.. .	215	— sur	221,847,	1 sur 1,031
Cambridge	166	— sur	171,848,	1 sur 1,035
York-West Riding . .	805	— sur	879,492,	1 sur 1,092
Cornwall.	316	— sur	340,728,	1 sur 1,109
Derby.	208	— sur	242,786,	1 sur 1,167
Chester.	297	— sur	367,019,	1 sur 1,235
York-North-Riding. .	146	— sur	180,527,	1 sur 1,236

Des différences analogues et encore plus considérables existent entre les départements de la France.

La France compte 16,719 aliénés entretenus au compte des départements sur 35,502,786 habitants, ou 1 sur 2,123.

Seine.	2,874	aliénés sur	1,364,467,	1 sur 474
Seine-Inférieure . .	686	— sur	757,990,	1 sur 1,104
Indre-et-Loire . . .	232	— sur	312,400,	1 sur 1,385
Gironde.	402	— sur	602,444,	1 sur 1,498
Maine-et-Loire . . .	331	— sur	504,963,	1 sur 1,513
Loire-Inférieure. . .	310	— sur	517,265,	1 sur 1,668
Haute-Garonne . . .	257	— sur	481,938,	1 sur 1,875
. . . .	»		»	»
Mayenne	140	— sur	368,439,	1 sur 2,631
Tarn-et-Garonne . .	77	— sur	242,498,	1 sur 3,149
Tarn	110	— sur	360,679,	1 sur 3,278
Pyrénées-Orientales.	34	— sur	180,794,	1 sur 5,318
Hautes-Pyrénées. . .	41	— sur	251,285,	1 sur 6,131
Basses-Pyrénées. . .	71	— sur	457,832,	1 sur 6,448
Landes	26	— sur	298,220,	1 sur 11,470

La statistique de la Norwége, rédigée avec beaucoup de soin en 1828, par Holst, a fourni pour extrêmes du rapport des aliénés à la population dans les diverses circonscriptions de cet État, 1 sur 458, et 1 sur 1,093.

Un des résultats les plus remarquables de cette statistique est la manifestation de l'influence exercée par l'agglomération des populations dans les villes sur la proportion des aliénés. Le nombre des aliénés des villes en Norwége était à celui des campagnes comme 112 est à 100.

Il est facile de reconnaître cette influence dans les faits relatifs à l'Angleterre et à la France. En France surtout, la proportion la plus élevée appartient aux circonscriptions qui contiennent les plus grandes villes et le plus de grandes villes. Elle s'est aussi révélée dans les recherches de M. Bonacossa sur les aliénés du Piémont. La proportion constatée pour le royaume tout entier en 1836 était 1 sur 4,000. La circonscription de Turin comptait 1 aliéné sur 941 habitants.

Tous les caractères d'une démonstration de la réalité et de la puissance de cette influence me paraissent appartenir aux résultats que j'ai obtenus, de concert avec M. Deboutteville, dans nos recherches statistiques sur la Seine-Inférieure.

Le classement des aliénés admis de 1825 à 1843 dans l'asile de la Seine-Inférieure par catégories en raison du lieu de domicile, a fourni les résultats suivants :

Domicile.	Population.	Nombre d'admissions.	Proportion d'aliénés sur 1,000 habitants.
Département	737,501	2,146	2,90
Rouen	96,002	965	10,05
Le Havre.	27,254	106	3,90
Dieppe	16,443	79	4,80
Elbeuf.	14,646	53	3.61
Les quatre villes réunies	154,245	1,203	7,79
Villes et communes renfermant de 3 à 10,000 habitants	102,375	358	2,52
Communes renfermant moins de 3,000 habitants.			
Arrondissement de Rouen	107,573	156	2,41
— du Havre.	78,692	85	1,08
— d'Yvetot	124,208	156	1,25
— de Dieppe	91,954	102	1,10
— de Neufchâtel	78,454	82	1,04
Les cinq arrondissements réunis.	480,881	685	1,42

Il est à remarquer que, dans le décompte du Havre, n'ont pas été compris les aliénés de cette ville reçus depuis plusieurs années dans un quartier de son hospice. La proportion du nombre des aliénés, pour cette ville et par conséquent aussi pour les quatre villes principales, se trouve ainsi, dans le tableau, sensiblement abaissée au-dessous de la réalité.

Je ne doute pas que ces résultats ne fussent confirmés par toutes les recherches statistiques qui seraient entreprises d'après la même méthode. Sur 267 admissions effectuées dans l'asile de la Sarthe, du 18 août 1834 au 31 décembre 1838, 237 appartenaient au département, et se répartissaient ainsi qu'il suit dans les quatre arrondissements.

Domicile.	Population.	Nombre d'admissions.	Proportion sur 1,000.
Arrondissement du Mans.	164,667	137	0,83
— de Mamers.	133,444	35	0,26
— de la Flèche	97,343	36	0,37
— de Saint-Calais.	70,834	29	0,40

Les recherches encore inédites de M. Étoc-Demazy l'ont conduit à constater constamment la prédominance du nombre des aliénés dans l'arrondissement et dans la ville du Mans.

Voici la répartition des admissions d'aliénés en 1850.

Domicile.	Population.	Nombre d'admissions.	Proportion sur 1,000.
Département	474,876	78	0,16
Arrondissement du Mans.	171,908	40	0,23
— de Mamers.	131,366	13	0,09
— de la Flèche	101,926	13	0,12
— de Saint-Calais.	69,676	6	0,08
Domicile inconnu.		6	0,08
Ville du Mans, y compris la banlieue. .	52,763	23	0,43
Ville de la Flèche.	19,405	7	0,36

Sur 282 admissions effectuées à l'asile d'Auxerre, de 1841 à 1846, 264 appartenaient par le domicile au département de l'Yonne. Leur répartition par arrondissement fournit les résultats suivants :

Domicile.	Population.	Nombre d'admissions.	Proportion sur 1,000.
Département.	362,961	264	0,72
Arrondissement d'Auxerre	114,745	116	1,01
— de Joigny	92,984	63	0,67
— de Sens.	63,367	32	0,50
— d'Avallon.	46,073	30	0,63
— de Tonnerre	44,792	23	0,51

« En jetant les yeux sur les admissions par arrondissement, dit M. Girard, on est frappé du rapport plus considérable des aliénés avec l'arrondissement d'Auxerre, circonstance qui vient à l'appui de l'idée plusieurs fois émise que les centres de population favorisent le développement de la folie par les conditions qu'ils créent à ceux qui les habitent (1). »

Enfin, dans une étude approfondie du programme administratif pour une circonscription donnée, il est encore très important de tenir compte des faits propres à la circonscription, en ce qui se rapporte au nombre des idiots.

On ne peut mettre en doute que l'idiotie ne doive être comprise parmi

(1) 1846, Girard. *Compte administr.*, p. 26.

les maladies que la science a réunies sous le nom commun d'aliénation mentale, et que l'état de l'intelligence chez l'idiot ne lui donne à la bienfaisance publique les droits que la loi a voulu assurer à tous les indigents privés de la raison. Mais l'idiotie, si profondément différente de la folie proprement dite, quant à l'essence même de l'état morbide, n'en diffère pas moins quant aux conditions qui lui donnent naissance.

Bien plus étroitement encore que la folie, l'idiotie est liée dans son développement aux causes représentées par les conditions de lieu et de climat, ainsi que l'attestent la fréquence et le caractère endémique de l'idiotie dans les vallées des hautes montagnes, dans les landes et les marécages des plaines. Tout autant que la folie, mais avec une direction opposée dans le sens de l'influence sur le développement, l'idiotie est liée aux conditions d'état social. La folie prédomine dans les grands centres de population agglomérée où l'homme déploie, au milieu de l'agitation incessante des passions, toutes les activités de la vie sociale et industrielle. L'idiotie se dissémine dans les champs, et se confine dans les petits groupes d'habitations clair-semées, où l'homme croupit dans l'isolement, l'apathie et les privations d'une vie exclusivement pastorale ou agricole. C'est sans aucun doute le concours de ces conditions physiques, physiologiques et sociales qui, mettant obstacle au développement corporel, intellectuel et moral des individus, et multipliant par l'hérédité les effets de son énergique et constante influence, appauvrit les populations, abâtardit les races, et donne naissance à ces maladies endémiques qui se caractérisent à la fois par une perturbation profonde du mouvement nutritif d'accroissement et par le défaut de développement des facultés intellectuelles et morales. Ainsi peut s'expliquer, comme effet analogue d'un concours similaire de causes, l'idiotie des vallées dans les hautes montagnes, qui fait partie essentielle du crétinisme, et l'idiotie des landes et des marécages dans les plaines, qui se rattache à des perturbations moins graves de la nutrition et à des altérations moins profondes de la race.

Les différences du rapport qui, en vertu de ces lois, doit exister entre le nombre des idiots et le chiffre de la population dans les diverses circonscriptions territoriales d'un grand État, se laissent entrevoir plutôt qu'elles ne se démontrent dans les documents fournis par la statistique. Il arrive trop souvent encore aujourd'hui que les médecins, méconnaissant les caractères essentiels de l'idiotie, confondent cette maladie, ou plutôt cette infirmité congéniale, avec la stupidité et l'imbécillité consécutives à la folie et aux maladies cérébrales accidentelles. Comment les administrateurs et les statisticiens auraient-ils pu ne pas tomber dans cette erreur? En attendant qu'une méthode plus rigoureuse d'observation conduise à des résultats plus concluants, il n'est pas impossible de tirer dès à présent quelque parti des faits recueillis, pour éclaircir les points les plus fondamentaux de la question, et pour confirmer les vues qui viennent d'être exposées.

Esquirol, qui a si puissamment concouru à fixer la doctrine médicale sur la véritable nature de l'idiotie et qui considérait le crétinisme comme une variété de l'idiotie, pensait que les crétins, ou idiots des montagnes, sont en beaucoup plus grand nombre dans les pays où le crétinisme est endémique, que les idiots ne le sont dans les pays de plaine et dans les villes. Il estimait à un trentième tout au plus le nombre des idiots admis dans les hospices d'aliénés.

Je n'ai pu trouver nulle part aucune donnée positive sur le nombre des crétins, et encore moins sur le nombre des idiots crétins dans les pays où le crétinisme est endémique. L'opinion d'Esquirol me paraît néanmoins suffisamment établie par l'observation.

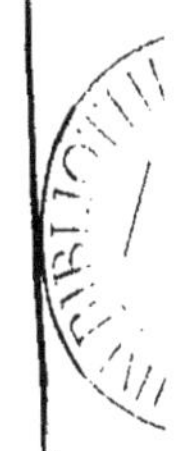

Quant à la variabilité de la proportion des idiots suivant les localités, elle se manifeste avec une entière évidence dans les documents plus ou moins imparfaits que la science possède, et se montre assez généralement conforme aux aperçus généraux que j'ai formulés.

La proportion du nombre des idiots au nombre total des aliénés admis à diverses époques dans divers asiles de la France a varié ainsi qu'il suit :

			Idiots.		Aliénés.	Sur 1,000.
Côte-d'Or.	Dijon	en 1843,	30	sur	149	201
Yonne.	Auxerre.	de 1841 à 1845,	55	sur	282	195
Rhône	Antiquaille	de 1831 à 1838,	96	sur	1,045	91
Meuse.	Fains.	en 1844 et 1846,	17	sur	192	88
Haute-Marne	Saint-Dizier.	en 1848,	5	sur	63	79
Seine.	Salpêtrière et Bicêtre.	de 1825 à 1833,	642	sur	8,272	77
Nord	Lille (femmes). . . .	de 1844 à 1846,	22	sur	366	60
Bouches-du-Rhône.	Marseille	de 1841 à 1849,	45	sur	1,340	33
Seine-Inférieure . .	Rouen	de 1835 à 1843,	48	sur	1,713	28

La comparaison du nombre des idiots au nombre total des aliénés existants dans les divers établissements de la France conduit à des résultats analogues.

D'après la Statistique générale de la France, le rapport pour tous les établissements serait en moyenne de 226 idiots sur 1,000 aliénés. Les données, sur lesquelles cette évaluation se fonde, démontreraient l'existence de différences très considérables dans le rapport entre les divers établissements de la France, et par conséquent aussi entre ses diverses circonscriptions territoriales. Ainsi, en 1841, la proportion des idiots aurait été égale à 0 dans quatre départements : la Sarthe, les Deux-Sèvres, les Hautes-Pyrénées et l'Yonne; elle n'aurait pas atteint le dixième du nombre total des aliénés dans quatre départements : le Calvados, la Gironde, la Seine et le Tarn-et-Garonne; elle aurait dépassé le tiers dans six départements, la Corrèze, le Gers, le Jura, la Manche, le Nord et la Vienne; enfin elle aurait dépassé la moitié dans un département, l'Aisne.

Mais les faits qui ont servi de base à la Statistique générale de la France ont une bien faible valeur en tout ce qui a rapport aux aliénés. Un recensement, qui a pour garant de son exactitude la compétence réelle des médecins spéciaux qui en ont été chargés, fournit, pour un petit nombre d'établissements et pour une population réellement propre à chaque département, des données plus sûres et tout aussi concluantes relativement à la variabilité de la proportion des idiots.

	Idiots		Aliénés.	Idiots		Aliénés.	Idiot		Habitants.
Haute-Garonne. . .	60	sur	301	199	sur	1,000	1	sur	8,032
Ille-et-Vilaine . . .	47	—	270	174	—		1	—	11,977
Ariége.	24	—	143	167	—		1	—	11,272
Sarthe	39	—	288	139	—		1	—	14,740
Mayenne	26	—	201	129	—		1	—	14,171
Gers.	16	—	132	121	—		1	—	19,680
Orne.	15	—	239	62	—		1	—	29,473

La commission métropolitaine de Londres, dans le tableau des aliénés indigents de l'Angleterre et du pays de Galles qu'elle a publié, a distingué les idiots et les fous. Bien que fort probablement la distinction n'ait pas dû être bien scientifiquement rigoureuse, les résultats fournis par ce document important offrent un véritable intérêt, et peuvent être considérés comme propres à mettre en évidence la variabilité et quelques unes des causes de la variabilité du rapport des idiots et des fous à la population dans les diverses localités.

D'après ce tableau, l'Angleterre comptait, au 1er janvier 1847, 6,799 idiots sur 16,634 aliénés, c'est-à-dire 408 idiots sur 1,000 aliénés. Le rapport à la population (14,664,208) était, pour les idiots, de 1 sur 2,156 habitants; pour les fous, de 1 sur 1,491. Le pays de Galles comptait, à la même époque, 760 idiots sur 1,198 aliénés, c'est-à-dire 634 idiots sur 1,000 aliénés. Le rapport à la population (900,694) était, pour les idiots, de 1 sur 1,185 habitants, pour les fous de 1 sur 2,056.

Sur les 42 comtés anglais, 31 offraient un nombre d'idiots inférieur, 9 un nombre d'idiots supérieur, 2 un nombre d'idiots égal au nombre des fous.

Proportion des idiots au total des aliénés et à la population dans divers comtés de l'Angleterre.

	Idiots		Aliénés.	Idiots		Aliénés.	Idiot		Habitants.
Hereford	90	sur	153	588	sur	1,000	1	sur	1,229
Derby.	118	—	208	568	—		1	—	2,055

	Idiots		Aliénés.	Idiots		Aliénés.	Idiot		Habitants.
Hertford	144	sur	255	567	sur	1,000	1	—	1,223
Sussex.	191	—	350	545	—		1	—	1,458
Somerset.	323	—	610	529	—		1	—	1,406
Stafford.	252	—	477	528	—		1	—	1,752
Berks.	159	—	306	519	—		1	—	1,212
Worcester.	167	—	331	504	—		1	—	2,012
. . . .	»		»	»					»
Warwick.	170	—	443	383	—		1	—	2,288
Suffolk.	152	—	413	368	—		1	—	2,070
Nottingham. . . .	133	—	366	363	—		1	—	2,035
Lancaster.	518	—	1,435	361	—		1	—	3,301
Kent	219	—	618	354	—		1	—	2,510
Monmouth	48	—	143	335	—		1	—	3,129
Surrey	227	—	767	281	—		1	—	2,545
Middlesex.	382	—	1,938	197	—		1	—	4,121

Proportion des idiots au total des aliénés et à la population dans les 12 comtés du pays de Galles.

	Idiots		Aliénés.	Idiots		Aliénés.	Idiot		Habitants.
Denbigh.	68	sur	82	829	sur	1,000	1	sur	1,007
Merioneth.	67	—	87	770	—		1	—	756
Montgomery . . .	102	—	136	750	—		1	—	737
Radnor.	23	—	32	719	—		1	—	641
Flint.	42	—	61	688	—		1	—	1,532
Carnarvon	90	—	134	671	—		1	—	971
Anglesey.	36	—	54	666	—		1	—	1,057
Brecon.	47	—	74	635	—		1	—	1,178
Pembroke	51	—	85	600	—		1	—	1,540
Carmarthen. . . .	86	—	156	551	—		1	—	1,400
Cardigan	62	—	122	508	—		1	—	1,212
Glamorgan	86	—	175	491	—		1	—	2,070

L'évaluation du nombre total des aliénés à secourir dans la circonscription étant obtenue avec toutes les chances possibles d'exactitude, reste à apprécier la proportion de chacun des deux sexes dans ce nombre total.

Les fondations d'asiles ont été généralement conçues et réalisées, pour les deux sexes, sur la donnée de l'égalité de nombre entre les hommes et les femmes. Cette donnée n'est pourtant rien moins qu'exacte, même à ne considérer la question que dans sa plus grande généralité.

Le nombre total des aliénés existant dans les asiles publics et privés de la France, en 1850, était pour les hommes de 10,561, pour les femmes de 11,239, ce qui donne 100 hommes pour 106 femmes. La différence était plus considérable pour les aliénés séquestrés d'office, qui comptaient 7,951 hommes et 8,739 femmes, c'est-à-dire 100 hommes pour 110 femmes.

Le nombre total des aliénés existant dans les asiles publics et privés, et dans les maisons de travail de l'Angleterre, en 1847, se composait de 10,248 hommes et de 11,882 femmes, de 100 hommes pour 116 femmes. La différence était plus grande aussi pour les aliénés indigents qui, comprenant 8,136 hommes et 9,929 femmes, donnaient le rapport de 100 hommes pour 122 femmes.

Des recensements faits à diverses époques ont fourni, pour divers pays, les résultats suivants :

		Proportion pour les hommes.	Proportion pour les femmes.
Pays-Bas et Hollande. . .	Guislain. . . .	100	117
Norwége	Holst, 1828. .	100	70
Provinces rhénanes. . . .	Jacobi.	100	85
États-Unis	Earle	100	55
Italie.	Pritchard . . .	100	88

Ainsi, sans rien préjuger sur la question de la fréquence relative de l'aliénation dans les deux sexes, question qui est toute différente, et qui ne peut pas se juger par des recensements, en fait, le nombre actuel des aliénés à secourir dans un pays quelconque n'est pas égal pour les deux sexes. Tantôt le nombre des femmes l'emporte, comme dans la plupart des pays tempérés de l'Europe, tantôt c'est le nombre des hommes qui est plus considérable, comme dans le midi de l'Europe et le nord de l'Europe et de l'Amérique. Et non seulement les différences qui représentent l'inégalité entre les deux sexes sont considérables, mais encore leur importance varie.

L'inégalité et la variabilité de l'inégalité dans le nombre proportionnel des hommes et des femmes, relativement au nombre total des aliénés à secourir, se manifestent, avec toute leur importance, quand la question se particularise pour des circonscriptions plus étroites.

Rapport de nombre entre les aliénés des deux sexes placés d'office, pour plusieurs circonscriptions de la France.

	Nombre des hommes.	Nombre des femmes.	Proportion des hommes.	Proportion des femmes.
Seine-Inférieure.	239	447	100	187
Seine	1,161	1,713	100	147
Sarthe.	89	127	100	142
Loire-Inférieure.	133	178	100	134
Indre-et-Loire.	103	129	100	125
Mayenne	84	97	100	115
Haut et Bas-Rhin.	169	185	100	109
Orne	115	116	100	100, 8
Gironde.	213	189	100	88
Charente-Inférieure.	76	66	100	86
Basses-Pyrénées, Hautes-Pyrénées et Landes.	76	65	100	85
Ariége.	82	60	100	73

Rapport de nombre entre les aliénés des deux sexes à secourir, pour plusieurs circonscriptions de l'Angleterre.

	Nombre des hommes.	Nombre des femmes.	Poportion des hommes.	Proportion des femmes.
Cumberland	94	94	100	100
Derby.	104	104	100	100
York, North-Riding	72	74	100	102
Southampton.	230	291	100	127
Notthingam.	161	205	100	127
Essex.	146	191	100	130
Kent.	269	349	100	130
Somerset.	264	346	100	131
Gloucester.	261	347	100	133
Surrey.	329	438	100	133
Middlesex.	796	1,142	100	143

L'étude approfondie des faits réels, dans leurs rapports avec les données expérimentales les plus propres à les vérifier, ayant permis de déterminer avec toute l'exactitude nécessaire, pour une circonscription donnée, le nombre total des malades à secourir et la proportion de chaque sexe dans le nombre, voici comment les principes que j'ai développés doivent dénouer en solutions différentes, suivant les cas qui peuvent se présenter, le problème du programme administratif à adopter pour la fondation des asiles d'aliénés.

Si la circonscription territoriale comporte un nombre total d'aliénés des deux sexes moindre que 400, et si la proportion de chaque sexe dans le nombre total est voisine de l'égalité, le but que l'administration doit se proposer peut être convenablement et avantageusement atteint par la fondation d'un asile comprenant tous les aliénés de la circonscription sans distinction de sexe, ni de forme, ou de degré de la maladie.

Si le nombre total des malades des deux sexes n'atteignait pas le chiffre 200, ou si, pour un nombre total dépassant ce chiffre, il y avait entre les hommes et les femmes une grande différence de nombre, je pense que l'administration devrait se concerter avec l'administration d'une circonscription territoriale voisine, soit pour s'assurer un nombre de malades des deux sexes qui lui permît d'atteindre, dans l'asile à fonder, un chiffre suffisant d'habitants, soit pour s'associer en quelque sorte dans la fondation de deux asiles distincts pour chaque sexe, qui seraient mis en rapport d'importance avec les besoins spéciaux des deux services combinés pour chaque sexe, et qui donneraient ainsi simultanément satisfaction aux besoins généraux du service dans les deux circonscriptions.

Si le nombre total des aliénés dans la circonscription dépasse 400, et n'atteint pas 1,000, il devient nécessaire de fonder deux asiles spéciaux, l'un pour les hommes, l'autre pour les femmes, et convenable d'admettre dans chacun de ces établissements toutes les formes et tous les degrés de la maladie.

A partir du nombre 1,000 et au delà, il devient indispensable de recourir à d'autres solutions du problème.

Si le nombre des hommes et des femmes est à peu près égal, et si le nombre total ne dépasse pas 1,200 à 1,400, trois établissements peuvent suffire, savoir : deux asiles de traitement, chacun de 400 malades pour l'un des deux sexes, et un asile de refuge pour les deux sexes, comprenant les catégories d'aliénés déments et épileptiques, d'idiots, d'imbéciles et d'enfants.

Enfin, pour un nombre plus considérable que 1,400, il serait utile, et même nécessaire, d'instituer : 1° deux asiles de traitement de 400 malades pour chaque sexe; 2° deux asiles de refuge de 400 à 600 malades pour chaque sexe; 3° deux asiles pour les enfants de 100 à 200 malades pour chaque sexe, ou un seul asile de 200 à 400 malades pour les deux sexes. On obtiendrait ainsi l'organisation complète des secours publics, dans des conditions favorables, pour 2,000 à 2,400 aliénés.

Dans les circonscriptions territoriales, où prédominent exceptionnellement l'idiotie et l'épilepsie, dans les pays notamment où règne endémiquement le crétinisme, pourrait se présenter exceptionnellement aussi l'indication d'instituer des établissements spéciaux et distincts, soit pour les jeunes aliénés, soit pour les crétins aliénés de tout âge.

Pour mettre dans la plus entière évidence toute l'importance de l'étude du programme administratif, jusqu'alors si généralement négligée dans la fondation des asiles d'aliénés, et pour faciliter la solution des questions difficiles que cette étude soulève, il m'a paru utile de reproduire ici, avec quelque étendue, les données que j'ai pu recueillir sur l'état de l'Angleterre et de la France, en ce qui se rapporte, soit au nombre des aliénés, soit au nombre, à la nature et à l'importance des établissements qui leur sont consacrésdans ces deux pays. Le rapport de la commission métropolitaine de 1847 m'a fourni, pour l'Angleterre, ces données, qu'en l'absence de documents officiels analogues j'ai cherché à obtenir aussi exactement qu'il m'a été possible pour la France.

Nombre des aliénés séquestrés dans les asiles, les hôpitaux et les maisons autorisées de l'Angleterre et du pays de Galles, au 1er janvier 1847.

NATURE DES ÉTABLISSEMENTS.	INDIGENTS.		PENSIONNAIRES.		TOTAL.		
Asiles de comté.	Hom.	Fem.	Hom.	Fem.	Hom.	Fem.	Deux sexes.
Bedford	91	97	»	»	91	97	188
Bristol.	35	54	»	»	35	54	89
Cheshire.	80	94	4	5	84	99	183
A reporter. . .	206	245	4	5	210	250	460

NATURE DES ÉTABLISSEMENTS.	INDIGENTS.		PENSIONNAIRES.		TOTAL.		
Asiles de comtés.	Hom.	Fem.	Hom.	Fem.	Hom.	Fem.	Deux sexes.
Report. . .	206	245	4	5	210	250	460
Cornwall.	68	80	13	8	81	88	169
Devon	104	127	»	»	104	127	231
Exeter-Workhouse. . .	11	13	»	»	11	13	24
Dorset.	62	86	»	»	62	86	148
Gloucester.	104	113	41	29	145	142	287
Kent.	148	188	»	»	148	188	336
Lancaster.	345	327	»	»	345	327	672
Leicester.	59	64	15	19	74	83	157
Middlesex	412	560	»	»	412	560	972
Norfolk.	99	105	»	»	99	105	204
Nottingham	97	103	23	17	120	120	240
Oxford.	45	66	»	»	45	66	111
Shropshire.	49	54	»	»	49	54	103
Stafford	112	90	30	26	142	116	258
Suffolk.	109	127	5	4	114	131	245
Surrey.	181	221	»	»	181	221	402
York, West-Riding. . .	209	236	»	»	209	236	445
Haverfordwest.	11	11	»	»	11	11	22
	2,431	2,816	131	108	2,562	2,924	5,486
	5,247		239				
Hôpitaux.							
Bethlem	104	36	112	138	216	174	390
Saint-Lukes	10	13	70	105	80	118	198
Guy's hospital	»	»	»	25	»	25	25
Saint-Thomas, Exeter.	»	»	16	21	16	21	37
Liverpool hospital . . .	11	9	25	18	36	27	63
Lincoln.	48	47	18	13	66	60	126
Bethel, Norwich	»	»	22	48	22	48	70
Northampton.	98	103	29	26	127	129	256
Abington abbey	»	»	16	12	16	12	28
Warneford, Oxford. . .	»	»	20	23	20	23	43
York hospital.	24	21	60	49	84	70	154
York retreat	»	»	43	68	43	68	111
Haslar hospital (naval).	»	»	139	»	139	»	139
Schorncliffe, (hospital military)	»	»	73	4	73	4	77
	295	229	643	550	938	779	1,717
	524		1,190				

NATURE DES ÉTABLISSEMENTS.	INDIGENTS.		PENSIONNAIRES.		TOTAL.		
	Hom.	Fem.	Hom.	Fem.	Hom.	Fem.	Deux sexes.
Maisons autorisées dans la circonscription métropolitaine.							
1 contenant des indigents exclusivement. . . .	23	42	»	»	23	42	65
7 contenant des indigents et des pensionnaires.	657	942	162	239	819	1,181	2,000
37 contenant des pensionnaires exclusivement.	»	»	386	316	386	316	702
Dans les circonscriptions provinciales.							
2 contenant des indigents exclusivement. . . .	42	39	»	»	42	39	81
40 contenant des indigents et des pensionnaires.	1,085	1,166	391	373	1,476	1,539	3,015
53 contenant des pensionnaires exclusivement.	»	»	399	367	399	367	766
	1,807	2,189	1,338	1,295	3,145	3,484	6,629
	3,996		2 633				
Récapitulation.							
21 asiles de comté. . . .	2,431	2,816	131	108	2,562	2,924	5,486
13 hôpitaux	295	229	643	550	938	779	1,717
140 maisons autorisées. .	1,807	2,189	1,338	1,295	3,145	3,484	6,629
174 établissements	4,533	5,234	2,112	1,953	6,645	7,187	13,832
	9,767		4,065				

Tableau des aliénés indigents à la charge des paroisses et des villes, dans les diverses unions de l'Angleterre et du pays de Galles.

NOMS des COMTÉS.	POPULATION des UNIONS.	NOMBRE TOTAL des ALIÉNÉS SECOURUS.			ALIÉNÉS SECOURUS dans les asiles et hôpitaux.	dans les maisons autorisées.	dans les maisons de travail.	chez leurs amis ou ailleurs.
Angleterre.		Hom.	Fem.	Deux sexes.	Deux sexes.	Deux sexes.	Deux sexes.	Deux sexes.
Bedford.	112,379	71	74	145	75	5	39	26
Berks.	190,367	138	168	306	14	132	87	73
Buckingham . . .	138,255	78	90	168	13	61	40	54
Cambridge	171,848	80	86	166	25	48	30	63
Chester.	367,019	124	173	297	138	9	66	84
Cornwall	340,728	135	181	316	133	»	119	64
Cumberland. . . .	177,912	94	94	188	4	71	88	25
Derby.	242,786	104	104	208	6	53	80	69
Devon.	531,880	259	309	568	262	19	125	162
Dorset	167,874	103	126	229	126	14	32	57
Durham.	325,997	118	130	248	2	109	80	57
Essex.	320,818	146	191	337	7	150	77	103
Gloucester	394,828	261	347	608	255	45	218	90
Hereford	110,675	75	78	153	»	43	10	100
Hertford	176,173	111	144	255	84	18	70	83
A reporter. . .	3,769,539	1,897	2,295	4,192	1,144	777	1,161	1,110

NOMS des COMTÉS.	POPULATION des UNIONS.	NOMBRE TOTAL des ALIÉNÉS SECOURUS.			ALIÉNÉS SECOURUS dans les asiles et hôpitaux.	dans les maisons autorisées.	dans les maisons de travail.	chez leurs amis ou ailleurs.
Angleterre.		Hom.	Fem.	Deux sexes.	Deux sexes.	Deux sexes.	Deux sexes.	Deux sexes.
Report. . .	3,769,539	1,897	2,295	4,192	1,144	777	1,161	1,110
Huntingdon . . .	55,573	34	47	81	30	13	15	23
Kent	549,694	269	349	618	309	78	138	93
Lancaster.	1,709,959	688	747	1,435	583	191	454	207
Leicester.	220,232	127	153	280	114	12	79	75
Lincoln.	356,347	181	192	373	93	46	131	103
Middlesex.	1,574,465	796	1,142	1,938	820	750	331	37
Monmouth	150,222	64	79	143	13	63	32	35
Norfolk.	405,123	258	293	551	200	56	140	155
Northampton. . .	197,197	139	154	293	119	6	66	102
Northumberland .	265,988	138	179	317	5	129	112	71
Nottingham. . . .	270,719	161	205	366	189	2	122	53
Oxford	159,476	121	133	254	98	12	75	69
Rutland.	23,150	15	13	28	12	1	8	7
Salop	242,703	107	142	249	86	26	70	67
Somerset	454,446	264	346	610	22	208	159	221
Southampton. . .	339,160	230	291	521	3	214	164	140
Stafford.	442,348	226	251	477	182	67	162	66
Suffolk.	314,722	175	238	413	228	26	78	81
Surrey	577,775	329	438	767	382	168	165	51
Sussex	278,608	153	197	350	3	138	99	110
Warwick	388,987	202	241	443	39	143	163	98
Westmoreland . .	56,469	26	48	74	1	22	29	22
Wiltz.	243,332	162	202	364	»	181	92	91
Worcester.	336,108	142	189	331	20	102	103	106
York, East-Riding.	221,847	97	118	215	21	97	52	45
» North » . .	180,527	72	74	146	16	50	45	35
» West » . .	879,492	396	409	805	321	48	244	192
ANGLETERRE.	14,664,208	7,469	9,165	16,634	5,053	3,626	4,490	3,465
Galles.								
Anglesey	38,105	21	33	54	»	1	»	53
Brecon	55,399	36	38	74	1	11	7	55
Cardigan.	75,136	49	73	122	2	6	»	114
Carmarthen . . .	110,404	69	87	156	»	17	11	128
Carnarvon	86,728	59	75	134	»	6	5	123
Denbigh	68,483	39	43	82	»	13	12	57
Flint	64,355	28	33	61	4	12	17	28
Glamorgan	178,041	81	94	175	1	49	23	102
Merioneth.	50,696	45	42	87	2	1	4	80
Montgomery . . .	75,230	62	74	136	15	1	14	106
Pembroke.	78,563	39	46	85	19	»	4	62
Radnor.	19,554	15	17	32	1	5	»	26
GALLES. . . .	900,694	543	655	1,198	45	122	97	934
Récapitulation.								
Angleterre	14,664,208	7,469	9,165	16,634	5,053	3,626	4,490	3,465
Galles.	900,694	543	655	1,198	45	122	97	934
Unions Gilbert. .	196,948	65	55	120	44	13	44	19
Paroisses et villes non réunies . .	144,891	59	54	113	»	»	»	»
TOTAL GÉNÉRAL.	15,906,741	8.136	9,929	18,065	5,142	3,761	4,631	4,418

Le nombre total de 26,516 aliénés, qui donne, pour l'Angleterre et le pays de Galles, à raison de 15,906,741 habitants, la proportion de 1 aliéné sur 599 habitants, se compose ainsi qu'il suit :

Indigents secourus :	Hommes.	Femmes.	Deux sexes.
Dans 174 établissements spéciaux, asiles de comté, hôpitaux, maisons autorisées. . .	4,533	5,234	9,767
Dans 595 maisons de travail des Unions. . .	2,058	2,573	4,631
Chez leurs amis ou ailleurs.	1,965	2,453	4,418
Par des paroisses et des villes non unies . .	59	54	113
	8,615	10,314	18,929
Indigents renfermés dans les prisons.			32
Indigents non secourus, dont le nombre est évalué par la commission à.			3,053
Total des indigents.			22,014
Pensionnaires séquestrés dans les 174 établissements spéciaux.	2,112	1,953	4,065
Pensionnaires placés isolément dans des maisons particulières non autorisées.			437
Total des pensionnaires			4,502
Total des indigents.			22,014
Total général des aliénés.			26,516

Ainsi, sur 22,014 aliénés indigents : 3,053, ou 138 sur 1,000 ne sont pas officiellement secourus en tant qu'aliénés; 4,418, ou 200 sur 1,000 sont secourus à domicile; 4,631 ou 210 sur 1,000 sont renfermés dans des maisons de travail; 9,767, ou 443 sur 1,000 sont entretenus dans des établissements, publics ou privés, appropriés à la destination de maisons de traitement et de refuge, selon les exigences de la science et de l'humanité.

L'insuffisance de l'organisation des secours offerts aux aliénés par l'Angleterre et le pays de Galles est considérable; elle porte, bien qu'inégalement, sur toutes les circonscriptions territoriales de ces pays; dans quelques circonscriptions de l'Angleterre et dans tout le pays de Galles, le secours public, sous la forme qui convient essentiellement au besoin, c'est-à-dire le placement dans une maison de traitement et de refuge, manque presque absolument.

Cette insuffisance dépend principalement de deux causes, le petit nombre des asiles de comté jusqu'alors fondés, et le défaut de concordance, dans les asiles fondés, entre le nombre des places créées au moment de leur fondation et le nombre réel des aliénés à secourir. Ainsi, en 1847, l'Angleterre, sur 40 comtés, n'en comptait que 19 qui fussent pourvus d'asiles de comté; et le pays de Galles, qui comprend 12 comtés, ne possédait qu'un asile. Et de plus la plupart des asiles de comté ne contenaient qu'un nombre de places de beaucoup inférieur au nombre des aliénés à la charge de l'assistance publique Dans quatre asiles de comté, Devon, Lancaster, Middlesex et Norfolk, le nombre des places n'égalait pas la moitié du nombre des indigents secourus.

Malgré l'immense développement donné aux maisons autorisées qui, au nombre de 140, recevaient 3,996 aliénés indigents, l'industrie privée était demeurée impuissante dans ses efforts pour suppléer à l'insuffisance de l'assistance publique.

Une impulsion plus énergique et plus puissante a dû être imprimée aux entreprises destinées à donner satisfaction aux besoins du service public des aliénés.

Pour la période de temps qui a séparé ses rapports de 1844 et de 1847, la commis-

5.

sion métropolitaine constate l'ouverture de 26 établissements, 4 asiles de comté, 1 hôpital et 21 maisons autorisées. Parmi ces quatre asiles de comté nouvellement ouverts se trouve l'asile des subdivisions nord et est du comté d'York, non compris dans le tableau publié par la commission en 1847.

A l'époque de la publication du rapport de 1847, des travaux considérables d'agrandissement ou de construction d'asiles étaient entrepris, décidés ou projetés.

L'asile de la section ouest du comté d'York, à Wakefield, avait été plus que doublé par la construction d'un bâtiment similaire, à côté de l'ancien asile.

Un asile pour les pauvres du comté de Somerset était près d'être achevé; et au voisinage de Denbigh se trouvait en cours de construction un asile destiné aux pauvres des comté de Denbigh, de Flint, de Carnarvon, d'Anglesea et de Merioneth.

Des plans étaient étudiés ou en voie de réalisation, pour l'agrandissement des asiles de comté dans les comtés de Cornwall, Gloucester, Lancaster, Norfolk, Oxford, Salop, Stafford. Des projets étaient préparés, pour la création d'un second asile de comté, dans le Middlesex pour 800 malades, à Colney-Hatch, actuellement construit et ouvert; d'un second asile pour 400 malades, au voisinage de l'asile actuel dans le comté de Surrey; d'un second asile de comté à Great-Heaton, et d'un troisième asile près de Liverpool dans le comté de Lancaster; d'un second asile pour 200 incurables dans le comté de Cornwall. Enfin, des études étaient faites et des mesures prises pour créer des asiles dans les comtés de Derby, d'Essex, de Hamps, de Warwick, de Worcester.

Seize comtés seulement étaient demeurés en dehors de ce remarquable mouvement de progrès dans l'organisation des secours publics pour les aliénés, en Angleterre.

*Tableau des aliénés existant en **1850**, d'après les relevés officiels, dans les établissements publics et privés de la France.*

SITUATION des ÉTABLISSEMENTS		NATURE des ÉTABLISSEMENTS.	NOMBRE des ALIÉNÉS. Indigents.		NOMBRE des ALIÉNÉS. Pensionn.		NOMBRE TOTAL des ALIÉNÉS.		
Départements.	Communes.		Hom.	Fem.	Hom.	Fem.	Hom.	Fem.	2 sex.
Ain.	Bourg.	Asile privé (Saint-Lazare).	112	»	31	»	143	»	143
		Asile privé (Sainte-Catherine).	»	201	»	77	»	278	278
Allier.	Moulins.	Asile public.	87	107	4	2	91	109	200
Ardèche.	Privas.	Asile privé (Sainte-Marie).	56	41	6	12	62	53	115
Ariége.	Saint-Lizier.	Asile public.	82	60	1	»	83	60	143
Aude.	Limoux.	Asile privé (Saint-Joseph).	85	51	12	12	97	63	160
Aveyron.	Rodez.	Asile public.	50	36	3	1	53	37	90
Bouches-du-Rhône.	Marseille.	Asile public.	116	155	90	83	206	238	444
	Aix.	Quartier d'hospice.	117	89	6	9	123	98	221
	Marseille et environs.	Asile privé (docteur Mercurin).	35	51	19	19	54	50	104
		2 maisons de santé.	»	»	41	21	41	21	62
Calvados.	Caen.	Asile privé (Bon-Sauveur).	158	180	142	213	300	393	693
Cantal.	Aurillac.	Quartier d'hospice.	97	47	2	1	99	48	147
Charente.	Angoulême.	Quartier d'hospice.	7	8	1	2	8	10	18
Charente-Inférieure.	Lafond (la Rochelle).	Asile public.	76	66	18	21	94	87	181
Cher.	Bourges.	Quartier d'hospice.	36	50	1	2	37	52	89
Corrèze.	La Cellette.	Asile privé.	162	»	»	»	162	»	162
Côte-d'Or.	Dijon.	Asile public.	76	119	16	24	92	143	235
Côtes-du-Nord.	Dinan.	Asile privé (Saint-Jean-de-Dieu).	216	»	209	»	425	»	425
	Saint-Brieuc.	Quartier d'hospice.	»	154	»	12	»	166	166
		A reporter. . .	1,568	1,595	602	511	2,170	1,906	4,076

SITUATION des ÉTABLISSEMENTS.		NATURE des ÉTABLISSEMENTS.	NOMBRE des ALIÉNÉS.				NOMBRE TOTAL des ALIÉNÉS.		
			Indigents.		Pensionn.				
Départements.	Communes.		Hom.	Fem.	Hom.	Fem.	Hom.	Fem.	2 sex.
		Report.	1,568	1,395	602	511	2,170	1,906	4,076
Doubs.	Bellevaux.	Asile public.	17	21	15	17	32	38	70
	Besançon.	1 maison de santé.	»	»	2	2	2	2	4
Eure.	Evreux.	Quartier d'hospice.	33	22	»	»	33	22	55
Finistère.	Quimper.	Asile public.	169	»	12	»	181	»	181
	Morlaix.	Quartier d'hospice.	»	110	»	16	»	126	126
H.-Garonne.	Toulouse.	Quartier d'hospice.	135	122	26	18	161	140	301
		Maison de santé.	»	»	50	22	50	22	72
Gers.	Auch.	Asile public.	70	62	9	6	79	68	147
Gironde.	Cadillac.	Asile public.	285	»	52	»	337	»	337
	Bordeaux.	Asile public.	»	208	»	89	»	297	297
	Castel-d'Andorte.	1 maison de santé.	»	»	11	5	11	5	16
Hérault.	Montpellier.	Quartier d'hospice.	141	88	77	25	218	113	331
		1 maison de santé (docteur Rech).	»	»	13	8	13	8	21
Ille-et-Vilaine.	Rennes.	Quartier d'hospice.	119	146	32	27	151	173	324
	Saint-Servan.	Quartier d'hospice.	28	26	»	»	28	26	54
Indre-et-Loire.	Tours.	Quartier d'hospice.	103	129	2	8	105	137	242
Isère.	Saint-Robert.	Asile public.	52	68	15	11	67	79	146
Jura.	Dôle.	Asile public.	92	81	7	4	99	85	184
		1 maison de santé.	»	»	23	16	23	16	39
Loir-et-Cher.	Blois.	Asile public.	126	141	3	1	129	142	271
Loire-Inférieure.	Nantes.	Quartier d'hospice.	132	178	63	65	195	243	438
		3 maisons de santé.	»	»	7	21	7	21	28
Loiret.	Orléans.	Quartier d'hospice.	232	249	17	19	249	268	517
Lot.	Leymes.	Asile privé.	129	144	7	6	136	150	286
Lozère.	Saint-Alban.	Asile public.	»	269	»	7	»	276	276
Maine-et-Loire.	Sainte-Gemmes.	Asile public.	162	189	13	15	175	204	379
	Angers.	Quartier d'hospice.	3	9	4	24	7	33	40
	Beaufort.	Quartier d'hospice.	»	2	»	4	»	6	6
Manche.	Pontorson.	Asile public.	128	60	26	38	154	98	252
	Saint-Lô.	Quartier d'hospice.	»	59	»	19	»	78	78
	Mesnil-Garnier.	1 Maison de santé.	»	»	8	»	8	»	8
Marne.	Châlons.	Asile public.	115	108	36	42	151	150	301
Haute-Marne.	Saint-Dizier.	Asile public.	125	133	10	6	135	139	274
Mayenne.	Mayenne.	Asile public.	84	97	7	8	91	105	196
Meurthe.	Maréville.	Asile public.	358	341	72	42	430	383	813
	Saint-Nicolas.	Quartier d'hospice.	»	»	»	52	»	52	52
	La Malgrange.	1 Maison de santé.	»	»	14	9	14	9	23
Meuse.	Fains.	Asile public.	121	85	61	74	182	159	341
Morbihan.	Vannes.	Quartier d'hospice.	»	85	»	7	»	92	92
Nièvre.	La Charité.	Asile public.	47	45	32	70	79	115	194
Nord.	Lille.	Asile public.	»	283	»	53	»	336	336
	Armentières.	Asile public.	474	»	25	»	499	»	499
	Lommelet.	Asile privé (Saint-Jean-de-Dieu).	123	»	102	»	225	»	225
Oise.	Clermont.	Asile privé.	320	430	53	42	373	472	845
Orne.	Alençon.	Asile public.	115	116	4	4	119	120	239
Pas-de-Calais.	Saint-Venant.	Asile public.	»	366	»	15	»	381	381
Puy-de-Dôme.	Riom.	Quartier d'hospice.	»	49	»	1	»	50	50
		Asile privé (Sainte-Marie).	3	30	29	30	32	60	92
B.-Pyrénées.	Pau.	Asile public.	76	65	12	5	88	70	158
Bas-Rhin.	Stephansfeld.	Asile public.	169	185	29	33	198	218	416
Rhône.	Lyon.	Quartier d'hospice.	198	143	78	117	276	260	536
		Asile privé (Saint-Jean-de-Dieu.	272	»	197	»	469	»	469
		7 maisons de santé.	»	»	33	128	33	128	161
Sarthe.	Le Mans.	Asile public.	89	127	39	33	128	160	288
Seine.	Paris et environs.	Q. d'hosp. (Bicêtre).	781	»	»	»	781	»	781
		Q. d'hosp. (Salpêt.)	»	1,318	»	»	1,318	»	1,318
		15 maisons de santé.	»	»	267	242	267	242	509
		Maison nationale de Charenton.	»	»	228	227	228	227	455
Seine-Inférieure.	Rouen.	Asile public.	218	415	59	107	277	522	799
	Le Havre.	Quartier d'hospice.	21	32	»	»	21	32	53
Deux-Sèvres.	Niort.	Quartier d'hospice.	50	74	2	5	52	79	131
Tarn.	Alby.	Asile privé (Bon-Sauveur).	60	50	23	15	83	65	148
Tarn-et-Gar.	Montauban.	Quartier d'hospice.	41	36	»	»	41	36	77
Vaucluse.	Avignon.	Asile public.	96	85	26	12	122	97	219
Vendée.	Fontenay.	Quartier d'hospice.	44	29	20	26	64	55	119
Vienne.	Poitiers.	Quartier d'hospice.	64	68	11	9	75	77	152
Haute-Vienne.	Limoges.	Asile public.	83	83	26	28	109	111	220
Yonne.	Auxerre.	Asile public.	81	111	23	60	104	171	275
		Totaux. . .	7,952	8,767	2,619	2,506	10,571	11,273	21,844
			16,719		5,125				

Le nombre total de 21,844 aliénés qui donne, pour la France, à raison de 35,502,786 habitants, la proportion d'un aliéné sur 1,625 habitants, se compose exclusivement des aliénés séquestrés dans 111 établissements spéciaux comprenant 63 établissements publics (1 maison nationale, 34 asiles de département, 28 quartiers d'hospice), et 48 établissements privés (11 asiles religieux, 37 maisons de santé).

Les aliénés indigents et pensionnaires se répartissent ainsi qu'il suit dans ces 111 établissements :

Indigents séquestrés :	Hommes.	Femmes.	Deux sexes.
Dans 34 asiles de département.	3,839	4,187	8,026
Dans 27 quartiers d'hospice	2,382	3,422	5,804
Dans 61 établissements publics.	6,221	7,609	13,830
Dans 14 établissements privés	1,731	1,158	2,889
Total des indigents séquestrés dans 75 établissements publics et privés.	7,952	8,767	16,719
Pensionnaires séquestrés.			
Dans 1 maison nationale	228	227	455
Dans 34 asiles de département	750	1,011	1,761
Dans 22 quartiers d'hospice.	342	368	710
Dans 57 établissements publics.	1,320	1,606	2,926
Dans 48 établissements privés.	1,299	900	2,199
Total des pensionnaires séquestrés dans 105 établissements publics et privés. . .	2,619	2,506	5,125
Total des indigents	7,952	8,767	16,719
Total des aliénés séquestrés dans 111 établissements publics et privés.	10,571	11,273	21,844

En France, le secours donné par l'assistance publique aux aliénés indigents se réalise sans exception par le placement des malades, aux frais des départements et des communes, dans des établissements publics ou privés, appropriés à la destination de maisons de traitement et de refuge.

On n'a pas de données certaines sur le nombre des aliénés indigents auxquels la charité publique fait défaut. Ce nombre doit être assez considérable et varie notablement suivant les circonscriptions. Son importance et sa variabilité sont subordonnées, en ce qui dépend des intentions, à la persévérance encore trop générale des autorités départementales dans la volonté de laisser en dehors du secours public les aliénés présumés non dangereux, et notamment les idiots, et en ce qui dépend des faits, à la pénurie réelle des ressources financières dans les circonscriptions obligées au secours, à l'insuffisance dans le nombre des asiles de département, enfin au défaut de concordance dans les asiles existants entre le nombre des places et le nombre des aliénés à secourir.

Ainsi, en 1850, sur 86 départements, la France en comptait encore 27 absolument dépourvus de tout établissement public et privé destiné à recevoir des aliénés indigents. Les asiles et les quartiers d'hospice qui constituaient à cette époque, dans 59 départements, les ressources offertes à la France tout entière pour le placement des aliénés indigents, étaient la plupart, sinon tous, encombrés de manière à ne suffire qu'à grand'peine à leur population actuelle.

Dans les départements dépourvus d'établissements publics, l'administration se trouve naturellement conduite à restreindre autant que possible un secours qui se traduit, en définitive, en une sorte de subvention payée à un département étranger.

Et la valeur même du secours, pour ceux à qui il est accordé, est considérablement diminuée par l'expatriation et par la suppression des relations de famille. L'insuffisance du nombre des places, dans les asiles existants, entraîne des conséquences semblables pour plusieurs circonscriptions.

Ainsi, dans le département de la Seine, l'administration des hospices, qui se trouve chargée de satisfaire aux besoins du service départemental des aliénés, ne peut mettre à la disposition de ce service que 800 lits à Bicêtre pour les hommes, et 1,342 lits à la Salpêtrière pour les femmes. L'excédant des aliénés indigents à secourir est transféré dans les établissements de la France avec lesquels l'administration a pu traiter, pour obtenir les places qui manquent au service dont elle est chargée. Au 25 octobre 1851, 775 aliénés indigents de la Seine, 380 hommes et 395 femmes se trouvaient disséminés, à de grandes distances de Paris, dans 12 établissements appartenant aux départements du Calvados, de la Gironde, de Loir-et-Cher, de Maine-et-Loire, de la Manche, de la Haute-Marne, de la Meurthe, de la Meuse, du Nord, du Pas-de-Calais et de l'Yonne.

Les aliénés du département de l'Eure sont transférés dans les départements du Calvados, du Loiret et de Loir-et-Cher; ceux de la Charente dans le département du Lot.

L'administration centrale et la plupart des administrations départementales, comprenant la nécessité de développer le service public des aliénés conformément à ses besoins, ne se lassent pas dans leurs louables efforts pour amener la création de nouveaux asiles, l'agrandissement et le perfectionnement des asiles existants.

Ainsi, un nouvel asile pour 400 malades du sexe masculin est en cours de construction dans la Seine-Inférieure, et vient tout récemment d'être ouvert. Des asiles, depuis longtemps entrepris dans l'Aveyron et la Vendée, sont sur le point de s'ouvrir. Des projets de création d'asiles nouveaux, dans les départements des Deux-Sèvres et de la Haute-Garonne, seront prochainement mis à exécution. Des études sérieuses sont entreprises pour la fondation d'asiles dans les départements de la Vienne et de la Charente. Des travaux considérables d'agrandissement sont en voie d'exécution, ou sur le point d'être entrepris, dans la plupart des établissements existants, et notamment dans ceux que possèdent les départements de l'Ariége, du Gers, de la Gironde, de l'Isère, de Loir-et-Cher, du Loiret, du Lot, de Maine-et-Loire, de la Mayenne, de la Meurthe, de l'Orne, du Pas-de-Calais, des Basses-Pyrénées, du Bas-Rhin, de l'Yonne.

La comparaison du nombre des aliénés indigents, placés aux frais de la charité publique dans des établissements spéciaux, permet immédiatement de constater, qu'en France, où ce nombre s'élève à 16,719, l'organisation du service public des aliénés est plus avancée qu'en Angleterre, où ce nombre n'atteint que 9,617. Il est juste de reconnaître que ce résultat, honorable pour la France, est principalement dû à l'influence exercée par l'action du pouvoir central, qui n'a pas toujours rencontré, dans les administrations locales, le dévouement dont il s'est montré constamment animé pour la sainte cause des aliénés.

Sous l'impulsion du gouvernement et de la commission métropolitaine, l'Angleterre redouble d'efforts pour atteindre le but que doivent se proposer toutes les nations civilisées. Il est désirable que la France, après avoir pris l'initiative, tienne à honneur de ne pas se laisser devancer dans la carrière. L'insuffisance si fâcheuse du service public des aliénés indigents dans le département de la Seine semble offrir naturellement, au gouvernement français et à l'administration départementale de la Seine, l'occasion de marquer un nouveau pas dans la voie du progrès en dotant la capitale d'asiles d'aliénés dignes d'être offerts comme modèles à la France et à l'étranger.

CHAPITRE V.

PROGRAMME MÉDICAL.

—

Le but administratif qu'on doit chercher à atteindre dans la fondation des asiles d'aliénés ayant été déterminé d'une manière générale, et les destinations particulières qui, suivant les diverses exigences des services publics, peuvent être données à ces établissements ayant été précisées, il n'est pas immédiatement possible, pour atteindre ce but ou pour réaliser cette destination, d'adopter un système quelconque de constructions, conçu soit comme type admissible pour les asiles d'aliénés en général, soit comme plan approprié à un programme donné.

Il est indispensable pour l'administration et pour l'architecte, avant de choisir un système de constructions et avant de former un plan, de connaître aussi parfaitement que possible toutes les conditions qui doivent être réalisées, dans l'établissement à fonder, pour donner satisfaction pleine et entière à tous les besoins d'un service hospitalier, qui diffère à tant d'égards des établissements consacrés, de temps immémorial, par la charité publique aux maladies et aux infirmités humaines.

L'étude de ces conditions ne se rapporte pas seulement, comme dans les hôpitaux ordinaires, aux règles hygiéniques et économiques qui doivent assurer la salubrité des habitations et la facilité des services. L'asile des aliénés, comme l'a fort judicieusement pensé et fort énergiquement exprimé Esquirol, est un instrument de guérison. Sa constitution matérielle doit être principalement subordonnée à un but médical, la réalisation de tous les moyens matériels propres à assurer le bien-être et à favoriser la guérison de malades privés de la raison.

Ainsi l'étude de tout ce qui se rattache à la constitution matérielle de l'asile, dans ses rapports avec les besoins spéciaux d'une population exceptionnelle et avec les indications d'une thérapeutique qui doit emprunter sa principale efficacité aux conditions d'habitation, fait-elle essentiellement partie du domaine de la médecine; et est-ce véritablement aux médecins qui ont fait de la psychiatrie l'objet d'études approfondies, qu'il appartient de discuter, d'éclairer et même de résoudre la plupart des questions que soulève la création d'un asile d'aliénés, et de fournir ainsi aux architectes et aux administrateurs une base solide pour leurs études et un point de départ sûr pour leurs préférences.

Cet examen médical des conditions à réaliser dans la constitution matérielle des asiles d'aliénés a pour objet de compléter, ou pour mieux dire, de féconder le programme administratif par sa transformation en programme médical.

§ 1. — CLASSEMENT DES MALADES ET DÉTERMINATION DU NOMBRE DES QUARTIERS.

La première et la plus importante question du programme médical est la détermination des principes à suivre dans la disposition des asiles pour le classement des malades par catégories et pour la subdivision de l'établissement par quartiers.

Il est important de reconnaître tout d'abord que l'utilité et la nécessité de réunir ou de séparer les malades se rapportent dans un asile d'aliénés à deux ordres distincts de considérations : les unes, générales, qui sont communes à tous les établissements hospitaliers, ce sont les considérations de sexe, d'âge et de condition sociale; les autres, spéciales, qui sont propres aux établissements exclusivement consacrés aux aliénés, ce sont les considérations de nature, de forme et de degré de la maladie.

Chacun de ces deux ordres de considérations implique un principe propre de classification des malades et de subdivision des quartiers. Aucun de ces deux principes ne doit être négligé, ni sacrifié dans la construction des asiles.

Le principe général du classement des malades dans l'asile des aliénés conduit à reconnaître la nécessité de subdiviser l'asile, comme tout autre établissement hospitalier, en quartiers spéciaux eu égard au sexe, à l'âge et à la condition sociale des malades.

La séparation aussi complète, aussi réelle que possible, de l'établissement en deux grandes subdivisions pour les deux sexes, a été universellement adoptée comme la condition première et fondamentale du classement des malades dans l'asile commun aux deux sexes, le seul dont le programme ait été scientifiquement étudié.

La convenance de créer des catégories différentes, en considération de l'âge, a été au contraire généralement méconnue dans la théorie et dans la pratique.

En principe, la nécessité absolue de séparer complétement les enfants des adultes ne saurait être contestée. Elle a été consacrée par la législation française. Malgré la tendance des administrations locales à exclure des asiles d'aliénés en général tous les idiots, et en particulier les jeunes aliénés, dont la présence dans ces établissements, à défaut de quartiers spéciaux, offre des inconvénients de toute espèce, en fait les asiles publics de la France contiennent presque toujours quelques enfants. Ils en contiendraient un plus grand nombre, si la destination charitable et légale de ces établissements était plus complétement réalisée. Je regarde comme une nécessité indispensable la création d'un quartier d'enfants dans les asiles d'aliénés.

Les infirmités de la vieillesse, aggravées par la privation de la raison, rendent désirables pour les aliénés avancés en âge certaines conditions spéciales d'habitation, telles que dortoirs au rez-de-chaussée, exposition au midi, chauffage au moyen de calorifères. La différence des goûts, des habitudes, des aptitudes chez les vieillards et les adultes, motive d'ailleurs une séparation dont l'utilité ne saurait être contestée. Dans les asiles un peu considérables il me paraît indispensable de constituer le quartier des vieillards, au moins comme subdivision distincte de la section des tranquilles.

Je crois avoir démontré avec la plus entière évidence l'utilité d'admettre dans les asiles publics d'aliénés, outre les indigents, les malades capables de payer un prix de pension équivalent au prix d'entretien des indigents. La présence de ces pensionnaires dans l'asile public ne motive aucune disposition particulière dans la constitution matérielle de l'établissement. Les uns et les autres doivent être soumis au même régime alimentaire, aux mêmes conditions d'habitation. Tout au plus serait-il convenable de consacrer dans les asiles considérables une subdivision spéciale aux pensionnaires tranquilles, les autres catégories de l'asile du régime commun devant recevoir indifféremment les indigents et les pensionnaires.

La convenance d'admettre dans les asiles publics des malades appartenant aux classes aisées ou riches a été affirmée par les uns, contestée par les autres. Dans de certaines limites, c'est la première de ces opinions qui a mon assentiment. Mais l'admission de pensionnaires soumis à un régime spécial, dans un asile public, impose nécessairement, à mon avis, la création, dans des conditions spéciales, d'un quartier isolé pour ces malades. Le pensionnat doit être séparé et distinct de l'asile des malades au régime commun, et sa constitution matérielle doit être soumise à des règles particulières.

Ainsi, division de l'asile commun aux deux sexes en deux grandes sections, une pour chaque sexe; subdivision de chacune de ces sections ou division de l'asile spécial à un seul sexe en deux parties distinctes, le pensionnat et l'asile des malades au régime commun, quand l'établissement est destiné à recevoir des pensionnaires à régime spécial; enfin institution de quartiers distincts pour les enfants, les adultes et les vieillards : tels sont les résultats de l'application aux asiles d'aliénés du principe général qui doit régir le classement de la population dans tous les établissements hospitaliers.

C'est sur la considération de l'état des aliénés en tant que malades, que doit s'appuyer le principe spécial de classement à adopter pour l'institution des quartiers spéciaux dans l'asile d'aliénés. Mais il apparaît immédiatement que cette considération peut conduire à admettre, pour la distribution des aliénés en catégories distinctes, des principes de classement aussi divers que les points de vue sous lesquels l'état des aliénés, en tant que malades, peut être envisagé. En effet, qu'on tienne principalement compte de la nature de la maladie, et les aliénés, suivant qu'ils seront atteints d'idiotie ou de folie, soit simples, soit compliquées de paralysie ou d'épilepsie, pourront être classés en idiots, fous, paralytiques et épileptiques. Qu'on s'attache à la forme du délire, on sera conduit à distinguer parmi les aliénés, des maniaques, des mélancoliques, des déments, etc. Qu'on ait plus particulièrement en vue les habitudes, les penchants et les manifestations, on arrivera à des catégories d'aliénés tranquilles ou agités, inoffensifs ou dangereux, propres ou sales, etc. Qu'on ait égard aux chances de guérison, et les aliénés se partageront en incurables, curables et convalescents. Enfin l'absence ou la présence de maladies accidentelles, exigeant un traitement spécial, motivera encore la séparation des aliénés en deux classes distinctes.

La simple énumération de ces différences présentées, sous divers points de vue, par l'état des aliénés, révèle immédiatement la nécessité de ne négliger absolument aucun de ces points de vue, ni aucune de ces différences dans un classement rationnel des aliénés par catégories. Et l'on se trouve ainsi immédiatement conduit à reconnaître qu'en adoptant comme principe de classement la considération exclusive de l'état des aliénés relativement à un seul de ces points de vue, on s'exposerait nécessairement à sacrifier des différences d'importance première. Mais il n'est pas moins évident que chercher à tenir compte à la fois de toutes ces différences dans la constitution matérielle des asiles, ce serait d'abord tendre à multiplier sans mesure le nombre des quartiers; ce serait, de plus, se jeter dans des difficultés pratiques insurmontables.

Il est donc indispensable de reconnaître que le principe de classement à adopter pour la détermination du nombre des quartiers distincts à instituer dans les asiles d'aliénés, tout en prenant son point d'appui sur la considération de toutes les différences présentées par l'état des malades à tous les points de vue, doit néanmoins se spécialiser en vue du but essentiel à atteindre, savoir la réalisation de tous les avantages qui, dans l'intérêt de la guérison et du bien-être des malades, peuvent résulter soit de leur réunion dans les mêmes quartiers, soit de leur séparation dans des quartiers distincts.

La subdivision d'un asile d'aliénés en quartiers distincts pour le classement des malades, ramenée à sa destination essentiellement pratique, ne doit ni ne peut correspondre aux classifications scientifiques, telles qu'elles peuvent être instituées dans les traités pathologiques. Il n'est pas même nécessaire qu'elle réalise absolument toutes les possibilités de classement que la thérapeutique peut juger théoriquement utiles. Il ne faut pas perdre de vue que, pour satisfaire aux indications accessoires, accidentelles, et même individuelles, chaque quartier doit offrir des conditions particulières de classement secondaire.

Au milieu de la divergence et de la multiplicité des vues qui peuvent ressortir de la considération de l'état des aliénés, et qui se traduisent, avec une fâcheuse confusion, dans les nombreux essais de classement proposés par les auteurs, on ne peut espérer de parvenir à fixer solidement les principes du classement des malades dans ses rapports avec la subdivision de l'asile en quartiers, qu'à la condition de se décider à constamment subordonner les conceptions théoriques à l'utilité pratique.

Il est naturel et raisonnable de se préoccuper avant tout du but le plus essentiel de l'institution hospitalière, le traitement et la guérison de la maladie. Sous ce point de vue on se trouve tout d'abord conduit à diviser les aliénés en curables et incurables, et à distinguer, parmi les curables, les malades en traitement et les convalescents.

On a vu que la considération de la curabilité a motivé, pour un assez grand nombre d'auteurs, la nécessité ou la convenance de créer séparément des asiles de traitement et des asiles de refuge. Une discussion approfondie a démontré que, dans la plus grande généralité des cas, cette mesure ne saurait être approuvée. La séparation absolue des asiles de traitement et des asiles de refuge, expérimentée en Allemagne, a été définitivement condamnée par les aliénistes les plus éminents de ce pays.

Mais dans l'asile destiné à recevoir sans distinction tous les aliénés d'une circonscription, n'y aurait-il pas utilité à admettre comme principe de classement pour les malades, et comme base de subdivision pour les quartiers, la considération de l'état de curabilité et d'incurabilité?

Quelques auteurs français l'ont pensé. Ainsi, parmi les douze subdivisions de son projet d'asile, Desportes en a constitué trois d'après la considération de la curabilité, le quartier des fous furieux en traitement, le quartier des fous tranquilles en loge et en traitement, le quartier des fous tranquilles en dortoir et en traitement. M. Scipion Pinel institue, dans son asile modèle, deux quartiers distincts pour les aliénés paisibles et pour les aliénés furieux en traitement.

Toutefois, la distinction entre les curables et les incurables a été généralement repoussée comme principe de classement en France, en Angleterre, en Italie, en Amérique.

En Allemagne, au contraire, une importance exceptionnelle a été accordée, par les aliénistes les plus éminents, à la séparation des curables et des incurables dans la constitution matérielle des établissements consacrés à l'aliénation mentale. Et cette séparation est devenue le principe fondamental du classement des malades dans l'institution mixte conçue par Damerow sur la donnée de l'union relative de la maison de traitement et de la maison de refuge, et proposée par lui comme le type idéal de la perfection dans l'asile d'aliénés.

Cette conception, qui représente l'idée allemande dans la série des systèmes proposés ou réalisés, à diverses époques et dans divers pays, pour la constitution matérielle des asiles d'aliénés, sera développée et discutée dans le chapitre spécialement consacré à l'exposition comparée de ces systèmes.

Il me suffira de remarquer ici, en ce qui touche la question actuellement examinée, que les deux arguments les plus puissants, dirigés par l'école allemande contre la doctrine de la séparation absolue des curables et des incurables, atteignent tout aussi victorieusement la doctrine de leur séparation relative. Dans les deux cas n'y a-t-il pas la même impossibilité pour le médecin de juger sûrement la curabilité, et le même dommage pour le malade par suite du jugement d'incurabilité? Le rapprochement des deux établissements distincts, et leur réunion sous une même administration, peuvent, il est vrai, atténuer les inconvénients d'une séparation, si énergiquement condamnée par l'école allemande, mais ne peuvent les effacer, puisque ces inconvénients dépendent essentiellement de la consécration en fait d'un principe qui demeure le même, quelle que soit la distance par laquelle les incurables se trouvent séparés des curables.

En théorie, au double point de vue qui vient d'être indiqué, l'application générale du principe de la séparation des curables et des incurables à la constitution matérielle des asiles doit être jugée absolument impraticable et réellement nuisible.

En fait, l'utilité d'une séparation systématique des aliénés, au point de vue exclusif de la curabilité et de l'incurabilité, me paraît fort contestable. Adopter cette séparation comme donnée fondamentale du classement des malades dans un asile d'aliénés, c'est compliquer gratuitement le problème à résoudre et compromettre sa solution par l'exclusion obligée de principes de classement beaucoup plus importants et bien autrement utiles.

La curabilité et l'incurabilité se rencontrent également chez les aliénés dans des conditions de forme du délire et d'état des malades, qui motivent impérieusement par elles-mêmes la réunion ou la séparation. Ainsi, la forme maniaque en raison de l'agitation, de la violence et du bruit, l'état de malpropreté en raison de l'aspect repoussant des malades, l'état de calme, n'appartiennent pas plus à la curabilité qu'à l'incurabilité. Ces états motivant la réunion et la séparation des malades, en raison de la similitude et de la différence de conditions indépendantes de la curabilité, on se trouverait amené, si l'on adoptait généralement la curabilité comme principe de classement, à subdiviser en sections de curables et d'incurables chacun des quartiers rendus nécessaires par d'autres considérations, et l'on arriverait ainsi à un morcellement inadmissible de la population et à une multiplication excessive du nombre des quartiers.

Tout en repoussant, comme principe général de classement, la séparation des curables et des incurables, je crois néanmoins que, dans les asiles considérables, et notamment dans les asiles consacrés à un seul sexe, il y a de réels avantages à admettre, comme élément intégrant de l'asile du régime commun, un quartier spécial où se trouvent réalisées des conditions exceptionnelles propres à favoriser le traitement médical de l'aliénation mentale : quartier de traitement, destiné à recevoir principalement ceux des malades qui, récemment admis ou récemment atteints, doivent être l'objet d'une observation plus assidue ou d'un traitement médical plus actif, et présentent relativement les plus grandes chances de guérison.

La considération de l'état de convalescence a été fort diversement appréciée, dans son importance théorique et pratique, relativement au classement des aliénés.

La nécessité de constituer dans les asiles d'aliénés un quartier spécial pour les convalescents, signalée dès 1785 par Colombier, a été admise en principe par la plupart des aliénistes français ; et la loi l'a en quelque sorte consacrée par l'obligation qu'elle impose aux asiles privés de séparer les aliénés convalescents au moyen d'un classement régulier. Le quartier de convalescents fait partie intégrante des projets d'asile proposés par Esquirol, Desportes, Pasquier, Brierre de Boismont, Scipion Pinel, Girard, etc. Et pourtant je ne connais pas d'asile en France où le quartier de convalescence soit matériellement constitué, si ce n'est la maison nationale de Charenton, où la pensée d'Esquirol, admirablement traduite par l'architecte dans les deux quartiers contigus à la chapelle, demeure sans application réelle et quant à présent possible.

En Italie, Gualandi qui, dès 1825, avait insisté sur la nécessité de soustraire absolument les convalescents à toute communauté avec les autres aliénés, leur a assigné un quartier distinct dans son modèle d'asile proposé en 1850. L'asile royal des aliénés de Turin contient une subdivision pour les convalescents.

L'isolement des convalescents a été adopté en principe par Guislain et la commission belge dans leur projet d'asile.

L'institution d'une maison de convalescence, distincte, séparée et soumise à un régime particulier, dans l'asile de Sonnenstein, atteste assez que l'utilité de la séparation des convalescents a été admise en Allemagne. Néanmoins c'est dans ce pays que cette utilité a été, pour la première fois, doctrinalement contestée par Jacobi. Et bien que cet aliéniste éminent ait lui-même modifié ses vues dans ce qu'elles avaient d'absolu et de contraire à la doctrine la plus généralement acceptée, c'est à peine si des conditions spéciales d'habitation sont indiquées pour les malades convalescents des classes supérieures, dans les asiles et les projets d'asiles les plus récents de l'Allemagne.

Dans son résumé des principes à suivre pour le classement des aliénés, la commission métropolitaine de Londres réunit les convalescents aux tranquilles. Et le quartier proprement dit de convalescence fait généralement et absolument défaut dans tous les asiles et projets d'asile de l'Angleterre et des États-Unis d'Amérique.

Dans ce désaccord presque universel entre les idées et les faits, il est indispensable de chercher à faire la part exacte du vrai et de l'utile.

Il est d'abord important de bien fixer le sens à donner au mot convalescence, quand on l'applique à l'aliénation mentale, afin de rigoureusement déterminer ce que sont et ce que doivent être les convalescents dans les asiles d'aliénés. La convalescence, dans son sens le plus précis, doit s'entendre de cet état dans lequel l'aliéné, qui a recouvré la raison, a encore besoin d'être soumis à un ensemble de soins propres à consolider la guérison et prévenir les rechutes; mais souvent aussi on applique l'idée et le nom de convalescence à cet état, plus difficile à préciser, dans lequel l'aliéné amélioré se rapproche plus ou moins du retour complet à la raison.

La question des conditions spéciales d'habitation et de régime à instituer, dans l'intérêt des aliénés convalescents, varie notablement suivant qu'on a exclusivement en vue l'une ou l'autre de ces deux catégories.

Les motifs principaux sur lesquels on s'est appuyé pour admettre la nécessité de séparer les convalescents de tous les autres aliénés, en constituant pour eux un quartier distinct, ne s'appliquent avec toute leur portée qu'à la première catégorie de convalescents, c'est-à-dire aux aliénés qui ont recouvré la raison. Si ces motifs, empruntés à la crainte que les impressions pénibles reçues par les malades, après qu'ils ont recouvré la raison, ne soient pour eux une condition de malheur et une cause de rechute, avaient l'importance qu'on leur attribue, ce qu'il y aurait à faire dès le premier moment de l'entrée en convalescence, ce ne serait pas de placer le convalescent dans un quartier spécial, ce serait de le faire immédiatement sortir de l'établissement. Et c'est, en effet, ce que les aliénistes, qui redoutent le plus pour les convalescents l'influence du contact des autres aliénés, ont été logiquement conduits à conseiller.

Mais s'il est vrai que tous les aliénés, dès qu'ils ont recouvré la raison, ressentent et expriment un vif désir de voir promptement cesser leur séjour dans l'asile, et que souvent il y ait nécessité de tenir compte de cette disposition d'esprit en provoquant, en quelque sorte prématurément, la sortie de certains convalescents, il n'est pas moins certain que ce désir des aliénés convalescents se fonde bien plus sur l'amour de la liberté et sur l'impatience de rentrer dans les conditions ordinaires de la vie, que sur aucun sentiment d'aversion ou de répugnance pour leurs compagnons d'infortune et pour l'asile où ils ont trouvé la guérison. Cette aversion et cette répugnance ne se manifestent guère que dans les cas de fausse convalescence, et doivent par cela même mettre le médecin en garde contre l'imminence d'une rechute.

Les aliénés guéris éprouvent très généralement une vive sympathie pour les autres aliénés, et quand ils se sont laissé persuader d'accepter avec résignation la prolongation de leur séjour dans l'asile, ce qui est une des preuves les plus sûres de la solidité de leur guérison, habituellement ils montrent un grand empressement à s'associer aux soins donnés aux malades. Souvent même ils tiennent à rester, jusqu'au moment de leur sortie, dans le quartier où leur état s'est amélioré, près des surveillants et des malades auxquels ils se sont attachés par les liens de l'habitude et de la reconnaissance.

Sans aucun doute, l'aliéné qui a recouvré la raison doit être soustrait au contact habituel des malades qui, par leur aspect, par leurs actions, par leurs paroles, offrent extérieurement les symptômes les plus fâcheux du trouble complet de la raison; il doit être placé dans des conditions d'habitation telles qu'il puisse trouver autour de lui le calme pendant le jour et le repos pendant la nuit. Mais, pour obtenir ces avantages indispensables, il n'est nullement nécessaire de constituer, à l'usage exclusif des convalescents, un quartier spécial complétement séparé.

Le nombre des convalescents qui ont recouvré la raison n'est jamais, au même moment, assez considérable dans les asiles d'aliénés, même les plus importants, pour motiver la création d'un quartier distinct. Et lors même que par l'institution d'un tel quartier on parviendrait à réaliser, sans aucune compensation fâcheuse, l'avantage, d'ailleurs fort contestable, de la suppression absolue de toute relation avec les aliénés, il est évident qu'on n'aurait encore rien fait, en faveur des aliénés qui ont recouvré la raison, pour supprimer les inconvénients réels de la prolongation de leur séjour dans les asiles d'aliénés. Car ces inconvénients, comme conditions de souffrance morale et causes de rechute, dépendent absolument du fait même de la séquestration.

Quant aux convalescents de la deuxième catégorie, c'est-à-dire aux aliénés curables qui, n'ayant pas encore recouvré complétement la raison, sont devenus calmes, propres, dociles, disciplinables, des conditions convenables d'habitation et de séjour leur sont naturellement offertes, soit dans le quartier de traitement, soit dans le quartier des tranquilles, où une subdivision spéciale peut leur être attribuée, ainsi qu'aux convalescents de la première catégorie, dans les établissements considérables. L'idée de supprimer, pour ces malades en voie de guérison, toute relation avec les autres aliénés ne peut être un seul instant accueillie. Il est plus important pour ces malades que pour aucun autre habitant de l'asile, de participer aux occupations et aux distractions qui font essentiellement partie du traitement curatif. Ils doivent nécessairement se rencontrer avec les autres malades dans les ateliers, aux champs, à l'école, au salon, à l'église.

En définitive, je pense qu'il suffit, pour satisfaire aux indications particulières que présente l'état de convalescence considéré dans ses rapports avec les convenances et les nécessités du classement, de disposer, en faveur des convalescents et des malades les plus raisonnables et les plus calmes, curables ou même incurables, une subdivision spéciale du quartier des aliénés tranquilles.

La nature de la maladie a été assez généralement prise en considération dans le classement méthodique des aliénés.

Ainsi la plupart des auteurs s'accordent à admettre que les aliénés épileptiques doivent être séparés des autres malades. La législation française a consacré l'obligation de cette séparation. Les motifs sur lesquels s'appuie cette nécessité se présentent d'eux-mêmes et ne comportent pas de discussion. Mais la réalisation de cette séparation présente quelques difficultés et les moyens de l'obtenir ont été diversement conçus.

Les aliénés épileptiques offrent entre eux des différences analogues à celles qui existent entre les aliénés ordinaires : ils peuvent être tranquilles ou agités, propres ou sales, bien portants ou atteints de maladies accidentelles. Cette analogie conduit assez naturellement à penser qu'il pourrait y avoir convenance et utilité à rapprocher les groupes similaires de chacune des deux catégories, et à distribuer les aliénés épileptiques dans les quartiers d'agités, de tranquilles, de malpropres, etc., sauf à instituer dans ces quartiers des sous-sections pour les épileptiques. C'est à cette idée que s'est arrêté M. Girard. On la trouve traduite en fait, au moins pour les agités et pour les malpropres, dans la plupart des établissements. Mais, indépendamment des difficultés considérables nécessairement attachées à la constitution matérielle de ces sous-sections, surtout dans les établissements médiocrement considérables, qui ne voit que cet éparpillement des épileptiques dans les divers quartiers tend à grandir et à multiplier les obstacles à la réalisation complète du but indiqué, la séparation des aliénés épileptiques et non épileptiques?

Il me paraît plus convenable, plus facile et plus sûr de réunir dans un même quartier tous les aliénés épileptiques, et de constituer, dans ce quartier même, les conditions secondaires de classement que peuvent motiver les différences présentées par les épileptiques, en ce qui se rapporte à l'état d'agitation, de malpropreté et à l'existence des maladies accidentelles.

On trouve assez fréquemment, dans les programmes et les projets d'asiles, l'indication de quartiers spécialement attribués aux idiots ou aux imbéciles.

Je suis très porté à croire que ceux qui ont admis l'utilité de consacrer à l'idiotie un quartier distinct dans les asiles d'aliénés, ont été déterminés bien moins par une appréciation rigoureuse de la nature même de la maladie, que par la présomption d'un état profond de dégradation intellectuelle et morale chez les malades qui en sont atteints. Mais cet état de dégradation, poussé jusqu'à la dernière limite, est loin de constituer entre l'idiotie et la folie proprement dite une différence essentielle, et loin de fournir, par conséquent, un motif rationnel de séparation. Cet état commun aux malades qui ont atteint le dernier degré de l'idiotie et de la démence est, au contraire, ce qui assimile, dans leurs manifestations extérieures, les deux maladies jusqu'à les identifier aux yeux du plus grand nombre des observateurs.

Dans la réalité, les idiots et imbéciles offrent entre eux des différences analogues à celles qui séparent les autres aliénés au point de vue du degré de l'altération subie par leur intelligence; ils sont parfaitement assimilables aux autres aliénés pour les divers états dans lesquels les place un trouble morbide des facultés intellectuelles et morales, qui ne diffère guère de l'idiotie à la démence, qu'en ce qu'il est originel dans la première et consécutif dans la seconde. Et il n'y a aucun motif sérieux pour les séparer des autres aliénés dans le classement catégorique, également applicable aux uns et aux autres.

Par les mêmes considérations doit être repoussée l'idée, plus rarement et plus timidement exprimée, de consacrer aux paralytiques un quartier spécial. Les divers états qui se rapportent aux diverses phases de la folie paralytique assignent aux malheureux atteints de cette funeste maladie des places différentes dans les divers quartiers de l'asile. Et souvent le même individu doit successivement traverser le quartier de traitement, le quartier des agités, le quartier des malpropres, pour aller succomber enfin à l'infirmerie.

La forme de l'aliénation mentale a aussi été admise comme principe de classement par divers auteurs.

Esquirol a persévéramment insisté sur la nécessité de constituer des quartiers distincts pour les deux formes les plus tranchées de la folie, la manie et la mélancolie. Les quartiers de maniaques et de mélancoliques, qu'il avait mis au nombre des éléments de classement essentiels à tout asile, dans son mémoire de 1818, se retrouvent dans son *Projet d'asile* publié dès 1833, et dans l'asile national de Charenton reconstruit plus tard d'après ses vues.

Trompeo et Gualandi en Italie, Desportes et Brierre de Boismont en France, Guislain et la commission ministérielle en Belgique, la commission métropolitaine en Angleterre, et Jacobi en Allemagne, ont admis aussi la convenance d'instituer des quartiers distincts pour les maniaques et les mélancoliques.

Malgré ces autorités, je ne saurais consentir à admettre en principe que la forme de l'aliénation mentale, considérée indépendamment des autres circonstances qui se rattachent à l'état des malades, puisse fournir aucun motif essentiel de réunion ou de séparation de ces malades dans les asiles d'aliénés. Il y aurait, à mon avis, de graves inconvénients à adopter d'une manière absolue, pour principe de classement, la similitude ou la différence dans la forme du délire. Ces inconvénients sont surtout très réels, précisément en ce qui se rapporte aux maniaques et aux mélancoliques. Réunir les maniaques dans un même quartier, ce serait tendre à perpétuer chez chacun, et à propager chez tous, l'agitation que cette forme de la folie est si éminemment apte à engendrer. Rapprocher les mélancoliques et les grouper dans un même lieu, ce serait entretenir et exaspérer leur délire par la contagion de l'exemple. D'après les résultats d'une longue pratique dans un établissement considérable, je me crois fondé à repousser la séparation systématique des maniaques et des mélancoliques, et à établir en principe général que, en ce qui se rapporte à la forme du délire, il y a toute espèce d'avantages à composer les groupes de malades destinés à vivre en commun, de manière à contre-balancer dans leurs relations habituelles les tendances opposées de leurs excentricités, et à fondre ces tendances dans des habitudes communes d'ordre, de calme, d'obéissance et de travail. Je n'admets d'indication spéciale de classement, résultant immédiatement de la forme du délire, que pour les malades qui, dominés par des penchants irrésistibles et dangereux, réclament nécessairement des dispositions toutes particulières de surveillance exceptionnelle.

C'est dans des conditions indépendantes de la curabilité, de la nature et de la forme de la maladie, qu'on s'est le plus anciennement et le plus généralement accordé à puiser les motifs les plus impérieux du classement des malades par catégories et de la subdivision des asiles par quartiers. Ces conditions, qui expriment chacune tout un ordre particulier de convenances, de précautions et de soins à propos de toutes les relations de la vie, et qui motivent chacune un ensemble particulier de dispositions à propos de tout ce qui se rattache à l'habitation, sont celles qui se rapportent à l'état de tranquillité ou d'agitation, de propreté ou de saleté.

La nécessité d'éloigner les aliénés agités des aliénés tranquilles s'est immédiatement révélée, dès qu'on a commencé à s'occuper d'améliorer la condition de ces infortunés. L'indication de séparer, parmi les malades tranquilles, ceux qui sont sales, n'a pas tardé à être saisie. A mesure qu'on s'est plus sérieusement appliqué à perfectionner les asiles d'aliénés, la nécessité de créer des quartiers distincts pour les malades agités ou furieux, pour les malades qui souillent leurs vêtements, leur couche, leur habitation, et pour les malades propres et tranquilles, s'est de plus en plus confirmée. Il serait superflu de développer, pour la justifier, des motifs dont l'évidence se manifeste à tous les yeux. La valeur principale et l'importance fondamentale de ces motifs sont telles que la considération de l'état de tranquillité, d'agitation et de malpropreté a été adoptée, comme principe dominant de classement, dans la plupart des programmes et des projets d'asiles, n'a été complétement négligée dans aucune étude projetée ou réalisée, et se retrouve, comme principe exclusif de classement, dans les établissements et les projets conçus en dehors de toute vue systématique de classement rationnel des malades.

Quels que soient la nature, la forme et le degré de l'aliénation mentale, les aliénés sont sujets, comme les autres hommes, à contracter des maladies accidentelles. Aussi a-t-on généralement reconnu la convenance d'instituer dans les asiles, pour les aliénés atteints de maladies accidentelles, des conditions spéciales d'habitation et de traitement analogues à celles qui, sous le nom d'infirmeries, sont établies, pour le même but, dans les hospices et dans les maisons d'éducation, de correction et de détention.

Mais la destination et la constitution de l'infirmerie dans l'asile d'aliénés ont été fort diversement conçues par les aliénistes. Le domaine propre de l'infirmerie n'a pas été rigoureusement défini, et ses limites naturelles ont été le plus souvent ou restreintes ou dépassées. Ainsi, tantôt on n'a admis la nécessité de l'admission à l'infirmerie que pour les aliénés atteints de maladies graves ou fébriles, tantôt on a étendu le bénéfice de cette admission, indépendamment de l'état de maladie accidentelle, jusqu'aux paralytiques et aux vieillards. Les uns ont morcelé l'infirmerie en salles disséminées dans les quartiers; les autres l'ont rattachée, dans un état de connexion étroite ou même de dépendance, au quartier des malpropres. Enfin, parmi ceux qui l'ont concentrée et constituée à l'état de quartier indépendant, il en est qui l'ont développée jusqu'à lui faire comprendre dans deux quartiers distincts une partie considérable de la population de l'établissement.

Pour déterminer, au milieu de ces vues divergentes, la véritable destination à donner à l'infirmerie dans l'asile d'aliénés, il suffit de s'attacher, d'après la nature des choses et conformément à l'utilité pratique, au but essentiel de l'institution, qui est d'assurer aux aliénés atteints de maladies accidentelles des conditions de traitement analogues à celles qui sont réalisées dans les hôpitaux et les infirmeries ordinaires, c'est-à-dire les soins appropriés à la nature de ces maladies et une surveillance non interrompue ni le jour ni la nuit. La réunion des conditions propres à assurer ces soins et cette surveillance ne peut s'obtenir convenablement et économiquement que dans un quartier spécialement approprié à l'usage d'infirmerie. Il est donc indiqué de constituer l'infirmerie de manière à recevoir tous les aliénés atteints de maladies accidentelles, pour lesquels ces soins particuliers et cette surveillance continue sont nécessaires.

Mais cette convenance de réunir en un même quartier tous les aliénés atteints de maladies accidentelles se trouve restreinte par une convenance encore plus impérieuse, celle de maintenir séparés les agités, les épileptiques et les malpropres. Il y a donc lieu d'interdire l'entrée de l'infirmerie à ces trois catégories d'aliénés, et d'instituer les quartiers qui leur sont consacrés de manière à leur assurer les secours convenables pour l'état de maladie accidentelle.

D'autre part, l'utilité d'une surveillance non interrompue ne se restreint pas dans les asiles aux aliénés atteints de maladies accidentelles: elle s'étend, avec un caractère de nécessité encore plus impérieuse, aux aliénés qui sont sous l'influence du penchant au suicide et d'habitudes immorales. L'obligation de constituer pour l'infirmerie un quartier spécial, dans des conditions qui permettent la réalité et l'efficacité d'une surveillance continuée de jour et de nuit au moyen de l'institution d'une garde permanente, conduit naturellement à l'idée de mettre à profit ces conditions exceptionnelles de surveillance pour protéger aussi efficacement que possible certains aliénés contre les entraînements de leurs penchants dangereux ou dépravés, et pour couvrir au moins, en cas de malheur inévitable, la responsabilité du médecin et de l'administration. L'annexion à l'infirmerie d'un dortoir destiné à recevoir, conformément à ces vues, au milieu de malades choisis parmi les plus raisonnables et les plus intelligents, les aliénés qui, soit par leurs idées de suicide, soit par des habitudes fâcheuses, réclament une surveillance de tous les instants, est une innovation que j'ai introduite dans l'asile de la Seine-Inférieure, et dont une expérience de plusieurs années m'a permis de vérifier l'importance et l'utilité.

Je n'hésite pas aujourd'hui à adopter, en principe, l'association d'une section d'aliénés suicides à l'infirmerie proprement dite, et la création, dans les asiles d'aliénés, d'un quartier comprenant ces deux éléments sous le nom de *Quartier de surveillance continue;* et je regarde cette institution, que j'ai introduite dans les programmes des asiles de Quatremares, de Niort, etc., comme un perfectionnement notable du classement des malades, qui satisfait à l'un des besoins les plus importants du service médical dans les asiles d'aliénés.

Quelques aliénistes, notamment Gualandi en Italie, et Scipion Pinel en France, ont proposé de créer, dans les asiles d'aliénés, un quartier d'observation destiné à recevoir, en attendant leur admission et leur classement définitifs, les personnes qui, au moment de leur entrée dans l'établissement, peuvent inspirer au médecin des doutes, soit sur l'existence même de l'aliénation mentale, soit sur les caractères particuliers du délire. Les occasions d'employer utilement une telle institution se présentent rarement dans la pratique. Les ressources offertes, dans un établissement bien ordonné, par le quartier des tranquilles, par le quartier de traitement et par le quartier de surveillance continue, doivent largement suffire aux indications particulières, qui peuvent se présenter, de soumettre accidentellement un ou plusieurs malades à certaines conditions exceptionnelles d'observation et d'épreuve.

En résumant ces diverses nécessités de subdivision, fondées sur les considérations de curabilité, de nature de la maladie et d'état particulier des malades, qui représentent, par leur ensemble, le principe spécial de classement à appliquer aux asiles d'aliénés, et en les combinant avec les nécessités de subdivision imposées par le principe général du classement applicable à tous les établissements hospitaliers, on arrive à déterminer, ainsi qu'il suit, le nombre et la nature des subdivisions que comporte la constitution matérielle des asiles d'aliénés.

I. Séparation de l'asile en deux établissements secondaires et distincts, l'un pour les hommes, l'autre pour les femmes.

II. Subdivision de chacune de ces deux grandes sections en asile du régime commun pour les indigents et pour les pensionnaires de la classe inférieure, et en pensionnat pour les classes aisées et riches.

III. Subdivision de l'asile du régime commun en quartiers distincts, savoir :

1° Quartier d'enfants ;

2° Quartier de vieillards ;

3° Quartier d'aliénés épileptiques ;

4° Quartier d'aliénés en traitement;

5° Quartier d'aliénés agités;

6° Quartier d'aliénés malpropres;

7° Quartier de surveillance continue, pour les aliénés atteints de maladies accidentelles (infirmerie) et pour les aliénés dominés par des penchants dangereux;

8° Quartier d'aliénés tranquilles, comprenant plusieurs sections, et notamment une section pour les convalescents.

Il semblerait que ces convenances et ces nécessités de classement, au moyen de quartiers distincts, dussent s'appliquer au pensionnat des classes aisées aussi bien qu'à l'asile du régime commun. En effet, dans les établissements spécialement consacrés aux classes aisées, qui contiennent un nombre considérable d'aliénés, un tel classement est au moins aussi nécessaire que dans les établissements publics. Et la législation française a fort justement consacré le principe de la nécessité du classement, en imposant aux asiles privés l'obligation : de séparer complétement les sexes, l'enfance et l'âge mûr; d'établir un classement régulier entre les convalescents, les malades paisibles et ceux qui sont agités; de séparer également les aliénés épileptiques; enfin, de contenir des locaux particuliers pour les aliénés atteints de maladies accidentelles et pour ceux qui ont des habitudes de malpropreté.

Il est toutefois important de remarquer que le pensionnat des classes aisées ne contient que fort rarement un nombre de malades comportant la possibilité de sa subdivision matérielle en un nombre de quartiers qui, selon le vœu de l'ordonnance française, devrait être égal à sept dans chacune des deux grandes divisions pour les sexes, et qui, d'après ce qui vient d'être établi, devrait être porté à huit. Or, le fait général de l'habitation des pensionnaires dans des chambres séparées réalise déjà, jusqu'à un certain point, l'indication de séparation impliquée dans l'obligation relative à la constitution de quartiers distincts; et l'habitation dans un appartement isolé satisfait complétement, sauf les exigences de promenade et d'exercice en plein air, à la convenance de séparer les enfants, les aliénés atteints de maladies accidentelles, les aliénés paisibles, les convalescents. La nécessité de la création de quartiers distincts, dans toute l'étendue du mot, ne se maintient avec toute sa rigueur dans le pensionnat que pour les catégories d'aliénés épileptiques, d'aliénés agités et d'aliénés malpropres.

On conçoit dès lors la possibilité d'instituer le pensionnat des asiles publics, nécessairement fort restreint pour le nombre de ses habitants, dans des conditions matérielles qui puissent suffire aux convenances et aux nécessités du classement avec un nombre de subdivisions beaucoup moins considérable que dans l'asile du régime commun. Et ce résultat est d'autant plus facile à obtenir que les établissements publics offrent d'ailleurs, comme ressource contre les insuffisances du classement dans le pensionnat, la faculté de placer temporairement ou même définitivement, avec le consentement des familles, dans l'asile du régime commun, les malades qui ne pourraient être maintenus dans le pensionnat sans inconvénient pour eux-mêmes et sans dommage pour les autres pensionnaires.

Il m'a paru utile de réunir ici les principales données fournies par les auteurs français, belges, italiens, allemands, anglais et américains, sur le classement des malades, par quartiers distincts, dans les asiles d'aliénés.

Dans une instruction sur la manière de gouverner les insensés, rédigée en 1785, par Colombier, à l'occasion de l'ordonnance de Louis XVI, pour la réforme de l'Hôtel-Dieu, ce médecin demandait que l'établissement destiné aux aliénés fût divisé en quatre corps de logis, de manière qu'il fût possible de séparer complétement les furieux, les tranquilles, les imbéciles et les convalescents.

Le mémoire, adressé au ministre de l'intérieur par Esquirol, en 1818, établit la nécessité de créer, dans les asiles d'aliénés, 8 divisions distinctes, pour les furieux en traitement, pour les furieux incurables, pour les mélancoliques calmes, pour les mélancoliques agités, pour les déments, pour les convalescents, pour les aliénés qui salissent, pour l'infirmerie. Ces premières vues d'Esquirol se montrent assez notablement modifiées dans le plan par lui ultérieurement proposé, et dans la légende publiée sous ses yeux, en 1840, par le docteur Archambault. Le plan contient 10 divisions, et la légende en attribue 1 aux agités, 1 aux furieux, 1 aux mélancoliques et suicides, 1 aux idiots, 1 aux gâteux, 2 aux tranquilles, 1 aux convalescents et 2 à l'infirmerie, pour les tranquilles et pour les agités.

Dans son programme d'un hôpital pour 500 aliénés des deux sexes, publié en 1824, Desportes admet 12 sections pour les 12 catégories suivantes : 1° Fous furieux en traitement; 2° fous furieux incurables; 3° fous tranquilles en traitement, à placer en loges; 4° fous tranquilles incurables, à placer en loges; 5° fous épileptiques furieux; 6° fous épileptiques tranquilles; 7° fous tranquilles en traitement à placer en dortoirs; 8° fous tranquilles incurables à placer en dortoirs; 9° mélancoliques; 10° imbéciles; 11° maladies incidentes; 12° convalescents.

M. Pasquier a proposé, en 1835, un classement méthodique des aliénés, d'après lequel les malades d'un asile de 400 à 500 aliénés seraient distribués en 4 grandes divisions (épileptiques, curables, incurables et convalescents), subdivisées en plusieurs sections, ainsi qu'il suit :

1re division. *Épileptiques.*
- 1re section. Épileptiques furieux et aliénés.
- 2e section. Épileptiques paisibles et non aliénés.
- 3e section. Aliénés coupables de crimes et acquittés.

2e division. *Incurables.*
- 1re section. Paralytiques et infirmes.
- 2e section. Turbulents et furieux.
- 3e section. Calmes et tranquilles.

3e division. *Curables.*
- 1re section. Quartier d'observation.
- 2e section. Turbulents et furieux.
- 3e section. Tranquilles.

4ᵉ division. *Convalescents.*
1ʳᵉ section. Convalescents.
2ᵉ section. Maladies accidentelles.

Dans chacune des trois dernières divisions les sections se subdivisent en sous-sections de malades payants et non payants.

M. Brierre de Boismont, dans son programme publié en 1836, admet 10 sections : 1 pour les convalescents, 1 pour les monomaniaques et les malades atteints de délire aigu, 1 pour les imbéciles et déments, 1 pour les idiots, 1 pour les gâteux et paralytiques, 1 pour l'infirmerie, 1 pour les épileptiques, 1 pour les furieux.

Dans son *Traité du régime sanitaire des aliénés*, publié en 1836, M. Scipion Pinel propose de diviser l'asile en 8 sections : 1° salle de réception ; 2° infirmerie ; 3° convalescents ; 4° paisibles en traitement ; 5° paisibles incurables et imbéciles ; 6° agités incurables et épileptiques ; 7° furieux en traitement ; 8° pavillons d'isolement.

M. Girard (1848) n'admet, dans son asile modèle, que 7 divisions, pour les convalescents, pour les déments paralytiques et stupides, pour les agités, pour les semi-paisibles, pour les paisibles, pour les maladies accidentelles. Il répartit les épileptiques, en raison de leur état, dans chacune de ces divisions.

La commission belge a adopté, dans son programme de 1842, 10 sections : 2 sections pour les agités, subdivisés en furieux et bruyants ; 6 sections pour les tranquilles, subdivisés en causeurs, maniaques, délirants, déments, mélancoliques et convalescents ; 1 infirmerie et des cellules d'isolement.

Dans son *Essai sur l'asile royal des aliénés de Turin*, 1829, Trompeo insiste sur la nécessité de séparer les maniaques, les mélancoliques, les déments, les imbéciles et les convalescents. D'après la légende jointe au plan, cet asile contient des sections distinctes pour les maniaques furieux, bruyants et sales, pour les maniaques dangereux et suicides, pour les déments imbéciles et stupides, pour les épileptiques et maniaques tranquilles, pour les maniaques provenant des prisons, et de plus des chambres d'observation et des appartements de pensionnaires.

Gualandi, en 1823, proposait la séparation complète des curables et des incurables dans des établissements distincts. En ce qui concerne l'établissement de traitement, il admettait : la nécessité d'instituer trois quartiers distincts pour les aliénés méchants, querelleurs, bavards, violents et suicides, pour les aliénés mélancoliques et stupides, pour les aliénés furieux ; la convenance de réunir les autres aliénés dans une section subdivisée en plusieurs groupes, et l'utilité de consacrer des salles particulières aux malades en observation et un quartier complétement séparé aux convalescents. Le plan modèle d'asile, pour les aliénés curables et incurables des deux sexes, que le même auteur a publié en 1850, contient des sections distinctes pour les furieux et dangereux, pour les déments chroniques et sales, pour les agités et épileptiques, pour les tranquilles, pour les convalescents, et de plus une infirmerie, un quartier pour les aliénés exceptionnels et des chambres pour les pensionnaires riches.

En Allemagne, la curabilité et l'incurabilité ont été très généralement admises comme principes fondamentaux de classement.

Jacobi exclut de l'asile d'aliénés, par lui conçu comme maison de traitement, les fous incurables, les idiots et les épileptiques, et institue 5 divisions, 1 pour les malades furieux, destructeurs et dangereux, 1 pour les malades bruyants, 1 pour les malades gravement atteints d'imbécillité temporaire, 1 pour les malades agités, insubordonnés, méchants, immoraux et pour les mélancoliques, enfin 1 division commune pour tous les aliénés tranquilles, propres et décents. Il a ultérieurement modifié cette classification, en ajoutant 2 divisions distinctes, 1 pour les mélancoliques et 1 pour les convalescents.

La conception systématique préconisée par Damerow, et réalisée dans plusieurs asiles allemands, suppose la séparation de l'établissement unitaire en deux grandes divisions, la maison de traitement pour les curables et la maison de refuge pour les incurables. Une part notable est généralement accordée à la condition sociale des malades dans l'institution des divisions secondaires. Les motifs de classement, empruntés à l'état des malades, sont principalement déduits de l'état de calme et d'agitation, de l'état de propreté et de saleté, de l'état de complication de l'aliénation avec des maladies accidentelles et de l'état de convalescence.

Le programme étudié pour le Brandebourg par le docteur Wallis, d'après la conception allemande, admet, pour la maison de traitement, 3 subdivisions de curables : aliénés tranquilles et propres; aliénés méchants et bruyants; aliénés atteints de maladies accidentelles. Ces trois subdivisions se retrouvent dans la maison des incurables, qui comprend, en outre, des quartiers distincts pour les aliénés furieux et sales, pour les imbéciles tranquilles et propres, pour les épileptiques et pour les enfants imbéciles.

La commission métropolitaine de Londres, dans son rapport de 1844, insiste sur les avantages de l'introduction d'un classement convenable des aliénés dans les asiles; et regarde comme indispensable l'institution de quartiers distincts pour les aliénés dangereux, pour les agités, pour les malpropres, pour les mélancoliques et suicides, pour les épileptiques, pour les tranquilles et les convalescents.

On ne peut, toutefois, se refuser à reconnaître que les aliénistes anglais et américains n'ont généralement attaché qu'une assez faible importance au classement méthodique. Dans les établissements anciens, et même dans les plus magnifiques parmi les établissements modernes de ces deux pays, il semble que les subdivisions sont surtout instituées en vue d'un rapport à maintenir entre le fractionnement de la population en groupes d'un nombre déterminé et la division architecturale de l'établissement en ailes et en étages.

La condition sociale des malades est habituellement admise comme un principe fondamental de classement, asiles de Gloucester, Denbigh, Trenton, Pensylvanie, Kingston.

Des sections distinctes sont toutefois instituées, dans la plupart des établissements, pour les agités, les malpropres, les maladies accidentelles, et, dans un petit nombre, pour les épileptiques.

La division des indigents, dans l'asile de Gloucester, comprend 5 sections, savoir : les malades tranquilles et voisins de la convalescence, les épileptiques, les idiots, les agités et malpropres, les travailleurs.

Le classement des malades, dans l'asile du comté de Lancaster, a été conçu d'après des vues pratiques exceptionnelles, et mérite d'être connu; il comprend les dix catégories suivantes :

1° Aliénés atteints de démence associés à des malades actifs, disciplinés et tranquilles, ayant passé un certain temps dans l'établissement;

2° Aliénés récemment atteints associés à des malades actifs disciplinés et tranquilles, depuis longtemps admis dans l'établissement;

3° Aliénés qui n'ont manifesté aucune tendance à la violence, au suicide et à l'évasion;

4° Convalescents associés à un petit nombre de malades anciens et à un ou deux aliénés suicides;

5° Aliénés violents et agités;

6° Aliénés suicides associés à des aliénés gais et soigneux;

7° Aliénés et épileptiques violents;

8° Épileptiques tranquilles;
9° Aliénés âgés, tranquilles, résidant depuis longtemps dans l'établissement, associés à un petit nombre d'aliénés suicides;
10° Infirmerie.

L'importance plus grande, théoriquement accordée par l'Ecole française au classement des malades dans l'organisation matérielle des asiles d'aliénés, s'est généralement traduite dans les faits de manière qu'il soit permis d'attribuer aux établissements français une notable supériorité sur les établissements étrangers, en tout ce qui se rapporte à la constitution des quartiers de classement.

Ainsi, dans la plupart des établissements français, la séparation des indigents et des pensionnaires est réelle, et l'asile du régime commun, qui forme la masse principale des constructions, se subdivise en quartiers véritablement distincts pour les tranquilles, pour les agités, pour les malpropres, pour les aliénés atteints de maladies accidentelles, et souvent aussi pour les aliénés épileptiques.

Au contraire, dans la plupart des établissements étrangers, les indigents et les pensionnaires sont réunis dans un même système de constructions, dont les subdivisions les plus nombreuses se rapportent à la condition sociale des aliénés, et où l'état de maladie ne motive en général que trois quartiers véritablement distincts, les tranquilles, les agités et les furieux.

Il est digne de remarque qu'en Allemagne, où toute l'organisation du service des aliénés a été généralement subordonnée à un principe théorique de classement, la pratique n'ait pu se soumettre à respecter en fait, pour la distribution réelle des malades, les catégories de classement systématiquement instituées dans les asiles. Ainsi, conformément au principe fondamental adopté pour le classement des aliénés en Allemagne, des établissements distincts sont institués, ou comme maisons de traitement pour les aliénés curables, ou comme maisons de refuge pour les incurables; et dans les établissements mixtes, destinés à recevoir à la fois des aliénés curables et incurables, la maison de traitement est matériellement constituée dans des conditions de séparation plus ou moins complète relativement à la maison de refuge. Or, je ne sais si, dans les maisons de refuge, se rencontrent des aliénés curables, mais ce que je sais certainement pour l'avoir vu et ce que ne contestent pas les médecins allemands, c'est qu'il y a dans les maisons spéciales de traitement, à Siegburg, à Berlin, à Sonnenstein, etc., une proportion considérable de malades évidemment incurables; c'est que dans les établissements fondés sur le principe de l'association relative des maisons de traitement et d'entretien, à Prague, à Halle, à Illenau, la maison de traitement contient des incurables. C'est qu'à Halle même, l'honorable docteur Damerow s'est trouvé conduit par des considérations fort louables, tirées de l'intérêt des malades, à admettre des aliénés en traitement dans la maison des incurables.

Pour la distribution des malades dans les subdivisions du quartier des tranquilles, qui se rapportent essentiellement en principe à la différence de condition sociale représentée par l'état d'indigence et par le taux du prix de pension, les médecins, usant, avec un louable sentiment de philanthropie éclairée, de la faculté qui leur en est laissée, admettent comme principe accessoire de classement la considération de l'état de culture intellectuelle et de degré d'éducation, indépendamment du prix de pension.

Dans la division des furieux se trouvent placés, en raison de leur état de malpropreté, des malades fort tranquilles.

Enfin, la maison de convalescence de Sonnenstein, cet exemple unique de l'application du principe de la séparation absolue des convalescents, contenait, au moment

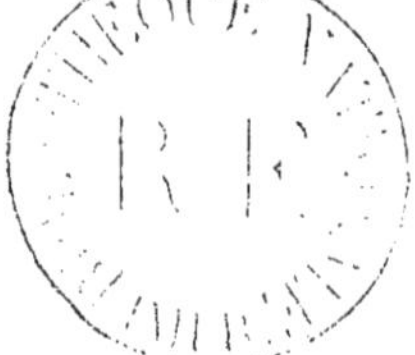

de ma visite, des malades dont l'état de convalescence aurait été fort contestable et même des malades évidemment incurables.

Voici au reste les catégories de classement instituées dans plusieurs établissements de l'Allemagne, créés de toutes pièces pour la destination d'asiles d'aliénés :

Établissements de traitement pour les aliénés curables à Prague et à Vienne (Autriche).

1° Tranquilles, comprenant trois subdivisions pour les aliénés de 1re, de 2e et de 3e classe ;
2° Furieux ;
3° Malpropres ;
4° Infirmerie.

Établissement de traitement et d'entretien pour les aliénés, à Illenau (grand-duché de Bade).

Division similaire de la maison de traitement pour les curables, et de la maison d'entretien pour les incurables, en cinq sections :

1° Tranquilles, comprenant trois sections pour la 1re, la 2e et la 3e classe ;
2° Agités ;
3° Furieux.

Établissement de traitement et d'entretien pour les aliénés à Halle (Prusse).

Maison de traitement :

1° Tranquilles, comprenant 2 subdivisions pour les indigents et les pensionnaires ;
2° Agités, — 2 subdivisions id. id.
3° Convalescents.

Maison d'entretien :

1° Tranquilles, 2 subdivisions, indigents et pensionnaires ;
2° Agités, 2 subdivisions, id. id.
3° Furieux ;
4° Enfants idiots ;
5° Infirmerie pour les maladies contagieuses.

Établissement de traitement et d'entretien pour les aliénés du duché de Nassau, à Eichberg.

1° Tranquilles curables, 2 subdivisions, indigents et pensionnaires ;
2° Tranquilles incurables, 2 subdivisions, id. id.
3° Agités, 2 subdivisions, id. id.
4° Furieux, comprenant 3 subdivisions pour les furieux, les épileptiques et les malpropres.

§ 2. — PROPORTION NUMÉRIQUE DES MALADES A ADMETTRE DANS CHAQUE QUARTIER.

La détermination du nombre proportionnel des malades à admettre dans chaque catégorie de classement, pour constituer la population de chaque quartier, a une grande importance ; car elle est la mesure nécessaire du développement absolu et relatif à donner à chacun des quartiers distincts, dont l'ensemble doit constituer l'asile.

Considérée d'une manière générale, cette détermination présente de notables difficultés. Le nombre relatif des malades agités et malpropres diffère sensiblement d'un sexe à l'autre. On peut admettre que la différence des climats et des causes, qui exerce une influence réelle sur la forme de l'aliénation mentale, s'étend jusque sur la proportion relative de ces états d'agitation et de malpropreté, qui sont eux-mêmes en connexion étroite avec la forme de la maladie. Et il est incontestable qu'en ce qui concerne l'enfance et la complication avec l'épilepsie des différences considérables peuvent exister entre les divers pays.

Le problème de la détermination du nombre des malades à admettre dans chaque quartier des asiles ne comporte donc pas une solution absolue. Et les indications auxquelles on peut être conduit par une étude générale de la question devront toujours être soigneusement contrôlées au moyen de l'appréciation directe des circonstances propres au pays, pour les besoins duquel l'asile devra être fondé.

Parmi les catégories de classement dont la nécessité a été démontrée, il en est deux surtout, celle des jeunes aliénés et celle des aliénés épileptiques, dont l'importance est difficile à déterminer d'une manière générale.

La folie proprement dite n'atteint généralement qu'un très petit nombre d'individus au-dessous de 16 ans, c'est-à-dire au-dessous de la limite d'âge qui doit motiver dans les asiles la séparation des enfants et des adultes. Les variations que peuvent présenter les divers pays, en ce qui concerne le nombre des fous âgés de moins de 16 ans, doivent être à peine appréciables.

L'idiotie, simple ou épileptique, appartient au contraire à la première enfance, et c'est habituellement avant l'âge de 16 ans que les idiots sont et doivent être introduits dans les asiles d'aliénés. En raison de la connexion de l'idiotie avec le rachitisme et surtout avec le crétinisme, il est facile de prévoir que la fréquence de l'idiotie et conséquemment la proportion relative des aliénés enfants aux aliénés adultes doivent notablement varier d'un pays à un autre. Les faits justifient cette prévision, et ils la justifieront de plus en plus à mesure que l'assistance publique sera plus généralement et plus largement appliquée aux idiots.

Les enseignements de la statistique relativement à la proportion des jeunes aliénés et à ses différences suivant les lieux manquent encore de précision pour la question dont il s'agit actuellement. Car les distinctions d'âge, introduites dans les faits recueillis, se rapportent généralement à des périodes de dix années, et dans la seconde période décennale de la vie se trouve compris un nombre assez considérable de malades qui ne doivent pas appartenir, dans le classement, au quartier des enfants, les malades atteints de folie simple et âgés de 16 à 20 ans.

Toutefois en tenant compte des données statistiques, ci-après reproduites, je crois que la proportion de 5 pour 100 peut être généralement admise comme représentant l'importance relative qui doit être donnée au quartier des enfants dans l'asile d'aliénés.

Proportion des aliénés âgés de moins de 20 ans, à l'époque de l'invasion de la maladie, relativement au nombre total des aliénés.

	Nombre des malades au-dessous de 20 ans.	Nombre total des malades.	Proportion sur 100.
9 asiles anglais, américains et danois. (Thurnam.)	373	5,122	7,28
3 asiles anglais : Middlesex, Dorset et Edinburgh. (Thurnam.)	»	1,351	13,10
Asile de Stephansfeld, Haut-Rhin. (Renaudin.)	27	362	7,46

Les aliénés âgés de moins de 20 ans, admis dans les trois asiles anglais, donnaient, pour la période au-dessous de 10 ans, la proportion de 4,44 pour 100, et pour la période de 10 à 20 ans, la proportion de 8,66 pour 100.

Proportion des admissions d'aliénés au-dessous de 20 ans au nombre total des admissions dans divers pays et divers établissements.

Désignation des pays, des établissements et des périodes.	Nombre des admissions au-dessous de 20 ans.	Nombre total des admissions.	Proportion sur 100.
ANGLETERRE.			
13 asiles. (Thurnam.)	691	12,575	5,5
Glasgow, 1834-1835. (Hutcheson.)	41	981	4,1
Edinburgh, 1846-1850. (Skae.)	64	1,212	5,2
AMÉRIQUE.			
4 asiles. (Thurnam.)	26	473	5,5
DANEMARK.			
Schleswig. (Thurnam.)	22	566	3,9
ITALIE.			
Turin, 1831-1836. (Bonacossa.)	50	1,066	4,6
FRANCE.			
Bicêtre et la Salpêtrière, 1822-1833. (Desportes.)	765	10,779	7,1
Saint-Yon, 1827-1843. (Parchappe.)	126	2,627	4,8
Le Mans, 1834-1838. (Etoc-Demazy.)	35	267	13,1
Bordeaux, 1833-1842. (Revolat.)	35	495	7,0
Marseille, 1841-1849. (Aubanel.)	95	1,340	7,0
Moyenne.	1,950	32,381	6,0

Sur les 2,809 cas d'admission appartenant aux asiles de Glasgow, de Turin, de Bordeaux et du Mans, les admissions au-dessous de 20 ans, qui se sont élevées à 161, c'est-à-dire à 5,6 pour 100, comprenaient 41 admissions au-dessous de 15 ans, 1,4 pour 100, et 120 admissions de 15 à 20, 4,2 pour 100.

Proportion des aliénés âgés de moins de 20 ans au nombre total des aliénés existant dans divers pays et divers établissements.

Angleterre,	août 1843. . . .	882 sur 13,615	6,4 sur 100.
Pays de Galles,	id.	76 — 1,177	6,4 —
Angleterre,	janvier 1847. . .	899 — 16,634	5,4 —
Pays de Galles,	id.	66 — 1,198	5,5 —
Bicêtre,	janvier 1822 . .	32 — 764	4,1 —
La Salpêtrière,	id.	70 — 1,726	4,0 —
Département de la Seine,	id.	102 — 2,490	4,1 —
Quartiers d'enfants.			
Bicêtre,	janvier 1851 . .	130 — 1,161	11,2 —
La Salpêtrière,	id.	74 — 1,713	4,3 —
Département de la Seine,	id.	204 — 2,874	7,1 —

On ne trouve en général dans les auteurs que des indications fort vagues sur le rapport qui existe entre le nombre des aliénés épileptiques et le nombre total des aliénés. Les déterminations précises de proportion fixe que quelques auteurs ont proposées semblent s'être appuyées plutôt sur des données accidentelles et locales que sur une appréciation raisonnée de faits ayant quelques caractères de généralité et de constance. Cette proportion a été évaluée, pour les deux sexes sans distinction, à 13,5 sur 100 par MM. Delaye et Marchant dans leur programme pour l'asile à fonder dans la Haute-Garonne, à 12,5 par M. Pasquier dans l'asile modèle qu'il a proposé, à 10,7 par M. Wallis dans son programme d'asile pour le Brandebourg.

Les faits fournis par la statistique, sur ce sujet peu étudié, ne sont pourtant pas tout à fait sans enseignement. S'ils semblent attester qu'il y a entre les divers pays de très notables différences dans la fréquence relative de la complication de l'épilepsie avec l'aliénation mentale, ils démontrent qu'au milieu de ces variations, quant à présent impossibles à juger et mesurer, il y a une inégalité à peu près constante pour tous les pays dans la proportion relative des aliénés épileptiques suivant le sexe ; et que cette proportion est presque constamment plus forte pour le sexe masculin.

D'après les données que j'ai pu recueillir, je me crois autorisé à établir en principe, que la proportion des places à instituer dans le quartier des épileptiques doit être un peu plus forte pour les hommes que pour les femmes, et à admettre qu'il est convenable de fixer d'une manière générale cette proportion à 10 sur 100 pour les hommes, et 8 sur 100 pour les femmes.

Proportion des aliénés épileptiques au nombre total des aliénés dans divers pays et divers établissements.

DÉSIGNATION DES PAYS ET DES ÉTABLISSEMENTS.	NOMBRE des ALIÉNÉS ÉPILEPTIQUES.		NOMBRE TOTAL DES ALIÉNÉS.		PROPORTION SUR 100.	
	Hom.	Fem.	Hom.	Fem.	Hom.	Fem.
ANGLETERRE (1844).						
Asiles de comté.	296	215	2,092	2,397	14,1	8,8
Hôpitaux militaires et maritimes . .	7	»	164	4	4,3	0,0
Hôpital Bethlem.	»	»	176	179	0,0	0,0
Hôpital Saint-Luke	»	»	88	120	0,0	0,0
Autres asiles publics	13	16	426	453	3,0	3,5
Asiles privés métropolitains.	97	56	880	947	11,0	5,9
Asiles privés provinciaux	162	89	1,695	1,651	9,6	5,3
Totaux.	575	376	5,521	5,751	10,4	6,5
DUCHÉ DE NASSAU.						
Recensement en 1840	37	36	392	315	9,4	11,4
FRANCE.						
Gers. Auch, 1851	19	9	70	62	27,1	14,5
Ariége. Saint-Lizier, 1851	16	7	83	60	19,2	11,6
Mayenne. La Roche-Gandon, 1851. .	17	14	92	109	18,4	12,8
Orne. Alençon, 1851	17	9	119	120	14,2	7,2
Haute-Garonne. Toulouse, 1851. . .	23	15	161	140	14,2	10,7
Gironde. Cadillac, 1850.	35	»	260	»	13,4	»
— Bordeaux, 1850.	»	19	»	240	»	7,9
Sarthe. Le Mans, 1851.	15	11	128	160	11,7	6,8
Basses-Pyrénées. Pau, 1851.	9	7	84	69	10,7	10,1
Marne. Châlons, 1843.	11	16	104	120	10,5	13,3
Rouen. Saint-Yon, 1844	28	14	270	362	10,4	3,9
Ille-et-Vilaine. Saint-Meen, 1851. .	9	10	123	147	7,3	6,8
Haut-Rhin. Stephansfeld, 1840 . . .	5	10	100	98	5,0	10,2
Totaux.	204	141	1,594	1,687	12,7	8,3
Seine. Bicêtre, 1833.	173	»	764	»	21,3	»
— La Salpêtrière, 1833.	»	337	»	1,670	»	20,0
Totaux.	377	478	2,358	3,357	15,9	14,2

La détermination du nombre proportionnel des malades à introduire dans le quartier des agités est nécessairement subordonnée à l'idée qu'on doit se faire de la destination à donner à ce quartier.

Le but qu'on s'est le plus généralement et le plus constamment proposé d'atteindre en séparant les aliénés agités des autres malades, et en appropriant à leur usage un quartier spécial, a été de soustraire les aliénés tranquilles aux incommodités et aux dangers de leur réunion habituelle ou même de leurs relations accidentelles avec des malades querelleurs, violents, bruyants et sales, de protéger par des conditions spéciales d'habitation et de surveillance l'aliéné agité, soit contre ses propres excès, soit contre les agressions des autres malades, enfin de mettre à l'abri de l'instinct de destruction qui se développe avec une énergie exceptionnelle chez les malades agités, les meubles de leur habitation et leur habitation elle-même.

C'est pour assurer ce triple but qu'a été tout d'abord conçue et généralement employée la cellule, habitation de jour et de nuit pour l'aliéné agité.

Ainsi la détermination du nombre des malades à introduire dans le quartier des aliénés agités s'est primitivement présentée, et est encore aujourd'hui conçue comme représentant la détermination du nombre des cellules d'isolement à constituer dans l'asile.

Dans les temps où l'on a commencé à s'occuper des conditions spéciales d'habitation à créer pour les aliénés, l'agitation était considérée comme l'état en quelque sorte habituel de l'aliéné, et l'asile d'aliénés a été exclusivement ou presque exclusivement constitué par une réunion de cellules en nombre à peu près égal à celui des malades. Mais à mesure que la psychiatrie a fait des progrès, on a reconnu que l'agitation chez les aliénés peut être restreinte à un nombre de moins en moins considérable, suivant que les conditions matérielles et médicales du traitement curatif et palliatif sont de plus en plus perfectionnées. Dès lors la proportion du nombre des cellules d'isolement ou du nombre des places à créer dans le quartier d'agités, considérée comme indispensable aux besoins d'un service bien entendu, s'est constamment abaissée. L'idée de la destination à donner à la cellule s'est en même temps considérablement modifiée. La cellule n'a plus été conçue comme habitation permanente que pour la nuit. Son emploi pendant le jour n'a plus été admis que comme un moyen de séquestration momentanée. La cellule de force n'a plus été jugée nécessaire que pour les aliénés destructeurs et véritablement dangereux. C'est ainsi qu'on s'est trouvé conduit à distinguer, parmi les agités, les furieux et les bruyants, et à admettre pour ces deux classes de malades des quartiers distincts et des cellules différemment constituées.

On comprend facilement que, suivant ces diverses phases du progrès de la science psychiatrique, et suivant les modifications successivement apportées, conformément à ce progrès, soit dans les conditions matérielles d'habitation, soit dans les méthodes de traitement, le nombre des aliénés agités ait considérablement varié en fait, d'une époque à une autre, dans les divers établissements et aussi dans le même établissement, et que la proportion du nombre des places à instituer dans les quartiers d'agités des asiles ait été fort diversement évaluée.

Pinel, dont le nom se retrouve à l'origine de tous les perfectionnements introduits dans le traitement de l'aliénation mentale, réalisant à la Salpêtrière un premier essai de classement des malades, avait fait ajouter aux petites maisons de cet établissement des dortoirs pour les femmes âgées réduites à un état de démence sénile et pour les aliénés convalescents. Le nombre des places dans ces dortoirs a été évalué à un sixième de la population totale, ce qui donne pour le nombre des cellules 83,4 sur 100.

Desportes, dans son programme d'asile, institue 60 cellules sur 228 places pour les hommes, 26 sur 100, et 60 cellules sur 324 places pour les femmes, 18 sur 100.

Esquirol réduisit successivement le nombre des cellules jusqu'à la proportion de 16 sur 100.

M. Ferrus, dans son ouvrage sur les aliénés, s'exprime ainsi. « Dans les établissements qui n'admettent que des aliénés en traitement, il faut des loges pour un quart de la population ; dans ceux qui sont destinés en même temps à des aliénés en traitement, à des incurables et des idiots, des loges doivent être préparées pour un dixième, et pour un quatorzième seulement dans les maisons qui reçoivent en outre des épileptiques. » Ainsi se trouvait réduite à 7,1 sur 100 la proportion des cellules exclusivement consacrées aux aliénés agités.

Jacobi a assigné à la première division de son asile de traitement, pour les aliénés destructeurs et dangereux la proportion de 6 sur 100, et à la deuxième division pour les malades bruyants la même proportion de 6 sur 100, c'est-à-dire en somme 12 sur 100 pour tous les aliénés agités.

Wallis évalue la proportion des méchants et bruyants dans la maison de traitement à 26,2 sur 100, dans la maison de refuge à 17,7, dans l'asile tout entier à 20,5 ; la proportion des furieux et sales dans la maison de traitement à 8,4 sur 100, dans la maison de refuge à 5,9, dans l'asile à 6,8, et la proportion des agités de toute espèce dans l'asile entier à 27,4 sur 100.

Le nombre des cellules de force, qui constituent par leur réunion les quartiers destinés aux furieux et accessoirement aux malpropres dans les asiles allemands de récente création, s'élève à 16 pour 120 malades, 13,3 sur 100, dans la maison de traitement de Prague ; à 24 pour 200 malades, 12 sur 100, dans l'asile de traitement de Vienne ; à 20 pour 200 malades, 10 sur 100, dans l'établissement de traitement et d'entretien d'Illenau ; à 8 pour 200 malades, 4 sur 100, dans l'établissement de traitement et d'entretien de Halle. Dans l'asile d'Eichberg où sont reçus les aliénés épileptiques, le quartier des furieux se compose de 15 cellules pour une population de 100 malades.

La commission belge, qui admet dans son asile de traitement 108 cellules sur 226 places, c'est-à-dire 47,7 cellules sur 100 places, assigne aux agités 42 cellules, c'est-à-dire 18,5 sur 100, savoir : 7,9 sur 100 pour les furieux ; 10,6 pour les bruyants.

Scipion Pinel, confondant les aliénés et les épileptiques agités dans un même quartier, les évalue à 18,6 sur 100, et assigne aux furieux en traitement la proportion de 6,6 sur 100.

La proportion des aliénés et épileptiques agités a été estimée par Pasquier à 19,6, par Bottex à 9,4, par M. Girard à 8, puis à 6 sur 100.

J'ai été conduit, par les enseignements d'une longue pratique dans un grand établissement, à reconnaître la nécessité d'étendre l'idée du but à atteindre par la création du quartier d'aliénés agités, et d'y faire entrer la considération d'une influence à exercer sur les malades pour apaiser leur agitation.

Dans cette nouvelle manière d'apprécier la destination du quartier d'agités, la cellule n'est plus qu'une habitation temporaire exceptionnelle aussi bien pour la nuit que pour le jour, et le dortoir commun est conçu comme un élément intégrant du quartier des agités. Le dortoir dans le quartier d'agités, c'est l'habitation commune d'où, suivant que se produit le fait accidentel et temporaire de l'agitation, le malade actuellement agité est temporairement exclu pour être isolé dans une cellule jusqu'au moment, le plus rapproché possible, où il pourra, après le retour du calme, être réintégré dans les conditions spéciales d'habitation et de vie en commun, qui doivent le préparer à quitter le quartier d'agités pour aller se classer dans l'une ou l'autre des diverses catégories de l'établissement. Les cellules doivent être diversement constituées et appropriées à leurs diverses destinations se rapportant principalement, soit à la séquestration temporaire de jour, soit à l'isolement permanent de nuit, soit à la préservation des malades et à la résistance à leurs agressions destructives.

La constitution du quartier d'agités, telle qu'elle me paraît devoir être désormais conçue, se rapporte, pour le nombre des places à y réaliser, non seulement aux aliénés actuellement agités, mais encore à ces mêmes malades devenus momentanément calmes, et à ceux qui, destructeurs, querelleurs et bruyants, ne peuvent être sans inconvénients maintenus dans les quartiers consacrés aux malades tranquilles. Ce nombre de places ne représente pas le nombre des cellules d'isolement, qui ne doivent entrer que comme élément partiel dans la constitution matérielle du quartier.

En m'appuyant sur les données fournies par l'expérience la plus générale depuis les derniers progrès de la science et sur ma propre observation, je me trouve conduit à considérer la proportion de 10 sur 100 comme représentant le nombre relatif des aliénés non épileptiques à introduire dans le quartier d'agités pour les hommes, et à élever jusqu'à 12 sur 100 cette proportion pour les femmes, sur lesquelles l'influence des méthodes de traitement propres à calmer l'agitation est moins efficace et moins puissante. Je regarde les proportions de 4 sur 100 pour les hommes, et de 5 sur 100 pour les femmes, comme représentant le nombre des malades qui peuvent se trouver au même moment dans un état actuel d'agitation, et par conséquent le nombre des cellules d'isolement à constituer dans le quartier d'agités.

On ne trouve dans les auteurs que des données fort incomplètes et fort vagues sur la proportion à attribuer aux aliénés malpropres relativement au nombre total des aliénés. La nécessité d'instituer un quartier spécial pour cette catégorie de malades n'a pas été admise par tous les aliénistes. Et il n'y a pas même, chez ceux qui ont cru devoir instituer ce quartier dans les asiles, uniformité de vues en ce qui concerne les éléments de la population à introduire dans ce quartier.

L'état habituel de malpropreté, qui peut servir à caractériser une classe particulière d'aliénés, exprime principalement chez ces malades la perte accidentelle ou définitive de la volonté ou de la faculté de diriger les excrétions. Ce trouble fonctionnel se produit dans les diverses formes et les divers degrés de l'aliénation mentale, et se rencontre chez le fou comme chez l'idiot, chez le maniaque curable agité, comme chez le dément incurable tranquille; dans la folie simple aussi bien que dans la folie compliquée d'épilepsie ou de paralysie.

Aux yeux de certains aliénistes, le fait de l'habitude de malpropreté a dominé les autres motifs de classement, et le quartier spécial a dû recevoir tous les aliénés malpropres, idiots, déments, paralytiques, épileptiques , et même demi-agités. La proportion des places à créer dans le quartier devait être considérable. Pour les autres , cette proportion s'est trouvée variablement abaissée, suivant qu'ils ont rattaché les paralytiques à l'infirmerie, et qu'ils ont consacré des quartiers spéciaux aux idiots et imbéciles, aux épileptiques, aux demi-agités.

Les faits eux-mêmes sont venus ajouter les différences qui leur appartiennent aux différences dépendantes de la diversité des vues chez les auteurs. Les effets sensibles de la malpropreté, en tout ce qui se rapporte aux vêtements, au lit, à l'habitation des malades, peuvent être considérablement diminués par le perfectionnement des méthodes de surveillance et de soins appliqués à la direction des malades. Ces méthodes ne sont pas sans influence même sur l'habitude de la malpropreté chez les malades, pour la réprimer et la restreindre. Le nombre des malades malpropres se trouve ainsi, jusqu'à un certain point, subordonné à la nature des soins donnés aux malades, et doit varier notablement, sous cette influence, dans les divers établissements.

Les heureux effets récemment obtenus à Charenton, par M. Archambault, de l'application habile et méritoire d'une méthode depuis longtemps déjà connue et pratiquée dans plusieurs établissements, ont prouvé une fois de plus qu'il est possible de parvenir à supprimer presque complétement les effets de la malpropreté chez les aliénés.

Dès les premières années de ma pratique, dans l'asile de la Seine-Inférieure, en 1834 ou 1835, un infirmier du quartier des hommes malpropres, nommé Nicoux, dont je me plais à honorer le dévouement, m'avait appris qu'on pouvait empêcher les *gâteux* de souiller la nuit leur lit et même le jour leurs vêtements, en agissant comme les mères à l'égard des enfants qu'elles veulent rendre propres. Je n'eus pour perfectionner cette méthode qu'à conseiller dans certains cas rebelles l'usage habituel, au moment opportun, de lavements simples ou purgatifs. Et ainsi, pendant plusieurs années, j'ai pu montrer aux nombreux visiteurs de l'asile de Saint-Yon des *gâteux* qui ne *gâtaient* pas.

Il y a lieu d'espérer que la généralisation de cette méthode diminuera le nombre des aliénés malpropres, et surtout améliorera considérablement leur condition dans les asiles où la méthode est inconnue ou imparfaitement appliquée. Mais on se ferait illusion en imaginant que, parce qu'il est possible de supprimer chez les aliénés la plupart des effets sensibles, et jusqu'à un certain point l'habitude même de la malpropreté, il y ait lieu d'admettre, pour le présent ou même pour l'avenir, la possibilité de renoncer à séparer les aliénés malpropres des autres malades, et à leur consacrer un quartier spécial dans les asiles.

Ce n'est que sur un petit nombre d'idiots et de déments qu'une éducation répressive peut atteindre l'habitude même de la malpropreté pour la diminuer ou la détruire. Chez la plupart des aliénés malpropres, notamment dans le dernier degré de la démence et de la paralysie générale, il ne s'agit pas d'une habitude, mais d'un symptôme morbide incurable, comme la maladie à laquelle il se rattache. Chez tous, la nature même des soins à employer pour atténuer les effets de la malpropreté, entretenue par l'habitude ou commandée par la maladie, exige un ensemble de conditions s'étendant à tous les actes, à toutes les circonstances, à tous les moments de la vie, qui ne peut être obtenu que dans un quartier distinct et spécialement approprié.

Quelles que puissent être ou devenir l'excellence des méthodes de surveillance et de soins et la perfection de leurs résultats, la catégorie des aliénés malpropres, des aliénés qui ont perdu la volonté ou la faculté de diriger leurs excrétions, par toutes les conditions de profond abrutissement et d'irremédiable insociabilité qui ne peuvent cesser de lui appartenir, méritera toujours d'être soustraite aux regards et au contact des autres aliénés dans un quartier spécial.

Ce quartier indispensable ne doit pourtant, à mon avis, être constitué dans les asiles que pour les aliénés malpropres tranquilles et non épileptiques. Les quartiers d'aliénés agités et épileptiques doivent être institués de manière à retenir ceux de leurs malades chez lesquels la malpropreté s'ajoute à la condition spéciale de leur état, qui motive leur classement dans des catégories distinctes.

En me fondant sur les données que j'ai recueillies dans divers établissements et sur les résultats de ma propre expérience, je crois que la proportion des malades malpropres, tranquilles et non épileptiques, peut être approximativement évaluée à 10 sur 100. Il me semble aussi que l'observation la plus générale doit conduire à admettre une proportion un peu plus considérable pour les femmes, et à l'élever jusqu'à 12 sur 100.

Il est difficile de fixer avec précision le nombre des places à créer dans l'infirmerie.

Rien de plus variable que les évaluations fournies par les divers programmes. La proportion de la population de l'infirmerie à la population totale de l'asile a été évaluée à :

20 sur 100,		par Esquirol;
11,1	—	par M. Brierre;
11,0	—	par M. Girard;
10,9	—	par la Commission belge;
9,0	—	par Pasquier;
8,3	—	par Desportes;
8,0	—	par M. Scip. Pinel;
6,9	—	par M. Wallis;
6,7	—	par MM. Delaye et Marchant.

Ces différences si considérables dépendent principalement de la diversité des vues des auteurs des programmes, en ce qui touche le rôle à assigner à l'infirmerie dans le classement général des aliénés. Pour un même nombre d'aliénés atteints de maladies accidentelles, le nombre des places à instituer dans l'infirmerie variera en plus ou en moins, suivant l'importance accordée à chacun des motifs de classement. Évidemment le développement de l'infirmerie devra être moins considérable dans l'asile à la constitution duquel aura été appliqué, dans toute sa rigueur, le principe de la séparation absolue des épileptiques, des agités et des malpropres.

La proportion du nombre des places à créer dans l'infirmerie doit donc être fixée d'une manière spéciale en vue du système adopté pour le classement des aliénés dans l'asile. Mais il y a de plus à tenir compte des variations dans le nombre des aliénés atteints de maladies accidentelles, en tant qu'elles dépendent, pour les divers pays, du climat, et, pour le même pays, des saisons et de la constitution annuelle.

C'est en vue du chiffre maximum, ordinairement atteint à l'époque de l'année où il y a le plus de maladies accidentelles, que le nombre des places à créer dans l'infirmerie doit être fixé. Il résulte de là nécessairement qu'aux époques les plus favorables de l'année, l'infirmerie doit offrir un certain nombre de places inoccupées, et que par conséquent le nombre des places instituées dans l'infirmerie ne doit pas être compté pour sa totalité dans le dénombrement général des places réelles de l'établissement. Sous ce point de vue, l'infirmerie pourrait être assez exactement considérée comme ne devant contribuer dans le dénombrement général que pour la moitié du nombre de ses lits. Et en admettant que la proportion du nombre des lits à instituer dût être de 8 pour 100 de la population totale, il en résulterait que, pour une population donnée, il serait nécessaire d'augmenter en somme de 4 pour 100 le nombre réel des places à créer dans l'établissement.

Mais en modifiant, conformément aux vues que j'ai exposées, la constitution de l'infirmerie, c'est-à-dire en la composant, comme quartier de surveillance continue, de deux éléments distincts : l'un pour les aliénés atteints de maladies accidentelles, l'autre pour les aliénés dominés par des penchants dangereux, on obtient la possibilité de faire face à toutes les éventualités du service sans porter le nombre des lits de l'infirmerie au maximum, qui correspond au chiffre le plus élevé des maladies accidentelles. Le nombre des lits de l'infirmerie étant fixé au chiffre qui représente le nombre des places habituellement occupées, il sera facile de placer temporairement dans l'annexe de l'infirmerie l'excédant de malades exceptionnellement produit par les influences épidémiques. Et dès lors le nombre total des lits du quartier de surveillance continue pourra être considéré comme représentant un nombre réel de places à faire entrer pour son chiffre entier dans le dénombrement général des places de l'établissement.

D'après toutes ces considérations, et d'après les données que l'expérience m'a fournies dans le quartier de surveillance continue, institué conformément à mes vues pendant plusieurs années à Saint-Yon, je crois devoir évaluer à 10 pour 100 de la population totale de l'asile le nombre des places à créer dans le quartier de surveillance continue, en attribuant deux tiers, 6,67 pour 100, à l'infirmerie proprement dite, destinée à recevoir les aliénés tranquilles et non épileptiques atteints de maladies accidentelles, et un tiers, 3,33 pour 100, à l'annexe de l'infirmerie, destinée à recevoir habituellement les aliénés dominés par de mauvais penchants, et exceptionnellement l'excédant des malades de l'infirmerie.

La détermination du nombre des malades à admettre dans les cinq quartiers qui viennent d'être successivement passés en revue fournit en somme, pour les quartiers spéciaux, une proportion de 45 sur 100 pour les hommes, de 47 sur 100 pour les femmes, et assigne en conséquence, pour le reste de la population, qui appartient à la grande catégorie des malades tranquilles, la proportion de 55 sur 100 pour les hommes, et de 53 sur 100 pour les femmes.

Cette masse principale de la population a besoin d'être elle-même fractionnée, d'abord pour éviter les inconvénients d'une trop grande agglomération d'individus dans un même quartier, et aussi pour donner satisfaction aux exigences particulières de classement qui se rapportent à l'âge, à la curabilité et à la condition sociale, et qui conduisent à consacrer l'utilité d'instituer des quartiers distincts pour les vieillards et infirmes, pour les aliénés en traitement, pour les convalescents et les pensionnaires tranquilles.

Il ne me paraît pas nécessaire d'entrer dans des considérations de détails pour motiver la détermination des proportions relatives de nombre que j'ai adoptées pour ces divers quartiers. La subdivision de la grande section des tranquilles doit être poussée d'autant plus loin que la population totale de l'asile est plus considérable. Elle doit être, au contraire, restreinte dans les asiles institués pour un petit nombre de malades. Et quel que soit le nombre des subdivisions adoptées, je tiens à faire remarquer que les proportions relatives de chacune de ces subdivisions peuvent être facilement et sans inconvénient modifiées, suivant les exigences variables du chiffre de la population, dans ses rapports avec les considérations économiques qui se rattachent soit aux dépenses de construction, soit aux frais généraux de surveillance. C'est à l'asile de 360 malades pour un seul sexe et à l'asile de 400 malades pour les deux sexes que se rapportent surtout la subdivision que j'ai adoptée de la grande section des tranquilles en quatre quartiers, et la détermination que j'ai fixée pour la proportion relative de la population à admettre dans chacun de ces quartiers, savoir : 10 pour 100 dans le quartier de traitement; 10 pour 100 dans le quartier des vieillards et infirmes; 10 pour 100 dans le quartier des convalescents et des pensionnaires tranquilles; et 25 ou 23 pour 100, suivant le sexe, dans le quartier des travailleurs tranquilles.

J'ai résumé ainsi qu'il suit, dans un tableau synoptique, les résultats de toute cette discussion de classement en ce qui se rapporte aux quartiers à constituer et à la proportion numérique des malades à y introduire, soit pour les asiles en général, soit plus particulièrement pour les deux types qui me paraissent devoir être préférés.

NOMBRE ET NATURE DES QUARTIERS et de leurs subdivisions.	ASILES en général. — Proportion numérique.		ASILE pour un seul sexe de 360 malades. — Proportion numérique.		ASILE pour les deux sexes de 400 malades. — Proportion numérique.	
	Sur 100 hommes.	Sur 100 femmes.	Sur 360 hommes.	Sur 360 femmes.	Sur 200 hommes.	Sur 200 femmes.
I. Jeunes aliénés.	5	5	18	18	10	10
II. Aliénés épileptiques	10	8	36	28	20	16
III. Aliénés agités.	10	12	36	42	20	24
Subdivisions :						
a. Furieux.	4	5	14	18	8	10
b. Bruyants	6	7	22	24	12	14
IV. Aliénés malpropres.	10	12	36	42	20	24
V. Aliénés à surveiller d'une manière continue	10	10	36	36	20	20
Subdivisions :						
a. Infirmerie.	6,67	6,67	24	24	13	13
b. Annexe.	3,33	3,33	12	12	7	7
VI. Aliénés tranquilles.	55	53	198	194	110	106
Subdivisions :						
a. Aliénés en traitement. .	10	10	36	36	20	20
b. Vieillards et infirmes. .	10	10	36	36	20	20
c. Convalescents et pensionnaires.	10	10	36	36	20	20
d. Travailleurs.	25	23	90	86	50	46

§ 3. — DÉTERMINATION DES DIVERS ÉLÉMENTS QUI DOIVENT ENTRER DANS LA CONSTITUTION DE CHAQUE QUARTIER.

Pour que la séparation effective des diverses catégories de malades, qui est le but essentiel de la création des quartiers distincts, puisse être réalisée, il faut que chaque quartier soit constitué de manière que la population à laquelle il est destiné y trouve réunis tous les moyens d'habitation, d'occupation et d'exercice que suppose l'accomplissement de la vie ordinaire dans ses conditions les plus essentielles. Ainsi l'habitation de jour et de nuit, la salle de travail et de conversation, le promenoir à l'air libre et à l'abri, les cabinets de toilette et d'aisances, doivent nécessairement entrer comme éléments dans la constitution matérielle de tout quartier d'asile.

Je pense qu'à ces éléments indispensables du quartier d'aliénés doit être ajoutée la salle de bains, qui se rattache comme moyen de propreté aux besoins hygiéniques de la vie ordinaire, et qui, pour les aliénés, constitue la principale ressource du traitement physique de la maladie.

Le système de la centralisation des bains dans une construction spéciale, reliée par des galeries aux divers quartiers de l'établissement, a été adopté en principe par la plupart des aliénistes, et réalisé en fait dans la plupart des asiles d'aliénés. J'ai eu l'occasion de me prononcer sur la valeur de ce système dans plusieurs circonstances, et notamment à propos de l'examen du plan primitivement proposé pour l'asile de Quatre-Mares. J'emprunte au programme que j'ai rédigé en 1849 pour la fondation de cet établissement un résumé des motifs sur lesquels s'appuie la préférence que j'accorde au système de la dissémination des bains dans les quartiers :

« Il n'est pas démontré pour moi que la centralisation des bains réalise complétement les avantages d'économie dans la construction et l'entretien, et de facilité dans le service qu'on lui attribue. Mais ce que je sais avec une parfaite certitude, c'est que cette centralisation a de très réels et de très graves inconvénients au point de vue du traitement et du bien-être des malades, qui représente dans la question l'intérêt prédominant.

» La réunion des malades en nombre un peu considérable dans une salle commune de bains a pour effets d'entretenir et d'augmenter l'excitation chez les malades agités, de la propager chez les malades tranquilles, et de neutraliser pour les uns et les autres l'action médicatrice du bain. J'ai souvent reconnu à Saint-Yon que le lieu de l'établissement où il y avait, à certains moments, le plus d'agitation, de bruit et de vociférations, était précisément la salle commune des bains, c'est-à-dire le lieu où aurait dû régner le plus grand calme.

» Quelque effort qu'on fasse pour placer le bâtiment des bains au centre de l'établissement, il y a toujours une notable et quelquefois une très grande distance à parcourir, pour les malades, de leurs quartiers à la salle des bains. Les galeries couvertes préservent de la pluie et de l'humidité du sol; elles ne préservent pas du froid.

» Les malades qui doivent faire le plus fréquent usage des bains, les agités, les aliénés en traitement, les malpropres, sont précisément ceux pour lesquels le déplacement a le plus d'inconvénients. Combien de fois n'ai-je pas été témoin à Saint-Yon de scènes déplorables à propos de la distance à franchir par les malades, soit pour se rendre au bain, soit pour en revenir! Ce sont des malades agités qui, refusant d'aller au bain, doivent être encamisolés, poussés, traînés, portés par leurs gardiens. Ce sont des malades qui s'échappent dans le trajet et qu'il faut poursuivre au travers des jardins, qui, après le bain, n'ont pas pu être habillés et qui donnent pendant le trajet le triste spectacle de leur nudité!

» A quoi bon, au reste, créer avec tant de peines et avec tant de dépenses des quartiers spéciaux pour séparer et isoler les malades, si l'on rend, d'autre part, indispensable qu'ils se rencontrent chaque jour dans les mêmes passages et qu'ils se réunissent tous dans un même lieu?

» Et si par la force des choses on est conduit, même avec le système de la centralisation des bains, à créer une salle spéciale dans le quartier des pensionnaires de classes élevées, une salle spéciale près de l'infirmerie, une salle spéciale pour les agités, pourquoi ne pas consentir à aller jusqu'au bout dans cette direction de la raison et de la science, et ne pas créer aussi des salles spéciales pour les épileptiques, pour les malpropres, pour les tranquilles, pour les enfants, c'est-à-dire une salle spéciale dans chaque quartier, ce qui est la réalisation du système de la dissémination des salles de bains dans les quartiers? »

Il ne me paraît pas indispensable, ni même utile, d'introduire dans chaque quartier une lingerie-vestiaire, selon la méthode assez généralement adoptée en Angleterre. Il est de beaucoup préférable, au point de vue de l'ordre et de l'économie, que la lingerie et le vestiaire soient centralisés et fassent partie des services généraux. Il suffit que, dans chaque quartier, les surveillants aient à leur disposition, indépendamment des distributions régulières, le linge et les vêtements que peuvent réclamer les besoins éventuels des malades dans l'intervalle des distributions.

Il est au contraire indispensable que chaque quartier contienne un lieu de dépôt pour le linge sale et un lieu de décharge pour divers objets à tenir en réserve ou à éloigner des yeux. Le défaut de ces dépendances nécessaires peut exercer une influence très fâcheuse sur la tenue et l'aspect des quartiers. Dans plusieurs établissements, où leur création n'avait pas été prévue, on s'est vu forcé d'altérer l'harmonie des éléments des quartiers et de diminuer le nombre des places de malades, en affectant à cette destination toute secondaire des éléments principaux d'habitation.

De ce que le classement des aliénés et la création des quartiers, qui en est le moyen, exigent, pour que le but soit atteint, la possibilité de maintenir d'une manière continue les malades dans ces quartiers, il n'en résulte pas qu'il soit utile, et par conséquent désirable, que les malades ne sortent jamais de ces quartiers. Quelle que puisse être la perfection donnée à la constitution matérielle des quartiers d'un asile, il est impossible d'y réaliser les conditions d'étendue quant à l'espace et de variété quant aux aspects, qui font partie des besoins de la vie de l'homme chez qui la vigueur du corps et de l'âme n'est pas éteinte. Aussi ne doit-on pas considérer comme un inconvénient réel l'impossibilité de faire entrer dans la constitution matérielle de chaque quartier tous les éléments qui peuvent être considérés comme utiles ou même indispensables à l'accomplissement plein et entier de la vie sociale.

Le lieu consacré au culte, les ateliers spéciaux, les lieux de réunion pour l'enseignement et pour les distractions, doivent être institués en dehors des quartiers et font nécessairement partie des constructions affectées aux services généraux. Pour les malades des divers quartiers, qui sont capables de prendre part aux actes qui s'accomplissent dans ces divers lieux de réunion, il y a véritablement avantage à ce que le champ de leur vie se trouve étendu en dehors du lieu habituel de leur résidence, par la fréquentation d'autres lieux où ils trouvent des distractions, où ils se préparent à reprendre ou s'habituent à conserver des relations sociales, analogues à celles qui appartiennent à la vie ordinaire pour l'homme libre et sensé, et où les inconvénients du rapprochement sont neutralisés par les conditions exceptionnelles d'une surveillance spéciale et continue.

La possibilité de maintenir, dans chaque catégorie de classement et dans chaque quartier correspondant, tous les aliénés qui l'habitent, et par conséquent d'atteindre la réalité de la séparation entre ces diverses catégories et de l'isolement pour chacune, doit donc être considérée comme suffisamment obtenue par la réunion dans chaque quartier des éléments suivants : habitations de nuit, habitations de jour, promenoirs, cabinet de toilette, cabinet d'aisances, salle de bains, dépendances pour le dépôt du linge sale et des objets de service.

Il y a de plus nécessité de pourvoir dans tous les quartiers au logement des infirmiers, pour le jour et pour la nuit, de manière à concilier autant que possible les intérêts de leur santé, de leur sécurité et de leur bien-être, avec les intérêts du service qui leur est confié.

Après avoir déterminé les éléments qui doivent être considérés comme indispensables à la constitution matérielle de tout quartier distinct dans un asile d'aliénés, il est encore indispensable de préciser ce que doivent être, pour leur nombre et pour leur nature, ces divers éléments dans chacun des quartiers.

L'habitation de nuit a été autrefois presque exclusivement, pour tous les aliénés, la cellule. L'introduction graduelle du dortoir commun dans les asiles pour les convalescents, pour les vieillards, pour les infirmes et les malades, pour les tranquilles, a été successivement généralisée et développée de manière qu'actuellement en France l'habitation de nuit dans la cellule soit devenue l'exception, exclusivement réservée à l'aliéné agité.

La réforme n'a été poussée en ce sens nulle part aussi loin qu'en France. Si l'Allemagne l'a complétement acceptée, l'Italie ne l'a que partiellement admise. L'Angleterre et les États-Unis résistent encore. L'Angleterre s'est longtemps refusée à l'introduction du dortoir commun dans les asiles. La plupart de ses établissements ont été construits sur la donnée générale de l'habitation individuelle et isolée pour chaque malade; et même encore aujourd'hui, dans les établissements où le dortoir commun a été le plus largement introduit, la proportion du nombre des habitations individuelles est demeurée prédominante.

Si les aliénistes s'accordent généralement en France pour restreindre, dans l'asile au régime commun, l'habitation individuelle à l'usage des malades atteints d'agitation, et si la proportion des habitations individuelles s'est ainsi trouvée réduite, par MM. Ferrus et Girard, jusqu'à 6 pour 100 du nombre total des places, en Angleterre M. Conolly insiste encore avec énergie sur les avantages de l'habitation individuelle pour la plupart des aliénés, reproche aux dortoirs les plus graves inconvénients, et n'admet pas qu'on doive instituer dans les asiles un nombre de chambres particulières inférieur aux deux tiers de la population totale.

Je crois que la vérité est là encore, comme partout, placée entre les extrêmes, plus près pourtant du système qui accorde la prédominance au dortoir commun sur l'habitation individuelle.

On a surtout fait valoir en faveur des dortoirs communs les avantages économiques qui résultent incontestablement de leur introduction dans les asiles d'aliénés : diminution dans les dépenses de construction, possibilité de concentrer les bâtiments, réalisation plus facile et plus économique des conditions de chauffage, d'éclairage et de ventilation. Les avantages sérieux que présentent les dortoirs dans l'intérêt des malades eux-mêmes ne sont pas moins incontestables. Ce n'est pas seulement au point de vue, d'ailleurs si important, de la continuité et de la sûreté de la surveillance que les dortoirs sont préférables aux habitations individuelles en ce qui se rapporte à l'intérêt des malades. L'habitation dans un dortoir commun, sous l'action immédiate d'un surveillant, réprime la tendance à l'isolement et aux habitudes excentriques, favorise le retour à la sociabilité, impose les habitudes d'ordre et de calme, maintient sans interruption le lien de la discipline, et devient ainsi l'un des plus puissants moyens du traitement moral au profit de la guérison ou du bien-être des aliénés.

Parmi les inconvénients reprochés aux dortoirs, la plupart manquent de réalité. Ainsi l'altération de l'air par la respiration et par les émanations, invoquée par Conolly, se produit dans l'habitation individuelle tout aussi bien que dans les dortoirs, et peut être prévenue ou neutralisée plus facilement, plus sûrement et plus économiquement dans les dortoirs, par le maintien du rapport convenable entre la capacité de l'habitation et le nombre des habitants, par l'emploi des soins les plus exquis de propreté, par l'application des méthodes les plus efficaces de ventilation. Le trouble apporté dans le repos des malades de tout un dortoir par le fait de l'agitation accidentelle d'un seul malade, la propagation de cette agitation aux autres malades, le danger des violences et des sévices pour les voisins d'un aliéné soudainement irrité, ne peuvent guère être admis que pour des dortoirs trop considérables et non surveillés dans un asile où le classement des malades serait insuffisant.

La répugnance à l'habitation commune dans un dortoir, beaucoup plus rare dans notre pays qu'en Angleterre, où la chambre à coucher, surtout pour les femmes, est dans la vie ordinaire une sorte de sanctuaire, existe pourtant chez un certain nombre d'aliénés. Et l'on ne peut méconnaître que la possession d'une chambre particulière, objet des vœux les plus ardents de la part de quelques malades, ne fût pour la plupart une condition notable de satisfaction et de bien-être.

Tout en admettant donc le dortoir commun comme élément principal et prédominant dans la constitution des habitations de nuit pour les aliénés au régime commun, je pense qu'il y a utilité et même nécessité d'accorder aux habitations individuelles une part plus générale et plus grande que celle qui leur a été le plus récemment assignée par les aliénistes français.

C'est en appréciant les besoins spéciaux, auxquels l'habitation individuelle de nuit est éminemment propre à donner satisfaction dans les asiles d'aliénés, qu'on peut arriver à préciser avec quelque exactitude la part à attribuer à cet élément dans la constitution des divers quartiers de classement.

En ce qui se rapporte à l'état d'agitation, il ne peut être contesté que l'habitation individuelle ne soit, pour le malade actuellement agité, d'une nécessité absolue au double point de vue de son propre intérêt et de l'intérêt des autres malades. Néanmoins, par les motifs que j'ai indiqués, le dortoir commun doit être considéré aussi comme un élément utile et même, à mon avis, indispensable du quartier des aliénés agités.

L'état d'agitation, qui peut atteindre l'enfant et l'épileptique aliénés, motive l'introduction de l'habitation individuelle dans les quartiers de jeunes aliénés et d'aliénés épileptiques.

L'état de maladie repoussante par l'aspect, par les émanations, par l'expression des souffrances, par les approches de la mort, est une indication souvent très impérieuse d'isolement des malades, qui conduit à admettre l'utilité de constituer l'habitation individuelle dans la dépendance de l'infirmerie.

Pour certains malades timides, impressionnables, susceptibles, l'isolement pendant la nuit est une condition favorable à la guérison ; de là l'indication d'instituer l'habitation individuelle dans le quartier du traitement.

Enfin il y a convenance et utilité de tenir compte, dans la constitution du quartier des tranquilles, de la répugnance à l'habitation commune dans un dortoir, qui se rencontre chez certains malades. L'habitation individuelle doit donc entrer comme élément accessoire dans le quartier des tranquilles, et surtout dans la subdivision de ce quartier plus spécialement consacrée à recevoir les convalescents, pour lesquels l'habitation isolée dans une chambre est, en même temps qu'une satisfaction vivement appréciée par ces malades, une transition convenable des conditions disciplinaires de la vie spéciale dans l'asile, aux conditions indépendantes de la vie ordinaire dans la société.

D'après ces vues, je me crois fondé à admettre que les habitations isolées pour la nuit doivent entrer dans la constitution des quartiers de l'asile pour les proportions suivantes :

Quartier des agités.	40 cellules ou	chambres	particulières	sur 100 places.
Quartier des enfants 10	—	id.	id.	—
Quartier des épileptiques 10	—	id.	id.	—
Quartier de surveillance continue. 5	—	id.	id.	—
Quartier de traitement 10	—	id.	id.	—
Quartier des tranquilles, subdivision des convalescents. 10	—	id.	id.	—

Ces proportions donnent, pour le nombre des habitations individuelles de nuit à créer dans les divers quartiers, les chiffres suivants :

	ASILE SIMPLE.		ASILE COMPOSÉ.	
	Sur 360 hommes.	Sur 360 femmes.	Sur 200 hommes.	Sur 200 femmes.
Quartier des agités.	14	18	8	10
Quartier des enfants	2	2	1	1
Quartier des épileptiques.	3	3	2	2
Quartier de surveillance continue.	2	2	1	1
Quartier de traitement.	3	3	2	2
Quartier des tranquilles.	3	3	2	2
Total.	27	31	16	18
Proportion sur 100.	7,5	8,6	8	9

Le nombre des places à instituer dans le dortoir commun a été fort diversement apprécié par les auteurs. Les grands et les petits dortoirs ont leurs partisans. Desportes avait fixé à 24 le nombre des places de malades dans chacun des dortoirs des diverses sections de son projet d'asile. Les infirmeries du plan modèle d'Esquirol contiennent 29 lits. Suivant le docteur Girard, les dortoirs ne doivent contenir que de 12 à 15 lits. Conolly n'admet pas que le dortoir doive admettre plus de 4 à 5 malades. Des dortoirs de 2, 3, 4, 5, 6, 8 et 10 lits, de 2, 3, 4, 6 et 16 lits, de 2, 3, 4, 8, 12 et 16 lits, ont été institués dans les asiles de Halle, d'Illenau et de Vienne, par les docteurs Damerow, Roller et Riedel.

En fait, on s'est montré généralement trop facile en France pour l'admission de malades en grand nombre dans les dortoirs. Les grands établissements de Rouen, de Bordeaux, de Cadillac, de Toulouse, etc., contiennent des dortoirs de 20, de 30, de 40 lits et au delà.

La détermination du nombre des places à instituer dans le dortoir commun doit être rationnellement subordonnée à des considérations d'ordre divers et ne saurait être par conséquent ni arbitrairement, ni absolument fixée.

La considération économique, qui conduit à consacrer en principe la préférence à accorder aux grands dortoirs, se trouve tout d'abord limitée par la considération de la sûreté de surveillance, le premier de tous les intérêts à sauvegarder dans les asiles d'aliénés. Les deux considérations se réunissent pour condamner d'une manière générale l'adoption systématique des petits dortoirs de 4 ou 5 malades proposée par Conolly. En effet, ce système implique des dépenses plus considérables de premier établissement, et malgré l'augmentation indispensable du nombre des gardiens, nouvelle source d'aggravation pour les dépenses, le fractionnement de la population d'un asile en groupes de 4 ou 5 malades n'est rien moins que favorable à la facilité et à l'efficacité de la surveillance de nuit.

D'autre part, les exigences de la surveillance restreignent les dimensions à donner au grand dortoir dans des limites nécessaires, et conduisent à poser en principe, que le dortoir ne doit en aucun cas contenir un nombre de malades plus grand que celui qui peut être facilement et sûrement atteint par la surveillance. Au point de vue le plus général, ce nombre peut être fixé de 10 à 15 pour un gardien, de 20 à 30 pour deux gardiens.

Ce n'est pas seulement l'intérêt absolu d'une surveillance matérielle qui doit ainsi restreindre le nombre des malades confiés dans un dortoir à l'action des gardiens ; cette action est d'autant plus puissante qu'elle s'exerce sur un plus petit nombre d'individus. Il est d'ailleurs utile que les malades se retrouvent au dortoir, comme au réfectoire, comme à l'atelier, dans un état de rapprochement qui, au moyen d'une association de fait pour tous les actes de leur vie entre des individus peu nombreux, facilite l'établissement des relations d'affection et de société dont les aliénés demeurent capables.

Cette conciliation des intérêts économiques et disciplinaires, qui tend à restreindre le nombre des malades dans les dortoirs, se trouve confirmée par la considération de l'intérêt hygiénique.

C'est avec le plus grand soin qu'on doit éviter dans les établissements publics ces grandes agglomérations, dont l'expérience a tant de fois démontré l'influence funeste sur la santé. Il est plus facile de renouveler constamment et complétement l'air respirable dans une atmosphère circonscrite d'un volume médiocre, d'y maintenir une température convenable et uniforme, et d'éviter la formation de courants d'air froid et d'air chaud ; et par conséquent d'assurer à un dortoir de médiocre dimension les conditions les plus essentielles à sa salubrité.

Enfin, il y a encore lieu de tenir compte des indications particulières dépendantes de l'état des malades, qui peuvent, suivant les catégories, faire pencher la préférence, dans les limites indiquées, du côté des plus petits ou des plus grands dortoirs.

D'après ces considérations on peut admettre en principe que le nombre de 20 places est propre à concilier tous les intérêts, en ce qui se rapporte au dortoir commun surveillé par deux gardiens dans le quartier des tranquilles. Le nombre des places peut même, sans notable inconvénient, être porté jusqu'à 30 dans la subdivision des travailleurs.

Dans les autres quartiers le nombre des lits à admettre dans le dortoir doit être au contraire restreint. Ainsi le nombre de 10 à 12 lits par dortoir ne doit pas être dépassé dans les quartiers d'aliénés agités, épileptiques, malpropres, en traitement, convalescents et pensionnaires. Il est même désirable, dans les établissements un peu considérables, d'instituer un dortoir de 4 à 6 lits, dans le quartier des aliénés malpropres, pour les malades grabataires ; dans le quartier des épileptiques, pour les malades qui sont actuellement dans la période des accès ; dans les quartiers d'aliénés en traitement et d'aliénés convalescents ou pensionnaires, pour les malades qui, à raison de diverses exigences thérapeutiques ou de diverses convenances morales ou sociales, peuvent réclamer ce moyen de classement dans l'intérêt de leur guérison ou de leur bien-être.

Voici en résumé les résultats de l'application de ces principes à la détermination générale du nombre des dortoirs et du nombre des places pour chaque dortoir à instituer dans les asiles que j'ai pris pour types :

DÉSIGNATION DES QUARTIERS.	NOMBRE DE DORTOIRS ET DE LITS A INSTITUER							
	DANS L'ASILE SIMPLE.				DANS L'ASILE COMPOSÉ.			
	Pour 360 hommes.		Pour 360 femmes.		Pour 200 hommes.		Pour 200 femmes.	
	Dort.	Lits.	Dort.	Lits.	Dort.	Lits.	Dort.	Lits.
Quartier des jeunes aliénés. . .	1	16	1	16	1	9	1	9
Quartier des aliénés épileptiques	1	14	1	10	1	12	1	10
	1	14	1	10	1	6	1	4
	1	5	1	5				
Quartier des aliénés agités. . .	1	12	1	12	1	12	1	14
	1	10	1	12				
Quartier des aliénés malpropres.	1	16	1	18	1	14	1	16
	1	16	1	18	1	6	1	8
	1	4	1	6				
Quartier de surveillance continue.	1	22	1	22	1	12	1	12
	1	12	1	12	1	7	1	7
Quartier des aliénés tranquilles:								
En traitement.	1	14	1	14	1	12	1	12
	1	14	1	14	1	6	1	6
	1	5	1	5				
Vieillards et infirmes.	1	18	1	18	1	20	1	20
	1	18	1	18				
Convalescents et pensionnaires.	1	14	1	14	1	12	1	12
	1	14	1	14	1	6	1	6
	1	5	1	5				
Travailleurs.	1	30	1	30	1	25	1	23
	1	30	1	30	1	25	1	23
	1	30	1	26				
Dortoirs	22	333	22	329	15	184	15	182
Habitations individuelles. . . .		27		31		16		18
Total.		360		360		200		200

L'habitation de jour doit comprendre, dans chaque quartier, au moins une pièce qui puisse servir aux malades successivement de réfectoire, de chauffoir, de salle de travail et de distractions. Cet élément unique d'habitation pour le jour peut à la rigueur suffire dans les établissements peu considérables où chaque quartier ne comprend qu'un petit nombre d'individus, et, pour tous les établissements, dans les subdivisions du quartier des tranquilles, destinées aux vieillards et infirmes qui travaillent peu ou point, et aux travailleurs qui sont pour la plupart habituellement appelés, pendant une notable partie du jour, hors du quartier pour se livrer à leurs travaux dans les services généraux, dans les ateliers, dans les jardins, dans la ferme.

L'habitation de jour peut être encore plus restreinte dans le quartier de surveillance continue, où la pièce intermédiaire aux deux dortoirs peut suffire comme lieu de séjour pendant la nuit pour le surveillant, et comme réfectoire-ouvroir pendant le jour pour ceux des malades du quartier qui sont en état de quitter leur lit.

L'habitation de jour doit être au contraire plus développée dans les autres quartiers. Ainsi une salle de travail et de distraction doit être ajoutée au réfectoire dans les quartiers de jeunes aliénés, d'aliénés en traitement, de convalescents et de pensionnaires comme condition nécessaire ou utile d'enseignement, d'occupation, de distraction, de bien-être. Dans le quartier des aliénés malpropres, il est désirable que ces malades ne prennent pas leurs repas dans le lieu où ils se tiennent habituellement. Enfin, dans le quartier des agités et des épileptiques, il est utile de pouvoir disposer de deux pièces pour séparer, soit au moment du repas, soit pendant le reste du jour, les malades tranquilles, raisonnables et capables de quelque travail de ceux qui sont agités, stupides et incapables de toute occupation. Quand le quartier d'agités contient une section pour les détenus aliénés, un réfectoire-ouvroir spécial doit leur être affecté.

L'inconvénient de réunir dans un même lieu une masse trop considérable d'individus conduit à admettre la convenance de multiplier le nombre des réfectoires dans les établissements dont la population est considérable. En vue de cette considération, et aussi pour maintenir les aliénés dans des conditions plus étroites de relations réciproques et de subordination disciplinaire par rapport à leurs gardiens, on peut établir en principe qu'il doit y avoir autant de réfectoires que de grands dortoirs.

Il y a nécessairement lieu de pourvoir dans tous les quartiers au logement des gardiens pour le jour et pour la nuit, de manière à concilier l'intérêt de leur bien-être avec les exigences de la surveillance.

En général, les gardiens doivent être constamment placés aussi près que possible des malades.

Pour l'habitation de nuit des gardiens, le lit placé dans le dortoir même des malades est généralement ce qu'il y a de plus convenable. Une chambre immédiatement contiguë, ayant vue sur le dortoir par une ouverture qui permette au gardien d'embrasser de son lit dans un seul coup d'œil le dortoir tout entier, est également acceptable dans tous les cas, est préférable dans les quartiers spéciaux d'agités, d'épileptiques, de malpropres, est indispensable dans toute la division des femmes, lorsque la surveillance est confiée à des religieuses.

Les localités destinées aux malades, le réfectoire, la salle de travail et de distraction, les promenoirs, doivent servir de résidence habituelle aux gardiens pendant le jour. Néanmoins il est généralement désirable d'instituer dans chaque quartier une salle particulière où les gardiens puissent, sans perdre de vue les malades confiés à leurs soins, se retirer pour vaquer à diverses occupations se rattachant à leur service, pour prendre leurs repas et même pour se reposer quelques instants. Cette salle de surveillance est surtout utile quand les gardiens couchent dans les dortoirs. Elle est indispensable dans les quartiers spéciaux d'agités, d'épileptiques, de malpropres, et dans tous les quartiers de la division des femmes confiée à des religieuses.

Un promenoir à l'air libre doit faire nécessairement partie de chaque quartier. Dans le quartier des agités, deux promenoirs à l'air libre, un pour les agités en cellules, l'autre pour les demi-agités en dortoir, sont indispensables. L'existence d'une section de détenus aliénés dans ce quartier impose la nécessité d'instituer un troisième promenoir pour cette catégorie.

Le promenoir couvert doit être considéré comme indispensable dans tous les quartiers. Tout au plus pourrait-on admettre qu'il fût possible de s'en passer dans la subdivision des travailleurs qui pendant le jour ne résident que fort temporairement dans leur quartier.

Il est nécessaire d'instituer dans tous les quartiers un cabinet de toilette avec lavoir, un cabinet d'aisances et une salle de bains.

Il est néanmoins juste de reconnaître que l'utilité de l'existence de la salle de bains dans le quartier n'est absolue qu'en ce qui concerne les quartiers d'enfants, d'agités, d'épileptiques, de malpropres, d'aliénés en traitement et atteints de maladies accidentelles. Pour les autres quartiers, les bains peuvent être centralisés sans inconvénient pour les malades et avec quelques avantages au point de vue économique.

Voici les résultats de l'application de ces principes à la constitution matérielle des quartiers dans l'asile simple pour 360 malades de l'un et de l'autre sexe, et dans l'asile composé pour 400 malades des deux sexes :

Nombre des éléments matériels à constituer dans chaque quartier pour les usages autres que l'habitation de nuit.

DÉSIGNATION des QUARTIERS ET TYPES D'ASILES.	Réfectoire.	Salle de travail.	Salle de surveillance.	Décharge.	Cabinet de toilette.	Cabinet d'aisances.	Salle de bains.	Promenoir.	Promenoir couvert.
1° Quartier des jeunes aliénés.									
Asile simple de 360 hommes ou femmes	1	1	0	1	1	1	1	1	1
Asile composé pour un côté de 200 hommes ou femmes.	1	1	0	1	1	1	1	1	1
2° Quartier des épileptiques.									
Asile simple.	2	0	1	1	1	1	1	1	1
Asile composé.	2	0	1	1	1	1	1	1	1
3° Quartier des agités.									
Asile simple.	2	0	1	1	1	2	1	2	2
Asile composé.	2	0	1	1	1	2	1	2	2
4° Quartier des malpropres.									
Asile simple.	2	0	1	1	1	1	1	1	1
Asile composé.	2	0	1	1	1	1	1	1	1
5° Quartier de surveillance continue.									
Asile simple.	1	0	0	1	1	1	1	1	0
Asile composé.	1	0	0	1	1	1	1	1	0
6° Quartier des tranquilles.									
a. Traitement.									
Asile simple.	1	1	1	1	1	1	1	1	1
Asile composé.	1	1	1	1	1	1	1	1	1
b. Vieillards et infirmes.									
Asile simple.	1	0	0	1	1	1		1	1
Asile composé.	1	0	0	1	1	1		1	1
c. Convalescents et pensionnaires.									
Asile simple.	1	1	0	1	1	1	1	1	1
Asile composé.	1	1	0	1	1	1	1	1	1
d. Travailleurs.									
Asile.	3	1	0	1	1	1		1	1
Asile composé.	2	1	0	1	1	1		1	1
Total des éléments :									
Dans l'asile simple de 360 hommes ou femmes.	14	4	4	9	9	10	7	10	9
Dans les deux côtés de l'asile composé pour 400 malades des deux sexes.	26	8	8	18	18	20	14	20	18

§ 4. — CONDITIONS DE SITUATION, DE DIMENSIONS ET DE DISPOSITION INTÉRIEURE ET EXTÉRIEURE A DONNER AUX ÉLÉMENTS CONSTITUANTS DE CHAQUE QUARTIER.

A. *Situation.*

La situation à donner dans chaque quartier aux divers éléments qui doivent entrer dans sa composition est une question de la plus haute importance, dont la solution doit nécessairement exercer une grande influence sur le choix des systèmes de construction les plus propres à constituer les asiles d'aliénés, c'est-à-dire à réunir en un seul corps les divers quartiers qui doivent être comme les membres de l'institution à organiser.

L'élément dont la situation doit être, avant tout, déterminée en raison de son importance hygiénique est l'habitation de nuit.

Considérée d'une manière générale, la situation à donner aux habitations de nuit dans les asiles d'aliénés doit être celle que la science et l'expérience ont fait reconnaître la plus favorable au point de vue de la salubrité, et ont conséquemment imposée dans les hôpitaux, dans les établissements publics et même dans les maisons particulières.

L'habitation de nuit doit être isolée du sol sur lequel le bâtiment qui la contient a été construit, et élevée au-dessus du sol environnant, de manière que l'air puisse circuler au-dessous et au travers de l'habitation de nuit, et que la lumière puisse pénétrer librement pendant le jour dans son intérieur.

Dans toutes les constructions, ces conditions se trouvent favorablement réalisées par tous les étages situés au-dessus du rez-de-chaussée. Aussi est-ce dans ces étages qu'il convient généralement de fixer la situation des habitations de nuit pour les asiles d'aliénés aussi bien que pour les autres établissements hospitaliers. Toutefois l'application de ce principe comporte dans les asiles d'aliénés d'importantes exceptions.

Il y aurait de l'inconvénient, même au point de vue hygiénique, à placer dans les étages supérieurs les aliénés qui souillent et mouillent les planchers de leur habitation, c'est-à-dire les agités et les malpropres. Les soins exceptionnels de propreté que réclament les habitations de ces malades ne peuvent avoir toute leur efficacité qu'au rez-de-chaussée.

Les habitations individuelles destinées à séquestrer les agités pendant la nuit, et quelquefois aussi pendant le jour, doivent être isolées de manière à empêcher la propagation du bruit dans les autres habitations. Elles doivent être d'un accès facile et commode, de manière à permettre de vaincre, sans longs efforts, la résistance des malades qui refusent d'y entrer. Ces conditions ne peuvent être réalisées que dans des habitations situées au niveau du sol.

Les aliénés épileptiques, souvent agités, sont de plus, par la nature de leur maladie, exposés à des chutes subites et violentes, qui rendent dangereuses, pour la plupart d'entre eux, la fréquentation des escaliers.

Il est pénible pour des aliénés affaiblis par l'âge et les infirmités d'avoir à monter et à descendre des escaliers.

D'après ces motifs principaux, on doit reconnaître la convenance et même la nécessité de déroger à la règle la plus générale en plaçant au rez-de-chaussée les habitations de nuit dans les quartiers d'agités, de malpropres, d'épileptiques, de vieillards et infirmes. Et dès lors se présente aussi l'obligation de recourir, dans la constitution matérielle de ces habitations, à des dispositions exceptionnelles pour leur assurer des conditions hygiéniques favorables relativement à l'air et à l'humidité.

Mais, d'autre part, il est difficile de méconnaître que les exigences spéciales qui, dans un asile d'aliénés, se rapportent à la sûreté des malades, à la facilité de la surveillance, à la commodité des communications, ne se trouvent satisfaites, au moins d'une manière complète, que pour les habitations de nuit placées au premier étage, au-dessus du rez-de-chaussée. L'installation de ces habitations au deuxième étage aurait de graves inconvénients dans les quartiers de traitement et de surveillance continue, et ne peut être admise qu'exceptionnellement dans les quartiers d'aliénés tranquilles; à plus forte raison, le troisième étage doit-il être absolument interdit comme habitation de malades dans les asiles d'aliénés.

Les habitations de jour, réfectoires, salles de travail et de distraction, doivent être de préférence placées au rez-de-chaussée. Les malades doivent pouvoir, à toute heure du jour, passer librement, et sans échapper à la surveillance, de la salle de distraction et de travail au jardin, au promenoir couvert. Il est avantageux à tous égards qu'ils puissent de plain-pied, et sans avoir à monter un escalier, se rendre au réfectoire au moment des repas, et, selon leurs besoins ou les prescriptions, à la salle de bains, au cabinet de toilette, au cabinet d'aisances, qui doivent être aussi situés au rez-de-chaussée.

L'usage des escaliers se trouve ainsi restreint pour les malades à deux moments de la journée, celui du lever et du coucher. Et l'accès de l'escalier aux autres époques du jour peut être interdit au moyen d'une porte close. Ces dispositions et les mesures qu'elles rendent possibles ont de grands avantages au point de vue de la continuité et de l'efficacité de la surveillance.

Esquirol et Desportes sont, parmi les auteurs qui ont traité la question des principes à suivre dans la construction des asiles d'aliénés, les seuls qui aient systématisé l'adoption exclusive du rez-de-chaussée pour toutes les habitations destinées aux aliénés. Ils n'ont été théoriquement suivis dans ce système que par la commission belge, récemment abandonnée par le docteur Guislain à propos de la fondation d'un asile à Gand, et l'application de leurs principes n'a guère été réalisée dans toute sa rigueur qu'à la Salpêtrière.

Le bâtiment à deux étages a été introduit comme élément essentiel d'habitation pour les malades dans tous les plans proposés ou inspirés par les aliénistes français, MM. Ferrus, Scip. Pinel, Brierre de Boismont, Pasquier, Bottex, Girard, etc. Dans tous les établissements récemment construits ou appropriés en France, les bâtiments à deux étages ont été admis concurremment avec les bâtiments à un étage. Esquirol lui-même en a donné l'exemple à Charenton.

Le bâtiment à trois étages n'a été que très exceptionnellement affecté à l'habitation des malades dans les asiles français.

Au contraire, les constructions à trois étages ont une part importante dans la constitution des asiles à l'étranger, en Angleterre, aux États-Unis, en Allemagne, en Italie : Hanwell, Surrey, Glasgow, Edinburgh, Pensylvanie, Butler (à la Providence), Illenau, Halle, Prague, Eichberg, Vienne, Turin.

Dans quelques établissements de ces pays, on trouve des bâtiments à quatre étages, Glasgow, Surrey, Sachsenberg, Trenton ; et même à cinq étages, Wakefield.

En France, on affecte généralement dans les asiles le rez-de-chaussée aux habitations de jour et les étages supérieurs aux habitations de nuit.

A l'étranger fréquemment, en Angleterre habituellement, le quartier tout entier comprenant l'habitation de jour et l'habitation de nuit est constitué au même étage, et aussi bien dans les étages supérieurs qu'au rez-de-chaussée.

C'est surtout comparativement à la constitution des quartiers en Angleterre que se trouve fondée, à beaucoup d'égards, la préférence systématiquement accordée par Esquirol et Desportes aux bâtiments à un seul étage, ainsi qu'il est facile de s'en assurer en pesant les motifs donnés par ces auteurs.

« Les constructions destinées aux aliénées, dit Esquirol, seront toutes au rez-de-chaussée; cette disposition me paraît être de la plus grande importance, elle n'est point arbitraire... Les établissements dans lesquels les aliénés sont logés au premier, au second, au troisième étage, offrent de nombreux et de graves inconvénients : 1° Il faut griller les croisées de tous les quartiers pour prévenir les évasions et les suicides... 2° Le lavage indispensable et fréquent des cellules, des corridors, abîme les planchers; la crainte de les pourrir empêche d'avoir dans les étages des fontaines à portée de chaque malade. Les lieux d'aisances sont une occasion de dégradation des bâtiments et de malpropreté; leur odeur infecte les corridors, de grands frais ne suffisent pas toujours pour s'en préserver. 3° Les aliénés sont renfermés dans leurs cellules ou tout au moins dans leur galerie, parce qu'on craint qu'ils ne se précipitent ou qu'ils ne se laissent tomber dans les escaliers. Veulent-ils sortir des corridors, il faut en obtenir la permission qui dépend du caprice des gardiens. Cette dépendance répugne à beaucoup; ces malades préfèrent rester dans leurs cellules et même dans leur lit. 4° Le service est plus pénible, la surveillance presque nulle; celle que les serviteurs exercent est plus minutieuse, plus tracassière, plus tyrannique ; celle des chefs est impossible.

» Les asiles dont les bâtiments sont construits au rez-de-chaussée présentent des avantages sans nombre :

» 1° Il n'est pas nécessaire de barres de fer aux croisées, aux escaliers; les chambres d'habitation peuvent rester ouvertes; les aliénés sont moins casaniers, pouvant sortir à volonté, étant sollicités par leurs compagnons qui vont, qui viennent, qui jouent sous leurs croisées. L'un d'eux est-il pris d'un paroxysme, il sort librement de sa cellule, va au grand air, s'abandonne à toute son agitation ; il est bientôt calme ; il serait devenu furieux s'il n'avait pu quitter sa cellule ou son corridor, parce qu'il y fût resté exposé aux causes de son agitation exaltée par la contrariété. Les croisées étant basses, les gens de service pouvant les atteindre facilement, les ouvrir et les fermer lorsqu'il convient, en se promenant ils peuvent voir ce qui se passe dans les chambres. Les croisées placées en face des portes favorisent le renouvellement de l'air; si un furieux se barricade, en feignant d'entrer par la croisée on attire son attention vers ce point, et les serviteurs arrivent à lui par la porte, sans danger pour le malade et pour les serviteurs.

» 2° Le service est infiniment plus facile, parce qu'il ne faut pas sans cesse monter et descendre des escaliers. Survient-il un accident, une querelle, les infirmiers peuvent se réunir promptement et opposer un appareil de force considérable qui prévient presque toujours son emploi. L'infirmier d'un corridor est-il attaqué, il n'est pas obligé de se défendre corps à corps. Si un aliéné ne veut pas se promener, s'il s'obstine à rester dans sa cellule, sur son lit, s'il se refuse à aller au bain, etc., il ne faut pas le tirailler, le porter au travers des escaliers, au risque de le rendre furieux ou de le blesser.

» Les infirmiers se surveillent mieux les uns les autres, ils sont plus facilement surveillés par les chefs de la maison, n'étant pas enfermés dans les galeries, dans les corridors, où l'on n'arrive qu'en faisant beaucoup de bruit pour ouvrir les portes.

» 3° Le médecin peut faire sa visite plus commodément : il a pour ainsi dire sous la main tout son monde. La surveillance des chefs est plus utile parce qu'elle est plus facile et plus prompte...

» 4° Enfin, les asiles bâtis au rez-de-chaussée, composés de plusieurs bâtiments isolés, distribués sur une plus grande superficie, ressemblent à un village dont les rues, les places, les promenades offrent aux aliénés des espaces plus variés, plus étendus pour se livrer à l'exercice si nécessaire à leur état.

» On objecte à tant de motifs celui de l'économie. Un grand établissement à plusieurs étages est sans doute moins dispendieux ; mais la véritable économie consiste dans l'emploi judicieux des fonds, et non à priver un établissement des conditions indispensables pour qu'il remplisse sa destination ; l'économie d'ailleurs n'est pas si grande qu'on affecte de le dire... » (*Mémoire au ministre*, 1818, p. 423, 424, 425, 426, 427.)

» Toutes les mesures de sûreté et de convenance à prévoir dans les constructions destinées à l'habitation des aliénés se trouveront plutôt dans un corps de logis élevé seulement d'un rez-de-chaussée, que dans celui qui serait monté de plusieurs étages. Les salles d'un rez-de-chaussée ne seront pas moins salubres que celles des étages supérieurs, si l'on a l'attention de mettre le sol à l'abri de l'humidité, en les construisant sur une voûte élevée de trois pieds, sous laquelle on conserverait des courants d'air. Ce genre de construction paraît d'abord très coûteux ; mais si l'on considère qu'il faut également établir des voûtes sous le sol d'un bâtiment surmonté d'un premier étage, quand les salles du rez-de-chaussée sont destinées à recevoir des lits ; si l'on ajoute à cette considération la valeur d'une plus forte épaisseur dans les murs, celle des planchers, des escaliers et des grilles aux baies de croisées, dont on est dispensé pour un bâtiment composé d'un seul rez-de-chaussée, on reconnaîtra facilement que, pour loger le même nombre d'individus, la dépense sera à peu près la même des deux manières, et que le seul désavantage qu'il y aurait à établir des rez-de-chaussée consisterait uniquement dans la plus grande surface de terrain qu'ils exigent. » (Desportes, *Programme d'un hôpital*, 1824, p. 10, 11.)

Jacobi, dans son projet d'asile, assigne comme demeure aux aliénés agités des bâtiments à un étage, aux aliénés tranquilles des bâtiments à deux étages.

Conolly est d'avis qu'on ne peut pas sans inconvénient admettre dans l'asile d'aliénés des constructions élevées de plus de deux étages. Le troisième étage offre des difficultés d'accès et de sortie pour les malades... : il est inévitablement négligé...; il s'oppose à une bonne classification et à une convenable surveillance...: il entraîne l'entassement d'un trop grand nombre de malades dans la même étendue de terrain, rend la ventilation plus difficile et diminue la salubrité de l'établissement... Les attiques ne doivent pas être habités...; il ne doit y avoir ni chambres à coucher ni dortoirs au rez-de-chaussée. (*Loc. cit.*, p. 10.)

Roller, à Illenau, a affecté aux furieux le bâtiment à un étage et a admis des pavillons de trois étages comme éléments d'habitation dans la maison de traitement et la maison de refuge.

Damerow a admis dans l'asile de Halle le bâtiment à un étage pour les furieux, le bâtiment à deux étages pour les curables, le bâtiment à trois étages pour les incurables.

Dans les asiles de traitement de Prague et de Vienne, conformément aux vues du docteur Riedel, le quartier commun aux furieux et aux malpropres a deux étages, et les quartiers de tranquilles en ont trois.

B. *Dimensions.*

La détermination des dimensions à donner aux habitations des aliénés ne peut être posée comme problème général qu'au point de vue hygiénique. Il est évident, en effet, que la convenance d'approprier chacune des habitations à sa destination spéciale doit fournir des indications particulières, soit relativement à la capacité totale, soit surtout relativement à chacun des trois éléments, hauteur, largeur et longueur. Mais dans les asiles d'aliénés, comme dans tous les établissements publics, il y a nécessité de calculer avant tout ces dimensions, de manière à obtenir en résultante, pour chaque habitation, une capacité intérieure qui permette à l'air respirable de se maintenir constamment dans les conditions de composition indispensables à l'accomplissement normal de la respiration et à la conservation de la santé.

Quelles que soient les dimensions données à une habitation actuellement occupée par l'homme, l'air ne peut y conserver les qualités désirables qu'à la condition de son renouvellement plus ou moins rapide, plus ou moins continu. C'est donc essentiellement de la sûreté et de la facilité du renouvellement de l'air que dépend la salubrité des habitations, et c'est principalement en vue de ce résultat que doit être étudiée la question de leur capacité, dont la solution doit nécessairement varier suivant les diverses conditions réalisées pour le renouvellement de l'air.

La condition la plus simple est celle où le renouvellement de l'air s'opère au moyen de l'ouverture libre et permanente des portes et des fenêtres. Dans cet état, le maintien des conditions respirables de l'air dans l'habitation est à peu près indépendant de ses dimensions et est véritablement subordonné au nombre, à la grandeur et à la situation des ouvertures libres, qui doivent être telles que le renouvellement de l'air puisse s'étendre rapidement et complétement à toutes les parties de l'habitation.

Mais dans la destination des habitations, cet état d'ouverture libre et permanente des portes et des fenêtres n'est applicable qu'au temps où ces habitations cessent d'être occupées, et c'est à l'état permanent de clôture des portes et des fenêtres, qui est, pour l'habitation actuellement occupée, la condition la plus ordinaire pendant le jour et la condition constante pendant la nuit, que doivent se rapporter les moyens propres à assurer le renouvellement de l'air.

Le renouvellement de l'air dans une habitation close et habitée se fait naturellement, d'une manière continue, mais aussi fort inégale et fort variable, au moyen des courants qui, sous l'influence des différences de température et de densité entre l'air intérieur et l'air extérieur, s'établissent du dehors au dedans et du dedans au dehors de l'habitation, au travers des interstices laissés dans les parois par les jointures des portes et des fenêtres.

On conçoit que dans ces conditions, pour que l'air respirable se maintînt dans ses qualités normales, il faudrait que le renouvellement de l'air fût constamment aussi rapide et aussi étendu que son altération. Or l'expérience prouve que dans le cas d'une habitation close, dont la capacité n'a avec l'air extérieur d'autre communication que les interstices des portes et des fenêtres, l'altération de la masse d'air circonscrite marche beaucoup plus rapidement que son renouvellement. De là, d'une part, la nécessité de proportionner le volume de l'atmosphère circonscrite à l'intensité des causes d'altération, c'est-à-dire principalement au nombre des habitants et à la durée de leur séjour, et, d'autre part, la convenance d'augmenter et d'assurer les conditions du renouvellement de l'air par l'institution de ventilateurs, c'est-à-dire d'ouvertures permanentes susceptibles d'être réglées. C'est par le concours de ces deux conditions qui sont, à proprement parler, les moyens de la ventilation naturelle, volume de l'atmosphère circonscrite proportionné au nombre et à la durée du séjour des habitants, et continuité de renouvellement partiel au moyen d'ouvertures susceptibles d'être réglées, qu'on peut parvenir à assurer dans l'air d'une habitation close la permanence de ses qualités respirables.

Enfin, il est une troisième condition du renouvellement de l'air dans les habitations, c'est celle où, l'habitation étant parfaitement close, le fonctionnement d'appareils appropriés détermine d'une manière continue l'introduction de courants d'air extérieur et pur et l'expulsion de courants d'air intérieur et altéré, pour des quantités proportionnées à l'intensité des causes d'altération, c'est la condition du renouvellement de l'air par la ventilation artificielle et forcée. Dans cet état, la permanence des qualités respirables dans l'atmosphère circonscrite ne dépend que très secondairement des dimensions de l'habitation et est principalement subordonnée à l'efficacité pratique du système de ventilation.

C'est relativement à la condition du renouvellement de l'air par la ventilation naturelle, que doivent être déterminées les dimensions à donner aux habitations dans les asiles d'aliénés. En effet, il y a pour toutes les habitations convenance, et pour la plupart possibilité d'éviter, soit pendant toute l'année, soit au moins pendant la belle saison, la nécessité de recourir à la ventilation forcée. Et d'ailleurs, faire entrer d'une manière absolue les ressources de la ventilation forcée dans la fixation des dimensions à donner aux habitations, comme on l'a fait quelquefois, c'est subordonner la santé et la vie des habitants à toutes les éventualités d'un fonctionnement mécanique souvent imparfait, toujours fort variable et nécessairement exposé à des interruptions.

Il y a donc lieu de prendre pour base du calcul des dimensions à donner aux habitations, la détermination du volume d'air qui doit être considéré comme propre à assurer la permanence des qualités respirables dans l'atmosphère circonscrite d'une habitation close, où le renouvellement de l'air ne se fait que par les conditions de la ventilation naturelle.

La science fournit, pour la solution de ce problème, des données très importantes à connaître sur la nature et sur l'intensité des altérations causées par la présence de l'homme, dans l'atmosphère circonscrite d'une habitation close.

L'homme inspire par heure en moyenne 320 litres d'air, et aurait besoin par conséquent, pour respirer un air toujours nouveau, d'une provision de $7^{m.c.}$,680 pour vingt-quatre heures.

Par le fait de la respiration l'homme exhale par heure $12^{lit.}$,80 d'acide carbonique. Dans l'hypothèse d'une provision d'air de $7^{m.c.}$,680, après vingt-quatre heures cet air contiendrait d'acide carbonique $307^{lit.}$,20, c'est-à-dire les quatre centièmes de son volume. La présence de l'acide carbonique dans l'air respiré n'est inoffensive pour l'homme que quand la proportion de cet acide n'est pas supérieure à un demi-centième. Ce minimum de proportion ne pourrait être assuré jusqu'à la fin de la période de vingt-quatre heures dans la provision d'air, qu'à la condition d'en octupler le volume, c'est-à-dire de le porter à $61^{m.c.}$,440.

Mais l'altération chimique de l'air par l'acte de la respiration, et l'exhalation d'acide carbonique, qui en est au point de vue hygiénique la principale expression, ne sont pas les seules conditions de viciation de l'atmosphère circonscrite qui résulte de la présence de l'homme dans une habitation close. Une part considérable d'influence dans l'insalubrité de l'air confiné doit être attribuée aux miasmes versés dans cette atmosphère, au moyen de la transpiration pulmonaire et cutanée. On a été conduit par cette considération à admettre que la provision d'air à assurer à chaque individu doit être réglée d'après la quantité d'air nécessaire à la dissolution des produits de la transpiration pulmonaire et cutanée, quantité qui suppose l'emploi par heure de 5$^{m.c.}$,840 d'air à 15 degrés. La provision d'air d'un individu pour vingt-quatre heures, et la capacité des habitations par individu, devraient s'élever, d'après cette évaluation, à 140 mètres cubes.

Il est important de remarquer que ces déterminations supposent dans les habitations le défaut de toute ventilation.

C'est sur la donnée de l'intensité de l'altération chimique de l'air que se sont appuyées jusqu'aux derniers temps les règles posées pour la détermination des dimensions à donner aux habitations de l'homme.

Tenon avait établi en principe, que la capacité à donner aux dortoirs dans les hôpitaux doit être réglée de manière à fournir à chaque individu 7 toises cubes d'air (54$^{m.c.}$,53) dans les dortoirs de malades, et 6 toises et demie (50$^{m.c.}$,54) dans les dortoirs de convalescents. Cette évaluation, longtemps et généralement admise en théorie comme règle à appliquer aux établissements publics, assurait à chaque individu une provision d'air à peu près égale à 7 fois la quantité d'air inspirée par l'homme en vingt-quatre heures.

Tout récemment M. Papillon, en s'appuyant aussi sur les données relatives aux phénomènes chimiques de la respiration, s'est trouvé conduit à réclamer en définitive, pour un individu isolé, une provision d'air égale à huit fois sa consommation.

D'après une circulaire ministérielle du 9 août 1841, la cellule ordinaire dans les prisons départementales doit offrir au moins 4 mètres de longueur, 2$^{m.}$,25 de largeur et 3 mètres de hauteur, c'est-à-dire une capacité de 27 mètres cubes.

Les règlements militaires assignent 20 mètres cubes à un malade fiévreux, 18 mètres à un malade vénérien ou galeux, et 12 à 14 mètres à un homme en santé.

C'est en se fondant sur la donnée de l'altération miasmatique de l'air par la transpiration pulmonaire et cutanée, que les hygiénistes modernes ont évalué à 6 mètres cubes par heure la provision d'air à assurer à chaque individu dans les habitations closes, ce qui porte, pour huit heures de séjour, à 48 mètres cubes par individu la capacité à donner aux habitations de nuit.

Bien que la loi posée par Tenon ait été généralement admise et fréquemment invoquée, il y a eu jusqu'alors fort peu d'accord entre les auteurs qui ont déterminé avec précision les dimensions à donner aux habitations dans les asiles d'aliénés, ainsi qu'on peut le constater par le tableau suivant.

Évaluations théoriques indiquées par divers auteurs pour les dimensions à donner aux dortoirs et aux cellules.

NOMS DES AUTEURS.	NOMBRE DE LITS.	DIMENSIONS. Hauteur.	Largeur.	Longueur.	NOMBRE de MÈTRES CUBES par individu.
Dortoirs.		mètres.	mètres.	mètres.	mètres.
Desportes.	24	5,00	8,30	32,00	55,00
Scipion Pinel.	16	4,55	6,50	15,00	31,60
Girard	16	3,80	8,00	16,40	31,00
Bottex	26	4,75	8,00	18,00	26,30
Guislain.	16	5,00	6,50	12,00	24,30
Jacobi.	12	3,35	5,50	8,00	12,28
Cellule.					
Wallis	1	3,90	3,00	4,20	49,00
Jacobi.	1	3,90	3,00	3,30	38,60
Desportes.	1	3,00	3,00	3,60	32,40
Guislain	1	3,60	3,00	3,00	32,40
Bottex	1	3,00	3,00	3,50	31,50
Conolly.	1	3,50	2,05	2,60	18,65

L'adoption généralement faite, pour les habitations des asiles d'aliénés, de conditions de capacité notablement inférieures à celles qui ont été fixées par Tenon pour les dortoirs d'hôpitaux, s'explique et se justifie par la différence de destination qui existe entre ces habitations et ces dortoirs.

Les dortoirs de malades, dans les hôpitaux, sont destinés à être constamment habités aussi bien le jour que la nuit, tandis que, dans les asiles d'aliénés, les habitations sont destinées à être alternativement libres et occupées. Il résulte de là non seulement que, pour une période de vingt-quatre heures, la durée du séjour des habitants, qui représente l'intensité des causes d'altération, est beaucoup moins considérable dans les habitations de l'asile, mais encore qu'à l'expiration de chaque période d'occupation, et pendant toute la durée de la période de liberté, les habitations de l'asile peuvent être soumises à la condition du renouvellement incessant et complet de l'air contenu, par l'ouverture libre et permanente des fenêtres et même des portes.

La réduction de la capacité des habitations, au-dessous des évaluations fixées par les hygiénistes modernes sur les données rigoureuses de l'altération chimique et miasmatique de l'air, se légitime en ce que ces données s'appliquent à l'habitation dépourvue de tout moyen de ventilation, tandis que la capacité à déterminer doit s'appliquer à l'habitation dans les conditions les plus favorables de ventilation naturelle.

Mais il me paraît important de poser en principe qu'aucune évaluation théorique ne peut être considérée comme ayant une valeur absolue. Dans l'application, on doit tenir compte de toutes les circonstances qui peuvent faire varier les exigences relativement aux dimensions des habitations.

Ainsi les évaluations, même les plus fortes, ne peuvent être jugées suffisantes que dans les habitations où toutes les conditions de la ventilation naturelle sont favorablement réalisées. Et encore ces évaluations ne pourraient-elles suffire dans certaines habitations, où il est indispensable, pour assurer la salubrité de l'air, de recourir à la ventilation artificielle et forcée. On ne peut se refuser à reconnaître, d'autre part, que la ventilation artificielle, et surtout la ventilation forcée, ne puissent permettre de réduire jusqu'à un certain point la capacité des habitations.

La nécessité prédominante de protéger les habitants, tantôt contre l'excès du froid, tantôt contre l'excès de la chaleur, conduit à admettre généralement que les dimensions à donner aux habitations doivent être plus petites dans les pays froids, plus grandes dans les pays chauds, intermédiaires dans les pays tempérés.

Il y a en outre à tenir compte, dans le même pays, des différences de dimension qui peuvent être motivées par la destination des habitations. L'habitation qui sert pour le jour et pour la nuit, les cellules d'agités par exemple, les habitations où se produisent des émanations désagréables ou nuisibles, les habitations des malpropres, l'infirmerie, certains ateliers, doivent avoir des dimensions plus considérables que les habitations qui n'offrent pas de causes exceptionnelles d'insalubrité, et qui peuvent être largement ventilées pendant tout le temps où elles ne sont pas occupées, c'est-à-dire pendant tout le jour pour les habitations de nuit, pendant toute la nuit pour les habitations de jour.

Enfin, la part à attribuer à chacune des dimensions en hauteur, largeur et longueur, comme facteurs du chiffre de la capacité à donner aux habitations, n'est pas sans importance. Il doit y avoir entre ces dimensions une proportion, même au point de vue hygiénique. Et, d'autre part, la détermination de chacune de ces dimensions se lie à toutes les autres considérations architecturales et économiques relatives à la destination des habitations.

En tenant compte de toutes ces considérations, en supposant d'ailleurs pour toutes les habitations la réalisation des conditions favorables à la ventilation naturelle, et en réservant la question des cas où il est nécessaire de recourir à la ventilation forcée, je crois qu'il est possible de déterminer approximativement, ainsi qu'il suit, les dimensions à adopter pour les habitations dans les asiles d'aliénés.

C'est dans la partie supérieure de l'habitation close que se dirige incessamment et que tend à s'accumuler l'air qui, sortant de la poitrine de l'homme, s'est échauffé tout en s'altérant. Il est nécessaire de donner à la dimension de hauteur, dans l'habitation, une étendue telle que l'homme debout ou couché puisse constamment puiser l'air à inspirer dans des couches d'air pur. Ce résultat ne peut guère être obtenu dans toute sa plénitude que si la hauteur de l'habitation dépasse très notablement la stature de l'homme, et est portée, par exemple, à 4 mètres, hauteur qui me paraît représenter l'élévation la plus convenable à donner aux habitations dans les asiles d'aliénés.

Les convenances les plus générales conduisent à adopter, pour les bâtiments destinés aux malades dans ces établissements, une largeur de 8 mètres. Les dortoirs, par exemple, qui doivent occuper toute la largeur des bâtiments, afin d'obtenir les bénéfices d'un double accès pour la lumière et pour l'air, offrent, pour une largeur de 8 mètres, entre les deux rangées de lits, un intervalle libre de 4 mètres, à tous égards convenable et suffisant.

Les deux dimensions de hauteur et de largeur se trouvant ainsi données d'une manière générale, il ne reste plus, pour déterminer la capacité des habitations, qu'à proportionner la troisième dimension, c'est-à-dire la longueur, aux diverses exigences de leur destination, et principalement au nombre des habitants et à la durée du séjour.

Diverses conditions, se rattachant à la destination des habitations, doivent exercer une influence principale sur leur dimension en longueur.

Ainsi, dans les dortoirs, la dimension de longueur est nécessairement subordonnée à la largeur des lits, des intervalles et des fenêtres. La largeur des lits est de 90 centimètres; l'intervalle à laisser entre les lits ne doit pas être moindre, et la largeur à donner aux fenêtres doit être au moins de 1 mètre. Les lits ne doivent être, en aucun cas, placés devant les fenêtres; il est désirable que chaque lit soit séparé du lit voisin par une fenêtre; il est toutefois admissible que les fenêtres soient espacées de manière qu'un groupe de deux lits corresponde à leurs intervalles.

Ces convenances de dimensions et de dispositions conduisent à reconnaître que, pour un dortoir de 12 lits par exemple, la longueur à donner à l'habitation devrait se composer de 5^{m},40 pour la largeur de 6 lits, auxquels il faudrait ajouter, dans l'hypothèse de l'isolement de chaque lit entre deux fenêtres, 5 mètres pour la largeur de cinq fenêtres, et dans l'hypothèse du groupement de deux lits dans chaque intervalle des fenêtres, 3 mètres pour la largeur de trois fenêtres, et 1^{m},80 pour l'intervalle des lits dans les deux groupes intermédiaires aux fenêtres. La longueur totale du dortoir serait, dans le premier cas, de 10$^{m.}$,40, ce qui donnerait au dortoir une capacité totale de 332$^{m.c.}$,800, ou de 27$^{m.c.}$,733 par individu, et, dans le second cas, de 9$^{m.}$,80, ce qui donnerait une capacité totale de 313$^{m.c.}$,600, ou de 26$^{m.c.}$,133 par individu.

Il suffirait d'augmenter un peu la largeur des fenêtres ou l'intervalle des lits pour porter à 1 mètre par individu la longueur du dortoir, que ces déterminations ne fixent qu'à 86 ou 81 centimètres, et pour obtenir une capacité totale de 32 mètres cubes par individu, capacité qui me paraît devoir être admise comme suffisante pour les dortoirs. En effet, en retranchant 1$^{m.c.}$,800 pour le volume du lit et du corps de l'homme, on a par individu un volume net de 30$^{m.c.}$,200. La provision d'air assurée aux habitants des dortoirs dans ces conditions représenterait, pour un séjour de huit heures, 3$^{m.c.}$,775 par heure. Or l'altération chimique de l'air par l'exhalation de l'acide carbonique ne commande qu'une provision de 2$^{m.c.}$,560 par heure; et si l'altération miasmatique par la transpiration exige, dans un espace dépourvu de toute ventilation, une provision de 5$^{m.c.}$,840, on peut facilement admettre que la ventilation naturelle par les jointures des portes et des fenêtres, et surtout par les ventilateurs, doive suffire à suppléer cette différence de 2$^{m.c.}$,065 par heure.

Je pense donc, en définitive, qu'il y a lieu d'adopter d'une manière générale, pour les dimensions à donner aux habitations communes dans les asiles d'aliénés, une hauteur de 4 mètres, une largeur de 8 mètres et une longueur de 1 mètre par individu, sauf à faire varier en plus ou en moins cette dernière dimension, suivant les exigences particulières de la ventilation dans les diverses habitations.

Quant aux habitations individuelles, leurs dimensions me paraissent devoir être portées, pour une hauteur de 4 mètres, à une largeur de 3 mètres sur 4 mètres de longueur, de manière à obtenir une capacité de 48 mètres cubes, représentant la provision d'air à assurer pour huit heures de séjour sans ventilation.

C. *Chauffage et ventilation.*

Dans tous les établissements destinés à loger ou à recevoir une population nombreuse, la santé et la vie des habitants ne peuvent être sauvegardées qu'à la double condition d'assurer, en toute saison, le renouvellement rapide et complet de l'air dans toutes les parties de l'habitation, et de défendre efficacement, pendant la mauvaise saison, les habitants contre l'action délétère du froid.

Nul établissement public ne réclame plus impérieusement que les asiles d'aliénés la réalisation de ces deux conditions fondamentales de salubrité.

En effet, l'expérience a fait justice du préjugé qui, attribuant aux aliénés une force exceptionnelle de calorification, les livrait sans défense aux rigueurs de l'hiver. En constatant de trop nombreux exemples de congélation des pieds et d'asphyxie par le froid, il a bien fallu reconnaître que les aliénés, comme les autres hommes, et plus peut-être que les autres hommes, en raison de leur incapacité de se protéger eux-mêmes, ont besoin d'être protégés contre les intempéries de l'air.

Les ravages exceptionnellement exercés par les épidémies, notamment par le choléra, et l'élévation habituelle du chiffre de la mortalité dans les asiles d'aliénés qui n'offrent pas des conditions favorables au renouvellement de l'air, soit à raison de l'encombrement, soit à raison de l'imperfection de leur constitution matérielle, attestent assez hautement l'importance du rôle qui doit être attribué à la ventilation dans l'hygiène de ces établissements.

Bien qu'il y ait entre les moyens de la ventilation et du chauffage une connexion et une concordance d'action telles que le chauffage ait pu être considéré comme l'agent le plus efficace de la ventilation, il faut bien se garder de perdre de vue que cette connexion et cette concordance ne se produisent que temporairement, c'est-à-dire au moment où se montre l'utilité de défendre les habitants contre le froid, et que dès lors la ventilation, destinée à satisfaire un besoin permanent, ne peut être absolument liée et subordonnée à l'action nécessairement temporaire et intermittente du chauffage.

C'est donc d'abord et avant tout dans la constitution matérielle de l'asile, indépendamment du chauffage, que le renouvellement convenable de l'air doit être assuré par la réunion de toutes les conditions favorables à la ventilation naturelle.

Pour atteindre ce but, il y a d'abord à tenir compte des relations à établir entre les divers bâtiments, soit par rapport à la distance qui doit les séparer, soit par rapport au mode de leur jonction. Ces relations doivent être telles que l'air puisse librement circuler autour de chaque masse de constructions et au travers de chacun des éléments constituants de chaque masse.

Les dimensions de chacun des éléments d'habitation et de passage, qui font partie des constructions, doivent être calculées, d'après les règles précédemment fixées, de manière à présenter comme contenance une masse d'air proportionnelle au nombre des individus qui doivent séjourner dans ces localités ou les traverser.

Les ouvertures, portes et fenêtres, doivent être instituées pour leur nombre, pour leurs dimensions, pour leur situation relative, dans des conditions telles que des courants de circulation puissent, lorsqu'elles sont rendues libres, renouveler l'air dans toutes les habitations, dans toutes les parties, dans toutes les anfractuosités de chaque habitation.

Indépendamment des portes et des fenêtres, des ouvertures de ventilation, susceptibles d'être réglées par un registre, doivent être ménagées dans les parois de chaque élément d'habitation, et disposées de manière à opérer le renouvellement de l'air au moment où les portes et les fenêtres doivent être closes, c'est-à-dire pendant la nuit en toute saison, et pendant le jour toutes les fois que les intempéries de l'air ou d'autres circonstances commandent l'occlusion des ouvertures ordinaires.

Ces dispositions, propres à assurer la ventilation naturelle, doivent être adaptées d'une manière générale à tous les éléments d'habitation, de séjour et de passage, contenus dans les diverses masses de bâtiments.

Mais il est certaines localités où ces conditions de ventilation naturelle deviennent insuffisantes en raison de circonstances exceptionnelles. Ce sont les habitations du quartier des aliénés malpropres, les cellules des agités, l'infirmerie, les cabinets d'aisances. La permanence et la puissance des émanations aptes à vicier l'air rendent indispensables, dans ces localités, l'installation permanente et l'emploi continuel ou au moins facultatif d'appareils de ventilation forcée. C'est le cas de l'emploi des divers moyens de la ventilation d'été, qui se résument, dans les divers systèmes pratiqués, en une circulation d'air au moyen d'ouvertures mises en rapport par des conduits avec une cheminée d'appel pour l'extraction de l'air altéré, et au moyen d'ouvertures mises en rapport avec l'air extérieur pour l'introduction de l'air neuf puisé dans les caves ou de préférence au sommet des édifices. Cette ventilation pourrait encore être obtenue au moyen des appareils à projection d'air qui ont été récemment proposés.

La ventilation naturelle étant assurée, pour toutes les saisons, par la constitution matérielle des habitations, et la ventilation forcée étant obtenue facultativement pendant les saisons chaudes et tempérées dans les éléments d'habitation pour lesquels la ventilation naturelle est insuffisante, il est, en outre, indispensable d'utiliser, au bénéfice de la ventilation, l'emploi des moyens de chauffage commandé, pendant la mauvaise saison, par la nécessité de protéger les aliénés contre le froid.

Le concours du chauffage à la ventilation est d'autant plus nécessaire, que la première condition de la protection des malades contre le froid consiste précisément à restreindre et même à supprimer autant que possible les moyens de ventilation naturelle.

La préférence à accorder à un système quelconque de chauffage est nécessairement subordonnée au but qu'on doit se proposer d'atteindre, et ce but n'est pas le même, à conditions d'ailleurs égales, dans les divers climats.

Dans les climats chauds, l'agression du froid a peu de vivacité et de durée. Dans les habitudes de la vie commune, on sent peu le besoin de se défendre du froid, et les moyens de chauffage, dans les habitations particulières, sont considérés comme tout à fait accessoires et sont même assez souvent complétement négligés. Il est facile de comprendre et nécessaire de reconnaître que, dans ces climats, c'est principalement de l'excès de la chaleur qu'on doit se préoccuper pour la constitution matérielle des asiles d'aliénés, et que les moyens de chauffage à instituer n'ont qu'une importance tout à fait secondaire et peuvent être aussi simples que possible, c'est-à-dire consister dans la possibilité d'échauffer momentanément et modérément l'air des habitations de jour.

Dans les climats froids, au contraire, le froid, par son intensité et sa durée, menace gravement la santé et la vie. C'est un ennemi dont on se préoccupe grandement et contre lequel on combine toutes les ressources possibles dans les habitudes de la vie ordinaire et dans la disposition des habitations particulières. En ce qui concerne les établissements de ces climats, ce n'est pas seulement l'habitation de jour qui doit être chauffée, c'est l'habitation de nuit, ce sont aussi les diverses dépendances de l'habitation, corridors, vestibules, escaliers. On conçoit que, dans de telles circonstances, il faille nécessairement recourir au calorifère général destiné à élever d'une manière uniforme la température dans toutes les dépendances closes de l'habitation, et qu'il soit, en outre, utile d'employer les foyers partiels où les habitants puissent emprunter directement du calorique par le rayonnement.

Enfin, dans les climats tempérés, suivant qu'ils se rapprochent ou s'éloignent davantage des climats froids, l'utilité du calorifère général augmente ou diminue de telle sorte qu'on puisse, par exemple, le considérer comme nécessaire dans les établissements de la Grande-Bretagne, de la Belgique, de l'Allemagne, du nord de la France, et comme superflu dans les établissements de l'Espagne, de l'Italie, du milieu et du midi de la France.

Lorsque le calorifère général cesse d'être indispensable dans un établissement d'aliénés en raison du défaut de durée et d'intensité du froid, ce qui est le cas pour une grande partie des pays généralement compris dans les climats tempérés, le plus ordinairement il est encore nécessaire d'instituer des calorifères généraux dans certaines parties de l'établissement, notamment dans le quartier des agités et dans le quartier des malpropres.

Les cellules du quartier des agités ne comportent pas l'échauffement par des foyers partiels. Et pourtant les malades qui les habitent d'une manière continue pendant la nuit, et temporairement pendant le jour, ont souvent besoin d'être efficacement protégés contre l'action du froid, d'autant plus qu'il leur arrive souvent de se dépouiller de leurs vêtements pendant le jour et de ne pas consentir à se coucher pendant la nuit dans leur lit, ou à y demeurer convenablement couverts. Ces habitations doivent être chauffées le jour et la nuit pendant la saison froide. Il en est de même des habitations de jour et de nuit où se réunissent et où couchent les aliénés malpropres que leur état de faiblesse et l'humidité habituelle de leurs vêtements exposent plus que toute autre espèce de malades au refroidissement et à toutes ses conséquences fâcheuses pour la santé.

De plus, dans les cellules des agités, dans les habitations de jour et de nuit des malpropres, la ventilation naturelle, insuffisante même quand on peut ouvrir largement les fenêtres et les portes, devient tout à fait inefficace de jour et de nuit dans la saison froide, et la ventilation forcée, nécessaire en toute saison, réclame impérieusement en hiver le concours du chauffage.

En résumé, je crois que les principes suivants peuvent servir de règles pour le choix des moyens propres à assurer le chauffage et la ventilation dans les asiles d'aliénés, conformément aux diverses exigences qui se rapportent aux climats.

Dans tous les climats, la ventilation naturelle permanente et intermittente doit être assurée pour tous les éléments d'habitation par la constitution matérielle des bâtiments, et la ventilation forcée doit être rendue facultative pour les quartiers spéciaux d'aliénés agités et malpropres.

Dans les climats chauds, c'est surtout contre l'excès de la chaleur que les malades doivent être protégés. Les conditions de ventilation naturelle, indépendantes du chauffage, doivent être surtout largement instituées. Il est même avantageux de recourir généralement à des moyens artificiels propres à appeler ou à projeter du dehors, en grande quantité, de l'air frais dans les habitations, au moment surtout où les ouvertures naturelles doivent être fermées, c'est-à-dire pendant la nuit. Le chauffage, qui ne représente qu'un intérêt secondaire et un besoin temporaire et restreint, peut être complétement réalisé au moyen des cheminées qui chauffent peu, mais qui ventilent puissamment.

Dans les climats froids, c'est surtout de l'action du froid qu'il est important de défendre les habitants de l'asile, non seulement dans les habitations de jour, mais dans les habitations de nuit et même dans tous les lieux de passage. Le calorifère général est indispensable. Il doit être systématiquement institué, de manière à répartir uniformément une température modérée et constante à l'intérieur de toutes les parties de l'établissement, et à assurer en même temps une ventilation forcée d'autant plus parfaite que les moyens ordinaires de ventilation naturelle doivent être aussi exactement que possible supprimés pour que le chauffage ait toute son efficacité. Indépendamment du calorifère général, des foyers partiels pour les habitations de jour, et des moyens exceptionnels de chauffage pour les cellules d'agités, peuvent être considérés comme utiles et même comme indispensables pendant les plus grandes rigueurs de l'hiver.

Dans les climats tempérés, le calorifère général peut encore être institué avec avantage comme moyen de chauffage et de ventilation dans toute l'étendue de l'établissement. Mais l'utilité ou la nécessité de protéger les malades contre le froid se restreignant généralement pour la durée du chauffage à celle du jour, et pour les lieux à chauffer aux habitations de jour, les appareils isolés de chauffage, cheminées pour les habitations individuelles de malades, de fonctionnaires ou de serviteurs, poêles-calorifères ventilateurs pour les habitations communes de jour, peuvent être considérés comme suffisants au point de vue du bien-être des malades, et comme préférables au calorifère général au point de vue économique. Toutefois l'installation d'appareils de chauffage spéciaux, analogues aux calorifères généraux, doit être considérée comme indispensable dans le quartier des agités pour les cellules, et dans le quartier des malpropres pour les habitations de jour et de nuit. Il est nécessaire de remarquer que l'indication de rafraîchir l'air en le renouvelant pendant la saison chaude, tout à fait secondaire pour les climats froids, reprend une notable importance dans les établissements des climats tempérés, et qu'il est indispensable d'assurer avec grand soin dans ces établissements ce qu'on appelle la ventilation d'été, c'est-à-dire d'y instituer des moyens efficaces de ventilation artificielle indépendants du chauffage d'hiver.

La nature et les bornes de cet ouvrage ne sauraient comporter une exposition détaillée des divers systèmes de chauffage et de ventilation qui peuvent être employés pour atteindre les divers buts que je viens d'indiquer. C'est dans les ouvrages spéciaux que doivent être cherchées les règles à suivre dans la construction des appareils de chauffage et de ventilation. Je dois me contenter de faire ressortir ici les motifs généraux de préférence, qui peuvent être déduits d'une appréciation comparée de ces divers systèmes dans leurs conditions fondamentales et dans leurs rapports avec les besoins des asiles d'aliénés.

Quant à la création d'un système déterminé de chauffage et de ventilation dans un établissement donné, elle ne peut être réglée *à priori*, et elle doit être l'objet d'études actuelles et spéciales, car elle doit être appropriée non seulement au climat, mais encore à la forme et à l'étendue des constructions. Ces études, qui ne peuvent être faites qu'à propos de la fondation même des asiles, pourront être facilitées par les données théoriques et pratiques sur le chauffage et la ventilation, que j'ai recueillies dans les auteurs et que j'ai réunies dans la note qui termine ce paragraphe.

Les différences essentielles que présentent les divers systèmes de chauffage général employés dans les asiles d'aliénés se rapportent à trois conditions fondamentales : le mode de transmission du calorique, le procédé de chauffage et l'influence sur la ventilation.

Le mode suivant lequel la chaleur est transmise du foyer, où elle se produit, dans les habitations à chauffer, diffère essentiellement dans les calorifères. Tantôt la chaleur est portée au moyen de courants d'air chauffé au contact du foyer et versés directement par des bouches de chaleur, comme dans les calorifères à air chaud. Tantôt la chaleur est portée au moyen de prolongements de l'appareil échauffant qui s'introduisent dans les habitations, y chauffent l'air par le rayonnement et le contact. Tantôt les deux modes de transmission de la chaleur se trouvent réunis dans un système qui constitue le calorifère mixte.

Des différences non moins importantes portent sur les moyens à l'aide desquels sont chauffés, soit l'air dans les calorifères à air, soit les prolongements de l'appareil échauffant dans les autres calorifères. Ainsi, dans les calorifères à air, tantôt l'air est chauffé au contact de plaques et de tubes métalliques portés à une haute température par l'action directe du foyer, tantôt il est chauffé dans des chambres au contact de tubes métalliques eux-mêmes chauffés par de l'eau ou de la vapeur d'eau. Dans les autres calorifères les prolongements de l'appareil sont chauffés, tantôt à haute pression par de l'eau à une température fort élevée, tantôt à basse pression par de l'eau à la température de 100 degrés, tantôt enfin par de la vapeur d'eau.

Enfin, l'influence exercée par les calorifères sur la ventilation établit entre les divers systèmes de notables différences. Les calorifères à air sont essentiellement ventilateurs. L'air chaud à l'aide duquel ils transmettent le calorique a été pris au dehors, et il se substitue nécessairement dans les lieux où il est versé à l'air qui y est contenu, et dont il favorise et détermine l'expulsion. Les autres calorifères peuvent être ou n'être pas essentiellement ventilateurs. Ainsi, tantôt les prolongements de l'appareil caléfacteur chauffent simplement l'air contenu dans les habitations où ils parviennent, tantôt ils sont disposés de manière à chauffer, dans ces habitations, de l'air qui est aspiré du dehors.

Les avantages et les inconvénients qui, dans les diverses espèces de calorifères, se rattachent à chacune de ces conditions fondamentales, peuvent être scientifiquement discutés et ont pu être expérimentalement appréciés, de manière qu'il soit aujourd'hui possible de se prononcer positivement sur le choix à faire entre les divers procédés à l'aide desquels ces conditions doivent être réalisées dans un calorifère quelconque.

Ainsi, en ce qui concerne les calorifères à air, on a reconnu que le contact de l'air avec des tubes métalliques fortement chauffés, l'altère chimiquement par la décomposition des matières organiques qu'il contient et lui fait contracter une odeur désagréable. On a dû chercher à supprimer ce grave inconvénient, et l'on y a réussi en chauffant l'air au contact de tubes métalliques traversés par de l'eau ou de la vapeur d'eau chaudes.

En ce qui concerne les autres calorifères, on ne peut se refuser à admettre d'abord que ceux dont les appareils caléfacteurs sont chauffés à haute pression par de l'eau, à une température supérieure à l'eau bouillante, doivent être rejetés des établissements hospitaliers en raison du danger des explosions et des difficultés de réparations ; ensuite que ceux qui ne concourent pas directement à la ventilation manquent de l'une des qualités les plus essentielles à exiger d'un système quelconque de chauffage dans un asile d'aliénés.

Dès lors, le choix à faire entre les divers systèmes de calorifères se trouve restreint entre les calorifères à air chauffé au contact de tubes, contenant de l'eau ou de la vapeur d'eau chaudes, et les calorifères à prolongements caléfacteurs contenant de l'eau ou de la vapeur d'eau chaudes, et chauffant dans chaque habitation de l'air aspiré du dehors. Ces deux sortes de calorifères, réalisant également la condition principale de chauffer les habitations en y introduisant de l'air pur, peuvent être à ce point de vue considérées comme également admissibles dans les asiles d'aliénés.

Ce n'est donc plus que relativement aux conditions d'intensité dans le pouvoir échauffant, et de facilité dans la régularisation de la distribution de la chaleur, que des motifs de préférence peuvent être invoqués en faveur de l'une ou de l'autre sorte de calorifères. Le calorifère à air offre à un plus haut degré que les autres l'inconvénient de l'inégalité dans la distribution de la température, trop élevée dans les pièces voisines du foyer, trop faible dans les pièces qui en sont éloignées. En multipliant les foyers et en restreignant le rayon de leur action, on peut obtenir pour tous les calorifères une puissance d'échauffement suffisante, même à l'extrémité du rayon. En proportionnant le nombre et les dimensions des bouches de chaleur aux dimensions des habitations à chauffer et à leur distance du foyer, on peut obtenir pour les calorifères à air ce qu'on obtient pour les autres calorifères, en proportionnant le nombre et les dimensions des conduits et des réservoirs caléfacteurs aux dimensions des salles et à leur distance du foyer.

Le calorifère à air se prête plus facilement que les autres calorifères aux changements prompts qu'on peut avoir intérêt à produire dans la température; car le courant d'air chaud versé par les bouches peut être à volonté diminué, augmenté, supprimé.

Le calorifère à air et le calorifère à prolongements caléfacteurs chauffés par la vapeur d'eau ont l'avantage de chauffer davantage et plus vite.

Le calorifère à prolongements chauffés par l'eau bouillante chauffe moins et plus lentement, mais offre l'avantage de garder plus longtemps sa chaleur.

A ces divers points de vue, les calorifères à air et les calorifères à prolongements chauffés par la vapeur paraissent devoir être préférés dans les climats froids; et les calorifères à prolongements chauffés par l'eau bouillante paraissent mieux convenir pour les climats tempérés.

Mais si l'on tient compte à la fois de toutes les considérations, il semble qu'on doive être conduit à conclure que les calorifères mixtes qui transmettent la chaleur d'une manière générale au moyen de prolongements chauffés à l'eau bouillante, et qui donnent en outre la faculté de verser, là où il en est besoin, une quantité plus ou moins considérable d'air pur, chauffé hors de l'action directe du feu dans des réservoirs, sont ceux qui doivent être préférés dans tous les établissements où il y a nécessité d'instituer un système général de chauffage et de ventilation.

Si la ventilation mécanique par projection d'air, que les essais les plus récents tendent à introduire dans la pratique, est destinée à prévaloir sur la ventilation par appel, comme il est permis de le prévoir, il y aura lieu alors de préférer en toutes circonstances, à tout autre système général de chauffage et de ventilation, celui qui pourvoirait sûrement et efficacement par des appareils tout à fait indépendants, quoique susceptibles d'être coordonnés aux besoins variables et intermittents du chauffage, aux besoins uniformes et continus de la ventilation.

Après ces indications générales, et avant d'exposer rapidement les données les plus importantes fournies par les auteurs sur les divers systèmes de chauffage et de ventilation proposés et mis en pratique dans les asiles d'aliénés et quelques autres établissements publics, il est utile de poser succinctement, d'après l'état actuel de la science, les données générales du problème à résoudre par l'emploi d'un système quelconque.

On a cherché à déterminer avec exactitude la quantité d'air que la ventilation forcée doit fournir par heure et par individu dans les habitations closes, où elle est nécessaire pour assurer leur salubrité. Pour obtenir cette détermination, on s'est appuyé sur le calcul et l'observation.

M. Michel Lévy, dans son *Traité d'hygiène*, admet, d'après le docteur

Poumet, que « toute ventilation doit répondre aux besoins suivants : 1° il faut pour la respiration et par heure, à un homme, 1 mètre cube, et à une femme 0$^{m.c.}$,566 d'air à 16 degrés centigrades; 2° pour réduire l'acide carbonique exhalé par la respiration à 2 pour 1000, il faut par homme et par heure 11 mètres cubes, et à une femme 6$^{m.c.}$,250 à 16 degrés; 3° pour évaporer les 31 grammes de transpiration pulmonaire fournie en moyenne par heure, il faut 3$^{m.c.}$,100 d'air, et pour les 60 grammes de transpiration cutanée, 6 mètres cubes d'air par heure à 16 degrés : total, 21 mètres cubes d'air à 16 degrés par homme et par heure; 15$^{m.c.}$,916 d'air à 16 degrés par femme et par heure. »

Dans les dortoirs et les infirmeries, il y aurait à ajouter à cette quantité le volume d'air nécessaire pour la vaporisation de l'humidité provenant des vases et des linges mouillés, approximativement évalué à 9 mètres cubes par heure.

Enfin, dans le cas où l'habitation serait éclairée, il y aurait encore à ajouter l'air nécessaire à la combustion, qui, pour la simple réduction de l'acide carbonique produit à la proportion de 2 sur 1000, ne représenterait pas moins de 7$^{m.c.}$,500 par bec d'éclairage à l'huile et par heure.

D'après ces données, la ventilation efficace devrait être fixée à 20 mètres cubes dans les habitations ordinaires, et s'élever jusqu'à 30, 40 mètres cubes et au delà dans les habitations où existent des causes exceptionnelles d'altération de l'air.

Il est important néanmoins de remarquer qu'en prenant pour chiffre du volume total de l'air à renouveler la somme des chiffres qui représentent les quantités d'air nécessaire à la neutralisation de chacune des causes particulières d'altération de l'air, on exagère nécessairement par double emploi les véritables besoins de la ventilation. En effet, le volume d'air exigé pour la réduction de l'acide carbonique à la proportion voulue, évalué à 11 mètres cubes, est largement suffisant pour permettre en même temps la vaporisation de la transpiration. C'est par la réduction de ces doubles emplois que se motivent les déterminations théoriques le plus généralement adoptées, qui fixent la ration d'air par heure à 10 mètres cubes pour l'homme en santé, à 20 mètres cubes pour l'homme malade.

Les résultats de l'expérience ne concordent absolument ni entre eux ni avec les données scientifiques. En effet, si, d'une part, M. Péclet a constaté que, dans une école primaire, au moyen d'une ventilation de 6 mètres cubes par élève et par heure, l'air intérieur ne contractait jamais d'odeur, et produisait exactement sur les organes la même sensation que l'air du dehors, d'autre part M. Boudin a souvent constaté une odeur très désagréable dans certaines salles d'hôpital, qui recevaient cependant au delà de 40 mètres cubes d'air par heure.

Les avantages incontestables, obtenus à l'hôpital Beaujon du fonctionnement du calorifère à circulation d'eau chaude de M. Léon Duvoir, sont dus à une ventilation moyenne de 50 mètres cubes, jugée à peine suffisante par le directeur de l'établissement. La ventilation, dans la prison de Pentonville, s'élève de 51 à 76 mètres cubes par heure. Les cellules du palais de justice, à Paris, ont une ventilation de 80 mètres cubes.

De nouvelles expériences me paraissent nécessaires pour vider le débat entre les théoriciens et les praticiens, qui estiment les uns qu'une ventilation de 20 mètres cubes par heure est suffisante dans les hôpitaux, les autres que la ventilation doit atteindre 50 à 60 mètres.

En attendant, je crois ne pouvoir offrir un guide plus sûr et plus autorisé que le programme rédigé par la commission scientifique, composée de MM. Regnault, Hachette, Robinet, Gaultier, Battel, Blondel et Thauvin, et instituée pour juger le concours ouvert en novembre 1850 pour le chauffage et la ventilation de l'hôpital dit de la République.

« Les appareils proposés pour le chauffage de l'hôpital de la République devront fournir les résultats suivants :

» 1° Une température constante de 15 degrés pendant toute l'année, le jour et la nuit, dans les salles de malades et les chambres occupées par les sœurs ;

» 2° Une température de 15 degrés pendant toute l'année, mais le jour seulement, dans les chauffoirs et dans les offices ;

» 3° Une température de 10 degrés toute l'année, le jour et la nuit, dans les escaliers des pavillons des malades ;

» 4° Une ventilation continue d'air chaud pendant l'hiver et d'air froid dans la saison chaude, à raison d'au moins 20 mètres cubes par lit et par heure, dans les salles de malades ;

» 5° Une ventilation, pendant le jour seulement, dans les chauffoirs, à raison de 10 mètres cubes par lit du pavillon correspondant ;

» 6° Une ventilation dans les cabinets d'aisances, suffisante pour qu'en aucun cas ces cabinets ne puissent dégager de mauvaise odeur, et sans qu'il puisse s'y établir de courant d'air nuisible à la santé des malades ;

» 7° Les appareils de ventilation devront avoir un excès de puissance suffisant pour que l'on puisse produire, dans toutes les salles ou partiellement, une ventilation double de celle qui a été précédemment indiquée, dans le cas où quelque grande épidémie forcerait d'augmenter le nombre des lits ;

» 8° Les orifices d'arrivée de l'air devront avoir une section suffisante pour que l'air n'arrive dans les salles qu'avec une faible vitesse et à une température qui n'excédera pas 70 degrés ;

» 9° L'air devra arriver dans les salles à un degré hygrométrique convenable, que l'on pourra modifier à volonté ;

» 10° Une disposition spéciale devra permettre d'opérer le refroidissement artificiel de l'air, si cela était nécessaire dans les grandes chaleurs;

» 11° Les appareils de chauffage général ou des appareils spéciaux devront fournir une quantité d'eau chaude suffisante pour tous les besoins des salles, et maintenir à une température convenable des poêles à étuve disposés dans les offices de chaque étage;

» 12° Un foyer pouvant produire un feu vif, isolé ou dépendant des appareils à étuve des offices des étages supérieurs, sera établi dans chaque office du rez-de-chaussée;

» 13° Les appareils de chauffage et de ventilation seront disposés de telle façon que leur action puisse être utilisée successivement dans tous les pavillons, ou suspendue dans une partie quelconque des bâtiments. Ils devront permettre, en outre, d'élever ou d'abaisser à volonté la température dans chaque salle.

» On admettra au concours tous les systèmes de chauffage usités, notamment le chauffage direct à l'air chaud, le chauffage à circulation d'eau chaude, le chauffage mixte à l'air chaud et à circulation d'eau chaude. »

Jacobi admet qu'on doit se servir de l'air chaud pour chauffer les diverses habitations des asiles. Mais il fait remarquer que la méthode qui consiste à conduire l'air chaud au travers de tuyaux horizontaux ou légèrement ascendants, non seulement présente de grandes difficultés, mais encore peut quelquefois manquer complétement le but. Il la juge inapplicable quand la série des chambres à chauffer est interrompue par des intervalles considérables, comme le cas se présente dans les quatrième et cinquième divisions de son asile, où existent des dortoirs qui ne doivent pas être chauffés. Dans ces divisions qui ont deux étages, il propose comme moyen de chauffage pour les habitations de jour, salles de travail, salles de bains, des poêles calorifères disposés de manière que chaque poêle chauffe deux pièces au rez-de-chaussée et deux pièces au premier étage. Dans les trois divisions qui n'ont qu'un rez-de-chaussée et qui se composent chacune d'une série non interrompue de cellules et d'une galerie, il adopte pour le chauffage de la galerie un poêle ordinaire, et pour le chauffage des cellules un calorifère situé au centre de chaque série et n'ayant à verser de l'air chaud, de chaque côté, que dans trois ou quatre cellules. (Jacobi, *loc. cit.*, p. 133, 134.)

Des calorifères à air institués d'après la méthode Meissner, qui se caractérise principalement par la multiplication des foyers et des prises d'air, fonctionnent d'une manière satisfaisante dans la plupart des grands établissements d'aliénés de l'Allemagne. Un appareil de ce genre est destiné au chauffage de l'asile de Vienne, récemment construit; il se compose de quatorze fourneaux et d'autant de prises d'air pour trois bâtiments, dont deux à trois étages et un à deux étages. Le calorifère général est destiné dans les asiles allemands à chauffer principalement les corridors, et particulièrement les cellules d'agités. La plupart des habitations de jour et de nuit contiennent en outre de grands poêles de faïence construits d'après la méthode russe.

Conolly pense qu'il est difficile de formuler une opinion tout à fait satisfaisante sur le meilleur système à adopter pour le chauffage et la ventilation des asiles. On a eu recours à diverses méthodes dans divers asiles et l'on n'a encore pu obtenir qu'une ventilation imparfaite et une température inégale, au point d'entraîner en hiver dans les divers quartiers des différences s'élevant jusqu'à 20 degrés Fahrenheit. Il n'admet l'efficacité d'aucun système de ventilation dans les établissements où l'on empile étage sur étage et où l'étage souterrain est employé à loger des malades.

La presque totalité de l'asile d'Hanwell est chauffée au moyen de la vapeur d'eau conduite dans des tubes de fer placés, dans les vieux quartiers, à sept pieds au-dessus du plancher des galeries, dans les nouveaux quartiers sous le plancher, dans quelques cellules un peu au-dessus du plancher.

La principale objection à opposer au chauffage des asiles au moyen de la vapeur est tirée de l'inégalité de l'échauffement dans les diverses parties de l'établissement; la température, étouffante dans les parties voisines des fourneaux et insuffisante dans les parties éloignées, varie aux divers étages des bâtiments. A Hanwell la communication des chambres avec la galerie ne suffit pas pour les échauffer convenablement. Ce résultat ne peut être obtenu qu'à la condition de faire passer les tuyaux dans les chambres.

Le refroidissement amené pendant la nuit par la cessation de l'action du calorifère est encore un inconvénient de la méthode du chauffage par la vapeur, qui pourrait être évité en adoptant le chauffage par la circulation de l'eau chaude. Mais ce système n'est applicable qu'aux petits établissements, et la préférence semble devoir être aujourd'hui accordée au système qui consiste à conduire dans toutes les parties de l'établissement de l'air chauffé au moyen de tubes d'eau chaude, et à assurer l'expulsion au dehors de l'air altéré, soit par de simples ouvertures dans les galeries et les chambres, soit par des conduits d'appel chauffés de manière à aspirer l'air vicié et les miasmes. Ce système a été adopté dans le plan de l'asile de Derby. M. Duesburg a établi que les surfaces d'écoulement et la vitesse du mouvement pour l'air entrant et sortant peuvent être combinées de manière à obtenir un renouvellement d'air de 60 à 100 pieds cubes par minute pour chaque individu.

Conolly pense que la ventilation, dans un asile bien construit et non encombré, peut être obtenue avec des appareils moins compliqués ou au moins sans tuyaux d'appel. Mais quel que soit le mode de chauffage et de ventilation, il insiste fortement sur la nécessité de se réserver la faculté d'introduire partout de l'air frais dans les saisons tempérées, et sur l'utilité d'établir dans les salles de réunion, dans les galeries et dans les ateliers, des feux ouverts protégés par des grilles légères. (Conolly, *loc. cit.*, p. 31, 32, 33, 34.)

La commission métropolitaine de Londres a consigné dans son rapport de 1844 quelques remarques curieuses et importantes relativement à l'état du chauffage et de la ventilation dans les asiles d'aliénés de l'Angleterre.

Dans l'asile de Lincoln, on a renoncé depuis 1836 à chauffer les galeries, on se borne à allumer des feux dans les salles de réunion, et l'administration, par une décision formelle prise en 1843, a interdit l'introduction dans l'asile de tout système de chauffage ayant pour effet de donner à respirer de l'air chaud aux malades.

A Saint-Luc, il n'y a d'autres moyens de chauffage que des feux allumés dans les salles de réunion et dans les chambres de gardiens. La ventilation est imparfaite et l'on se plaint du froid.

Dans l'asile de Chester, la division des femmes est chauffée par des feux ouverts à la grande satisfaction des malades. Dans la division des hommes des tuyaux d'eau chaude traversent les galeries supérieures, et le fourneau d'où ils partent fait office de poêle pour l'étage inférieur occupé par les malades malpropres.

A Nottingham, on a abandonné le calorifère à air et on lui a substitué le chauffage au moyen de tuyaux parcourus par de la vapeur.

A Leicester, l'intérieur des bâtiments est chauffé par de l'air atmosphérique qui, venant du dehors par des conduits de briques, s'échauffe en passant sur des plaques et des tuyaux de fer chauffés par l'eau bouillante, et est transmis aux dortoirs et galeries par des conduits de briques. L'air vicié est entraîné par des canaux jusque sous le toit, d'où il s'échappe à travers des tuyaux mobiles munis de girouettes.

A Gloucester, les cellules du quartier des agités sont chauffées et ventilées par de l'air qui traverse des chambres renfermant des tuyaux d'eau chaude. Le directeur vante l'efficacité du système, semblable à celui qui a été adopté dans la prison de Pentonville. Dans deux visites faites à l'asile de Gloucester par les commissaires, la ventilation a été trouvée fort imparfaite, notamment dans les cellules du rez-de-chaussée. (Au moment de ma visite dans cet établissement, l'appareil ne fonctionnait pas, l'odeur était infecte dans ces cellules.)

A Surrey, les habitations et les galeries sont chauffées au moyen de la circulation de la vapeur et par de l'air chaud qui s'échappe d'ouvertures percées dans les planchers. Il y a en outre des feux ouverts garnis de grilles dans la division des femmes, et l'on se propose d'en établir aussi dans la division des hommes. La ventilation a été trouvée insuffisante dans quelques dortoirs d'indigents au troisième étage.

Un système de chauffage et de ventilation a été institué en 1833 dans l'asile de Kent, au moment de sa construction, par l'architecte Poynder, et fonctionne d'une manière très satisfaisante. Un volume considérable d'air atmosphérique, venant du dehors à travers des canaux souterrains, entre dans une chambre où il est chauffé en passant sur une large surface de tuyaux d'eau chaude, et de là est conduit et versé par de larges ouvertures près du plafond dans les galeries et les chambres. Des ouvertures placées près des planchers attirent l'air de ces habitations dans des conduits qui aboutissent aux foyers de la cave. Ainsi se trouve assuré un renouvellement constant de l'air, ces foyers étant exclusivement alimentés par l'air vicié qui vient des galeries et des chambres. (*Report*... 1844, p. 16, 17, 18, 19, 20, 21.)

Le docteur Luther Bell, dans une appréciation des diverses méthodes employées en Angleterre et en Amérique pour le chauffage et la ventilation des asiles d'aliénés, donne pleinement son approbation au système adopté dans l'asile de Kent.

Il blâme les calorifères à air généralement employés en Amérique, et signale leurs principaux inconvénients. L'air emprunté au dehors est altéré dans ses qualités respirables par son contact avec le fer chauffé à une température élevée. Si les bouches de chaleur sont situées près du plancher, l'air qu'elles versent peut être altéré par les corps étrangers que les malades y introduisent; et la faculté qu'ont les malades d'exposer à ces bouches leur corps et même leur tête est préjudiciable à leur santé. Si les bouches de chaleur sont placées près du plafond, l'air chaud stagne dans la partie supérieure de l'habitation, tandis que les couches voisines du plancher se chargent d'acide carbonique.

Le calorifère de Perkins, qui est employé dans les asiles de Northampton en Angleterre, et de Belfast en Irlande, est coûteux à établir, offre des dangers d'explosion, et viole le principe essentiel de tout chauffage qui prescrit d'introduire une grande quantité d'air modérément chaud plutôt qu'une petite quantité fortement chauffée.

On doit préférer à ces calorifères à vapeur ceux qui sont chauffés par l'eau à une température n'excédant pas 100 degrés, et parmi les calorifères à eau ceux qui chauffent dans une chambre l'air pris au dehors pour le conduire ensuite partout où il est besoin. Toutefois le pouvoir échauffant de ces calorifères peut être jugé insuffisant dans les climats froids, et l'auteur leur préfère pour le climat de l'Amérique du Nord des calorifères institués d'après les mêmes principes, mais chauffés par la vapeur.

Le système de ventilation généralement adopté dans les asiles des États-Unis consiste à introduire, dans les murs, des conduits qui, s'ouvrant dans les pièces à ventiler ou près du plancher, ou près du plafond, ou même près de ces deux points à la fois, se dirigent au travers de l'attique jusqu'au toit par où l'air s'échappe à travers des tuyaux mobiles. Dans quelques cas, et avec un notable avantage, un autre conduit descend du niveau du plancher dans la cave et amène dans l'habitation un courant d'air pour remplacer celui qui, en raison de sa dilatation, s'est échappé par en haut. Mais généralement l'air de renouvellement ne peut s'introduire que par les fissures des portes et des fenêtres.

Le docteur Bell reconnaît que ces conditions de ventilation suffisent en hiver. Mais dans les saisons où il n'y a pas de chauffage et où les fenêtres ne peuvent être maintenues ouvertes, il regarde comme indispensable le recours à la ventilation forcée, et comme très propre à l'obtenir de la manière la plus satisfaisante le système adopté dans l'asile de Kent (Luther Bell, médecin de l'asile de M. Leane, à Somerville, *The American journal of insanity*, july 1845, p. 21 à 29.)

Dans l'hôpital des aliénés de Pensylvanie, commencé en 1836 et ouvert le 1er janvier 1841, le chauffage est obtenu au moyen de 34 calorifères à air, brûlant de l'anthracite et prenant l'air à chauffer en dehors de l'établissement; 26 calorifères sont placés dans l'étage souterrain du bâtiment principal, 4 dans la cave de chacun des deux bâtiments détachés. L'air chaud est versé dans tous les parloirs et corridors par de larges ouvertures munies de registres; des corridors il pénètre dans les chambres au moyen d'une ouverture libre pratiquée au-dessus de chaque porte, et au besoin durant le jour par l'ouverture même des portes. Il y a en outre la possibilité de donner une chaleur plus considérable à chaque chambre, au premier étage au moyen d'une pierre chauffée par un tuyau d'air chaud qui passe le long du mur de la chambre, au second étage au moyen d'une bouche de chaleur qui s'ouvre dans la chambre hors de la portée des malades. Les cellules sont également chauffées indirectement par l'air chaud versé dans les galeries, et directement par des bouches s'ouvrant dans chaque cellule hors de la portée des malades et réglées du côté des galeries par des registres.

La ventilation s'effectue par des ouvertures de 6 pouces de diamètre pratiquées dans le plafond de chaque chambre et conduisant à des tuyaux qui traversent l'attique et communiquent avec l'air extérieur au-dessus du toit.

Tous les ventilateurs et toutes les bouches de chaleur sont munis de registres disposés de manière que leur situation puisse être jugée d'un seul coup d'œil et réglée, suivant les besoins du moment, sans qu'il soit nécessaire d'entrer dans les chambres. (Kirkbride, *The American journal of insanity*, october 1845.)

Le docteur Kirkbride a conseillé et fait adopter pour l'asile de Trenton (New-Jersey) un système de chauffage et de ventilation qu'il décrit en ces termes :

« Un espace entre les murs des corridors de l'étage souterrain a été ménagé dans toute la longueur du bâtiment, de manière à former une chambre dans laquelle l'air, admis du dehors en divers points, est modérément chauffé à la surface de tuyaux dans lesquels circule de l'eau ou de la vapeur d'eau chaude. L'air chaud monte par des conduits engagés dans les murs des corridors, et est versé par des bouches de chaleur dans les corridors et les chambres.

» A l'extrémité de chaque corridor a été construit un large canal disposé de manière que chaque corridor puisse avoir un courant ascendant ou descendant, suivant la saison et l'état de l'atmosphère. Le canal aboutit par en bas à un conduit se terminant ou aux foyers de l'établissement qui sont continuellement en activité, ou, pour les parties excentriques, à des foyers destinés à la combustion de l'air vicié. Par en haut, le canal aboutit à une chambre qui forme clocheton au-dessus du toit,

et où existe un foyer pour la combustion de l'air vicié, quand il est nécessaire de recourir à la ventilation forcée. Tous les conduits de ventilation des chambres sont en communication avec le canal.

» Les ventilateurs et les bouches de chaleur sont munis de registres, de manière qu'il soit possible d'équilibrer les courants. Ce système de ventilation donne le moyen de distribuer de l'air frais dans toutes les parties de l'établissement pendant l'été. » (Kirkbride, *The American journal of sciences*, 1847, n° 25, p. 54.)

Pour le chauffage et la ventilation des pavillons de l'asile d'Auxerre, M. Girard a adopté les dispositions suivantes... « Nous avons établi au niveau du plancher, dans une encoignure des dortoirs, une ouverture de 0^{m},20 de hauteur sur 0^{m},35 de largeur, aboutissant à la cheminée construite dans le mur du bâtiment, au moyen d'un conduit de plâtre pratiqué sous le carrelage des paliers. Un tuyau de tôle, qui porte au dehors pendant les saisons froides la fumée du calorifère, parcourt cette cheminée dans toute sa longueur ; il échauffe les couches atmosphériques qui lui sont extérieures, fait appel à l'air vicié qui stagne dans les régions inférieures des dortoirs. L'air pur extérieur s'introduit dans la salle à l'aide d'une ouverture de 0^{m},15 de diamètre située au niveau du carrelage, au-dessous de l'appui des fenêtres, côté des pignons. Elle est fermée à volonté par une vanne mobile, et pour empêcher les courants de refroidir les extrémités inférieures des malades, la surveillante a la précaution d'ouvrir la vanne après leur coucher et de la fermer avant leur lever. Lorsqu'on veut augmenter l'appel de l'air contenu dans les dortoirs, on ferme pendant la nuit le registre placé dans la salle de réunion.

Pour échauffer et ventiler en même temps la salle de réunion et le réfectoire, on a construit un calorifère dans la cave creusée sous la partie centrale du bâtiment. Il a sa prise d'air extérieurement au moyen des courants qui règnent sous les parquets, et d'une ouverture de 0^{m},25 de longueur sur 0^{m},15 de largeur, percée sous la galerie. L'air puisé au dehors ... s'échauffe aux parois du calorifère et de ses accessoires...; arrivé dans les deux pièces..., il s'élève au plafond, et chaque couche successive refoule les premières de haut en bas. Celles qui contiennent l'acide carbonique, les miasmes situés dans la partie inférieure de la salle, sont entraînées par les cheminées d'appel.

Dans les saisons froides, pendant la nuit, les parois du tuyau de tôle qui porte la fumée du calorifère, échauffées par le feu de l'appareil, suffisent pour déterminer un courant d'air convenable dans les dortoirs. Pendant l'été, on embrase un peu de coke dans une cheminée qui correspond au tuyau; de cette manière le courant s'établit avec facilité et enlève promptement l'air altéré.

Lors des saisons chaudes, lorsque le temps est calme, on laisse ouvertes les bouches du calorifère ainsi que les fenêtres. L'air échauffé par les malades s'élève au plafond, sort par les impostes, est remplacé par l'air frais de la cave puisé à l'extérieur, qui chasse devant lui les miasmes contenus dans les salles. (Girard, *Annales méd.-psych.*, mars 1846.)

Une commission nommée par le préfet de la Seine-Inférieure pour étudier les questions qui se rattachent au choix et à l'emploi des appareils de chauffage à établir dans l'asile des aliénés de Quatre-Mares, a consigné dans deux rapports intéressants, rédigés par MM. Boutan, professeur de physique, et Desmarets, architecte, le résultat de ses études comprenant des observations sur le fonctionnement de divers appareils dans plusieurs établissements de Paris, et des expériences faites sur l'emploi des poêles calorifères dans plusieurs salles de l'asile de Saint-Yon. J'ai pris part aux recherches faites par cette commission dans les établissements de Paris. J'emprunte aux deux rapports leurs principaux résultats.

« Quelle que soit la disposition adoptée dans les calorifères à air, il y a nécessairement une déperdition considérable de chaleur toutes les fois que le trajet à parcourir par l'air chaud est un peu long. La perte est surtout fort grande lorsque les conduits ont un grand diamètre et traversent horizontalement un sol toujours plus ou moins humide. Les calorifères à air chaud ne peuvent offrir des avantages sérieux qu'autant qu'on les emploie dans des bâtiments présentant peu de développement en longueur, composés d'une série de pièces superposées et possédant enfin des caves pour loger les foyers. »

Des calorifères à air qui fonctionnaient autrefois dans la division des aliénées à la Salpêtrière, et dans l'école de l'hôpital militaire du Val-de-Grâce, ont dû être abandonnés et ont été remplacés par des poêles.

Le chauffage par des poêles dans la division des aliénées à la Salpêtrière fournit d'assez bons résultats, bien qu'il n'y ait pas de prise d'air extérieur pour les poêles, ni de dispositions particulières pour la ventilation.

« Les calorifères à eau chaude, à basse pression, présentent de très grands avantages. L'alimentation de l'eau dans la chaudière est rendue presque nulle, la perte par vaporisation étant insignifiante. La chaudière s'altère peu avec le temps ; il ne s'y forme aucun dépôt ; c'est la même qui sert constamment. La masse liquide qui circule d'une manière continue rend le chauffage très régulier. Car le refroidissement des poêles à eau chaude est très lent. La température des surfaces métalliques qui forment leurs parois n'est jamais assez élevée pour que leur contact puisse déterminer des brûlures ou des incendies. Mais à côté de ces avantages que d'inconvénients sérieux ! Les tuyaux des conduits exercent par leur grand poids une forte charge sur les planchers. Les poêles qui servent de réservoir d'eau chaude supportent eux-mêmes, dans les rez-de-chaussée des bâtiments élevés, d'énormes pressions. Des explosions peuvent donc avoir lieu, des fuites se manifester dans les tuyaux, toutes causes qui occasionnent les plus grands accidents. »

Les calorifères à circulation d'eau qui ont été installés par M. Léon Duvoir, à l'École normale supérieure, à la maison nationale de Charenton, à l'Institut des jeunes aveugles et à l'hôpital Beaujon, donnent généralement des résultats satisfaisants.

A l'École normale supérieure, indépendamment des réservoirs qui chauffent l'air des salles, on a ménagé pour plusieurs pièces, à la partie inférieure des murs ou dans l'axe du plancher, des bouches qui amènent de l'air pris dans les caves et chauffé au contact des tuyaux d'ascension du calorifère. D'après le témoignage du directeur, ces prises d'air ont l'inconvénient d'apporter dans les salles les émanations de la cuisine et les vapeurs du fourneau du calorifère. Il n'y a dans cet établissement aucune disposition spéciale pour la ventilation.

Le calorifère de la maison nationale de Charenton est installé de manière que les poêles réservoirs tirent du dehors et non des salles l'air qu'ils échauffent et qu'ils versent par des bouches. La ventilation s'opère par des bouches d'appel placées près du sol, dont les conduits sont engagés dans l'épaisseur des murs. Le pouvoir échauffant du calorifère a paru faible, la distribution de la température inégale, et la ventilation insuffisante, surtout dans la division des aliénés gâteux. Les cellules des agités sont chauffées chacune par une bouche placée derrière les lits à 2 mètres au-dessus du sol. L'air de ces bouches s'échauffe au contact des tuyaux d'eau chaude qui parcourent longitudinalement les couloirs pour alimenter les récipients qui y sont établis. La ventilation se fait par une cheminée d'appel pratiquée dans le parquet et conduisant l'air vicié aux cendriers des foyers placés dans les caves.

Le calorifère de l'Institut des jeunes aveugles est constitué d'après les mêmes principes que celui de Charenton. Il fonctionne d'une manière satisfaisante. La ventilation se fait bien au moyen de conduits de bois appliqués verticalement à chacun des angles des dortoirs. Ces conduits, dont l'embouchure est très rapprochée du sol, font saillie sur les murs, ont une section de 0m,17 sur 0m,22, et se réunissent deux à deux en un seul tuyau vertical pour traverser les planchers.

L'hôpital Beaujon offre, dans deux de ses pavillons de récente construction, l'application des deux systèmes de chauffage par l'air et par l'eau. La comparaison des effets obtenus par les deux systèmes assigne une incontestable supériorité au calorifère à circulation d'eau chaude.

Le fonctionnement du calorifère Léon Duvoir, dans le pavillon de l'hôpital Beaujon, est aussi satisfaisant que possible... On a disposé à la base des poêles un chauffe-pied placé sous le parquet. Une plaque de tôle circulaire de 0m,60 de largeur, circonscrite à ces poêles, est chauffée par le tuyau qui porte l'eau chaude aux récipients en faisant plusieurs tours sous cette tôle, et permet aux malades de s'y chauffer commodément les pieds.

La ventilation a reçu dans ce pavillon un développement très étudié et dont les résultats sont des plus satisfaisants. Des bouches d'appel sont pratiquées à la partie inférieure des murs et derrière chaque lit. Par ces bouches d'appel, qui sont très multipliées, l'air vicié est entraîné dans des cheminées d'aérage pratiquées dans l'épaisseur des murs, se réunissant à une cheminée commune établie au-dessus du réservoir d'eau chaude placé dans les combles. Par la température élevée qui existe en ce point, l'air des salles est appelé et expulsé avec une grande puissance dans l'atmosphère. Il résulte d'expériences faites, que la ventilation ainsi obtenue est de 75 mètres cubes par heure et par malade. Le long de leur parcours dans les combles les tuyaux de ventilation, dont la section augmente au fur et à mesure qu'ils se réunissent, sont construits en bois, bien calfeutrés; quant aux tuyaux qui portent l'eau chaude aux récipients, ils sont de fer enveloppé de torchis de foin recouvert de plâtre. Dans l'été, lorsque les calorifères ne fonctionnent plus, la température de la cheminée commune de ventilation est entretenue à l'élévation nécessaire par un petit foyer spécial établi à la partie supérieure de l'édifice.

Le système des calorifères à la vapeur, tel qu'il est appliqué à la bourse de Paris, est supérieur à celui des calorifères à air chaud, surtout lorsqu'il s'agit d'un chauffage intermittent, dans des salles d'une très grande capacité, à produire à un moment donné; mais l'appareil nécessite des nettoyages fréquents et s'altère facilement.

La commission de la Seine-Inférieure a adopté d'une manière générale, pour l'asile de Quatre-Mares, le chauffage au moyen de poêles calorifères dont le rapporteur donne la description suivante :

« Il se compose d'un foyer cylindrique ou quadrangulaire de fonte, posant sur le sol à l'aide de trois pieds de même métal. Au-dessus du foyer et comme son prolongement, existe un cylindre de tôle d'une assez grande hauteur. Celui-ci communique par sa partie supérieure avec un tuyau à fumée, qui s'élève d'abord verticalement à 1 ou 2 mètres, se recourbe ensuite horizontalement, traverse une portion de la salle à échauffer et va aboutir à une cheminée ordinaire juxtaposée à la cheminée d'appel dont nous parlerons tout à l'heure. Les deux cheminées sont séparées, dans une portion de leur parcours, par une plaque de tôle assez large destinée à faire passer une assez forte portion de chaleur de l'air brûlé à celui du tuyau d'appel. Le cylindre qui supporte le foyer est enveloppé par un manchon de tôle d'un plus grand diamètre, qui lui est concentrique, et qui, descendant jusqu'à la surface du sol où il est fixé, sert de chemise à ce cylindre. Cette enveloppe métallique présente à sa partie supérieure et latérale de larges ouvertures garnies de toiles métalliques dont le tissu est assez serré pour qu'on ne puisse introduire du dehors aucune substance étrangère dans le poêle, et que cependant l'air échauffé puisse s'échapper sans obstacle. Cette même enveloppe communique à sa partie inférieure avec un canal pratiqué dans le sol, et qui, se prolongeant jusqu'à l'extérieur du bâtiment, est destiné à y puiser de l'air pur. Ce canal est muni d'un registre qui permet de modérer et de supprimer même au besoin la prise d'air extérieur.

» A une assez grande distance du poêle calorifère, dans l'épaisseur de l'un des murs ou dans un coin, suivant la disposition des lieux, sera pratiqué un nouveau canal de dimension que nous déterminerons ultérieurement, servant de cheminée d'appel pour la ventilation, se prolongeant au-dessus de la toiture et débouchant dans la salle ventilée par deux ouvertures au moins, l'une très près du sol pour la ventilation d'hiver, l'autre à 0^m,50 du plafond pour la ventilation d'été. Chacune de ces ouvertures sera munie d'un registre, afin qu'on puisse régler le volume d'air qui doit se déverser à chaque instant à l'extérieur.

» ... Pour utiliser le mieux possible la chaleur dépensée, on conduira le chauffage de la manière suivante : Au moment où l'on allume le poêle calorifère, la cheminée d'appel et le canal pour la prise d'air seront fermés. On ouvrira seulement une porte pratiquée à la partie inférieure de l'enveloppe, de telle sorte que ce sera l'air de la salle qui ira le premier s'échauffer au contact de la paroi extérieure du foyer, et ce ne sera qu'après avoir fourni assez de chaleur à l'air intérieur, qu'on ouvrira les deux canaux d'entrée et de sortie. Alors seulement la ventilation et le chauffage s'établiront comme nous venons de l'indiquer. »

Des poêles calorifères construits d'après ce système ont été installés dans plusieurs écoles de Paris, sous la direction de M. Péclet, et donnent des résultats complétement satisfaisants.

C'est à l'aide de ces poêles calorifères que la commission propose de chauffer les salles de réunion et les ateliers de l'asile. Dans les quartiers de malades malpropres, agités et épileptiques, elle est d'avis que la ventilation forcée doit être instituée au moyen de cheminées d'appel. Elle admet le chauffage simultané de la galerie et des cellules qui lui correspondent, au moyen de deux poêles placés dans la galerie. Pour obtenir une distribution bien égale de la température, il suffira, à son avis, que les portes des cellules soient à claire-voie, et que dans chacune des cellules se trouve une bouche aboutissant par un conduit à la cheminée d'appel. (J'ai dû refuser mon approbation au système proposé par la commission pour le chauffage simultané des cellules et de la galerie au moyen de portes à claire-voie.)

D'après les données théoriques discutées dans le rapport, pour maintenir constamment en hiver une température de 15 degrés dans une salle de forme carrée, ayant 100 mètres cubes de capacité, 3^m,70 de hauteur, habitée toute la journée par vingt individus, et ventilée à raison de 8 mètres cubes par individu et par heure, la température extérieure variant de 5 à 8 degrés au-dessous de zéro, la surface de chauffe du calorifère devrait avoir 3^m,35. On obtiendrait ce résultat en donnant au foyer et au cylindre qu'il supporte une hauteur de 1 mètre, et un diamètre de 0^m,42, en élevant verticalement à 2 mètres de hauteur le tuyau à fumée, et en le recourbant horizontalement dans un parcours de 4 mètres, son diamètre étant de 0^m,11.

Les expériences faites par la commission dans deux salles de Saint-Yon, occupées par des malades malpropres ou en très grand nombre, ont justifié en fait les prévisions au double point de vue de la chaleur et de la ventilation. (*Appareils de chauffage et de ventilation, Rapports de la commission*. Rouen, 1851.)

A mesure que l'importance de la ventilation dans les établissements publics a été plus généralement reconnue, les imperfections des divers systèmes appliqués ont été plus exactement appréciées. Et c'est ainsi qu'on s'est trouvé depuis quelques années conduit à chercher un système de ventilation préférable à ceux qui reposent sur la donnée fondamentale de l'aspiration par l'appel de l'air vicié.

En 1847, M. Guérard, comparant les moyens de ventilation jusqu'alors proposés, tendait évidemment à accorder la supériorité à la ventilation fondée sur le refoulement de l'air neuf, et au système proposé par MM. Laurens et Thomas. C'est la ventilation mécanique par projection d'air d'après le système de MM. Laurens et Thomas, qui a obtenu, en 1852, les suffrages de la commission scientifique du concours pour le chauffage et la ventilation de l'hôpital de la République.

Cette nouvelle tendance de la science mérite d'être signalée. Aussi ai-je cru devoir clore cette série de documents par un résumé de la comparaison des deux méthodes de ventilation, emprunté au travail de M. Guérard, et par un extrait du jugement de la commission scientifique.

« Les moyens de ventilation proposés jusqu'à ce jour sont de deux ordres : dans l'un on *aspire* l'air qu'il s'agit de renouveler ; dans l'autre on le *refoule*.

» L'*aspiration* de l'air vicié se fait au moyen d'une cheminée particulière dite d'*appel*, d'un tarare ou du tirage du foyer d'un calorifère...

» L'air neuf est attiré par l'action de l'appel et vient se substituer à l'air vicié, au fur et à mesure que celui-ci passe dans la cheminée, le tarare ou le foyer du calorifère.

» Cet air neuf pénètre dans les salles par des bouches ou ventouses disposées à cet effet. Mais l'aspiration ne se fait pas sentir uniquement sur ces bouches ; elle agit aussi sur tous les orifices existant dans les parois, sur les joints des portes et des fenêtres. Il en résulte qu'une partie plus ou moins considérable de l'air évacué par la cheminée d'appel ou passant par le foyer du calorifère, provient de celui qui de l'extérieur a pénétré dans les salles par les solutions de continuité dont nous venons de parler. Si, par exemple, les orifices d'appel destinés à donner issue à l'air vicié se trouvent placés, ainsi qu'on en fait souvent la recommandation, à la partie supérieure des salles, comme les fenêtres sont en contre-haut des lits, sinon en totalité, au moins en grande partie, l'effet que nous venons d'indiquer aura lieu, c'est-à-dire que l'air neuf appelé et passant par les joints de ces fenêtres sera, aussitôt après son arrivée dans les salles, entraîné vers les orifices d'appel, et non seulement il ne servira pas à la ventilation, mais il neutralisera en partie le jeu de l'appareil, en le traversant au lieu et place de l'air altéré.

» Pour obvier à cet inconvénient, il faut pour obtenir une ventilation salubre, indépendamment d'une clôture très exacte, exagérer souvent outre mesure la puissance de l'appel, et conséquemment la dépense de combustible et de main-d'œuvre employés à produire tout l'effet désirable.

» Le système de ventilation par appel offre dans l'application un autre inconvénient beaucoup plus difficile à éviter. Je veux parler de l'inégalité du tirage par tous les orifices d'appel. Quelque soin que l'on prenne sous ce rapport, l'expérience fait voir qu'il y a fréquemment de grandes différences d'un orifice à un autre. Les salles ne sont pas ventilées d'une manière égale ; il peut même se faire que certaines parties ne le soient pas du tout.

» ... La cheminée d'appel n'offre guère plus de constance et de régularité dans ses effets que la cheminée d'appartement ; les influences atmosphériques en contrarient singulièrement l'action. Elle ne se prête pas à une répartition uniforme et déterminée de la ventilation entre les divers lits d'une même salle, pas plus qu'entre les différentes salles d'un même établissement...

» ... Dans tous les procédés de ventilation fondés sur l'aspiration de l'air, il est extrêmement difficile, pour ne pas dire impossible, de vérifier si chaque jour le renouvellement de l'air a été convenablement effectué.

» Enfin, on peut établir en principe que s'il est avantageux, indispensable même, au point de vue économique, de combiner ensemble dans un hôpital le chauffage et la ventilation, on doit éviter de les lier intimement l'un à l'autre, à raison des variations que présente le chauffage, même pendant la saison froide.

» ... Le second ordre de ventilation est fondé sur un principe diamétralement opposé à celui qui précède. Au lieu d'*aspirer* l'air neuf, on le *refoule* dans les salles que l'on se propose de ventiler. Dans ce système l'air neuf entre forcément, chassant devant lui l'air vicié...

» ... MM. Laurens et Thomas proposent aujourd'hui de ventiler les hôpitaux à l'aide d'appareils fondés sur le principe du refoulement de l'air neuf.

» Voici un aperçu des dispositions qu'ils emploient.

» L'air destiné à la ventilation est foulé, au moyen d'une machine, dans un réservoir régulateur, sous une faible pression de $0^m,10$ d'eau environ, que l'on règle dans chaque lieu suivant la somme des résistances à vaincre.

» En vertu de cette pression l'air s'écoule dans des tuyaux principaux ou artères, partant du réservoir. Sur les artères sont branchés des tuyaux répartiteurs qui amènent l'air dans chaque salle : de petits tuyaux le prennent sur les répartiteurs et le portent sous chaque lit, près de chaque malade, auquel ils livrent le volume que l'on a désigné.

» Quand il y a des corridors, on y maintient l'air à la pression normale, en les mettant simplement en communication avec un tuyau répartiteur.

» L'air, envoyé par l'action d'une pression initiale et constante, arrive nécessairement à chacune des bouches de ventilation ; il s'écoule d'une manière aussi sûre, aussi exacte que le gaz d'éclairage par chaque bec, puisque dans les deux cas le même principe est mis en œuvre ; dans les deux cas il doit produire le même résultat.

» L'air se trouve réparti uniformément et administré à chaque malade en quantité déterminée : des soupapes-robinets en règlent la dépense; les ajutages des bouches d'air sont même disposés de manière à être agrandis et rétrécis à volonté, afin de donner un excès de ventilation aux malades qui exhalent une odeur infecte ou des émanations dangereuses.

» L'air neuf affluant sans cesse et régulièrement, l'écoulement régulier et continu de l'air vicié a lieu, soit par les ouvertures ménagées aux fenêtres, soit par des orifices aboutissant à un canal commun, débouchant au dehors : l'air entrant en vertu d'une impulsion première, indépendante de la manière dont se fait son départ des salles, les orifices d'évacuation n'obligent pas à autant d'assujettissement que dans les procédés de l'appel. Comme il n'y a plus d'aspiration dans les salles, les rentrées d'air par les jours des portes et des fenêtres sont supprimées.

» La compression de l'air permet de le distribuer à l'aide de tuyaux d'un assez petit diamètre, d'une section huit à dix fois moindre, par exemple, que celle nécessaire aux canaux de la ventilation par appel. Il en résulte moins de difficultés et moins de frais pour loger ces conduits dans les bâtiments et dans l'intervalle des planchers.

» Un avantage particulier au procédé de ventilation forcée dont nous parlons ici doit fixer l'attention. La machine employée à refouler l'air dans les salles est un cylindre soufflant, mû à l'aide d'un cylindre à vapeur. Les deux cylindres sont agencés pour former un tout occupant quelques mètres carrés seulement. Cette machine peut puiser l'air de ventilation loin du lieu où elle est établie, au moyen d'un tuyau aboutissant par une de ses extrémités à ses soupapes d'apiration, et par l'autre dans une atmosphère pure de toute émanation miasmatique. » (*Annales d'hygiène et de médecine légale*, t. XXXVIII, 1847.)

Tout en louant, comme ils le méritent, les systèmes de calorifère à l'air chaud de M. René Duvoir, et à circulation d'eau chaude de M. Léon Duvoir, la commission scientifique leur a préféré pour le chauffage le calorifère à vapeur de M. Grouvelle, et pour la ventilation le projet de ventilation mécanique par MM. Thomas et Laurens.

«... L'air serait lancé dans les pavillons par des ventilateurs mus par des machines à vapeur alimentées par la chaudière. L'air pénètre ainsi dans les salles avec une pression un peu plus grande que la pression extérieure, et sort par les orifices et les canaux disposés à cet effet. Ce système présente de grands avantages sur la ventilation par appel. Tout l'air lancé par les ventilateurs et chauffé au contact de tuyaux pénètre nécessairement dans les salles et produit efficacement la ventilation et le chauffage, quels que soient les orifices par lesquels il en sort pour se rendre dans l'atmosphère. Il n'en est pas de même de la ventilation par appel; dans celle-ci l'air qui traverse la cheminée générale se compose non seulement de l'air pénétrant par les conduits qui lui sont spécialement destinés et où il s'est échauffé, mais encore de celui qui pénètre par les fenêtres et les portes. Pour que la ventilation soit efficace et n'occasionne pas une trop grande dépense de combustible, il faut que les clôtures soient parfaites; circonstance complétement indifférente dans la ventilation par compression. Cette ventilation mécanique présente aussi un avantage notable pendant l'été ; l'air frais peut être pris par les ventilateurs dans les hautes régions de l'atmosphère, notamment au sommet du clocher de la chapelle où il présente pendant les grandes chaleurs une température sensiblement plus basse que près du sol. Les tuyaux qui conduisent l'air du ventilateur aux pavillons, traversant les caves, tendent encore à leur tour à opérer un refroidissement de cet air. Ces conditions ne peuvent pas être obtenues dans la ventilation par appel. On avait espéré dans ce dernier système obtenir de l'air plus frais pendant l'été en puisant l'air dans les caves, mais on a reconnu que ce moyen était sans efficacité. La colonne d'air plus froide, et par suite plus lourde, de la cave présente à son ascension une résistance telle, que l'air du dehors pénètre par les interstices des fenêtres et que la régularité de la ventilation en est sensiblement troublée. Il est d'ailleurs très facile dans la ventilation mécanique d'amener l'air au degré d'humidité que l'on veut, en faisant tomber de l'eau sur les palettes du ventilateur. Cette eau, dispersée par le mouvement très rapide des ailettes, se vaporise immédiatement dans le courant d'air, et le froid produit par cette vaporisation contribue sensiblement au refroidissement de l'air. Ainsi la considération seule des effets physiques donne à la ventilation mécanique par compression des avantages marqués sur la ventilation par appel. » (*Rapport de* M. Regnault.)

D. *Disposition intérieure et extérieure à donner à chacun des éléments des quartiers.*

Les habitations individuelles de nuit qui ne sont pas destinées aux malades agités doivent se rapprocher, dans leur disposition, des chambres à coucher ordinairement employées dans la vie commune. Elles doivent avoir une fenêtre et une porte opposées l'une à l'autre. Ce n'est qu'exceptionnellement qu'il peut être utile d'y installer une cheminée.

Les chambres de pensionnaires, généralement destinées à être habitées pendant une partie du jour, doivent avoir des dimensions plus grandes et être munies d'une cheminée.

Dans la constitution des habitations communes de nuit, on doit s'attacher à s'éloigner le moins possible des conditions ordinaires de la vie.

Les dortoirs des asiles d'aliénés doivent ressembler aux dortoirs des hôpitaux, des pensionnats, etc.

La forme à donner au dortoir est celle d'un parallélogramme rectangle, occupant toute l'épaisseur du bâtiment, de manière qu'il offre sur ses côtés un double rang de fenêtres opposées les unes aux autres. La porte d'entrée doit occuper le centre de l'un des petits côtés du parallélogramme. C'est un avantage quand il est possible de percer à son centre l'autre côté par une porte ou par une fenêtre. Les lits doivent être placés la tête contre les longs côtés du dortoir, entre les fenêtres qui doivent demeurer libres. L'intervalle des fenêtres doit avoir une étendue de 1 mètre au moins pour le placement d'un lit. Il est possible d'obtenir, sans nuire à la salubrité du dortoir, un nombre un peu plus considérable de places, pour une même longueur de bâtiment, en donnant à l'intervalle des fenêtres une étendue plus considérable et suffisante pour le placement de deux lits. Dans ce cas, le trumeau doit avoir 3 mètres ou au moins $2^{m},90$, afin qu'il soit possible de ménager entre les lits un intervalle d'un mètre. Dans ce cas aussi, il est important de donner aux fenêtres de grandes dimensions, au moins $1^{m},30$ de largeur sur $2^{m},50$ de hauteur. Entre les deux rangées de lits doit exister un intervalle de 4 mètres au moins, soit en raison de la nécessité de maintenir entre le nombre des lits et la capacité de l'habitation la relation obligée, soit en vue de la convenance de ménager un libre passage au travers du dortoir pour le mouvement des malades et pour les divers besoins du service. Ces conditions peuvent être convenablement obtenues en donnant aux bâtiments une largeur de 8 mètres.

Cette disposition des dortoirs, qui suppose dans les bâtiments une largeur très convenablement appropriée à l'installation des habitations de jour, réfectoires et salles de distraction ou de travail, me paraît de beaucoup préférable à la disposition qui consiste à placer les dortoirs sur le côté d'une galerie ou d'un corridor, qui a été adoptée dans quelques établissements français, et qui prévaut généralement dans les établissements étrangers. Au moyen de la galerie latérale on épargne, il est vrai, au dortoir une servitude de passage. Cette servitude, qui n'existe que quand le système des constructions implique la contiguïté de plusieurs quartiers dans un même corps de bâtiment, n'a pas d'inconvénients réels dans les établissements où le dortoir n'est accessible aux malades qu'au moment du coucher et pendant la nuit. L'entrée et la sortie des dortoirs pour les malades, au moment du coucher et du lever, peuvent et doivent être rendues indépendantes d'un quartier à l'autre. Reste la servitude de passage pour la surveillance, pour les rondes, pour les visites nocturnes et pour certains besoins du service pendant le jour, servitude qui peut être facilement acceptée dans ses inconvénients et qui n'est pas dépourvue d'avantages. Quant aux inconvénients de la galerie, par rapport aux dortoirs, ils sont à mon avis graves et incontestables. Si le mur de la galerie est plein, il y a insuffisance dans l'accès ouvert à l'air et à la lumière. Si on le perce de fenêtres, pour que la ventilation et l'éclairage soient convenables, ces fenêtres doivent être aussi nombreuses que celles du côté opposé, et les frais de construction se trouvent considérablement augmentés. Si le mur ne forme qu'une cloison incomplète, son utilité est fort contestable quand il n'a que la hauteur d'appui, et il est un obstacle à la ventilation quand son élévation est plus considérable.

Le nombre des lits à introduire dans les dortoirs ne doit pas être moindre que trois ni plus grand que vingt. Dans les asiles d'aliénés, comme dans tous les établissements publics, doit être évitée avec le plus grand soin la réunion de deux individus dans une même habitation de nuit.

Les petits dortoirs de six, huit, dix, douze places, sont de tous les plus convenables dans l'intérêt du bien-être des malades. Ils ont l'avantage de fournir un moyen souvent précieux de classement secondaire. Ils facilitent la surveillance, pourvu qu'ils soient disposés de manière que chacun de ces dortoirs reçoive dans son intérieur un lit de surveillant, ou soit au moins en communication directe et immédiate avec un logement de surveillant. Les petits dortoirs conviennent surtout dans les quartiers d'aliénés agités, épileptiques, malpropres, en traitement et convalescents.

Dans les quartiers de malades tranquilles, le nombre des places peut être élevé pour le dortoir jusqu'au chiffre représentant le nombre de malades qu'un seul infirmier peut efficacement surveiller, et le nombre de lits qui peut être embrassé d'un seul coup d'œil par un surveillant couché dans le dortoir ou dans un logement en communication avec le dortoir.

Il est généralement désirable que les dortoirs soient séparés les uns des autres par des vestibules. Cette disposition est rigoureusement nécessaire pour les dortoirs de malades malpropres.

La disposition à donner aux habitations individuelles destinées aux aliénés agités a été l'objet de l'étude persévérante des aliénistes, et mérite encore aujourd'hui toute leur sollicitude. C'est dans la constitution matérielle de la cellule d'aliéné agité que se trouvent réunies toutes les difficultés qui se rattachent à l'appropriation des conditions d'habitation aux besoins de l'homme en état d'aliénation mentale.

La cellule d'agité a subi de grandes modifications et d'heureux perfectionnements depuis l'époque où elle n'était conçue que comme un moyen permanent de priver l'aliéné de sa liberté et de mettre obstacle à ses violences, et où elle rappelait par toutes ses dispositions sa destination essentielle de cachot de force. C'est à cette destination que se rapportaient l'épaisseur des murs, l'étroitesse des fenêtres, l'épaisseur des portes, les grilles, les verrous, les anneaux de fer, les guichets, l'inamovibilité des lits de bois massif, le dallage du sol et son inclinaison pour l'écoulement de l'urine et des eaux de lavage, l'existence de latrines intérieures.

En aucun cas, la cellule d'agité ne peut être aujourd'hui conçue comme une habitation permanente de jour et de nuit, d'où, pendant une durée plus ou moins longue, le malade ne doive pas sortir, et où par conséquent il doive trouver autant que possible tous les moyens de satisfaire les divers besoins de la vie. Dès lors, il ne peut plus être question d'instituer des lieux d'aisances dans la cellule. Chaque jour, le malade doit pouvoir sortir librement de sa cellule et doit en être retiré même contre sa volonté, et dès lors, il rentre dans les conditions ordinaires relativement à la satisfaction des besoins naturels pendant le jour. Pour la nuit, une garderobe ou un vase mobiles doivent être mis à la disposition de chaque malade dans les cellules comme dans les autres habitations de nuit.

La destination principale et essentielle de la cellule d'agité est de servir d'habitation de nuit aux malades bruyants, querelleurs, insociables, violents, destructeurs. Sa destination secondaire et accessoire est de servir de lieu de séquestration temporaire pour la répression de ces malades pendant le jour.

Parmi les aliénés agités, il en est un certain nombre qui ne sont que bruyants et querelleurs, et pour lesquels, par conséquent, l'habitation individuelle ne réclame pas impérieusement les conditions exceptionnelles de solidité et de sûreté que doivent réaliser les cellules destinées aux malades violents et destructeurs. On peut donc, à ce point de vue, reconnaître la convenance de constituer deux espèces de cellules, les cellules ordinaires et les cellules de force. Au lieu de faire servir chaque cellule au double usage d'habitation de nuit et de lieu de séquestration pendant le jour, il est utile de créer, comme on l'a fait dans plusieurs établissements anglais, des cellules de séquestration appropriées aux divers buts qu'on peut se proposer d'atteindre, en raison de l'état des malades et du motif de la séquestration. On doit donc admettre dans les asiles d'aliénés trois espèces de cellules, les cellules d'isolement, les cellules de force et les cellules de séquestration.

Les cellules d'isolement ne doivent, dans leur disposition, s'écarter que le moins possible des habitations individuelles de nuit.

La cellule de force doit avoir deux entrées opposées, ou une seule entrée munie d'une porte ouvrant à la fois en dedans et en dehors, suivant le système de M. Follet, directeur médecin de l'asile de Quimper. La porte doit être percée d'une ouverture d'inspection; la fenêtre doit être placée hors de la portée du malade; le lit massif doit être solidement fixé au sol. Il doit en être de même de la table et du banc. Le plancher doit être disposé de manière qu'il soit possible d'y fixer temporairement d'une manière inamovible une garderobe mobile. La garderobe carrée à couvercle s'engageant dans une rainure contenant de l'eau, que le docteur Damerow a adoptée et qu'il se propose de faire dorénavant construire en fer, se prêterait très convenablement à cette disposition exceptionnelle.

Il est désirable que la cellule de séquestration, disposée d'ailleurs comme la cellule de force, ait des dimensions plus considérables en longueur et en largeur, afin de permettre au malade de dépenser plus facilement son agitation en exercice musculaire.

Les diverses cellules peuvent être placées sur une seule ligne à côté et à la suite les unes des autres. Il est préférable toutefois de séparer les cellules d'isolement des cellules de force et de séquestration.

Les portes des cellules doivent s'ouvrir sur un corridor fermé, bien éclairé, bien ventilé et convenablement chauffé en hiver. En donnant à ce corridor une largeur de 4 mètres au moins, on le transforme avec avantage en une salle commune, où les malades peuvent se promener, s'occuper, se distraire et au besoin se chauffer. Au-dessus de la porte doit être pratiquée une petite fenêtre pour la ventilation, le chauffage et l'éclairage. La fenêtre principale de la cellule doit s'ouvrir immédiatement dans le préau ou sur une galerie couverte en libre communication avec le préau.

L'ensemble des conditions jugées favorables à l'installation des dortoirs convient également aux habitations de jour, réfectoires et salles de travail ; les dimensions réclamées par les habitations de jour correspondent généralement à celles qui sont nécessaires pour les habitations de nuit, de manière que dans un bâtiment à deux étages le rez-de-chaussée puisse facilement fournir les habitations de jour nécessaires aux malades qui occupent le premier étage. Le rez-de-chaussée d'un bâtiment à trois étages peut même suffire aux habitations de jour pour les habitants des deux étages supérieurs, dans les quartiers de malades tranquilles, dont la population est en grande partie destinée à quitter les quartiers pendant le jour pour se rendre dans les divers ateliers et services généraux de l'établissement.

La salle de bains, située au rez-de-chaussée dans tous les quartiers, sauf dans le quartier de surveillance continue, quand ce dernier quartier est installé au premier étage, doit se composer d'un nombre de cabinets égal à celui des baignoires et d'une pièce servant de chauffoir et de vestiaire. La disposition des cabinets peut être telle qu'ils s'ouvrent tous par leur porte sur le chauffoir vestiaire, de manière qu'un seul surveillant puisse suffire pour plusieurs malades. Chaque cabinet doit être directement éclairé et ventilé par une fenêtre haute, et peut être chauffé au moyen de sa porte en libre communication avec le chauffoir vestiaire.

Le nombre des baignoires à instituer varie dans chaque quartier en raison de la différence très notable des besoins de la population spéciale au quartier. Ce nombre peut être évalué ainsi qu'il suit, relativement à la population :

Quartier d'agités.	20 p. 100,	1 baignoire	pour	5 malades.
Quartier de malades en traitement.	20 p. 100,	1 —	pour	5 —
Quartier d'aliénés épileptiques. .	15 p. 100,	1 —	pour	6.6 —
Quartier d'aliénés malpropres. . .	15 p. 100,	1 —	pour	6.6 —
Quartier d'enfants..	10 p. 100,	1 —	pour	10 —
Quartier de surveillance continue.	10 p. 100,	1 —	pour	10 —
Quartier de malades tranquilles, travailleurs, vieillards et convalescents.	6.6 p. 100,	1 —	pour	5 —

Parmi les motifs qui ont justifié pour le passé l'adoption du système de la centralisation des bains dans les asiles d'aliénés, se trouvait au premier rang la valeur attribuée, comme moyen curatif, à diverses espèces de bains, dont l'installation exigeait un grand et dispendieux développement d'appareils compliqués. La thérapeutique par les bains dans les asiles d'aliénés, sans rien perdre de son importance, s'est notablement simplifiée. Les bains de surprise n'appartiennent plus qu'à l'histoire de la science ; la douche n'est plus utilisée que comme moyen exceptionnel de répression ; et les bains médicamenteux ne sont considérés que comme propres à satisfaire des indications accessoires et accidentelles.

C'est cette simplification de la thérapeutique, en ce qui se rapporte aux bains, qui a permis de concevoir en théorie, comme un progrès, le système de la dissémination des bains dans les quartiers. Mais pour que le système conserve ce caractère dans l'application, il est indispensable qu'il comporte la possibilité de conserver à la thérapeutique toutes les ressources dont l'expérience a consacré l'utilité.

Dans la plupart des quartiers, l'installation la plus simple de la salle de bains suffit à la fois aux besoins de l'hygiène et de la thérapeutique. Mais les indications du traitement curatif et les exigences de la répression disciplinaire motivent, pour les quartiers d'aliénés en traitement et d'aliénés agités, un développement plus considérable et une appropriation plus spéciale de la salle de bains. Ainsi, dans ces quartiers, les baignoires doivent être disposées de manière à rendre facile l'immersion du malade dans le bain, même contre sa volonté. Les baignoires de marbre, à demi enfoncées dans le sol, offrent sous ce point de vue des avantages. Des dispositions particulières doivent permettre de recourir à volonté à l'application de l'éponge, à l'irrigation continue, aux affusions. Dans l'un des cabinets de chacun de ces deux quartiers, doit être installé un appareil à douche d'eau froide. Les effets avantageux de la douche d'eau froide en pluie peuvent être obtenus au moyen de l'installation d'un réservoir à bascule placé au-dessus d'une baignoire, à la manière de ce qui est pratiqué aux thermes d'Aix en Savoie, et sans recourir à l'armoire grillée, qui est si généralement adoptée dans les asiles de la Grande-Bretagne et de l'Allemagne, et que je ne puis pourtant approuver en ce qu'elle ressemble plus à un instrument de torture qu'à un appareil thérapeutique.

Pour toutes les baignoires, et surtout pour celles qui sont disposées de manière que le malade n'en puisse librement sortir, le mode à adopter pour l'introduction de l'eau chaude n'est pas indifférent. On a réussi à supprimer les inconvénients de la saillie des robinets au-dessus de la baignoire du côté de la tête du malade, en recourant à des tuyaux souterrains qui conduisent l'eau chaude au fond de la baignoire vers les pieds, et dont les robinets, soustraits à la vue, s'ouvrent et se ferment au moyen d'une clef. Dans ce système, il peut arriver que, par suite d'une clôture imparfaite du robinet, l'eau chaude continue à arriver dans la baignoire après la préparation du bain et même après l'immersion du malade, et détermine des accidents graves et même mortels de congestion cérébrale et de brûlure. C'est pour prévenir toute espèce d'accident de cette nature, que j'ai cru devoir constamment conseiller de faire arriver l'eau chaude et l'eau froide dans les baignoires, à l'état de mélange, par un tuyau, aboutissant commun des tuyaux d'eau chaude et d'eau froide, de munir chacun de ces tuyaux d'un robinet spécial, et de les disposer de manière que tous les robinets soient parfaitement accessibles à la vue, et que le tuyau commun verse l'eau dans la baignoire vers les pieds.

Pour assurer aux malades de tous les quartiers les ressources accessoires et accidentelles que certaines espèces de bains peuvent offrir, il est nécessaire d'instituer, dans l'une des salles de bains les plus centrales, et à proximité de l'infirmerie, des cabinets particuliers pour les bains sulfureux et pour les bains de vapeur. Je regarderais comme une chose utile l'installation, dans le cabinet de bains de vapeur, d'un appareil propre à appliquer les douches d'eau chaude et médicamenteuse, avec friction et massage, d'après la méthode employée aux eaux d'Aix en Savoie. J'ai obtenu des résultats satisfaisants de l'emploi de ces douches dans le traitement des affections convulsives qui compliquent la folie, et notamment dans le traitement de la manie hystérique. J'avais pu obtenir à très peu de frais, dans l'asile de Saint-Yon, l'installation d'un cabinet et d'un appareil appropriés à l'application de cette espèce de bains.

Le cabinet de toilette, que les Anglais ont le mérite d'avoir les premiers institué dans les asiles d'aliénés, doit contenir des cuvettes fixées le long du mur, ayant chacune un robinet distinct, dont le nombre peut être évalué à un pour cinq malades; des essuie-mains inamovibles dans la même proportion; une armoire à tiroirs numérotés, contenant un peigne et une brosse pour chaque malade. Des porte-manteaux doivent être placés dans ce cabinet en nombre suffisant pour recevoir les vêtements de travail. Le cabinet de toilette peut être convenablement situé au rez-de-chaussée, entre la salle de bains et le réfectoire, ou entre le réfectoire et la salle de travail.

Une convenable installation des cabinets d'aisances est un résultat généralement fort difficile à atteindre et fort rarement obtenu dans les établissements publics. On a pu croire que le problème présente, dans les asiles d'aliénés, des difficultés exceptionnelles, en raison même de l'état de l'intelligence chez la plupart des habitants de ces établissements. Et en fait, il est rare de rencontrer, surtout en France, des asiles où les diverses méthodes auxquelles on a pu avoir recours aient permis d'obtenir des résultats tant soit peu satisfaisants.

Je me suis longtemps préoccupé de la meilleure solution à donner à cette question. Je n'ai pas tardé à reconnaître que pour atteindre le but il fallait en quelque sorte chercher à le dépasser. J'ai adopté ce principe paradoxal, que le cabinet d'aisances dans l'asile d'aliénés doit être le lieu le plus propre de l'établissement. Je me suis engagé, avec cette pensée, dans l'expérimentation; et les faits ayant répondu à mon attente, je suis en mesure de formuler avec certitude les règles qui doivent être suivies pour la plus convenable installation des cabinets d'aisances dans les asiles d'aliénés.

Je pose d'abord en principe que dans un asile d'aliénés, où la surveillance et la discipline ont atteint le degré de perfection qu'on peut leur donner, il est non seulement possible, mais encore plus facile que dans aucun autre établissement public d'obtenir des habitants la propreté la plus absolue à propos de la fréquentation des cabinets d'aisances. L'aliéné, par cela même qu'il est privé de la raison, peut être soumis, en ce qui concerne la faute de malpropreté, à une répression qu'on ne saurait imposer aux habitants ordinaires des établissements publics. Ceux qui ont gouverné des aliénés savent que c'est surtout de cette classe d'hommes qu'il est possible d'obtenir l'obéissance passive.

Convaincu de cette vérité pratique, j'ai pu exiger et obtenir des aliénés et des surveillants, que des cabinets d'aisances, installés à la manière de ce qui est généralement adopté dans les maisons particulières bien tenues, fussent maintenus dans un état constant de propreté absolue. Cette expérience, que je n'avais pu faire que d'une manière partielle dans l'asile de la Seine-Inférieure, à raison de l'existence, dans la plupart des quartiers, de latrines instituées d'après un système qui exclut la propreté, a été tentée d'après mes conseils d'une manière générale dans le quartier d'aliénés de l'hospice de Tours, et y a complétement réussi. Ce que j'avais conçu et trouvé possible, d'autres que moi l'ont aussi obtenu.

Je n'hésite donc pas à affirmer que la meilleure installation des cabinets d'aisances dans les asiles d'aliénés, pour obtenir qu'ils soient maintenus dans un état constant de propreté, consiste à les disposer comme pour les maisons particulières, dans des conditions qui supposent et impliquent la propreté.

Ainsi le siége sera de bois de chêne avec un couvercle à charnières également de chêne, le tout bien poli et soigneusement ciré. Les murs seront peints a la colle et maintenus dans un état permanent d'entretien, qui exclut l'existence de toute souillure. Le sol sera couvert d'une dalle bien polie ou même d'un plancher de chêne ciré. La lunette sera munie d'une cuvette en entonnoir, de faïence ou de terre cuite vernie. Un cabinet particulier contenant un urinoir à un ou plusieurs compartiments, disposé à la manière de ce qu'on observe dans les gares de nos chemins de fer, est l'annexe obligée du cabinet d'aisances. Dans ces conditions, le maintien permanent de la propreté dans le cabinet d'aisances n'est plus qu'une affaire de surveillance et de discipline, et pourra toujours être obtenu quand on le voudra sérieusement. Ainsi se trouvera supprimée la principale cause qui fait des cabinets d'aisances dans les asiles d'aliénés des lieux de dégoût et des foyers d'infection.

Une autre condition défavorable des cabinets d'aisances dépend des émanations qui se dégagent de la fosse, et que les appareils les plus compliqués et les plus coûteux ne parviennent pas toujours à complétement neutraliser. Le moyen le plus simple, le plus économique et le plus sûr de prévenir les émanations fétides dans les cabinets d'aisances, consiste à supprimer les fosses et à leur substituer, pour chaque cabinet, un vase mobile à enlever et vider tous les jours, tous les deux jours ou même toutes les semaines. Le vase pourra être de terre vernie et devra être muni d'anses propres à l'introduction de deux bâtons. La vidange se fera au moyen de l'enlèvement du vase par une porte extérieure au quartier, et le produit sera porté dans un lieu choisi pour l'élaboration des engrais. L'adoption de ce système d'installation pour les latrines suppose que tous les cabinets seront placés au rez-de-chaussée, ce qui est conforme aux véritables exigences des services, et permet de placer les cabinets au contact immédiat des bâtiments, ce qui est un avantage pour la population. Dans cette situation, les cabinets d'aisances devront être séparés des bâtiments par un couloir largement ventilé au moyen d'ouvertures latérales opposées, et les cabinets eux-mêmes devront être munis d'ouvertures convenables pour leur ventilation intérieure.

Le promenoir à l'air libre doit avoir des dimensions proportionnées au nombre des habitants du quartier dont il fait partie. Ainsi on peut admettre qu'il doit contenir au moins 50 mètres carrés par individu. Cette proportion ne doit pas être considérée comme une mesure commune pour tous les promenoirs. On doit tenir compte aussi, pour chaque quartier, de sa destination dans son rapport avec l'état des malades qui l'habitent. Les promenoirs des quartiers spéciaux où les malades se trouvent continuellement confinés, comme dans les quartiers d'agités, d'épileptiques, de malpropres, doivent avoir des dimensions plus considérables que les promenoirs des quartiers d'où les malades sont fréquemment appelés à sortir pendant le cours de la journée, comme il arrive pour les diverses catégories de travailleurs dans les diverses subdivisions du quartier des tranquilles.

Le promenoir doit avoir une forme qui permette aux regards du surveillant de l'embrasser d'un seul coup d'œil dans toute son étendue. Il doit offrir une pente convenable pour l'écoulement des eaux pluviales, être sablé, planté d'arbres, orné de gazons et même de parterres de fleurs.

Il est généralement désirable que le promenoir ne soit pas de toutes parts fermé par des murs qui empêchent la vue de s'étendre au delà de ses limites. Il y a toute espèce d'avantage à terminer un des côtés du promenoir par un large saut de loup, au fond duquel le mur de clôture est placé, de manière à laisser pour les malades la vue libre par-dessus le sommet du mur. Le fond du saut de loup doit être assez large pour que les malades puissent marcher dans un sentier le long du mur, et il doit être accessible par un plan doucement incliné et gazonné. On peut, avec moins d'avantages et pourtant avec quelque utilité, substituer au saut de loup, soit une claire-voie, soit un mur percé de claires-voies. Les sauts de loup sont généralement employés comme limites des promenoirs dans les établissements modernes de la Grande-Bretagne. Et là où ils n'ont pu être institués après coup, on a élevé le niveau des promenoirs à leur centre, de manière à donner aux malades la possibilité d'étendre leurs regards, en dehors des promenoirs, sur les jardins et la campagne.

Le promenoir couvert a une grande importance dans les divers quartiers de l'asile et surtout dans les quartiers spéciaux, destinés à être constamment habités par les malades. Il doit être disposé de façon à fournir un moyen commode et agréable de prendre de l'exercice ou du repos en plein air, à l'abri du soleil et de la pluie. Il n'est pas indispensable que le promenoir couvert occupe les quatre côtés du promenoir libre. Cette disposition a le désavantage de donner au quartier un aspect claustral sévère et triste. Il y a quelque inconvénient à ce que le promenoir couvert se trouve placé le long de la façade des habitations du quartier, car il peut ainsi mettre obstacle au libre accès de la lumière et de l'air. On peut toutefois réduire à bien peu de chose cette influence défavorable, en donnant aux colonnes et au toit du promenoir de l'élévation et de la légèreté. On doit autant que possible préférer une ou deux galeries latérales conduisant du rez-de-chaussée au côté du promenoir libre d'où l'on peut découvrir la campagne.

Au point de vue économique, il est désirable que les galeries servant de promenoir aux malades se trouvent en même temps utilisées comme moyens de communication d'un quartier à l'autre. Il doit être tenu compte de cette considération dans la préférence à accorder à la situation du promenoir couvert, suivant le système adopté pour la constitution des quartiers.

La disposition à donner aux fenêtres, aux portes, aux planchers, aux murs, aux corridors, aux escaliers, doit être soumise dans les asiles d'aliénés, comme dans les autres établissements, aux règles générales de l'art en tout ce qui se rapporte aux conditions hygiéniques et architecturales de salubrité, de solidité et de beauté dans la situation, la matière, la forme, les dimensions et les proportions. Mais dans les asiles d'aliénés, un intérêt spécial et dominant, la sécurité des malades, complique le but à atteindre et fournit des indications particulières qui ne doivent en aucun cas être sacrifiées par les architectes, et qui ont justement attiré la sollicitude de tous les médecins aliénistes.

Il est désirable de ne pas multiplier sans nécessité les diverses espèces de fenêtres dans les asiles d'aliénés. Trois espèces de fenêtres peuvent généralement suffire, la fenêtre des bâtiments d'administration et de service, la fenêtre générale des quartiers d'aliénés, et la fenêtre spéciale des cellules d'agités.

La fenêtre des bâtiments d'administration et de service ne présente pas d'indications particulières.

La fenêtre générale des quartiers d'aliénés doit avoir des dimensions qui permettent largement l'entrée à l'air et à la lumière. On peut admettre généralement qu'elle doit offrir au moins $2^{m},30$ de hauteur sur $1^{m},10$ de largeur. Les fenêtres de cette espèce doivent être placées de manière à se correspondre directement d'un côté à l'autre dans les habitations communes, et de manière à correspondre directement à la porte d'entrée dans les habitations individuelles. Les intervalles qui les séparent doivent être calculés de façon à obtenir un nombre suffisant d'ouvertures pour chaque habitation, et un emplacement commode et favorable pour les lits dans les dortoirs communs. Cet intervalle doit être de 1 mètre au moins, si l'on veut placer un lit entre deux fenêtres, il doit être de 3 mètres au plus si l'on veut y placer deux lits. La fenêtre générale peut être adoptée dans les quartiers d'agités et d'épileptiques pour les habitations communes et les cellules de simple isolement. Mais dans les cellules de force et de séquestration, la fenêtre doit être appropriée à la destination de ces habitations, et par conséquent placée hors de la portée des malades. Pour remplir l'usage d'éclairer et de ventiler auquel la fenêtre doit être restreinte dans ces habitations, il suffit que l'ouverture, placée à 2 ou 3 mètres au-dessus du sol, offre $1^m,50$ en largeur et 1 mètre en hauteur.

C'est surtout le mode de clôture des fenêtres qui, relativement à l'intérêt de sûreté, présente des indications spéciales dans les asiles d'aliénés. Le but à atteindre est de prévenir sûrement l'évasion et la précipitation accidentelle ou volontaire des malades par les ouvertures des fenêtres, tout en évitant de mettre obstacle à l'entrée de l'air et de la lumière, et de donner aux habitations les caractères et l'aspect d'une prison.

Depuis qu'avec autant de force que de raison les aliénistes se sont élevés, pour les condamner, contre les grilles de fer qui transformaient en cachots des habitations de malades, le mode de clôture à préférer pour les fenêtres dans les asiles d'aliénés a été l'objet d'études nombreuses et approfondies, qui ont amené la proposition ou l'adoption de systèmes fort variés. Comme il arrive souvent, la réaction contre les clôtures de sûreté a entraîné les plus ardents dans la réforme au delà du but. Sous prétexte de repousser tout ce qui pourrait rappeler la destination des asiles d'aliénés, soit aux malades eux-mêmes, soit aux personnes étrangères, on est arrivé à supprimer des garanties indispensables, en se contentant d'ajouter à des fenêtres ordinaires, qu'un malade peut briser, une serrure qu'un gardien peut négliger de fermer. Il est même arrivé qu'en haine du fer on se soit décidé à supprimer presque complétement l'air et la lumière dans des habitations d'agités, en adoptant, pour protéger les fenêtres, des persiennes ou des volets intérieurs.

Je pense qu'il n'y a pas lieu de sacrifier la garantie des clôtures permanentes que rien ne peut remplacer efficacement, au moins dans les étages supérieurs, à la vaine prétention de dissimuler un fait que personne ne peut ni ne doit ignorer, savoir qu'il s'agit de fenêtres dans un asile d'aliénés. Il me paraît d'autant plus facile de recourir au seul moyen certain de prévenir l'évasion, la chute et le suicide par l'ouverture des fenêtres, qu'on est arrivé, à force d'études et d'essais, à imaginer un système qui réalise tous les avantages de la clôture permanente, en supprimant dans les limites du possible tous ses inconvénients.

La réduction des dernières divisions de la fenêtre à des dimensions qui ne permettent pas à une tête humaine de s'engager dans leur ouverture, et l'application immédiate de la fenêtre, de bois et mobile, sur un châssis de fer et inamovible, donnent, à mon avis, la solution péniblement cherchée, et définitivement obtenue, de la question du mode de clôture à adopter pour les fenêtres dans les asiles d'aliénés.

Les fenêtres s'ouvrant et se fermant dans le sens vertical au moyen de doubles châssis à coulisse, qui sont généralement employées dans les asiles de la Grande-Bretagne, offrent de véritables avantages, en ce que l'ouverture des fenêtres se fait sans modifier en quoi que ce soit la capacité intérieure des habitations, et en ce que ce mode de clôture et d'ouverture s'est prêté à beaucoup de combinaisons fort ingénieuses et fort propres à assurer le double but de sûreté et de ventilation qui doit être atteint. Mais les fenêtres à coulisse, qui sont dans ce pays d'un usage général même pour les maisons particulières, ont été depuis longtemps abandonnées dans la plupart des contrées de l'Europe.

Pour les fenêtres s'ouvrant horizontalement, qui sont beaucoup plus généralement employées, le meilleur système à adopter consiste à se servir de châssis ordinaires, solidement établis en bois de chêne, ferrés de manière à n'offrir aucune saillie et à fermer à clef, et divisés en carreaux assez petits pour ne pouvoir laisser passer une tête d'homme, ayant par exemple 18 centimètres de largeur sur 24 de hauteur. Cette fenêtre peut suffire au rez-de-chaussée pour les habitations de jour. Mais dans les habitations de nuit du rez-de-chaussée et dans toutes les habitations des étages supérieurs, la meilleure protection à instituer consiste à appuyer immédiatement la fenêtre de bois sur une grille de fer, reproduisant exactement les châssis pour les pleins et pour les vides, et peinte de la même couleur.

Le modèle de fenêtre adopté par le docteur Damerow dans l'asile de Halle réunit, à mon avis, toutes les conditions de solidité, de sûreté et de commodité, heureusement conciliées avec un aspect aussi agréable que possible. Fermées et ouvertes, ces fenêtres ressemblent, de loin et même de près, à une fenêtre ordinaire. La fenêtre est constituée par un châssis de fer qui est inamovible et à quatre compartiments subdivisés chacun en six carreaux. Ce châssis de fer est encadré dans un montant, fait de bois de chêne, scellé dans le mur de manière à ne présenter aucune saillie, et traversé par les extrémités des barres de fer du châssis, qui s'engagent aussi dans le mur. Les quatre compartiments sont munis de châssis de bois, mobiles, qui s'appliquent immédiatement sur le châssis inamovible, correspondent exactement à ses divisions, s'ouvrent horizontalement et ferment à clef. Les baguettes des châssis mobiles sont taillées en double biseau de dehors en dedans, de manière à diminuer autant que possible leur épaisseur, et à favoriser l'entrée d'un plus grand nombre de rayons de lumière. Le châssis inamovible est peint à l'huile, en couleur de bois de chêne. Les châssis mobiles s'ouvrent au moyen d'un petit appendice recourbé de haut en bas à la manière d'un doigt fléchi. Les carreaux ont 20c,5 de largeur sur 21c,5 de hauteur. Le docteur Damerow a reconnu que ces dimensions permettent l'introduction d'une tête humaine petite. Il pense avec raison qu'il serait convenable de réduire la largeur à 18 centimètres, et d'augmenter un peu la hauteur.

Dans les quartiers d'agités et d'épileptiques, les fenêtres des cellules de force et de séquestration doivent être instituées d'après le même principe, de façon pourtant que le châssis de bois mobile s'ouvre extérieurement. Il y a de plus, pour ces fenêtres, l'indication d'en protéger les vitres. Cette protection peut être facilement assurée, pendant la nuit, par un volet de bois intérieur et qui glisse horizontalement au dehors le long de coulisses, ou qui se lève verticalement au dedans, au moyen d'un mécanisme disposé dans un buffet au-dessous de la fenêtre. Pendant le jour on ne peut obtenir cette protection qu'au moyen d'un grillage de fil de fer placé à quelques centimètres de distance au-devant de la fenêtre. Je n'admets pas qu'un tel grillage, qui intercepte l'air et la lumière, doive être placé d'une manière permanente à l'intérieur d'aucune fenêtre, mais je pense qu'il peut être utile de disposer plusieurs fenêtres dans le quartier des agités et des épileptiques, et notamment celles des cellules de force et de séquestration, de façon qu'un grillage de fil de fer puisse y être temporairement adapté. L'emploi de ces grillages pourrait être avec avantage rendu inutile en vitrant, au moyen de verre très solide, des carreaux très petits.

Les ouvertures des portes d'entrée dans les habitations communes et des portes de communication dans les corridors et vestibules doivent avoir des dimensions plus considérables que les ouvertures des portes d'entrée dans les habitations individuelles. Les premières peuvent être cintrées et à deux battants; les secondes doivent être rectangulaires et à un seul battant.

Construites en bois de chêne, plus solidement dans les quartiers d'agités et d'épileptiques et encore plus solidement dans les cellules de force et de séquestration, elles doivent partout être ferrées de manière qu'aucune saillie ne dépasse le niveau du bois et des murs, et que leurs mouvements sur les gonds et le mouvement des moyens de clôture se fassent facilement et sans bruit.

La porte des cellules d'isolement, de force et de séquestration, doit être munie d'une ouverture d'inspection analogue à celle qui est usitée dans les maisons pénitentiaires. Ce moyen de surveiller l'aliéné dans sa cellule me paraît tout aussi sûr et tout aussi acceptable que toutes les dispositions auxquelles on a eu recours pour obtenir la possibilité de voir à tout instant ce qui se passe dans la cellule. La destination des fenêtres et des galeries de surveillance ne saurait pas plus échapper à la sagacité de l'aliéné que la destination des ouvertures d'inspection. Il n'y a que de l'avantage, dans les circonstances dont il s'agit, à ce que l'aliéné se sache surveillé.

La porte composée, s'ouvrant à volonté en dedans ou en dehors, que M. le docteur Follet a imaginée et employée avec succès dans l'asile de Quimper, permet de se contenter pour toutes les cellules d'une seule ouverture de porte, et me paraît devoir être adoptée au moins pour les cellules de force et de séquestration.

Depuis qu'on a renoncé, dans les asiles d'aliénés, à employer les verrous et les serrures de force empruntés aux prisons, on s'est attaché de jour en jour davantage à perfectionner tout ce qui se rapporte à la fermeture et aux ferrures des portes et fenêtres. Parmi les procédés fort variés et souvent fort ingénieux qui ont été imaginés et appliqués dans les divers asiles publics et privés de la France et des pays étrangers, il en est beaucoup de convenables à tous égards, et il serait difficile de motiver pour l'un d'eux une préférence absolue. Il suffit de poser ici en principe que les verrous ne doivent pas faire partie des moyens de fermeture; que les serrures doivent être engagées dans l'épaisseur des portes et des châssis; que les gonds ne doivent faire aucune saillie ni en dedans, ni en dehors; que toutes les ferrures doivent être aussi simples que possible, mais néanmoins travaillées avec le plus grand soin, de manière à concilier un jeu doux et facile avec une parfaite solidité.

Tous les planchers des étages situés au-dessus du rez-de-chaussée doivent être planchéiés ou parquetés en bois de chêne ou de sapin, de façon à pouvoir être cirés. La même disposition doit être adoptée au rez-de-chaussée pour les planchers des habitations de nuit. Je ne pense pas qu'on doive en excepter les cellules des agités ni les dortoirs des malpropres. Les soins minutieux de propreté et la disposition spéciale qui doit être donnée au lit de malpropre doivent prévenir ou effacer les souillures. Il vaut mieux se résoudre à renouveler un peu plus fréquemment les planchers, que d'exposer d'une manière continue, le jour et la nuit, les malades aux inconvénients de froid et d'humidité qui résultent nécessairement de leur contact avec des dalles de pierre ou des carreaux.

Les planchers de bois sont aussi préférables dans les réfectoires et les salles de travail et de distraction.

Les dalles et les carreaux doivent être réservés pour les corridors de communication, pour les cabinets de toilette et d'aisances, pour les salles de bains.

Il est important de construire les planchers des étages de manière à mettre obstacle à la transmission du son d'un étage à l'autre, et de recourir à toutes les ressources de l'art de construire pour prévenir la communication de l'humidité du sol aux planchers et aux carrelages du rez-de-chaussée. Parmi les moyens accessoires les plus propres à assurer ce dernier résultat, je crois utile de signaler l'application immédiate des planchers sur une couche de bitume, qui a été récemment employée dans les nouvelles constructions de l'asile de Stephansfeld. Je crois devoir aussi, à ce sujet, insister fortement sur la nécessité absolue de munir de gouttières tous les bâtiments de l'asile. J'ai eu plusieurs fois, pendant le cours de mes inspections, l'occasion de constater, même dans des établissements justement renommés, un état d'humidité et d'insalubrité dans les habitations du rez-de-chaussée, qui avait pour cause l'absence de gouttières et de blâmer énergiquement une prétendue économie qui compromet la solidité et la durée des bâtiments en même temps que la santé des malades.

Les parois des habitations dans les étages supérieurs n'ont pas besoin d'être garnies de lambris. Mais il est utile de les peindre à l'huile jusqu'à la hauteur d'un mètre au-dessus du plancher, le reste pouvant être blanchi à l'eau de chaux ou mieux peint à la colle.

Au rez-de-chaussée, des lambris à la hauteur d'un mètre sont utiles dans toutes les habitations et absolument indispensables dans les habitations de nuit.

Dans les cellules de force et de séquestration, il y a de l'avantage à ce que les parois soient, dans toute leur étendue, revêtues de planches de chêne épaisses, exactement jointes et peintes à l'huile d'une couleur claire.

Il peut être utile de disposer une cellule avec des parois matelassées à la manière de la chambre d'Autenrieth, pour y renfermer au besoin les aliénés qui, dans leur fureur, cherchent à se tuer en se frappant la tête contre les murailles, comme j'ai eu l'occasion de le constater quelquefois dans le cours de ma pratique, et certains épileptiques exposés à se blesser grièvement par suite de la violence et de la fréquence de leurs accès.

Les escaliers doivent être à cage pleine; les marches, de pierre dure ou de pierre tendre revêtue de bois, doivent avoir la même largeur dans toute leur étendue, une longueur qui permette à deux personnes de passer de front.

Les corridors peuvent être institués comme de simples moyens de communication, et n'avoir alors qu'une largeur de 3 mètres.

Au rez-de-chaussée et dans les quartiers des agités et des épileptiques, il y a de l'avantage à donner au corridor sur lequel s'ouvrent les portes des cellules des dimensions plus grandes, et à obtenir ainsi, à la manière de ce qui se pratique généralement en Angleterre, aux États-Unis et en Allemagne, des galeries habitables qui peuvent servir à l'usage de chauffoir, de promenoir et de lieu de réunion.

Dans cet exposé rapide des indications particulières auxquelles il est important de donner satisfaction pour l'appropriation intérieure et extérieure des éléments constituants des quartiers, j'ai cherché les solutions les plus simples, les plus sûres et les plus économiques. Je suis fort loin de contester les avantages qui peuvent être attribués à beaucoup de dispositions proposées ou adoptées par divers aliénistes. On peut arriver au même but par divers moyens. Et d'ailleurs le but lui-même varie avec les systèmes.

Les règles que j'ai posées, tout en donnant la solution des questions dans ce qu'elles ont de plus général, se rapportent néanmoins d'une manière plus particulière au système de classement des malades et de constitution des quartiers que j'ai théoriquement développé dans cet ouvrage, et que j'ai pratiquement réalisé dans l'asile de Quatre-Mares.

Pour compléter l'étude de ce sujet important, je vais, selon la méthode que j'ai adoptée, emprunter aux principaux auteurs français et étrangers la substance des règles qu'ils ont tracées d'une manière générale. Quant aux faits qui seraient de nature à fournir des données intéressantes pour l'histoire, ou utiles pour la pratique de l'art de construire les asiles d'aliénés, ils se trouveront naturellement compris dans la description particulière des asiles des divers pays.

Desportes, *Programme d'un hôpital, etc.*, 1824 :

« Les voûtes sur lesquelles on prescrit d'élever le sol des rez-de-chaussée sont d'une nécessité absolue : se persuader que l'on pourrait se dispenser de les construire, ce serait agir contre la salubrité des salles, et en sens inverse du bien-être des malades. Tout rez-de-chaussée dont le carreau ou le parquet est posé sur la terre, ne tarde pas à montrer une humidité que le temps accroît encore davantage : les soins les plus attentifs n'y peuvent absolument rien ; la terre pousse au-dessus du carreau ou du parquet une sorte de mousse verdâtre et salpêtrée qui en change la couleur, le décompose, et se communique au soubassement des murs. Ce n'est qu'avec le secours des voûtes, garanties elles-mêmes d'humidité par des courants d'air, qu'on parvient à maintenir le sol des rez-de-chaussée dans une sécheresse parfaite... (Page 13.)

» Chaque rang de cellules sera établi entre deux galeries couvertes par un toit commun et appuyé d'un pavillon à chacune des extrémités ; l'ensemble de ces trois parties présentera une masse pareille à celle d'un corps de logis disposé en dortoir : cette construction sera élevée dans le même ordre que toutes les sections et sur les mêmes lignes...

» La galerie exposée à l'ouest sera fermée, et celle à l'est sera ouverte : la largeur de l'une et de l'autre sera d'au moins six pieds, et leur hauteur sera combinée de manière que ces galeries ne puissent nuire à la circulation de l'air et au jour à conserver aux cellules... Le motif principal de ces galeries est de mettre les fous à l'abri du froid et de l'ardeur du soleil, et de fournir, en outre, des promenoirs couverts pour les mauvais temps. (Page 17.)

» Le cabinet de latrines d'une section ne pourra être commun à une autre... Ce cabinet sera divisé en deux parties : un côté pour recevoir les malades, et l'autre pour servir de vidoir aux vases de nuit... Il sera mieux d'isoler le cabinet de latrines du corps de logis... ; toutefois il sera bien important qu'il n'en soit pas assez éloigné pour exposer les malades trop longtemps à l'air, ou pour rendre plus pénibles les transports à y faire. Si l'on jugeait indispensable de l'adosser au corps de logis, on établirait entre lui et ce dernier, et dans toute la hauteur, un courant d'air du nord au midi... Ce cabinet sera servi par un égout particulier se rendant à l'égout général, ou par un appareil de fosse inodore placé dans une partie basse ou sur une charrette. Quel que soit le choix des moyens, on se garantira des exhalaisons, soit de la fosse, soit de la descente, soit du siége, en pratiquant sur la fosse même, ou immédiatement au-dessous de l'appareil, une cheminée dont le diamètre soit égal à celui de l'ouverture de tous les siéges; cette cheminée sera élevée jusqu'à la partie la plus haute du bâtiment à préserver de la mauvaise odeur... Il est encore un autre accessoire d'un succès certain pour maintenir en état de grande propreté les cuvettes des latrines dans les hôpitaux; mais il faut, pour le mettre en usage, qu'elles soient servies par un égout, et que l'hôpital soit abondamment fourni d'eau : il consiste à établir au-dessus du cabinet des latrines un petit réservoir, alimenté par un robinet garni d'un flotteur; ce réservoir contient un récipient pour 2 litres d'eau environ : par l'effet du jeu d'une mécanique très simple, qui se place suivant le local, le malade, en poussant la porte du cabinet pour entrer, emplit le récipient, et, en la tirant pour sortir, la vide avec une grande force sur la cuvette; cette eau, en la traversant, emporte tout ce qui y avait été laissé, et en lave les parois sans le secours de personne. (Page 25-26.)

» Chaque cellule sera percée de deux croisées et d'une porte; la croisée côté de l'ouest correspondra à la porte : ces deux ouvertures seront ainsi placées pour que les courants d'air ne puissent porter sur le malade en traversant la pièce; le sous-pied sera planchéié, et le plafond enduit de plâtre, à solives recouvertes. Des portes extérieures seront établies sur la galerie fermée, pour son service et celui des cellules... Les cellules de force ne différeront des autres qu'en ce que leur plafond sera voûté en briques, qu'elles seront garnies de barreaux et de volets au lieu de fenêtres, et que leurs portes, ferrées plus solidement, seront percées d'un guichet s'ouvrant extérieurement... Quoique l'on soit dans l'usage de couvrir de dalles le plancher des cellules, on pense qu'il vaut mieux le faire de bois : les dalles ont l'inconvénient d'être constamment humides et froides; des planches de chêne de 2 pouces d'épaisseur, bien jointoyées, auront une durée très longue, et pourront très bien se laver : un plancher ainsi composé sera beaucoup plus agréable et infiniment plus salubre. On peut encore ajouter à sa conservation et à sa salubrité en ménageant des courants d'air par-dessous, au moyen d'un vide laissé entre ce plancher et la terre... (Page 18.)

» Ce n'est point une nécessité de construire en pierre les cloisons des cellules, ainsi qu'on l'a fait dans les hospices de Bicêtre et de la Salpêtrière; outre que la pierre est malsaine, elle donne lieu à un excédant de dépense tout à fait inutile. On préviendra aussi bien les projets d'évasion ou le besoin de détruire en composant ces cloisons de charpente un peu forte, dont toutes les parties seront placées l'une contre l'autre; cette charpente, lattée jointif, et couverte d'un pouce de plâtre des deux côtés, formera une muraille et des divisions suffisamment solides, plus que si elles étaient faites de pierre, et d'une dépense beaucoup moins élevée. »

Esquirol, *Des établissements consacrés aux aliénés, etc.*, 1818 :

« Les masses isolées, formant quartiers, seront quadrilatères, ayant intérieurement une cour entourée d'une galerie sur laquelle s'ouvriront les portes et les croisées des chambres. Les chambres régneront sur les deux côtés parallèles du carré; le troisième côté sera disposé pour des salles de réunion, pour un réfectoire; le quatrième côté sera fermé par une grille qui permettra la vue sur de grands jardins ou sur la campagne. La cour sera plantée, avec une fontaine au milieu. Dans nos climats tempérés, la galerie sur laquelle s'ouvriront les portes sera à jour, et liera toutes ces petites masses entre elles et avec le bâtiment central; la galerie régnant derrière les cellules sera fermée, et à l'une de ses extrémités on ménagera une petite pièce pour un poêle, lequel, à l'aide de tuyaux de chaleur, échauffera la galerie et les cellules. A la cheminée du poêle on adossera la cheminée des lieux d'aisances, qui, par ce moyen, seront délivrés de toute mauvaise odeur... (Page 421-422.)

» Les habitations particulières ne devront pas être faites toutes de la même manière, et l'uniformité est un des principaux vices de tous les asiles actuellement existants en France et ailleurs. Les habitations destinées aux furieux doivent être plus solidement construites et offrir des moyens de sûreté inutiles et mêmes nuisibles dans le reste de l'établissement. Il est des aliénés qui salissent; le sol des cellules qu'ils doivent habiter sera dallé en pierre et incliné vers la porte. Cette disposition est superflue dans tous les autres logements, qui devront être planchéiés. Le quartier des convalescents ne doit différer en rien d'une maison ordinaire... (Page 423.)

» De grandes croisées basses, et en face de la porte, offrent des avantages nombreux: les cellules sont mieux éclairées, mieux ventilées, plus propres. Le malade est surveillé sans qu'il s'en aperçoive... (Page 512.)

» La meilleure cellule est celle qui ressemble le plus aux chambres ordinaires du pays qu'on habite... (Page 515.)

» Tout ce qui intéresse la propreté des aliénés est trop important pour que les siéges d'aisances ne m'arrêtent pas un instant: on avait établi de ces siéges presque partout, dans les loges, dans les cellules, même dans les étages supérieurs. Cet usage, qui paraît utile au premier abord, est superflu... (Page 515.)

» Il est certain que partout où beaucoup d'hommes sont réunis, il est très difficile de maintenir propres les latrines; cela sera impossible avec des aliénés insouciants ou disposés à toutes sortes de saletés. Tous les essais que j'ai vu faire et que j'ai tentés moi-même m'ont conduit à cette conséquence, que les lieux d'aisances doivent être isolés des bâtiments; à cette condition on se délivre de la mauvaise odeur, et l'on obtient la propreté; les aliénés doivent y arriver par des corridors ouverts : avec une bonne surveillance, ils contractent l'habitude de s'y rendre tous. Mais ces privés doivent avoir une forme telle, qu'ils puissent facilement être nettoyés. Dans quelques établissements d'Angleterre, chaque fois qu'un aliéné sort des cabinets d'aisances, en se fermant, la porte fait ouvrir un robinet qui fournit une quantité d'eau suffisante pour entraîner les matières. A Florence, lorsque l'aliéné monte sur une marche qui est au pied du siége d'aisances, il s'abaisse une soupape qui donne passage aux matières, et lorsque le malade descend du siége, la soupape, se relevant, ferme l'accès au froid et à la mauvaise odeur... » (Page 517.)

Rapport de la Commission belge, 1842 :

« Les corridors dans lesquels s'ouvrent les cellules et les salles de réunion seront fermés à l'extérieur par des portes et des fenêtres. Des galeries serviront de moyen de communication entre les différentes parties de l'établissement. Ces corridors et ces galeries auront au moins 12 pieds de largeur, afin d'offrir assez d'espace pour servir de promenoir aux malades.

» Les portes et fenêtres seront spacieuses; les fenêtres des cellules seront, autant que possible, opposées aux portes et barrées; elles se fermeront à clef, comme généralement toutes les fenêtres des quartiers occupés par les aliénés.

» Les croisées des cellules d'isolement n'auront pas de vitres, et donneront dans un corridor fermé, c'est-à-dire que les cellules seront placées entre deux corridors. Les portes des cellules s'ouvriront dans les corridors. Les portes de communication dans les corridors seront doubles; l'une des portes sera pleine, l'autre à claire-voie. On pratiquera dans les portes pleines des guichets d'inspection.

» Les grilles seront remplacées par des châssis de fer. On déguisera les verrous, et généralement tout ce qui pourrait donner aux quartiers l'aspect d'une prison.

» Les escaliers seront faciles, sans rampes, et pratiqués entre deux murs.

» Les corridors et les galeries ouvertes seront pavés de dalles, de briquettes ou d'asphalte. Les cellules, les chambres, les dortoirs, les salles de réunion seront planchéiés. Les cellules d'isolement, le dortoir pour les déments malpropres, seront en partie garnis de dalles ou d'asphalte, particulièrement sous les couchettes; le reste pourra être planchéié.

» Sous bien des rapports, les voûtes sont préférables aux charpentes de bois; mais comme elles entraîneraient de fortes dépenses, on peut y renoncer et les remplacer par des plafonds.

» Chaque quartier aura au moins un siége d'aisances disposé de manière à n'exhaler aucune odeur désagréale, et à offrir toute facilité d'accès. A cet effet, les siéges seront en dehors, mais reliés aux bâtiments; un courant d'air transversal suffira pour ôter jusqu'à la possibilité de l'introduction des miasmes à l'intérieur.

» Les salles d'infirmerie seront placées dans les endroits les moins exposés au bruit. Les salles de bains et de douches, communes pour chaque grande division, seront placées dans leur voisinage. Il suffira pour chaque division de quatre baignoires, dont trois doublées de zinc et une de bois. Ces baignoires seront séparées par des cloisons de bois, de manière à isoler, autant que possible, chaque baigneur. Elles seront établies un peu au-dessus du niveau du sol, et leurs bords seront arrondis pour empêcher qu'ils ne blessent les malades.

» Pour mettre l'établissement à l'abri de toute tentative d'évasion et de toute communication avec l'extérieur, il faudrait qu'il eût une double enceinte : la première, la plus rapprochée des bâtiments, consisterait en un fossé en pente douce, du côté de l'hôpital, au milieu duquel s'élèverait un mur de huit à dix pieds, ne dépassant pas la surface du sol des jardins, et laissant par conséquent la vue sur ces mêmes jardins dans toute leur étendue. Il suffirait, pour la clôture extérieure qui marquerait en même temps les limites du terrain appartenant à l'établissement, d'une haie vive fortement entrelacée, et d'une élévation de sept à huit pieds. »

Jacobi, *Sur la construction des asiles d'aliénés, etc.*, 1834 :

L'étage supérieur des habitations dans l'asile d'aliénés ne doit pas avoir moins de 11 pieds...

Les habitations de jour doivent être séparées des habitations de nuit, de manière que les malades ne puissent avoir accès aux habitations de nuit qu'au moment du coucher...

Les gardiens doivent vivre et dormir dans les mêmes chambres que les malades, excepté dans la division des malades agités où ils doivent avoir des chambres distinctes...

Jamais les galeries ne doivent être pratiquées entre deux rangées de chambres...

Dans la première, la troisième et la quatrième division de son asile, pour les maniaques, les malades bruyants, et les malades atteints de faiblesse intellectuelle temporaire, Jacobi n'admet, pour la nuit, que des habitations individuelles. Les chambres doivent avoir 13 pieds de hauteur, 11 pieds de longueur et 10 pieds de largeur. Les murs doivent être recouverts jusqu'à la hauteur de 6 pieds, à partir du plancher, d'un enduit de mortier ou de ciment peint en marbre de couleur. Le plancher doit être composé de planches de chêne de 6 pouces de largeur sur 2 pouces d'épaisseur, solidement ajustées, préalablement saturées d'huile de lin bouillante, et peintes en brun. Il offrira une inclinaison de 3 pouces vers la galerie. Les murs seront protégés à leur base par une plinthe de chêne de 10 pouces de haut. Les portes, de chêne, auront

2 pouces d'épaisseur, seront fixées dans un châssis de chêne, sur des gonds de niveau avec le bois, s'ouvriront de la galerie dans la chambre, et se fermeront par une serrure en dehors. A l'opposé de la porte, à la distance de 9 pieds du sol, s'ouvrira une fenêtre de 2 pieds de hauteur sur 5 pieds de largeur. Un mécanisme approprié permettra d'ouvrir cette fenêtre, par la galerie, sans entrer dans la chambre. L'élévation de la croisée, si elle donne dans une cour entourée de murs, permet de ne pas la garnir de barreaux de fer. Ces fenêtres vitrées seront protégées en dedans par une grille de fer, forte, mais pas trop serrée, en dehors par un volet de bois.

Au-dessus de la porte, et en face de la fenêtre, doit être pratiquée une ouverture carrée de 14 pouces, protégée par un grillage de fil de fer, à pans obliques de 1 pied 1/2, destinée à permettre l'inspection de toute la chambre par la galerie au moyen d'une petite échelle, la ventilation et au besoin l'éclairage.

A droite de la porte doit exister une niche haute de 6 pieds, contenant un privé dont le siége est situé à 18 pouces du plancher. L'ouverture est doublée d'étain, et se rétrécit en cône jusqu'à son extrémité inférieure, qui aboutit dans une cavité de briques, profonde de 8 pouces et large de 12, avec une petite porte s'ouvrant sur la galerie, et fermant à clef. Dans cette cavité est placé un vase de fer étamé, que les gardiens peuvent vider aussi souvent qu'il est nécessaire...

Dans la quatrième division, destinée aux aliénés gravement atteints, qui ne peuvent être classés dans les trois premières divisions, et aux mélancoliques, les dispositions intérieures ne diffèrent que par l'existence simultanée de chambres individuelles et de chambres de 3 ou 4 lits, et par l'installation des fenêtres qui s'ouvrent à 6 pieds du sol, sur une hauteur de 4 pieds 1/2, avec une largeur de 4 pieds.

Dans les dortoirs, le lit du gardien doit être entouré d'une balustrade de bois de chêne, qui fait de l'espace occupé par le lit comme un petit appartement où il peut dormir en toute sécurité.

Dans la cinquième division, destinée aux malades tranquilles, il y a pour les classes inférieures 6 dortoirs de 12 lits, 11 malades et 1 gardien. Ces dortoirs ont 26 pieds de long sur 18 de large, et sont éclairés par deux fenêtres. Les lits sont disposés sur deux rangs, la tête au mur, de manière qu'il y ait un espace libre de 6 pieds entre les deux rangs et de 3 pieds entre les lits.

Dans cette division, les fenêtres sont percées à 3 pieds 1/2 du sol, ont une largeur de 4 pieds, et une hauteur de 7. Les carreaux ont 8 pouces de largeur sur 12 pouces de hauteur. Au rez-de-chaussée ces fenêtres sont sans protection. Au premier étage, les fenêtres, de 6 pouces moins hautes, sont protégées en dehors, jusqu'à la hauteur de 3 pieds 1/2, par une grille fixée dans le mur, et composée de barreaux de fer larges de 3/4 de pouce et épais de 1/2 pouce, disposés de manière à reproduire exactement toutes les divisions du châssis de bois. C'est une simple précaution contre les accidents involontaires.

Dans les chambres à deux fenêtres, l'une des deux seulement doit s'ouvrir, l'autre étant disposée comme si elle avait un double châssis, et n'étant en réalité que d'une seule pièce. Les châssis doivent être de bois de chêne suffisamment fort; les carreaux, de verre blanc et épais. La partie supérieure de la fenêtre ne s'ouvre pas. La partie inférieure doit s'ouvrir et se fermer à clef. Un des carreaux du rang supérieur est remplacé par un ventilateur qui, dans les chambres à plusieurs fenêtres, doit être appliqué à celle qui ne s'ouvre pas.

Jacobi n'approuve pas la substitution des châssis de fer au châssis de bois. Il reproche au châssis de fer d'être dispendieux, de déterminer le brisement des carreaux en hiver par leur retrait, de permettre au vent et à la pluie de s'insinuer à travers les jointures, de se rouiller facilement malgré la peinture, de s'ouvrir difficilement en hiver, de rendre les chambres obscures à raison de l'étroitesse des carreaux qui ne peuvent dépasser 8 pouces en carré, et de laisser les fenêtres sans protection quand elles sont ouvertes.

On ne peut remédier à quelques uns de ces inconvénients qu'en restreignant les facilités de la ventilation.

Les fenêtres constituées par un double châssis, l'un intérieur, de bois, l'autre extérieur, de fer, se correspondant parfaitement, avec des ouvertures de 6 pouces de largeur sur 10 pouces de hauteur, qui ont été adoptées en Angleterre, lui paraissent applicables à la quatrième division, à la condition d'être intérieurement protégées par un grillage de fer.

Dans l'établissement des bains, centralisés sur les flancs de la buanderie, Jacobi admet la nécessité d'instituer des baignoires pour les bains simples, et des appareils pour diverses espèces de douches, pour le bain de pluie, pour les affusions froides. Il insiste sur la convenance d'isoler complétement chaque baignoire dans un compartiment clos par des rideaux, et sur la nécessité de chauffer la salle de bains, et de lui annexer un cabinet pour les bains de vapeurs et de fumigations, et une salle de repos contenant deux lits.

Pour l'installation des latrines il donne la préférence au système anglais, dans lequel l'ouverture de la porte détermine l'expulsion des matières par un courant d'eau.

Conolly, *De la construction des asiles d'aliénés*, 1847 :

« Les dortoirs doivent être petits, peu nombreux, et ne contenir en somme que le tiers au plus du nombre total des malades.

» Le quartier doit contenir le nombre de malades qui peut être placé sans désavantage sous la surveillance de deux gardiens, et doit être constitué par conséquent par 25 ou 30 chambres ouvrant sur une galerie.

» Les galeries doivent être spacieuses. Une largeur de 12 pieds, sur une hauteur de 11 pieds, convient en général pour les asiles de comté.

» Avec des galeries bien éclairées, agréables et parquetées, ce qu'on appelle chambre de jour n'est réellement utile que comme moyen additionnel de bien-être dans les quartiers destinés aux malades convalescents ou nouvellement admis. Une chambre séparée, où les malades puissent lire, écrire et faire de la musique, et des ateliers pour les travailleurs, remplacent avantageusement les chambres de jour.

» Les pavages de pierre, dans les galeries, sont une occasion d'accidents pour les épileptiques, pour les paralytiques, pour les malades faibles ; en hiver, ils enlèvent du calorique aux extrémités inférieures. Les galeries doivent être parquetées. Néanmoins, dans les quartiers des malades malpropres, les planchers ont de la tendance à retenir les mauvaises odeurs; on doit leur préférer des pavés unis, susceptibles d'être tenus propres et de durer.

» L'inclinaison des planchers est une invention qui n'a pour but que d'épargner les soins de propreté, et qui est sans utilité là où il y a une surveillance suffisante.

» Il n'y a pas nécessité de boiser les murs des galeries.

» A Hanwell, et dans beaucoup d'autres asiles, les fenêtres dans les quartiers d'aliénés tranquilles sont trop petites et trop haut placées. Pour des chambres qui ont une hauteur de 11 pieds 6 pouces, sur 8 pieds 6 pouces de longueur et 6 pieds 8 pouces de largeur, la fenêtre devrait être placée à 4 pieds 6 pouces du sol, et avoir 3 pieds de largeur.

» Toutes les fenêtres ou la plupart doivent avoir des volets. Les volets sont absolument indispensables dans les chambres d'agités, et doivent être percés de trous pour laisser passer la lumière nécessaire à la surveillance.

» Les fenêtres de fonte n'ont pas les inconvénients que Jacobi leur reproche. Les fenêtres de Hanwell, qui sont de fonte, ont des carreaux dont les dimensions varient de 10 pouces sur 6, à 8 pouces sur 5 1/2. Les fenêtres doivent être protégées en dedans par des grilles légères posées à un pied de distance, de manière à permettre de placer des fleurs dans l'intervalle.

» Toutes les serrures doivent être faites de manière à s'ouvrir et à se fermer avec le moins de bruit possible.

» L'ouverture d'inspection, percée dans les portes, est partout utile et absolument indispensable dans les quartiers de malades violents et agités, et dans les chambres de séquestration.

» Il doit y avoir dans chaque quartier un lavoir avec une demi-douzaine de cuvettes munies de robinets, et avec des essuie-mains, ouvert à toutes les heures du jour pour les malades tranquilles.

» Chaque quartier doit contenir une salle de bains avec une ou deux baignoires. Les baignoires doivent être élevées au-dessus du sol, et médiocrement profondes. La meilleure matière pour les baignoires est la pierre peinte et à bords arrondis. Il doit y avoir au fond du bain une ouverture unique admettant en même temps l'eau chaude et l'eau froide. Les bains de pluie sont si souvent utiles qu'il est désirable de fixer un appareil au-dessus de chaque baignoire. Pour maintenir les agités sous le bain de pluie ordinaire, il est utile de recourir à une boîte carrée et fermée d'une porte dont la partie supérieure est grillée.

» Il ne doit y avoir dans les chambres ni aucune espèce de latrines, ni urinoir fixe, ni vase de nuit de métal. Une chaise percée, mobile, peut être placée dans les chambres de malades et d'infirmes.

» Les urinoirs doivent être installés avec un courant d'eau continu. Les latrines extérieures ne sont utiles que dans les cours de maniaques ou d'imbéciles. Le système préférable pour l'installation des lieux d'aisances est celui où un courant latéral d'eau est produit par l'ouverture de la porte.

» Tous les bâtiments doivent être construits de manière à être à l'épreuve du feu. Les dangers courus par les malades en cas d'incendie, par suite de la disposition des galeries, des cellules et des fenêtres, militent puissamment en faveur de cette nécessité. »

Kirkbride, *Remarques sur la construction*, etc., 1847 :

« Les bâtiments doivent être bien et solidement construits, et, autant que possible, mis à l'abri de tout danger d'incendie. Les voûtes sont préférables, mais on peut, par économie, adopter les plafonds. Les escaliers doivent être de fer, et les toits, de cuivre, d'étain ou d'ardoises. L'asile doit être disposé pour loger commodément au moins cinq classes et préférablement sept classes de malades pour chaque sexe.

» Chaque classe doit occuper un quartier; et dans ce quartier, ou en connexion avec ce quartier, doivent se trouver : un parloir, un réfectoire, un vestiaire, une salle de bains, un cabinet d'aisances, un corridor en communication, par l'un ou par deux de ses côtés, avec des chambres, un dortoir, des chambres pour deux surveillants, un vestibule, un buffet de service, et un appareil pour conduire le linge sale, les ordures, etc., des étages supérieurs à l'étage inférieur.

» Le parloir peut être supprimé dans les quartiers destinés aux classes inférieures. Des dispositions spéciales doivent être appliquées aux quartiers des malades violents, bruyants et malpropres.

» On a élevé de justes objections contre les bâtiments à étages multiples dans les asiles d'aliénés. Pour concilier la convenance avec l'économie, on doit préférer un plan qui admettra un rez-de-chaussée et deux étages principaux pour les bâtiments habités par les malades, et peut-être un étage additionnel pour les bâtiments destinés à loger les employés.

» Le nombre des malades à réunir dans un même quartier doit varier en raison de leur état. Il peut être porté à 25 dans les quartiers de tranquilles et d'incurables, et réduit de moitié dans les quartiers d'agités et de malades en traitement.

» Le rez-de-chaussée du bâtiment doit être élevé d'un pas au-dessus du niveau du sol environnant. Entre les plafonds des étages supérieurs, il doit y avoir un intervalle de 12 pieds. Les salles de réunion doivent être des chambres spacieuses et agréables; les chambres individuelles ne doivent pas avoir moins de 8 pieds sur 10; les corridors doivent être larges de 12 pieds au moins.

» Si le quartier est pourvu d'une salle de réunion, il n'y a pas d'inconvénient réel, et il y a une notable économie dans les grands hôpitaux, à disposer des chambres sur les deux côtés de la galerie.

» Les dortoirs communs sont en opposition avec les mœurs, les habitudes et les goûts des Américains. Un quart de la population peut néanmoins être logé sans inconvénient dans des dortoirs, et sur cette proportion un tiers ou le douzième de la population totale retire des avantages réels du dortoir commun, par exemple les malades craintifs, ceux que la solitude effraie, ceux qui, en raison de leur penchant au suicide, réclament une surveillance non interrompue. Mais pour les trois quarts de la population, la chambre individuelle est une condition de bien-être et de contentement. Ce qui est tout à fait convenable, c'est d'attacher à chaque quartier un dortoir de 3 à 10 malades.

» De toutes les formes de croisées qui ont été proposées, la plus simple, et en même temps la plus sûre, est celle qui a été généralement adoptée dans les ailes de l'hôpital de Pensylvanie. Les deux châssis sont de fonte, d'apparence légère, ayant chacun dix carreaux de 6 sur 15 pouces. Ils sont enchâssés dans un cadre de fer, et s'y meuvent à l'aide d'un contre-poids en sens contraire, de manière que l'un monte, tandis que l'autre descend, dans une étendue qui ne dépasse pas 6 pouces, espace qui ne permet pas le passage du corps d'un homme.

» Une forme plus économique de croisée a été adoptée dans plusieurs parties du même établissement. Le châssis supérieur, comme dans le précédent, est de fonte, et se meut de manière à laisser en haut une ouverture libre de 6 pouces. Le châssis inférieur est de bois, de même forme, et s'ouvre dans toute son étendue. En face du châssis inférieur, et en dehors, est fixé un écran de fil de fer assez étendu pour empêcher le corps de passer.

» Quand on se sert de châssis de fer, il est important de disposer les vitres, surtout dans les étages supérieurs, de façon que le mastic soit appliqué en dedans.

» La plupart des fenêtres n'ont pas besoin de protection intérieure. Il est néanmoins utile de pouvoir en couvrir une ou deux dans chaque quartier avec un grillage de fil de fer fermant à clef.

» Dans les quartiers inférieurs, cette protection est utile pour la plupart des fenêtres, dont quelques unes doivent être munies de forts volets.

» Enfin dans les quartiers de dernier ordre, il est nécessaire de disposer un petit nombre de chambres fortes, percées de petites fenêtres et munies d'ouvertures d'inspection et de moyens exceptionnels de ventilation.

» La meilleure disposition à prendre pour les aliénés agités, querelleurs, malpropres, dont le contact est une source d'incommodités pour les autres malades, est de leur attribuer un quartier détaché, constitué par une cour carrée, dont trois côtés sont occupés par des bâtiments à un étage, et dont le quatrième côté est fermé par une grille.

» Il n'est pas désirable d'attacher aux divers quartiers de petites cours pour la promenade. C'est dans les champs ouverts que les malades doivent prendre régulièrement de l'exercice par des promenades plus étendues et plus prolongées que celles qui sont possibles dans des cours annexées à l'établissement. Si des préaux paraissent indispensables, ils doivent être peu nombreux, très spacieux, plantés d'arbres et entourés d'une chaussée pavée. »

§ 5. — DÉTERMINATION DES DIVERS ÉLÉMENTS QUI DOIVENT ENTRER DANS LA CONSTITUTION DES SERVICES GÉNÉRAUX.

La destination des services généraux est essentiellement la même dans tous les établissements hospitaliers. Les appropriations spéciales que peuvent réclamer ces services dans les asiles d'aliénés n'ont pas une importance telle qu'il soit nécessaire d'entrer à ce sujet dans de grands détails. Je me contenterai donc d'abord d'énumérer les divers éléments dont doivent se composer les services généraux dans les asiles d'aliénés, puis d'indiquer brièvement ce que quelques uns de ces éléments doivent offrir de spécial pour l'appropriation la plus convenable à leur destination dans ces établissements.

Enumération des services généraux à constituer dans les asiles d'aliénés.

I. Cuisine et dépendances, laverie, épluchcrie, offices.

II. Économat : 1° Bureau de l'économe et dépense ; 2° dépendances de l'économat se rapportant au service de bouche, paneterie, boucherie, fruits et légumes frais, fruits et légumes secs, épiceries, laiterie, cave ; 3° dépendances de l'économat se rapportant aux autres services, lingerie et vestiaire, magasin pour le mobilier, pour les combustibles, greniers, etc.

III. Administration : 1° Bureaux du directeur ; 2° salle d'attente pour les parents et les malades ; 3° salle de réunion pour les conseils d'administration et de réception pour les autorités.

IV. Service médical : 1° Cabinet du médecin ; 2° salle d'attente ; 3° salle de garde pour les internes ; 4° pharmacie et dépendances.

V. Service religieux : 1° Chapelle ; 2° salle des morts.

VI. Service de communication avec l'extérieur : 1° Loge du concierge ; 2° salle d'attente ; 3° parloirs pour les malades, un pour chaque sexe.

VII. Logement des fonctionnaires, employés et serviteurs : Logements du directeur et de sa famille, du médecin et de sa famille, du receveur-économe et de sa famille, de l'aumônier, des internes, des surveillants et surveillantes des services généraux, des serviteurs autres que les surveillants des quartiers. Dans le cas où la surveillance des femmes est confiée à des religieuses, logement de la supérieure et des religieuses employées dans les services généraux.

VIII. Lieux d'enseignement et de distraction : Grande salle de réunion pour les exercices intellectuels, les concerts, les divertissements, bibliothèque.

IX. Ateliers de travail : 1° Buanderie; 2° boulangerie; 3° ateliers de menuisiers, serruriers, peintres-vitriers, maçons; 4° ateliers de couture, de sparterie, de tissage, de cardage à la main de laine, de chanvre, etc.

X. Ferme et dépendances, remises, écuries.

XI. Réservoirs et conduits de distribution pour l'eau de la consommation dans les diverses parties de l'établissement.

XII. Conduits et égouts pour les eaux pluviales et ménagères.

Dispositions spéciales.

Dans l'asile commun aux deux sexes, la cuisine doit être disposée de manière qu'un accès distinct et séparé soit ménagé pour les malades des deux sexes qui accompagnent comme aides les surveillants au moment de la distribution des aliments.

L'éplucherie, devant servir d'atelier de travail pour plusieurs malades, doit offrir des conditions favorables d'aération, d'éclairage et de chauffage.

Dans l'installation de la boucherie, des précautions particulières doivent être prises pour mettre absolument hors de la portée des malades les instruments dangereux qui sont employés pour dépecer la viande.

La lingerie et le vestiaire doivent offrir, dans leur dépendance immédiate, un atelier de couture. Dans l'asile commun aux deux sexes, deux ateliers séparés et deux accès distincts doivent être ménagés.

Il n'est pas indispensable que la chapelle ait un caractère monumental. Elle doit avoir des dimensions qui permettent d'y réunir les deux tiers de la population malade. Dans l'asile commun aux deux sexes, il est nécessaire que les emplacements assignés aux hommes et aux femmes soient séparés par un espace d'une certaine étendue, dans lequel puissent se placer les surveillants et surveillantes ; et il est désirable qu'une cloison légère ou un rideau puissent intercepter la vue des malades d'un sexe différent, au moins pour un certain nombre de malades. On doit aussi ménager, pour les aliénés épileptiques capables de suivre les offices religieux, quelques siéges dans un emplacement distinct, d'où ils ne puissent être vus par les autres malades, et d'où ils puissent être emportés facilement sans trouble et sans bruit, dans le cas où un accès viendrait à les saisir durant l'office divin. Si de telles dispositions ne sont pas prises, on restreint nécessairement le nombre des malades qu'il est possible de faire participer aux exercices religieux, comme cela a lieu dans plusieurs établissements, notamment à Charenton.

La salle des morts doit se composer de deux pièces au moins : l'une ayant un caractère religieux, lieu de surveillance pour l'administration, de prières pour la religion, de derniers adieux pour la famille ; l'autre ayant un caractère hygiénique et médical, lieu de recherches nécroscopiques pour la science.

La grande salle de réunion doit être assez spacieuse pour recevoir les deux tiers de la population. Dans l'asile commun, elle doit se composer de deux pièces susceptibles d'être réunies en une salle unique par l'enlèvement d'une cloison mobile pour les occasions extraordinaires de réunion générale, et d'être habituellement employées comme salles d'exercices intellectuels pour chacun des deux sexes.

Les divers travaux que suppose le blanchissage du linge dans un vaste établissement sont une ressource précieuse d'occupations pour les femmes, qu'il est important d'utiliser dans les asiles d'aliénés, soit pour le bien-être des malades, soit pour le profit de l'institution. Aussi l'installation de la buanderie mérite-t-elle toute l'attention et tous les soins des architectes. La buanderie comporte, pour son complet développement, des ateliers distincts pour le coulage de la lessive, pour le lavage, pour le repassage du linge, un séchoir à l'air libre, un séchoir couvert et un séchoir chauffé. L'installation des ateliers de blanchissage est remarquablement bien entendue dans les asiles de la Grande-Bretagne. Je pense qu'il y aurait de l'avantage à généraliser la pratique, qui y est adoptée, de disposer le long des murs de l'atelier de lavage des auges individuelles à double robinet d'eau chaude et d'eau froide, et d'installer dans l'atelier de repassage le séchoir chauffé à étendoir disposé en tiroirs, dont un modèle et la description se trouvent dans le traité de Péclet sur la chaleur.

Dans les conditions les plus ordinaires, l'atelier de boulangerie ne me paraît pas devoir être admis dans les asiles d'aliénés. L'expérience paraît avoir prouvé qu'il y a avantage économique à traiter avec un boulanger, soit par adjudication, soit par marché amiable, pour la fourniture du pain de l'établissement. Le travail de la boulangerie est d'ailleurs extrêmement pénible, et ne peut être rangé parmi les occupations à confier à des malades. Je ne l'ai admis parmi les ateliers à instituer dans l'asile d'aliénés, que par condescendance pour les coutumes de certains pays et aussi pour les cas où la situation de l'asile, à une notable distance d'une grande ville, ne permettrait pas de pouvoir compter sur l'industrie privée pour la fourniture du pain.

Le travail, dans les asiles d'aliénés, a pour destination principale le bien-être des malades ; ce n'est que subsidiairement qu'il peut être conçu et organisé comme un moyen de production utile.

Au point de vue du bien-être des malades, les travaux à instituer sont d'abord ceux qui supposent l'exercice de tout le corps en plein air, dans des occupations qui n'exigent que peu ou point d'apprentissage. C'est en ce sens que l'assistance dans les services généraux, les soins du ménage dans les quartiers et les travaux de culture, offrent la meilleure et la principale ressource d'occupation. A côté de ces travaux se placent tout naturellement ceux qui, pour les femmes, font en quelque sorte partie essentielle des occupations ordinaires de leur vie, la couture et le blanchissage.

Il se rencontre que ces travaux, qui sont les plus avantageux pour les malades, répondent aussi fort utilement au principal but économique que l'organisation du travail doit se proposer dans les établissements publics, la production des choses nécessaires à l'entretien de l'établissement et à la consommation de ses habitants. C'est en tenant compte à la fois du bien-être des malades et de l'utilité économique, que ce but doit être poursuivi, au moyen de l'introduction des industries accessoires propres à le faire atteindre, qui peuvent être agréables ou utiles aux malades eux-mêmes, et qui ne peuvent pas leur nuire. Les travaux qui ont pour objet l'entretien des bâtiments et du mobilier ont généralement ces caractères. Parmi ceux qui se rapportent à la fabrication des objets d'habillement, je pense qu'il est désirable de restreindre le tissage à l'usage des malades dont ce genre de travail constituait le métier avant leur admission dans l'asile, et d'exclure la cordonnerie qui, peu favorable au point de vue hygiénique, implique l'emploi d'instruments fort dangereux.

L'utilité des travaux agricoles, démontrée par l'exemple dans l'hôpital de Saragosse et dans la colonie de Gheel, avait conduit Pinel à exprimer le vœu qu'une ferme fût annexée à tout établissement consacré au traitement de l'aliénation mentale. Langermann, en Allemagne, dans l'hôpital de Bayreuth; Ellis, en Angleterre, dans l'asile de Wakefield; Ferrus, en France, à Bicêtre, ont pris l'initiative de la réalisation de ce vœu. Dans la plupart des asiles d'aliénés actuellement existants, une quantité plus ou moins considérable de terrains sont mis en culture par les aliénés. Mais c'est surtout la Grande-Bretagne qui a développé, dans toute son ampleur, l'organisation matérielle de l'exploitation agricole par les aliénés dans les asiles. Les fermes de plusieurs établissements anglais, celles d'Hanwell et de Surrey notamment, sont largement, richement installées; les étables, les écuries, les porcheries, etc., n'y laissent rien à désirer; les laiteries y sont magnifiques. Les dispositions et installations adoptées, sur l'avis d'agriculteurs éminents, pour la constitution matérielle de la ferme de Quatre-Mares, sans avoir l'ampleur et le luxe des fermes anglaises, me paraissent mériter d'être proposées pour exemple, et seront facilement comprises par la simple inspection de la planche I, fig. 3, sans qu'il soit nécessaire d'entrer ici dans d'autres détails.

Il ne suffit pas d'avoir assuré à l'asile d'aliénés, par le choix du terrain, la quantité d'eau pure et potable qui est indispensable à ses besoins, il faut encore que cette eau soit recueillie, conduite et distribuée dans toutes les parties de l'établissement où les services en réclament l'emploi.

La quantité d'eau nécessaire à la consommation d'un asile d'aliénés a été diversement déterminée par les auteurs, qui se sont appuyés, dans leurs évaluations, ou sur l'observation, ou sur le calcul. Jacobi a établi que la consommation d'eau dans l'asile de Siegburg, en y comprenant la cuisine, la boulangerie, la buanderie, l'entretien de la propreté, les bains, la ferme et les ménages d'employés, s'élevait, par jour, à 185 hectolitres pour une population de 200 aliénés, c'est-à-dire à 92^{lit},50 par malade. Conolly a estimé à 185 litres par jour et par malade la consommation de l'asile d'Hanwell. D'après les calculs de M. Girard, la consommation par jour et par malade devrait s'élever à 1^{hect},60 pour la dépense de la cuisine, des bains, de l'infirmerie et du lavoir, et à 1^{hect},87 en comprenant, dans la consommation journalière de l'asile, 150 hectolitres d'eau versée par des fontaines jaillissantes. Kirkbride évalue à 184^{hect},80 la consommation d'eau nécessaire pour un asile de 200 malades, ce qui donne par jour et par malade 92^{lit},40, quantité qui est précisément celle qu'on s'est attaché à assurer dans l'asile du comté de Wiltz. D'après ces données, comparées à celles que j'ai pu pratiquement obtenir à Saint-Yon, je crois pouvoir convenablement évaluer à 1 hectolitre par malade la quantité d'eau à distribuer chaque jour dans les diverses parties de l'asile d'aliénés.

C'est à l'aide d'une machine mue par la vapeur, ou par des animaux et non par des aliénés, que l'eau doit être puisée et transportée dans un réservoir central, d'où elle doit être distribuée par des canaux dans les services généraux et dans les quartiers. C'est, à mon avis, un abus que d'employer des aliénés au travail pénible et abrutissant qui consiste à tourner une roue, pratique qui subsiste encore dans quelques établissements français, et que j'ai eu le chagrin de retrouver à Halle.

§ 6. — RELATIONS RÉCIPROQUES A INSTITUER ENTRE LES QUARTIERS ET LES SERVICES GÉNÉRAUX.

Les services généraux doivent être centralisés de manière à se trouver à la plus courte distance possible des éléments les plus excentriques, et à une distance à peu près égale des habitations principales.

Dans l'asile commun aux deux sexes, les bâtiments des services doivent être placés de telle sorte qu'ils concourent, par leur interposition entre les deux grandes divisions de l'asile, à rendre effective la séparation des hommes et des femmes.

Les communications entre les divers quartiers et les bâtiments communs, notamment la chapelle, la cuisine, la lingerie, les parloirs, la grande salle de réunion, doivent être aussi courtes que possible, faciles, commodes et couvertes.

Dans l'asile commun aux deux sexes, les bâtiments communs doivent offrir pour les deux sexes des communications et des portes d'entrée distinctes et opposées.

Le bâtiment d'administration doit occuper le centre de la ligne des constructions la plus rapprochée de l'entrée de l'établissement.

Les quartiers spéciaux d'agités, d'épileptiques et de malpropres, doivent être éloignés le plus possible des autres quartiers et rejetés en arrière et sur les côtés du bâtiment d'administration. Ils peuvent être rapprochés les uns des autres et groupés en une masse principale de constructions, à la condition toutefois d'une séparation réelle entre les trois éléments constituants.

Le quartier de surveillance continue doit être rapproché du logement du directeur médecin, placé au centre de la façade de l'établissement.

La salle des morts doit être isolée et placée de manière à n'être éloignée, ni de l'infirmerie, ni de la chapelle, ni de l'entrée de l'établissement.

La buanderie doit être installée du côté des femmes, la ferme du côté des hommes, à une distance convenable des quartiers. Il y a de l'avantage à rattacher aux bâtiments de la ferme les ateliers de menuisiers, serruriers, maçons, peintres-vitriers.

Les bureaux du directeur et du receveur-économe doivent être au rez-de-chaussée et au centre de la façade de l'établissement.

Les promenoirs-jardins doivent être placés en dehors des bâtiments, à la périphérie de l'établissement; ils doivent correspondre exclusivement chacun au bâtiment du quartier dont il fait partie; et dans les quartiers autres que ceux des aliénés agités, épileptiques et malpropres, ils doivent, sur l'un de leurs côtés, se terminer par un saut de loup qui permette à la vue de s'étendre au delà du promenoir.

Les habitations des malades doivent être disposées, entre elles et par rapport aux promenoirs, de manière que les malades n'aient pas vue d'un quartier sur un autre quartier.

La cour d'entrée et les cours intérieures ne doivent servir que de passage pour l'accès et les communications, et ne doivent pas être employées comme promenoirs pour les malades.

Les habitations des malades et leurs préaux, les bâtiments des services généraux et les cours de service, doivent former par leur ensemble une enceinte fermée par des murs solides et suffisamment élevés.

Le domaine de l'asile, extérieur à cette enceinte, peut n'avoir pour clôture que des haies et des fossés.

En fixant le nombre et en définissant la nature des éléments qui doivent entrer dans la constitution des quartiers de classement et des services généraux, le programme médical impose aux architectes des conditions nombreuses, qui ne se prêtent pas à l'adoption d'un système quelconque de constructions. Les principes que je viens de poser, en ce qui concerne les relations réciproques à instituer entre les quartiers et les services, sont de nature à exercer une influence encore plus absolue peut-être sur l'ordonnance architecturale des asiles. La réunion de ces deux ordres de conditions restreint à un nombre fort limité de types les systèmes qui peuvent être considérés comme propres à atteindre complétement le but de réaliser, aussi parfaitement que possible, dans un monument architectural toutes les destinations médicales et économiques d'un asile d'aliénés.

C'est à l'ensemble de ces conditions que j'ai cherché à donner pleine et entière satisfaction, dans les programmes et les plans d'après lesquels ont été construits ou vont se construire les asiles de Quatre-Mares et de Niort. Et c'est relativement à la conformité plus ou moins grande aux principes dont ces conditions sont l'expression, que j'apprécierai la valeur des divers systèmes projetés ou réalisés, dans les divers pays civilisés, pour la création des asiles d'aliénés.

§ 7. — CHOIX DE L'EMPLACEMENT ET DU TERRAIN.

Tous les aliénistes sont à peu près d'accord sur les règles à suivre dans le choix de l'emplacement et du terrain pour la fondation des asiles.

C'est en dehors et à une petite distance des villes que les asiles doivent être placés, afin de faciliter les relations administratives et économiques, tout en évitant d'aggraver les dépenses de l'établissement par le paiement des droits d'octroi. Le voisinage du chef-lieu de la circonscription territoriale doit être préféré, à moins que la capitale ne se trouve trop excentriquement située. Il est important de favoriser autant que possible pour les familles les relations avec les malades.

Il y a avant tout grand compte à tenir de la salubrité de la contrée ; et avant de se décider pour le choix d'un emplacement, on doit avoir fait une enquête approfondie sur toutes les questions d'hygiène générale et locale que ce choix peut soulever.

Un plateau médiocrement élevé, une pente doucement inclinée, réalisent, comme terrain d'assiette, les conditions les plus favorables, pour peu que l'asile doive se trouver par le fait mis en possession d'une vue agréable et étendue sur les campagnes environnantes. Les avantages exceptionnels de vue magnifique qu'on obtient en plaçant les établissements sur des terrains très élevés et très accidentés se font souvent payer chèrement par les intempéries de l'air, par la pénurie d'eau, et motivent fréquemment un excès considérable de dépenses dans les constructions.

L'exposition du terrain doit varier suivant les climats et les localités. Elle doit être en général telle que les habitations, largement accessibles à l'air et à la lumière, soient naturellement ou puissent être artificiellement protégées contre les intempéries dominantes et excessives du climat.

Le terrain doit fournir par lui-même, ou avoir à sa portée une abondante quantité d'eau salubre.

Les qualités du terrain, en ce qui se rapporte à la solidité d'assiette pour les constructions, à la facilité de l'écoulement des eaux, et à la salubrité de l'exposition, ne doivent jamais être sacrifiées à la considération de la fertilité. Le but qu'on doit chercher à atteindre dans les asiles, par l'exploitation agricole, n'implique nullement une grande fécondité du sol. Il ne s'agit pas de faire du blé et d'élever des bestiaux, mais de créer les objets de consommation propres à l'établissement, qui s'obtiennent surtout au moyen du travail manuel, c'est-à-dire par le jardinage et la culture sarclée. Il est toutefois indispensable que le terrain soit favorable à la croissance de diverses espèces d'arbres propres à donner de l'ombrage et des fruits.

Il n'y a pas, à mon avis, de règles absolues à fixer relativement à l'étendue du domaine agricole de l'asile. Il est évident que ce domaine doit être plus considérable pour un asile d'hommes que pour un asile de femmes, et doit tenir le milieu pour un asile commun aux deux sexes. Dix à vingt hectares pour un asile de 200 à 400 malades des deux sexes, me paraissent exprimer à peu près la contenance convenable des terrains de culture à assurer à l'asile. Une quantité notablement plus considérable n'est pas nécessaire comme moyen d'occupation pour les malades, et aurait l'inconvénient de forcer l'administration de l'asile, dont la tâche est déjà si lourde et si difficile, à s'engager plus loin qu'il n'est utile dans la voie toujours chanceuse des spéculations culturales. Pour prouver l'importance qui est justement accordée à la constitution d'un domaine de culture considérable au profit des asiles dans les divers pays, je crois utile de réunir, dans un tableau synoptique, des faits exprimant le rapport de l'étendue du domaine au chiffre de la population dans un certain nombre d'asiles français et étrangers.

France.

Seine-Inférieure. . . .	Asile de Quatre-Mares.	37 hectares.	380 malades.
Vendée.	Asile de Napoléon. . .	32 —	200 —
Bas-Rhin.	Asile de Stephansfeld. .	25 —	430 —
Sarthe.	Asile du Mans	20 —	220 —

Angleterre.					
Middlesex.	Asile de Colney-Hatch.	48	hectares.	1,004	malades.
Surrey.	Asile de Surrey	39	—	400	—
Middlesex.	Asile de Hanwell. . . .	22	—	1,000	—
Yorkshire W. R.	Asile de Wakefield. . .	22	—	420	—
Écosse.					
»	Asile de Glasgow. . . .	31	—	350	—
»	Asile d'Edinburgh. . .	28	—	350	—
Irlande.					
Leinster.	Asile de Maryborough.	9	—	104	—
Connaught.	Asile de Ballinasloe. .	9	—	150	—
Allemagne.					
Prusse.	Asile de Halle.	41	—	400	—
Duché de Nassau. . . .	Asile d'Eichberg. . . .	38	—	200	—
Grand-duché de Bade.	Asile d'Illenau.	34	—	410	—
États-Unis d'Amérique.					
New-York.	Asile d'Utica.	54	—	470	—
New-Hampshire.	Asile de Concord. . . .	49	—	120	—
Pensylvanie.	Asile de Philadelphie. .	44	—	150	—
Maine.	Asile d'Augusta. . . .	20	—	120	—

§ 8. — DU MOBILIER A INSTITUER DANS LES ASILES D'ALIÉNÉS.

Le mobilier à instituer dans les asiles d'aliénés ne doit pas en général différer du mobilier ordinaire des hôpitaux dans les services généraux, les réfectoires et les dortoirs destinés aux indigents, et doit se rapprocher autant que possible du mobilier des habitations ordinaires dans les chambres individuelles et dans les quartiers de pensionnaires. Simplicité, solidité, bien-être, voilà le but ; tout ce qui aurait les apparences du luxe doit être sévèrement banni des quartiers d'indigents. Il arrive trop souvent qu'on sacrifie à l'effet produit sur les yeux du visiteur la réalité du bien-être dû au malade.

Je pense que chaque malade doit avoir à sa disposition, soit dans les chambres individuelles, soit dans les dortoirs, une chaise et une table de nuit, avec tiroirs pour la chaussure et les objets indispensables de toilette.

Les fenêtres des habitations de jour et de nuit dans les quartiers de malades tranquilles et propres doivent être garnies de rideaux. Il y a aussi convenance pour les quartiers de pensionnaires, et nécessité pour les infirmeries, à enfermer les lits de rideaux. Mais pour prévenir la possibilité du suicide, il est indispensable de suspendre les rideaux au moyen d'un anneau disposé de manière à s'ouvrir et à se détacher par une traction un peu forte, selon la méthode que j'ai dès longtemps introduite dans l'asile de Saint-Yon.

Les lits de fer doivent être généralement adoptés. Néanmoins, dans les cellules de force, le lit de bois massif, inamovible et à auge, doit être préféré.

La meilleure méthode à adopter pour la disposition du lit des malpropres a beaucoup préoccupé les aliénistes et a donné lieu à de nombreux essais. Je donne sans hésitation la préférence, malgré son prix un peu élevé, au lit de fer dont le fond plein est disposé en plans inclinés vers un trou central au-dessous duquel est placé un tiroir contenant un vase de nuit, et qu'on garnit de paillassons de balles d'avoine et de matelas coupés et percés, selon le modèle adopté à Charenton.

La généralisation de la méthode maternelle qui permet de réduire à un très petit nombre les malades souillant d'excréments ou d'urine leur lit pendant la nuit, restreindra de plus en plus, sans l'effacer absolument, la nécessité de supprimer momentanément les matelas pour certains aliénés agités ou paralytiques. Dans ces cas exceptionnels le lit à auge garni de paille ou mieux de zostère, convenablement renouvelées, est encore ce qu'il y a de mieux après toutes les inventions de toiles cirées, de peaux de mouton, de cadres, etc., qui ont été préconisées en Angleterre et en France, et qui me paraissent devoir être complétement abandonnées.

Je regarde aussi comme tout à fait superflus les matelas imperméables à air ou à eau qui ont été inventés en Angleterre pour le coucher des paralytiques. Le lit ordinaire, le lit spécial de Charenton et le lit à auge garni de paille ou de zostère me paraissent suffire à toutes les indications qui peuvent se présenter dans les asiles d'aliénés.

En général, et surtout dans les quartiers d'agités et d'épileptiques, les vases de nuit ne doivent, ni par leur masse, ni par leur forme, être susceptibles de devenir des armes dangereuses.

Les couteaux de table doivent être arrondis par leur extrémité et n'être tranchants que dans une partie de leur longueur. A la fourchette ordinaire doit être substituée, selon l'utile exemple donné dans plusieurs établissements de la Grande-Bretagne, une fourchette spéciale dont les dents courtes et à pointes peu aiguës ne puissent produire des blessures pénétrantes soit dans la poitrine, soit dans l'abdomen.

L'éclairage au gaz, généralement adopté en Angleterre, me paraît surtout convenir pour les services généraux, les escaliers, les vestibules et les galeries des quartiers. Dans les habitations de jour les lampes ordinaires, et dans les habitations de nuit les lampes veilleuses suspendues, usitées dans les hôpitaux de Paris, me paraissent de beaucoup préférables.

CHAPITRE VI.

SYSTÈMES EMPLOYÉS OU PROPOSÉS POUR LA CONSTRUCTION DES ASILES D'ALIÉNÉS.

§ 1. — FORMES ET SYSTÈMES EN GÉNÉRAL.

Les établissements d'aliénés fondés ou projetés dans les diverses parties du monde civilisé présentent de grandes et nombreuses dissemblances. Les auteurs qui, traitant la question des principes à suivre dans la construction des asiles d'aliénés, ont demandé des enseignements à l'histoire du passé, ont senti le besoin de rattacher ces nombreuses variétés d'asiles à un certain nombre de types dont ils ont cherché les caractères dans la forme architecturale. C'est ainsi que Jacobi, rapportant les asiles à quatre formes principales, la forme linéaire, la forme quadrilatère, la forme en H et la forme rayonnante, a essayé d'apprécier d'une manière générale les avantages et les inconvénients de ces formes, et était arrivé en définitive à exprimer une préférence marquée pour la forme quadrilatère, celle qu'il a introduite comme élément principal dans son modèle d'asile. Conolly et Girard ont suivi Jacobi dans cette voie, et c'est à la forme en H qu'ils ont attribué la supériorité.

Ces distinctions exclusivement fondées sur la considération de la forme ne me paraissent pas avoir une grande utilité. Elles ne peuvent guère conduire qu'à des classements arbitraires et à des appréciations peu rigoureuses. Beaucoup d'établissements échappent à la classification ou ne s'y soumettent que par la contrainte. Quelle valeur accorder à une méthode de classement qui a permis au docteur Guislain de rapporter à un même type les asiles de Halle, d'Illenau, d'Auxerre et de Quatre-Mares et les plans modèles d'Esquirol et de Pinel ?

Les divers types qui pourraient être établis d'après la forme architecturale sont beaucoup plus nombreux et présentent des différences beaucoup plus grandes que ne l'ont dit ou pensé les auteurs qui ont cherché à apprécier d'une manière en quelque sorte abstraite la valeur de la forme dans les asiles d'aliénés.

Il y a d'abord lieu de remarquer que la forme des asiles ne peut, dans un sens vrai, être rapportée à un type architectural que quand les divers éléments qui entrent dans la composition de l'asile se trouvent ramenés à l'unité par la continuité ou par une étroite contiguïté. Un grand nombre d'établissements appartenant au système français échappent à la possibilité d'un classement d'après la forme, précisément parce que leurs éléments constituants sont isolés et disséminés, et ne forment véritablement pas les membres d'un corps auquel une forme puisse être légitimement attribuée. Ce ne serait que par un abus de mots que la plupart des établissements français seraient rattachés même aux formes les plus simples, par exemple à la forme linéaire, à la forme quadrilatère. Ils ne sont réellement comparables aux établissements qui ont une forme architecturale que par les éléments dont ils se composent, isolément considérés. Quant à l'ensemble de ces éléments, il ne présente pas une forme, mais une ordonnance, et à ce point de vue ces établissements peuvent être distingués entre eux en plusieurs classes suivant le mode de distribution de leurs éléments, mais les figures engendrées par cette distribution appartiennent bien moins aux asiles considérés en eux-mêmes qu'à leurs enceintes.

Quant aux formes architecturales proprement dites qui entrent comme éléments dans la composition de ces établissements et qui appartiennent en réalité aux établissements dont les éléments sont réunis en un seul corps, elles sont nombreuses et peuvent être en effet plus ou moins rigoureusement rapportées à des types.

On peut d'abord distinguer les asiles d'après leurs formes en trois classes, suivant que la forme dérive de la ligne droite, de la ligne courbe ou de la réunion de la ligne droite et de la ligne courbe.

A la première classe se rapportent les types suivants :

Forme linéaire simple : asiles de Sachsenberg, Moscou, Saint-Pétersbourg, Trenton, Turin, etc.

Formes linéaires composées :

Forme en T, entrant comme élément complémentaire dans les asiles de Hanwell, Oxford, Exeter, Colney-Hatch, etc.;

Forme en Π, asile de Saint-Patrice, à Dublin;

Forme en K, quartier de femmes de l'hôpital de Guy;

Forme en H, asiles de Wakefield, Dundee, Edinburgh;

Forme en E, asile de Glasgow (maison des indigents), de Butler (Rhode-Island);

Forme en rectangle ouvert, asile de Glasgow (maison des pensionnaires), hôpital de Pensylvanie, asiles de Genève, Prague, Vienne, etc.;

Formes en X, en croix simple ou double, asiles de Glasgow ancien, de Dumfries, d'Oxford, etc.;

Forme quadrilatère simple ou composée, en carré, asiles de Richmond, de Préfargier, de Marseille;

Forme polygonale, asile de district irlandais.

Un seul établissement, la Tour des fous, de Vienne, peut être rattaché à la classe des asiles dont la forme est engendrée par la ligne courbe.

A la troisième classe d'établissements, dont la forme résulte de l'union de la ligne droite et de la ligne courbe, se rattachent les types rayonnants de Gênes et d'Exeter, et le type spécial de Gloucester.

Cette revue des diverses formes d'asiles considérées en elles-mêmes n'a véritablement qu'un intérêt de curiosité. J'ai de la peine à comprendre comment il serait possible d'en faire sortir immédiatement quelque enseignement utile, et de motiver sérieusement une préférence accordée d'une manière générale à l'une ou l'autre des formes imaginées ou réalisées. Il est possible, en se fondant sur des considérations architecturales, hygiéniques et économiques, de poser en principe que les bâtiments rectilignes doivent être préférés aux bâtiments curvilignes; que l'union des bâtiments doit se faire à angle droit, de manière par conséquent à engendrer la forme rectangulaire dans les espaces circonscrits par ces bâtiments. Mais quant à la forme à donner à l'ensemble des constructions, il est évident qu'elle doit être subordonnée au but de l'institution, au nombre des éléments distincts qu'on se propose d'y introduire, à l'importance absolue et relative de chacun de ces éléments, au climat, aux mœurs, aux habitudes du pays pour le service duquel l'établissement est fondé, enfin à la nature, à la forme, à l'exposition du terrain sur lequel l'établissement doit être construit.

Je ne pense pas qu'il soit raisonnable ni possible de déterminer une forme, un type à imposer à l'asile d'aliénés en général. J'ai constamment refusé, dans l'exercice de mes fonctions d'inspecteur général, de me prêter à l'illusion des administrateurs qui s'imaginent que la détermination d'un tel type serait chose facile et utile. Toutes les fois qu'on m'a demandé mon avis sur la forme à adopter pour la création d'un asile, j'ai répondu : Donnez-moi votre programme et montrez-moi votre terrain.

Certainement, il n'existe pas un établissement pour la construction duquel il n'ait été plus ou moins tenu compte des considérations que j'ai indiquées comme devant nécessairement exercer une influence sur la forme à donner à l'ensemble des constructions. Si l'on reconnaît en outre cette vérité, que, sous des formes analogues, des établissements peuvent présenter d'énormes différences, et réciproquement, que le même but peut être atteint au moyen d'établissements très dissemblables par la forme, on se convaincra facilement que ce n'est pas dans la forme des établissements, mais dans le but systématique qu'on s'est proposé en les fondant, que doivent être cherchés leurs caractères essentiels et le principe de leur classement pour une étude comparée.

C'est ce but, tout à la fois scientifique, administratif et économique, qui s'est subordonné toutes les vues secondaires et tous les moyens d'exécution, qui n'a pu manquer de se conformer, selon une certaine mesure, aux convenances de climat, de mœurs et d'habitudes, aux exigences de situation et de nature de terrain, et qui a exercé une influence réelle, mais fort complexe et fort variable, sur la forme architecturale des asiles; c'est ce but, en un mot, qui, variant suivant les temps et suivant les pays, a donné naissance aux divers systèmes dont l'étude mérite réellement d'être approfondie, parce qu'elle offre un intérêt historique véritable, et parce qu'elle est féconde en utiles enseignements.

§ 2. — SYSTÈME FRANÇAIS.

Les divers plans d'après lesquels ont été successivement construits en France les établissements d'aliénés, et qui ont fini par se résumer en un ensemble de données architecturales caractéristiques du système français, ont été subordonnés pour leur conception aux changements apportés dans leur destination par le développement incessant des besoins de l'assistance publique et par le perfectionnement graduel de la psychiatrie.

D'après les différences essentielles de leur destination, ces plans peuvent être rapportés à trois époques principales de l'histoire de l'assistance publique et de l'art de construire les asiles d'aliénés.

A une première époque, la médecine et la charité abandonnent à peu près exclusivement à la police le sort des aliénés indigents. Les aliénés présumés curables ne sont que par exception, à Paris et dans quelques grandes villes, Lyon et Rouen, admis à être traités comme d'autres malades dans les hôpitaux ordinaires. Les aliénés présumés incurables que la charité recueille sont relégués dans quelque coin des hospices pour y être soumis au régime des prisons. La plupart de ceux qui éveillent la sollicitude publique sont enfermés dans les maisons de force et de correction, dans les dépôts de mendicité. Le plus grand nombre est abandonné sans secours à eux-mêmes ou à leur famille, c'est-à-dire le plus souvent à la misère, à la mendicité, au vagabondage.

C'est aussi principalement, sinon exclusivement, en vue d'une séquestration de répression et de sûreté que sont instituées les maisons particulières où sont reçus les aliénés non indigents, et qui sont pour la plupart des maisons religieuses de détention et de correction.

Dans toute la période antérieure aux premiers essais de réforme de la fin du XVIIIe siècle, il ne faut demander aux établissements d'aliénés rien qui ressemble sérieusement à de l'art.

Pour le traitement des maniaques, l'Hôtel-Dieu de Paris ouvrait à ces malheureux deux salles de premier étage, où étaient admis aussi les hydrophobes, et où un lit recevait quatre malades.

Partout ailleurs, l'habitation de l'aliéné, curable ou incurable, était une cellule tout à fait assimilable par la forme, par les dimensions, par la structure, par les clôtures, par le mobilier, à un cachot de prison, dont elle avait la destination en intention comme en fait. Des murs épais, des ouvertures étroites et basses; aux portes hérissées de fer, de volumineuses serrures et d'énormes verrous; aux fenêtres, des barreaux de fer; un lit massif et inamovible jonché de paille; des anneaux de fer et des chaînes; un baquet mobile ou des latrines fixes : voilà l'habitation, ou, comme on l'appelait, la loge de l'aliéné.

Pour constituer un quartier d'aliénés, on disposait des loges sur ce modèle aux divers étages d'un ancien bâtiment de couvent, de prison ou d'hôpital, comme à Lyon (Hôtel-Dieu), à Armentières, à Maréville, à Charenton, en ne négligeant pas d'utiliser l'étage souterrain, comme à Armentières et à Maréville. Ou bien on construisait, sur les côtés d'une cour, des rangs simples de loges adossées aux murs, comme dans la plupart des hôpitaux, à Rouen (hôpital général et Bicêtre), à Montpellier (hôpital Saint-Éloi), à la Rochelle (hôpital général), à Marseille (hôpital Saint-Lazare), etc., et quand l'espace et les murs manquaient, on instituait dans la cour même un double rang de cellules adossées comme à Bicêtre, à l'hôpital d'Aix.

L'ancien état du quartier d'aliénés de Bicêtre, dont Desportes a publié le plan dans son rapport de 1835, donne une idée exacte de ce qu'étaient dans cette première période les meilleurs établissements. Ce quartier se composait de trois petites cours offrant sur chaque côté une ligne de cellules simples dans des bâtiments à un étage. Dans la plus grande des trois cours se trouvait une seconde ligne de bâtiments isolés de toutes parts, composés chacun d'un double rang de cellules adossées et disposés de manière à former au centre de la cour un carré plus petit, inscrit au carré constitué par les quatre rangs de loges simples.

Ce que les aliénés avaient à souffrir dans ces assemblages informes de hideux cachots peut être apprécié au moyen de la description que Desportes a faite des plus anciennes loges de Bicêtre et de la Salpêtrière, qui n'étaient pourtant pas encore ce qu'on aurait pu trouver de plus affreux dans les asiles destinés aux aliénés en France à la même époque.

« Les loges dites de la Chapelle à l'hospice de Bicêtre n'avaient pas six pieds carrés dans œuvre. Il semblait qu'on eût pris à tâche de construire les murs très épais, afin d'en diminuer l'espace. Elles ne recevaient de jour et d'air que par la porte, car le seul guichet dont elles étaient percées pouvait à peine servir à passer les aliments. Les planches qui composaient leurs couchettes étaient scellées dans les murs, et l'infortuné, qui n'avait pour tout meuble que ce grabat couvert de paille, se trouvant pressé contre la muraille de la tête, des pieds et du corps, ne pouvait goûter de sommeil sans être mouillé par l'eau qui ruisselait de cet amas de pierres et sans être pénétré par le froid de cette espèce de glacière....

» Les basses loges de la Salpêtrière ne différaient en rien de celles dont je viens de parler; adossées les unes aux autres, elles ne recevaient également de jour et d'air que par la porte. Mais ce qui en rendait encore l'habitation plus funeste et souvent mortelle, c'est qu'en hiver, lors de la crue des eaux de la Seine, ces loges, situées au niveau des égouts, devenaient non seulement bien plus insalubres, mais de plus un lieu de refuge pour une foule de très gros rats qui se jetaient la nuit sur les malheureuses qu'on y renfermait et les rongeaient partout où ils pouvaient les atteindre... »

Sous l'influence d'un mouvement général de réforme philanthropique dans les hôpitaux et les prisons, dont le point de départ remonte au règne de Louis XVI, dont les propagateurs principaux ont été Howard et Ténon, et auquel la révolution de 1789 imprima une nouvelle et énergique impulsion, le sort des aliénés devient l'objet d'un vif intérêt et d'une préoccupation sérieuse pour les législateurs, les administrateurs et les médecins. La Rochefoucauld en 1791, l'administration des hospices de Paris et Pinel en 1792, prennent l'initiative de la réforme des établissements d'aliénés.

Désormais les aliénés incurables ne seront plus considérés et traités comme des êtres malfaisants et dangereux qu'il s'agit seulement d'enfermer et d'enchaîner dans l'intérêt d'autrui. Ce seront des malheureux et des malades auxquels on devra des égards, des consolations et des soins.

On commencera à comprendre l'importance du traitement de la folie et la nécessité d'en faciliter l'application et d'en assurer l'efficacité par la réunion d'un ensemble de conditions que ne peuvent offrir les hôpitaux ordinaires.

Le perfectionnement des établissements d'incurables ne pourra être étudié ou tenté sans faire naître la pensée de créer des hôpitaux de traitement, ou d'annexer des quartiers de traitement aux asiles d'incurables, ou de fondre dans un même établissement les curables et les incurables.

Cette époque de réforme s'ouvre, en ce qui se rapporte à l'art de construire les établissements d'aliénés, par le programme contenu dans l'instruction rédigée par Colombier en 1785 et par la construction d'un quartier d'incurables à la Salpêtrière d'après les plans de l'architecte Viel.

Colombier veut qu'un établissement consacré aux aliénés soit en bon air, pourvu d'eau salubre, de promenoirs plantés d'arbres; qu'il soit divisé en quatre corps de logis, afin de pouvoir séparer les différentes classes de fous. Il demande un quartier pour les furieux, un autre pour les tranquilles, un troisième pour les imbéciles, et le quatrième pour les convalescents. Chaque quartier aura une forme carrée avec une cour au centre, dont les quatre côtés seront bâtis à rez-de-chaussée, ayant intérieurement une galerie couverte sur laquelle s'ouvriront les logements. Aux quatre angles de chaque quartier seront des salles de réunion. Le reste sera divisé en cellules de huit pieds carrés, éclairées par une lanterne grillée placée dans la voûte de chaque cellule. Au centre de la cour s'élèvera un bâtiment pour les bains. Sous chaque cellule régnera un conduit pour recevoir les immondices des latrines qu'il doit y avoir dans chaque cellule. En outre, au milieu de chaque face des carrés, on établira des latrines communes. A la porte de chaque cellule on doit sceller un banc de pierre, et dans l'intérieur il doit s'en trouver un autre également de pierre et scellé. Chaque cellule sera meublée d'un lit de bois scellé dans le mur. La literie se composera d'une paillasse et d'un traversin de paille d'avoine et d'une couverture. On fixera aux lits quelques anneaux de fer, en cas de besoin.

La donnée fondamentale du plan de l'architecte Viel est la réunion d'un double rang de cellules au nombre de douze à vingt dans des bâtiments à un étage isolés de toutes parts, et le groupement régulier de ces bâtiments à la suite les uns des autres et sur des lignes parallèles autour d'une cour centrale.

De cette conception est née l'ordonnance suivante. Au centre d'un rectangle de 145 mètres de long sur 91 mètres de large, dont un côté est occupé par un bâtiment contenant de grandes salles de réunion, existe une cour centrale de 36 mètres sur 34, plantée d'un double rang d'arbres. Chacun des côtés de cette cour est formé par une ligne de bâtiments à un étage. En avant de la ligne du côté antérieur, et en arrière de la ligne du côté postérieur, à une distance de 8 à 10 mètres, se trouve une seconde ligne de bâtiments. Toutes ces lignes sont coupées au milieu par un intervalle de 3 mètres servant de passage et divisant chaque ligne en deux bâtiments distincts. Sur les côtés de cet ensemble de constructions se développent trois lignes de bâtiments séparées par des intervalles de 8 mètres, composées chacune de trois bâtiments disposés bout à bout avec un intervalle de 3 mètres 1/2, le bâtiment du milieu correspondant exactement au bâtiment qui limite latéralement la cour centrale. A droite, la troisième ligne extérieure est composée de trois pavillons séparés par des cours, s'ouvrant sur une avenue qui rejoint le grand bâtiment antérieur et l'entrée du quartier.

L'ensemble de ces constructions fournit en somme vingt-cinq bâtiments isolés contenant environ trois cents cellules, trois pavillons avec dortoirs et plusieurs grandes salles de réunion; et leur disposition réalise une sorte de petite ville développée autour d'une place centrale et régulièrement coupée dans le sens de sa longueur et de sa largeur par douze petites rues.

Tel est le premier plan régulier qui ait été appliqué à la construction d'un asile d'aliénés en France. On y trouve les premiers germes de la conception plus tard développée par Esquirol, ainsi que l'illustre aliéniste l'a reconnu lui-même dans son jugement sur l'œuvre de Viel. Cet habile architecte, dit Esquirol, devina en quelque sorte ce qui convenait à une maison d'aliénés; il avait compris les avantages des bâtiments isolés, des rez-de-chaussée, des petits dortoirs; et s'il ne construisit pas un établissement sans reproches, il faut s'en prendre au temps, car on ignorait alors les vrais besoins des fous; on ne renfermait que les furieux contre lesquels on réclamait des moyens de force. Aussi Viel avait-il fait sceller dans chaque loge un anneau pour y suspendre des chaînes.

La destination des asiles d'aliénés ne tarda pas à être autrement conçue.

Dès 1792, à Bicêtre, Pinel avait supprimé l'usage des chaînes et avait fait instituer une infirmerie spéciale pour le traitement des maladies accidentelles. En 1797, à la Salpêtrière, il fit sortir les épileptiques du quartier des aliénés et les plaça dans un quartier distinct. Il créa une infirmerie pour les maladies accidentelles, des dortoirs pour les incurables tranquilles et propres et pour les convalescentes, une salle de bains et de douches, un ouvroir, des promenoirs plantés. En un mot il organisa un traitement curatif dans le quartier créé pour des incurables.

Un arrêté pris par le ministre de l'intérieur le 17 juin 1802 affecta la maison de Charenton à l'usage d'hôpital de traitement pour les aliénés curables des hospices de Paris, et motiva, pour la création de 70 places d'hommes et de 30 places de femmes, des appropriations et des constructions nouvelles qui augmentèrent considérablement l'importance de cet établissement. Les indigents atteints de folie ne durent être admis dans les quartiers d'incurables de Bicêtre et de la Salpêtrière qu'après avoir subi trois mois de traitement dans la maison de Charenton. Cet état de choses cessa en 1807. L'établissement de Charenton continua à se développer comme maison de santé pour les aliénés des classes aisées. Et, dès 1806, l'administration des hospices dut approprier les hôpitaux de Bicêtre et de la Salpêtrière au double usage d'hôpital de traitement et de maison de refuge.

Pour donner satisfaction à ces nouveaux besoins du service dans les deux hôpitaux, on agrandit le domaine des quartiers réservés aux aliénés, on démolit les loges les plus insalubres, on affecte d'anciens bâtiments à l'usage de dortoirs, on élève de nouvelles constructions, notamment à Bicêtre, un bâtiment à trois étages contenant 180 lits, auquel on ajouta plus tard une salle de bains et une rangée de dix cellules pour constituer le quartier de traitement.

Dans toutes ces améliorations, rien encore de systématique en ce qui se rapporte à l'art de construire les asiles. On se préoccupe de la nécessité d'assainir les habitations, de donner de l'air, de la lumière, de l'espace, de la liberté aux malades. Mais aucunes règles précises ne sont encore posées, et les nouvelles constructions n'offrent encore aucun caractère spécial qui diffère très notablement ou des cellules anciennes des quartiers d'aliénés, ou des salles ordinaires d'hôpitaux.

Toutefois la substitution du dortoir commun au plus grand nombre des cellules, et la distribution des cellules le long d'une galerie couverte tendent à prévaloir. Les bases les plus essentielles du programme médical commencent à se poser en ce qui touche le classement des malades. La principale donnée du classement est empruntée à la considération de la curabilité. L'asile est divisé en section de traitement et section d'incurables. On tient à ce que ces catégories de malades ne puissent se confondre. L'état de convalescence et de maladie accidentelle motive des subdivisions distinctes. Et la masse des incurables est séparée en deux sections d'après la considération de l'état de tranquillité et d'agitation.

Ce mouvement de réforme se propagea des hôpitaux de Paris dans les provinces, où il provoqua les premières tentatives d'amélioration de la condition des aliénés dans les hospices d'Avignon, de Rouen, de Bordeaux, dans la maison de Maréville, dans l'établissement de l'Antiquaille de Lyon, etc.

Au milieu des efforts tentés pour l'amélioration du service des aliénés dans les hôpitaux de Paris, les vues des administrateurs et des médecins s'étaient agrandies et perfectionnées.

L'utilité de centraliser le traitement de l'aliénation mentale dans un hôpital spécial avait été de bonne heure comprise. Ténon l'avait signalée dès 1786. Pour fonder un établissement de cette nature, le conseil général des hospices civils de Paris demandait sans succès, le 9 avril 1801, au préfet de la Seine, la concession des abbayes de la Magdeleine de Trenelle et des filles de la Croix. Le projet de créer un hôpital, uniquement consacré au traitement de l'aliénation mentale, fut repris par l'administrateur Desportes et approuvé par une délibération du conseil des hospices le 5 mai 1821. C'est à l'occasion de ce projet, soutenu jusqu'en 1833 par son auteur avec une persévérance digne d'un meilleur sort, que Desportes a publié en 1824 son programme d'un hôpital consacré au traitement de l'aliénation mentale, pour 500 malades des deux sexes.

Ce projet avait pour antécédent les vues de réforme plus générale qu'Esquirol avait exposées dans un rapport adressé au ministre de l'intérieur en septembre 1818. Pour remédier aux souffrances des aliénés, énergiquement dépeintes dans un fidèle et affligeant tableau, Esquirol proposait la création de dix établissements distribués dans toute l'étendue de la France et destinés à fonctionner surtout comme hôpitaux de traitement.

Une circulaire du ministre de l'intérieur, du 16 juillet 1819, prescrivit aux préfets les mesures les plus urgentes. Une commission instituée en 1820 prépara de nouvelles instructions et étudia un programme.

La question grandit de jour en jour. Le gouvernement et les législateurs se préoccupent des graves et nombreux intérêts qu'elle embrasse.

Enfin la législation de 1838, dont l'avénement a été préparé et provoqué par toutes ces études, par l'exemple de l'Angleterre et par les réclamations de MM. Ferrus et Breton, impose à l'assistance publique, dans chaque département de la France, la double obligation de traiter les aliénés curables et de secourir les aliénés incurables, au moyen d'établissements spéciaux, et donne ainsi aux programmes administratifs des asiles à fonder des bases plus larges et mieux déterminées.

C'est de cette troisième époque que date réellement en France l'art de construire les asiles d'aliénés, qui a pour point de départ : en théorie, les programmes et les plans d'Esquirol et de Desportes, rédigés et publiés de 1818 à 1824 ; en fait, les constructions exécutées pendant la même période, à Bicêtre et à la Salpêtrière.

Esquirol, résumant ses études et ses réflexions de dix années, a formulé, dans son mémoire de 1818, le programme qu'il conseille de suivre pour la création des asiles spéciaux par lui conçus, selon sa pittoresque expression, comme des instruments de guérison.

« Les constructions présenteront un bâtiment central pour les services généraux, pour le logement des officiers ; ce bâtiment aura un premier étage. Sur les deux côtés de ce bâtiment central et perpendiculairement à ses lignes, seront construites des masses isolées pour loger les aliénés, les hommes à droite, les femmes à gauche ; ces masses isolées seront assez nombreuses pour classer tous les malades d'après le caractère et la période de leur maladie... Au centre de tous ces bâtiments, disposés parallèlement entre eux, s'élèveront des bâtiments isolés aussi. Ces derniers serviront d'ateliers, de salles de bains, de douches, d'appareils de vapeur, d'infirmerie, etc.... Les constructions destinées aux aliénés seront toutes au rez-de-chaussée. »

J'ai reproduit, page 173, les règles tracées, pour la constitution des quartiers, par Esquirol, dont la conception est complétée et développée par le plan que M. Lebas architecte dressa et grava d'après ces données, qui fut publié à l'étranger en 1833, et qui est reproduit pl. II, fig. 2. (La légende offre quelques différences dans la désignation des quartiers de classement.)

Le programme rédigé par Desportes pour la création d'un hôpital spécial de traitement près de Paris contient plus de développements et de détails que le programme d'Esquirol, mais n'en diffère essentiellement que sur quelques points secondaires.

« L'ensemble des bâtiments d'un hôpital de fous des deux sexes doit être divisé en trois parties très distinctes : la première comprend le corps de logis des deux quartiers affectés à l'habitation des malades ; la deuxième, ceux dans lesquels sont établis l'administration, les employés, les offices de la cuisine et les magasins ; et la troisième, ceux qui sont consacrés à un usage spécial, comme la chapelle, l'amphithéâtre, la buanderie, etc.

» Les bâtiments consacrés à l'habitation des aliénés devront être érigés sur le même dessin et dans les mêmes dimensions... Il est indispensable de les placer de manière qu'ils soient parfaitement indépendants les uns des autres. Pour la séparation parfaite des deux sexes, tous ces bâtiments formeront deux départements séparés par le plus grand espace possible. Pour le classement des malades, suivant le caractère principal de leur aliénation mentale, chacun de ces départements se subdivisera en douze sections. (Voyez leur énumération page 94.)

» L'étendue et l'ordonnance de ces constructions étant les mêmes, elles présenteront deux masses régulières et parallèles... Ces départements des hommes et des femmes seront, pour ainsi dire, deux hôpitaux dans un grand ; les sections de chacun d'eux seront pareillement douze petits hôpitaux dans une même enceinte. Leur isolement sera assez marqué pour que d'une section on ne puisse voir ni entendre ce qui pourrait se passer dans les autres ; il faudra qu'elles soient entre elles des espèces de chartreuses, et l'espace donné à chacune sera clos par des murs de 8 pieds de hauteur... Une section se composera : 1° de 12 cellules ou d'une salle de 24 lits ; 2° d'un réfectoire ou salle de réunion ; 3° d'un ouvroir ; 4° d'un dortoir pour les infirmiers ; 5° d'un magasin ; 6° d'une cour de service ; 7° d'un promenoir jardin ; 8° d'un promenoir couvert ; 9° d'une fontaine ; 10° d'un cabinet de latrines. »

Les vues de Desportes s'accordent parfaitement avec celles d'Esquirol en ce qui se rapporte à la préférence à donner aux bâtiments à rez-de-chaussée pour l'habitation des malades, aux caractères que doivent offrir ces habitations, à la forme des quartiers, à la proportion des cellules et des dortoirs, etc. Quant aux règles de détail qui sont posées dans le programme de Desportes, elles méritent encore aujourd'hui pour la plupart d'être prises en considération dans un système quelconque de constructions pour les aliénés.

C'est dans les hôpitaux de Paris, c'est-à-dire là où elles avaient pris naissance, que les vues nouvelles sur l'art de construire les asiles d'aliénés furent pour la première fois appliquées. Il ne s'agissait encore que de la création de quartiers de classement. Mais par la nature même des choses le quartier de classement impose nécessairement à toute l'ordonnance des constructions dans un asile d'aliénés une donnée si importante et si fondamentale, qu'on peut à bon droit considérer la conception du quartier de classement comme l'élément générateur de tout système d'asile. C'est bien ainsi que l'entendait Desportes quand, à propos des deux quartiers nouvellement créés à la Salpêtrière et à Bicêtre, il faisait allusion au but qu'on s'était proposé, de les constituer de manière qu'ils pussent servir de modèles soit pour l'asile de traitement projeté, soit pour tout autre établissement à fonder en province.

A Bicêtre, deux rangs de cellules surmontés d'un étage, et terminés à chaque bout par un pavillon à deux étages, se développent sur deux lignes parallèles entre elles et perpendiculaires à un troisième bâtiment, construit précédemment et consacré au traitement, et forment avec ce bâtiment les côtés d'une cour carrée, plantée d'arbres, ouverte par son quatrième côté. Chacune de ces deux constructions contient dix cellules disposées à la suite les unes des autres entre deux galeries, l'une au midi, soutenue par des colonnes de pierre et à jour pour servir de promenoir couvert, l'autre au nord, soutenue par des pilastres et fermée pour servir de chauffoir. Les deux bâtiments contiennent 100 lits pour les convalescents et les tranquilles et complètent la section du traitement.

A la Salpêtrière, deux bâtiments à rez-de-chaussée, terminés par de petits pavillons à deux étages, se développent parallèlement sur les deux côtés opposés d'une vaste cour carrée, plantée d'arbres, fermée sur le troisième côté par un mur, et limitée sur le quatrième côté par une large galerie de communication qui relie les deux bâtiments et sert de promenoir couvert. Cette galerie, soutenue par des colonnes, est fermée du côté de la cour par une grille de fer et ouverte de l'autre côté sur des parterres ornés de fleurs. Chacun des deux bâtiments contient deux dortoirs de 24 lits, un office, un réfectoire et un ouvroir. Sur le trajet de la galerie de communication, à une égale distance de chaque bâtiment, s'élève un pavillon à deux étages pour les bains et les douches. Ces deux bâtiments sont destinés à constituer deux quartiers distincts pour les aliénées convalescentes et atteintes de maladies accidentelles. Un grand jardin carré et fermé de murs se développe en dehors et le long de l'un des bâtiments pour servir de promenoir séparé à l'une des deux catégories de malades. L'étendue des deux corps de logis, en hauteur, largeur et longueur, a été réglée sur l'espace et le cube d'air qu'il était rigoureusement nécessaire de donner à chaque individu pour qu'il fût commodément et sainement placé.

Ces diverses constructions furent commencées en 1819. Elles ont servi de modèle pour les constructions qui ont été plus tard élevées à la

Salpêtrière et à Bicêtre, et ont fourni des types fréquemment imités pour la constitution des quartiers de classement dans les asiles français.

Dès 1821 Esquirol et Desportes furent appelés à appliquer, sur une plus large échelle, leurs vues architecturales par leur participation à la création de l'asile de Saint-Yon à Rouen, dont le plan appartient à l'architecte Jouannin.

La cour carrée construite, sur trois côtés, de bâtiments à un étage et fermée sur le quatrième côté par une grille à claire voie, avec portique couvert au pourtour du préau intérieur, planté d'arbres, offrant sur sa façade les habitations de jour et sur deux côtés un rang de cellules simples s'ouvrant sur un corridor intérieur, représente, dans l'asile de Saint-Yon, la conception d'Esquirol sous sa forme la plus pure et la plus simple. Trois cours du côté des femmes et deux cours du côté des hommes, développées, d'après ce type, dans chacune des deux grandes divisions de l'établissement sur une même ligne à un intervalle de 4 à 6 mètres et reliées entre elles du côté de leur façade par de petites galeries de communication couvertes et fermées, ont constitué, à l'époque de la fondation de Saint-Yon, tout ce qu'offrait de spécial cet asile. L'établissement a été complété par l'appropriation d'un ancien couvent à l'usage de l'administration, des services généraux, des malades tranquilles et atteints de maladies accidentelles, et par la construction d'un établissement central de bains pour les deux sexes.

Toutefois les vues d'Esquirol, telles qu'elles sont formulées dans le programme et le plan de 1818, ne reçurent qu'un petit nombre d'applications, et encore furent-elles immédiatement modifiées.

Le quartier d'aliénés de l'hôpital général de Montpellier, commencé en 1821, se composa à la vérité de deux cours carrées, une pour chaque sexe; mais chaque cour, complétement fermée, offrait sur chacun de ses quatre côtés un bâtiment à un étage contenant un rang de cellules, et à chacun de ses quatre angles un pavillon à deux étages.

La cour carrée construite sur les quatre côtés est l'élément générateur du système de constructions adopté dans le plan de l'architecte Pinchot pour la fondation d'un asile de 300 aliénés à Marseille. Ce plan obtint le prix au concours ouvert en 1823, et fut revu presque immédiatement par Esquirol. Sa réalisation a été retardée jusqu'à 1833.

L'asile de Marseille est constitué par la réunion de neuf bâtiments carrés, de 44 mètres de côté, disposés comme les cases d'un damier. Un de ces bâtiments, destiné à l'administration, forme l'avant-corps du système et correspond par son aile postérieure à un espace libre, intervalle des deux divisions d'hommes et de femmes. De chaque côté sur le prolongement de l'aile postérieure du bâtiment d'administration, se développent deux bâtiments carrés, de même dimension, formant les quartiers des convalescents et des épileptiques, séparés par une cour de service de 14 mètres de largeur. En arrière de ce premier rang de bâtiments carrés et à une distance de 44 mètres, se développe un rang tout à fait semblable pour les agités et les épileptiques. L'intervalle des deux rangs, libre de constructions dans sa moitié externe, est occupé dans sa partie interne par un quartier destiné à l'infirmerie et aux paralytiques, formant une cour rectangulaire au moyen de la prolongation des ailes internes et externes des quartiers de convalescents et de tranquilles. Sur le côté extérieur de ce quartier et entre les cours de service qui séparent les carrés du premier et du deuxième rang et qui contiennent les latrines, se trouve une cour de service divisée en deux parties par l'établissement des bains. Tous les bâtiments destinés aux aliénés n'ont qu'un étage. Au pourtour intérieur de chaque cour règne un portique qui se continue d'une cour à l'autre au moyen de galeries de communication. Le quartier des agités contient 24 cellules disposées, entre le portique et un corridor intérieur, sur chacun des trois côtés de la cour, le quatrième côté étant occupé par un réfectoire et un promenoir couvert. Dans tous les autres quartiers, sauf neuf cellules de force, les habitations de nuit sont des dortoirs.

Enfin si le système adopté pour la reconstruction de l'asile de Charenton, commencée en 1838, sur les instances de M. Palluy, d'après les études de M. Calmeil, le programme d'Esquirol et les plans de M. Gilbert, peut être considéré à juste titre comme la plus complète et la plus magnifique réalisation des vues d'Esquirol, il faut néanmoins reconnaître que la conception primitive de 1818 a été profondément modifiée dans ce plan. La cour carrée bâtie sur trois côtés est bien encore, dans le nouvel asile de Charenton, l'élément fondamental du quartier de classement. Mais l'isolement et l'indépendance des quartiers, si rigoureusement recommandés par Esquirol et Desportes et si exactement réalisés dans le plan modèle d'Esquirol et dans l'asile de Saint-Yon, ont disparu. Les cours carrées, formées de toutes pièces par trois bâtiments propres à chacune d'elles et séparées les unes des autres par un intervalle libre, se sont fondues en une série continue de cours contiguës, réunies par un de leurs côtés en un seul corps, et séparées par des bâtiments simples et communs aux cours contiguës. Le plan s'est en outre simplifié par la suppression de la ligne de constructions, intermédiaire aux deux séries de cours carrées; et le bâtiment à deux étages est entré pour une notable part dans la constitution des habitations de malades. (Voy. pl. III, fig. 5.)

Ces modifications importantes ne furent pas toutes motivées par les exigences exceptionnelles du terrain d'assiette de l'asile de Charenton; elles furent aussi sans aucun doute influencées par les vues nouvelles qui s'étaient produites et réalisées depuis 1818 dans un grand nombre de projets et de constructions.

Déjà en 1819, pour obtenir un plus grand nombre de places, on s'était décidé à surmonter de dortoirs les deux rangs de cellules du quartier de Bicêtre.

A Charenton même, dès 1824, on s'était, de dessein prémédité, écarté des vues d'Esquirol et de Desportes, en donnant trois étages aux bâtiments de la section qui fut créée pour les femmes sur les plans de l'architecte Leroux. La section devait comprendre deux quartiers et n'a été qu'à moitié exécutée. Un bâtiment de 120 mètres de longueur et deux bâtiments de 35 mètres, naissant à angle droit de ses extrémités, forment les trois côtés d'un rectangle allongé, sur le quatrième côté duquel se développe une galerie. Ces bâtiments ont trois étages. Du milieu du bâtiment principal au milieu de la galerie, s'étend un bâtiment à un étage qui divise en deux parties égales le rectangle, et en deux quartiers la section. La partie exécutée comprend la moitié du bâtiment principal, la moitié de la galerie, une des ailes terminales et le bâtiment du milieu, et forme une cour carrée dont trois côtés sont occupés par des constructions, et le quatrième côté par une galerie couverte et ouverte. Le préau, planté, ayant au centre un égout surmonté d'une fontaine, est entouré d'une galerie portant une terrasse soutenue par des colonnes de pierre. Au rez-de-chaussée, dans le bâtiment principal, dix chambres s'ouvrant sur un corridor; dans l'aile, un réfectoire servant de salle de réunion et de travail, un dortoir et des logements de serviteurs; dans le bâtiment du milieu, deux petits dortoirs et un chauffoir. Au premier et au deuxième étage, dans le bâtiment principal, des chambres s'ouvrant sur un corridor ; dans l'aile, de grands dortoirs. Du milieu du bâtiment principal se développe, en saillie à l'extérieur, une demi-rotonde, dont le rez-de-chaussée forme la salle de bains, où les baignoires sont disposées en hémicycles.

Cette construction, remarquable par sa belle ordonnance et son aspect imposant, reproduisait encore dans son essence, sauf la grandeur des proportions et le nombre des étages, le type conçu par Esquirol.

Ce type ne tarda pas à subir des modifications plus profondes et même à s'effacer complétement dans les études des médecins et des architectes. Aux bâtiments à un étage, développés sur les côtés d'une cour carrée, se substitua dans la plupart des plans, comme élément fondamental du quartier de classement, le pavillon à deux étages isolément placé au centre ou sur l'un des côtés de la cour carrée. Enfin le rapprochement des pavillons à deux étages jusqu'au contact sur la même ligne, et jusqu'à la fusion en un même corps de bâtiment, c'est-à-dire l'abandon du principe absolu de l'isolement et de l'indépendance des quartiers, représente dans un certain nombre de plans un écart encore plus grand par rapport aux vues primitives d'Esquirol et de Desportes, et exprime une première tendance vers le système qui me paraît destiné à prévaloir généralement dans l'avenir. Ainsi se développèrent, à côté du groupe des asiles et des plans qui reproduisent dans leur plus grande pureté le système d'Esquirol, et dont j'ai tracé l'historique, deux autres groupes distincts dont l'examen complétera cet aperçu sur le développement, en France, de l'art de construire les asiles d'aliénés.

L'impulsion communiquée par les hôpitaux de Paris et par les travaux d'Esquirol et de Desportes, en se propageant à toute la France, donna naissance à un grand nombre de tentatives d'organisation du service des aliénés dans les départements, tentatives qui se résumèrent, ou en appropriations, à l'usage d'asile, d'établissements déjà existants : quartiers d'hospice, dépôts de mendicité, couvents ; ou en fondations d'asiles nouveaux.

De ces tentatives, celles qui ont simplement consisté en appropriations, agrandissements et améliorations, n'offrent réellement qu'un faible intérêt en ce qui se rapporte à l'histoire de l'art de construire les asiles d'aliénés, bien qu'elles aient une importance considérable par le nombre, par la grandeur et par la valeur pratique des établissements auxquels elles ont donné naissance. C'est en effet par l'appropriation d'établissements de diverse nature qu'ont été institués les asiles publics d'Alençon, d'Angers (Sainte-Gemmes), d'Armentières, de Bordeaux, de Cadillac, de Châlons, de Saint-Dizier, d'Evreux, de Fains, de Lille, de Lyon, de Maréville, de Pontorson, de Quimper, de Rennes (Saint-Meen), de Saint-Robert, de Rouen (Saint-Yon), de Stephansfeld, de Saint-Venant, de Toulouse, de Tours, etc., et les asiles privés d'Alby, de Caen, de Limoux, etc.

Dans tous ces établissements, qui constituent la majorité des asiles français actuellement existants, les données imposées aux programmes d'appropriation par la conservation obligée de constructions anciennes d'une importance plus ou moins grande, ont entaché d'imperfections graves et indélébiles les projets les plus habilement conçus, et ne leur ont pas permis de se développer sous une forme régulière et vraiment artistique. De là l'impossibilité de rattacher positivement, pour ces asiles, à un système quelconque leur ordonnance générale, subordonnée dans chacun d'eux au fait variable et accidentel de la conservation d'anciens bâtiments de forme, de situation et d'importance fort diverses.

Ce n'est que partiellement et secondairement, en raison de la nature des éléments complémentaires obtenus par des constructions nouvelles, que ces établissements ont pu prendre part au progrés de l'art. Il est facile de reconnaître, en examinant ces divers établissements, que les appropriations qui leur ont donné naissance ont été influencées, aux diverses époques de leur réalisation, par les systèmes généraux dominants, les plus anciennes par le système Esquirol-Desportes, les plus modernes par l'un ou par l'autre des systèmes nés de la modification graduelle et successive des vues primitives des réformateurs français. Au point de vue de l'histoire de l'art de construire les asiles d'aliénés, l'intérêt qui peut s'attacher à ces applications partielles, restreintes et contraintes de systèmes généraux, s'efface devant les projets et les asiles où ces systèmes ont pu se développer librement et complétement.

De ce qu'une description, même succincte, de ces établissements, ne me paraît pas devoir être introduite dans cet ouvrage, il n'en faudrait pas conclure qu'on ne puisse trouver dans ces asiles des éléments partiels d'une véritable valeur, et quelquefois même certaines dispositions d'ensemble à beaucoup d'égards satisfaisantes. Dans quelques uns de ces asiles où l'appropriation a pris des proportions assez considérables pour devenir en quelque sorte équivalente à une construction nouvelle, tels que les asiles d'Alençon, de Châlons, de Sainte-Gemmes, près d'Angers, de Quimper, de Stephansfeld, etc., le résultat obtenu élève les établissements appropriés au premier rang parmi les asiles les plus propres, par leur constitution matérielle, à atteindre leur double but d'institution de traitement et de refuge pour les aliénés. Les efforts employés pour la fondation et le perfectionnement de ces institutions n'ont pas été sans utilité pour le progrès de l'art, et ont créé des droits à la reconnaissance publique pour un bon nombre de médecins et d'administrateurs, parmi lesquels se font remarquer les noms de MM. Foville, Delaye, Deboutteville, Dagonet, Chambeyron, Bottex, Etoc Demazy, Follet, Richard, Renaudin, Fromentin, Levincent, Giraud, Archambault, Morel, etc.

Toutefois, après avoir fait cette part à la justice due aux hommes et aux choses, sans contester à aucun égard l'intérêt humanitaire que présente le développement de ces diverses institutions, et tout en louant sans réserve les intentions qui leur ont donné naissance, on est forcé de reconnaître que, parmi les appropriations d'asiles qui en ont été le résultat, il en est un certain nombre, surtout les plus anciennes, dont la réalisation a créé de graves obstacles à l'amélioration future du sort des aliénés. A l'époque plus récente où une réforme plus fondamentale a été réclamée au nom de la science, beaucoup d'administrations se sont fait illusion sur la portée des améliorations antérieurement réalisées, et se sont trop facilement satisfaites de la condition moins insupportable, ou même beaucoup meilleure, qu'elles avaient faite aux aliénés. Et il a été toujours difficile et trop souvent impossible d'obtenir le sacrifice absolu d'institutions qui avaient déjà acquis quelque importance et dont la conservation partielle, point de départ des appropriations ultérieurement entreprises, a été pour beaucoup d'asiles une condition héréditaire de graves et incurables défauts.

En ce qui se rapporte à l'histoire et aux progrès de l'art depuis les premiers travaux d'Esquirol et de Desportes, tout l'intérêt se concentre sur les tentatives qui ont eu pour but ou pour résultat la fondation d'asiles nouveaux. Ce sont, en effet, ces tentatives qui, prenant pour point de départ les programmes d'Esquirol et de Desportes et les travaux déjà réalisés sous leur inspiration, ont modifié la conception de ces premiers maîtres et ont constitué le système français, en donnant naissance à deux nouveaux groupes d'asiles distincts du groupe du système Esquirol, et caractérisés : l'un, par la substitution du pavillon à deux étages au bâtiment carré à rez-de-chaussée ; l'autre, par l'abandon du principe de l'isolement des quartiers, et par la réunion en un seul corps des habitations destinées à plusieurs quartiers.

Au premier groupe se rattachent les asiles du Mans, de Rodez, de Nantes, d'Auxerre et les plans de Sc. Pinel, de Brierre de Boismont, de Delor, de Bottex, de Girard, d'Esquié.

Au second groupe peuvent être rapportés les asiles de Lafond, de Pau, de Napoléon-Vendée, de Blois, de la Roche-Gandon, d'Auch, de Montauban, et les asiles privés de l'Hommelet et de Dinan.

Pour compléter l'histoire du système français, il est indispensable de passer rapidement en revue les principaux plans qui appartiennent à ces deux groupes.

Quant au petit nombre de plans qui, tels que ceux de MM. Ferrus, Philippon, Pasquier, ne peuvent être rattachés à aucun des groupes dont l'ensemble constitue les asiles du système français, leur étude trouvera naturellement place dans le chapitre consacré à l'exposition des systèmes spéciaux.

En tête des asiles du premier groupe doit être placé l'asile du Mans, qui, fondé en 1828, ouvert en 1834, et non encore complétement achevé, a fourni, pour la constitution du quartier de classement et pour l'ordonnance générale des constructions, un type fréquemment imité. (Pl. III, fig. 3.)

Le quartier de classement est constitué par une cour carrée, fermée de murs, au centre ou sur l'un des côtés de laquelle s'élève un pavillon isolé à deux étages. Le pavillon à un étage contenant des cellules est exclusivement réservé au quartier des agités.

Le rectangle allongé qui forme le terrain d'assiette des constructions est divisé suivant sa longueur en trois bandes dont la moyenne est destinée aux bâtiments de l'administration et des services généraux, et sert à séparer les deux divisions d'hommes et de femmes développées sur les bandes latérales.

Sur la bande moyenne s'élèvent isolément, d'avant en arrière : deux lignes de petits pavillons pour le logement du concierge, les bureaux de l'économe et les parloirs, le bâtiment principal de l'administration et des services généraux, la chapelle et les magasins.

Au milieu de cette bande, au centre de l'asile et d'une grande cour de service bornée en avant par les pavillons des parloirs, en arrière par la chapelle, sur les côtés par les divisions consacrées aux malades, est situé le bâtiment qui contient les bureaux de l'administration, la cuisine, la lingerie, le logement des sœurs. Ce bâtiment isolé, élevé de trois étages et développé dans le sens de l'axe de l'asile de manière à faire face aux divisions, est mis de chaque côté, par une galerie transversale, en communication avec deux grandes galeries qui règnent le long de la cour de service et des divisions, et qui reçoivent les entrées des quartiers. Ces deux galeries, qui commencent en avant à l'entrée des parloirs, aboutissent en arrière à une galerie transversale qui les met en communication entre elles et avec l'entrée de la chapelle.

Sur chacune des bandes latérales se distribuent symétriquement les quartiers de classement et leurs pavillons développés transversalement à l'axe de l'asile, et formant des lignes parallèles dont l'intervalle est occupé par les préaux. Ces pavillons, dans le plan primitif, étaient au nombre de quatre pour chaque division. Le premier pavillon, destiné aux pensionnaires de 1re classe, est situé au centre d'une cour plantée, sur le prolongement des parloirs et au niveau de l'entrée de la cour centrale de service. Il offre au rez-de-chaussée un double rang de chambres s'ouvrant sur un corridor intérieur, et est surmonté d'un attique qui contient quelques chambres. Le deuxième pavillon est affecté aux malades en traitement; le troisième est subdivisé en deux sections pour les incurables et les infirmes. Chacun d'eux a deux étages, et offre au rez-de-chaussée un réfectoire et un dortoir, au premier étage deux dortoirs. Le quatrième pavillon est subdivisé en deux sous-sections pour les agités et les épileptiques, n'a qu'un étage et contient sept cellules, un dortoir et un réfectoire. Un cinquième pavillon, en projet, n'aura aussi qu'un étage, et contiendra, pour les agités, séparés des épileptiques, des cellules, un dortoir et un réfectoire. Chaque quartier est destiné à contenir de 20 à 30 malades. Les dortoirs sont de dix lits. Les latrines sont séparées des pavillons et adossées aux murs des cours.

Dans chaque division, à l'extrém té de la galerie transversale qui unit la galerie longitudinale au bâtiment d'administration, existe une salle de bains.

Sur les côtés et en dehors de l'enceinte de l'asile, deux pavillons isolés servent d'habitation pour le directeur et pour le médecin.

On se propose d'ajouter au plan primitif deux bâtiments demi-circulaires, se détachant extérieurement du milieu des divisions pour constituer des habitations particulières à l'usage de pensionnaires hors classe, et de créer en arrière de la chapelle un carré de bâtiments pour des magasins et une machine à vapeur.

Le plan de l'asile de Rodez, commencé en 1838, par M. Boissonade, ouvert en 1852 et non encore achevé, reproduit avec une exactitude presque parfaite l'asile du Mans dans ses éléments et dans son ordonnance. Quelques différences méritent pourtant d'être signalées.

Chacun des cinq quartiers de classement de chacune des deux grandes divisions contient une petite salle de bains. Les pavillons du centre, qui se relient avec le bâtiment d'administration par la galerie transversale, diffèrent des autres pavillons par leurs dimensions plus petites, par leur direction parallèle à l'axe de l'asile, et contiennent au rez-de-chaussée un dortoir pour les malpropres, au premier étage l'infirmerie. Les quatre bâtiments qui sont disposés en avant et en arrière de ces deux pavillons, sur deux lignes transversales et parallèles, et qui sont destinés à loger les aliénés tranquilles, se composent chacun d'un corps principal qui contient au rez-de-chaussée deux réfectoires séparés par un office, au premier étage deux dortoirs, séparés par une chambre d'infirmiers, pour les aliénés indigents, et de deux petits pavillons terminaux qui contiennent au rez-de-chaussée une salle de bains et cinq cellules, au premier étage huit chambres pour les aliénés pensionnaires.

Le plan de l'asile d'Auxerre, construit par M. Boivin, d'après le programme et les indications de MM. Girard et Ferrus, pour 350 aliénés des deux sexes, a beaucoup d'analogie avec les asiles du Mans et de Rodez. (Pl. IV, fig. 7.)

Situation centrale du bâtiment d'administration, séparation des deux divisions de malades par une grande cour de service autour de laquelle règne une galerie générale, communication du bâtiment central avec les divisions par une galerie transversale, constitution du quartier de classement par un pavillon à deux étages correspondant à une cour intérieure, nombre des quartiers de classement égal à cinq, habitations du directeur-médecin et du chapelain isolées sur les côtés et à l'extérieur de l'établissement, voilà les similitudes. L'ordonnance diffère dans l'asile d'Auxerre, en ce que le bâtiment central est développé parallèlement à tous les autres bâtiments, et en ce que les quatre pavillons de classement qui en sont le plus voisins occupent sur la bande moyenne, parallèlement à ce bâtiment, deux côtés de la grande cour carrée au centre de laquelle il est situé. De ces quatre pavillons, deux appartiennent de chaque côté à chacune des deux divisions d'hommes et de femmes, l'un consacré aux pensionnaires, l'autre subdivisé en sections pour les aliénés atteints de maladies accidentelles ou convulsives. Les autres pavillons, au nombre de quatre, deux pour chaque sexe, un pour les aliénés paisibles, un pour les semi-paisibles, sont distribués sur les bandes latérales à la manière des pavillons du Mans et de Rodez. Les quartiers d'agités, composés chacun de cinq cellules pour chaque division, sont rejetés en arrière, et sont constitués par un bâtiment curviligne ayant l'étendue d'un quart de cercle, d'où partent, comme autant de rayons, des murs circonscrivant, pour chaque cellule, un préau angulaire terminé par un saut de loup.

L'asile d'aliénés de Nantes, construit de 1832 à 1836, n'est qu'une annexe d'hôpital et se compose exclusivement d'habitations de malades. Les deux divisions qui le composent se développent parallèlement aux constructions de l'hôpital, à la suite l'une de l'autre, sur une même ligne interrompue par un espace libre au niveau du bâtiment central de l'hôpital, où se trouvent les services généraux communs aux deux établissements. Sauf cette différence dans son ordonnance générale, l'asile de Nantes offre les plus grandes analogies avec les asiles précédemment étudiés. En effet, chacune des divisions se compose, comme dans ces asiles, de quartiers constitués par une série de pavillons développés perpendiculairement à une galerie extérieure, et laissant entre eux des intervalles qui forment des cours intérieures. Ces cours ainsi limitées sur la façade par la galerie, sur chaque côté par les pavillons, se terminent sur le quatrième côté par une grille à claire-voie donnant la vue sur des jardins, la campagne et le cours de la Loire. Quatre pavillons destinés, le premier aux pensionnaires convalescents, le deuxième aux indigents convalescents, le troisième aux épileptiques, le quatrième aux agités furieux, n'ont qu'un étage pour l'habitation des malades et une attique où couchent les surveillants dans de petites chambres qui ont vue sur l'intérieur des habitations de nuit. Chaque pavillon se compose d'un réfectoire, d'un ou deux dortoirs, et de chambres ou de cellules. Une galerie intérieure adossée à la galerie extérieure unit les pavillons, sert de promenoir couvert, et offre à une de ses extrémités l'entrée du quartier, à l'autre extrémité un cabinet de bains, au milieu un cabinet d'aisances à fosse mobile. Les deux pavillons qui terminent la série sont séparés par un intervalle plus grand, subdivisé en trois cours pour les aliénés en traitement de première, deuxième et troisième classe. Ces pavillons, qui ont deux étages, sont reliés du côté de la galerie par un corps de bâtiment à trois étages, dont le rez-de-chaussée contient des réfectoires-ouvroirs, une salle de bains, dont les étages supérieurs sont affectés aux infirmeries pour les pensionnaires et les indigents.

Le quartier d'aliénés fondé en 1836 à Aurillac (Cantal), dans la dépendance de l'hospice civil, offre par son ordonnance une grande analogie avec le quartier de Saint-Jacques de Nantes.

La transition des vues d'Esquirol aux vues nouvelles paraît avoir été ménagée par le plan modèle que M. Scipion Pinel a publié en 1827 dans son *Traité du régime sanitaire des aliénés*. En effet, dans ce plan, l'élément fondamental du quartier de classement est le pavillon isolé à un étage de la Salpêtrière, et l'ordonnance de l'asile ne diffère pas sensiblement par ses données principales de celle qui a été adoptée dans les asiles du Mans et de Rodez. Le vaste carré qui sert d'assiette à cet établissement est divisé, suivant sa longueur, en trois bandes, une moyenne pour les bâtiments de l'administration et des services généraux, deux latérales pour les deux divisions d'hommes et de femmes. Les bâtiments sont placés dans les trois bandes, sur une même ligne, et forment sept lignes de constructions. Dans la bande moyenne se développent d'avant en arrière la chapelle, le bâtiment de l'administration, un pavillon de réunion (de forme ronde), la cuisine et la pharmacie, les bains, la lingerie, puis enfin la buanderie, la ferme et le manége. Ces bâtiments ont deux étages, sont séparés par de grandes cours de service, et sont mis en communication de chaque côté, au niveau du bâtiment d'administration et des bains, par des galeries transversales avec les galeries qui règnent le long de chacune des deux divisions. Dans chaque division se trouvent : sur la première ligne, trois pavillons séparés, le logement du concierge, une salle demi-circulaire pour la réception et l'observation des malades, un logement de médecin ; sur les quatre lignes suivantes, des pavillons semblables entre eux pour les convalescents, les aliénés en traitement, les incurables tranquilles, les incurables agités et épileptiques ; sur la sixième ligne, un pavillon de forme semblable, divisé en douze cellules, pour les furieux. Les intervalles des pavillons sont fermés sur les côtés par des murs, et forment les préaux, au pourtour desquels règne un portique. La première ligne des constructions est unie à la seconde par un bâtiment qui s'étend de l'habitation du médecin au pavillon des convalescents, et qui est affecté à l'infirmerie et aux malpropres. Sur les flancs des pavillons, en dehors des quartiers, s'élèvent cinq pavillons isolés, contenant chacun deux cellules adossées. Au milieu du préau des furieux existe un pavillon de quatre cellules adossées, avec cours distinctes.

Les vues exposées en 1834 par M. Brierre de Boismont dans son mémoire pour l'établissement d'un hospice d'aliénés sont à tous égards conformes aux principes posés par Esquirol et Desportes ; et le projet de plan, joint à ce mémoire, ne diffère du plan modèle d'Esquirol que par la suppression de la ligne des bâtiments intermédiaires aux deux rangs de cours carrées qui forment les quartiers de classement, et par le rapprochement de ces deux rangs de quartiers jusqu'au contact d'un corridor commun qui, parcourant dans toute sa longueur chacune des deux divisions, relie de chaque côté ces divisions aux bâtiments centraux.

Cette dernière condition d'ordonnance générale, qui rapproche ce projet de l'asile nouveau de Charenton, a été adoptée dans le plan dressé en 1850 par M. Esquié, d'après le programme de MM. Delaye et Marchant, pour la fondation d'un asile de 400 aliénés des deux sexes à Toulouse. Ce plan, qui a subi depuis sa première publication plusieurs modifications d'après mes avis, et qui doit être actuellement en cours de construction, se rattache par l'ordonnance générale au système d'Esquirol et par la constitution des quartiers de classement à la modification de ce système qui a donné naissance aux asiles du Mans et de Rodez.

L'architecte a renoncé au bâtiment carré isolé au centre de l'asile, dont il avait emprunté l'idée au plan de M. Delor, pour se rapprocher de la donnée d'Esquirol en développant les bâtiments de l'administration, des services généraux, des bains, de la chapelle, etc., sur les côtés d'une grande cour rectangulaire qui sépare les deux divisions d'hommes et de femmes.

De chaque côté six pavillons, isolés entre cour et jardin, se développent sur deux lignes parallèles, perpendiculairement à l'axe de l'asile. A l'extrémité de ces deux lignes et perpendiculairement à leur direction, s'élève un septième pavillon pour le quartier des agités. A la galerie de communication couverte et fermée qui, dans le projet primitif, s'étendait, entre les deux rangs de quartiers, des bâtiments centraux au quartier d'agités, a été substituée dans le projet modifié une large allée plantée d'arbres et bordée de chaque côté, le long de chaque rang de quartiers, par une galerie couverte et ouverte. Des six pavillons ceux qui occupent le milieu de chaque rang ont trois étages et sont destinés aux malades incurables et tranquilles. Les quatre autres pavillons ont deux étages et forment des quartiers distincts pour les infirmes et malpropres, pour les aliénés en traitement, pour les épileptiques, pour les enfants et les vieillards. Le pavillon des agités n'a qu'un étage et contient sept cellules, un dortoir et un réfectoire. Des salles de bains spéciales ont été attachées à chaque quartier dans le projet modifié.

Le groupe d'asiles caractérisés par l'abandon du principe de l'isolement absolu des quartiers n'a pas l'homogénéité du groupe précédent. La donnée de la réunion des habitations de plusieurs quartiers en un seul corps de bâtiment a produit plus de variété dans les combinaisons de lignes architecturales. Néanmoins la pensée d'Esquirol a encore dominé les conceptions nouvelles de manière à retenir ces combinaisons dans des limites assez étroites de similitude, soit par rapport à la nature des éléments constituants, soit même par rapport à l'ordonnance générale.

En tête de ce groupe se place, suivant l'ordre chronologique, l'asile de Lafond, près de la Rochelle, ouvert le 1er décembre 1829.

Une ligne de constructions formée, au centre, d'un pavillon en saillie à trois étages, et, sur les côtés, d'ailes à deux étages, constitue la façade et le principal corps de logis de l'établissement. Une large galerie intérieure règne en avant de ces bâtiments au rez-de-chaussée, établit une communication entre le pavillon central et les ailes et reçoit l'entrée des quartiers. Le pavillon central est destiné, pour le rez-de-chaussée, aux bureaux de l'administration, et, pour les étages, aux pensionnaires des deux sexes. Ce pavillon correspond en arrière à une avenue qui sépare les deux divisions d'hommes et de femmes. Sur les côtés de cette avenue, l'espace situé en arrière de la ligne principale des constructions est divisé, perpendiculairement à cette ligne, par des murs, en rectangles allongés qui forment les préaux des quartiers de classement pour les aliénés demi-agités et curables, pour les épileptiques et incurables, pour les furieux. Dans chacun de ces quartiers, le rez-de-chaussée de la partie du bâtiment de la façade qui limite en avant le préau contient les habitations de jour, réfectoires, ateliers, promenoirs couverts; et un bâtiment à un étage développé sur un côté du préau, perpendiculairement à la ligne de la façade, offre, pour les habitations de nuit, un rang de cellules adossées au mur de séparation et ouvertes sur une galerie qui règne au pourtour du préau.

Le premier étage des ailes de la façade est destiné aux dortoirs des convalescents et aux infirmeries.

A l'angle externe et postérieur du quartier des furieux se trouve de chaque côté une salle de bains. Les latrines sont adossées aux murs qui ferment en arrière les quartiers. Les bâtiments des services généraux sont institués séparément et irrégulièrement sur les côtés de la cour d'entrée, en avant de l'établissement consacré aux malades.

Les rangs de loges développées dans chaque quartier le long de l'un des murs du préau représentent dans cet asile un vestige des dispositions générales adoptées avant Esquirol pour la constitution des quartiers d'aliénés.

Dans l'ordonnance de l'asile de la Grimaudière, fondé près de Napoléon-Vendée, en 1846, et récemment ouvert, il est facile de saisir la transition qui s'est faite, pour le système français, de la modification caractérisée par l'adoption du pavillon isolé à la modification qui a consisté dans la fusion de plusieurs pavillons en un seul corps. (Pl. IV, fig. 8.)

Un bâtiment central, pour l'administration, les services généraux et la chapelle, est développé isolément sur la longueur de l'axe de l'asile et sépare les deux divisions d'hommes et de femmes. Les divisions s'étendent de chaque côté sur deux lignes parallèles entre elles, perpendiculairement à l'axe de l'asile et du bâtiment central. Chaque division se compose d'un corps de logis formant aile, qui occupe le rang postérieur de la double ligne des constructions, et de trois pavillons qui occupent le rang antérieur. Le pavillon du milieu se détache à angle droit du centre du corps de logis postérieur pour rejoindre, par son extrémité libre, la ligne sur laquelle s'élèvent isolément les deux autres pavillons. Le corps de logis principal, élevé de deux étages, est subdivisé en quatre quartiers correspondant chacun à un préau distinct, limité latéralement par des murs, et, du côté opposé au bâtiment, par un saut de loup. Ces quartiers, qui offrent au rez-de-chaussée les habitations de jour, au premier étage des dortoirs, sont destinés aux incurables, aux tranquilles, aux convalescents, aux aliénés en traitement. Le pavillon moyen du second rang a deux étages et contient au rez-de-chaussée une salle de bains, au premier étage l'infirmerie. Des deux autres pavillons, qui n'ont qu'un étage, l'un contient six cellules pour les furieux, l'autre un dortoir pour les malpropres; chacun de ces deux quartiers a son préau distinct.

Le bâtiment d'administration est mis en communication avec les deux divisions par une galerie transversale qui se continue avec un corridor régnant intérieurement tout le long du rez-de-chaussée du corps de logis postérieur, et recevant dans son parcours les entrées du pavillon des bains et des préaux des furieux et des malpropres.

Des bâtiments pour les magasins et les dépendances des services généraux sont distribués au-devant de l'établissement sur les côtés de l'avenue d'entrée.

Dans l'asile de Blois, commencé en 1841, on retrouve au centre la grande cour carrée du plan modèle d'Esquirol, construite, sur ses quatre côtés, de bâtiments à deux étages.

Le côté antérieur du carré contient les bureaux et le logement des sœurs, le côté postérieur la chapelle, les bains, la lingerie et le vestiaire; les côtés droit et gauche offrent : au rez-de-chaussée, la cuisine et la pharmacie; au premier étage, pour chaque sexe, une infirmerie de seize lits et une chambre de surveillants. En arrière de la cour centrale et sur les côtés de la saillie de la chapelle, sont placés la buanderie, le manége, etc.

Les deux divisions d'hommes et de femmes se composent chacune d'un bâtiment principal, prolongation du côté antérieur du carré central. Ce bâtiment, qui a aussi deux étages, offre successivement dans sa longueur les habitations de jour et de nuit pour trois quartiers de classement, aliénés en traitement, aliénés tranquilles, idiots, dont les préaux, fermés de murs, sont situés au-devant du bâtiment. Les habitations sont constituées, dans chaque quartier, au rez-de-chaussée par un réfectoire et un ouvroir que sépare une salle de surveillance, au premier étage par un dortoir de dix-huit à vingt lits et une chambre de surveillants.

Un corridor intérieur parcourt, aux deux étages, sur le côté postérieur toute la longueur du bâtiment, et se continue dans le côté antérieur du bâtiment central, au premier étage avec un corridor intérieur, au rez-de-chaussée avec le côté antérieur du portique qui règne autour de la cour centrale.

Au niveau de l'union du deuxième au troisième quartier, se projette en arrière, perpendiculairement au bâtiment principal, un bâtiment à un étage parallèle au côté latéral de la cour centrale, pour constituer le quartier des malpropres.

A l'extrémité du bâtiment principal et perpendiculairement à sa direction, se développent en arrière un pavillon à un étage, contenant six loges pour les furieux; en avant un pavillon à un étage contenant cinq chambres et un dortoir de six lits pour les pensionnaires.

Le plan primitif a été modifié par la suppression de ces deux pavillons, par la substitution d'un bâtiment à deux étages au pavillon des malpropres, et par la création, sur le prolongement de ce dernier bâtiment, d'un pavillon à un étage contenant pour les furieux six cellules et un réfectoire-chauffoir.

L'asile de Pau, commencé en 1840, et non encore complétement achevé, diffère des asiles précédents par son ordonnance, mais s'en rapproche par la disposition de ses quartiers de classement.

Il se compose, d'après le plan, de trois corps de logis à deux étages disposés sur trois lignes parallèles, et constituant d'avant en arrière, les bâtiments de l'administration et des services généraux, la division des hommes et la division des femmes. Ces trois lignes de construction déterminent dans leurs intervalles trois espaces, la cour d'administration, les préaux des hommes, les préaux des femmes. La ligne des bâtiments généraux, plus courte, se termine à chacune de ses extrémités par une galerie qui se développe, à angle droit, en arrière, de manière à rejoindre la division des hommes en fermant la cour d'administration, et à rejoindre la division des femmes en traversant les préaux des hommes.

Chacune des divisions se compose de six quartiers de classement, pour les pensionnaires, pour les convalescents, pour les agités, pour les furieux, pour les malpropres. Chaque quartier se compose de réfectoires-ouvroirs au rez-de-chaussée, de dortoirs au premier étage. Les habitations de nuit sont constituées au rez-de-chaussée par des cellules dans le quartier des furieux, par un dortoir dans le quartier des malpropres. Les préaux, séparés par des murs, s'appuient chacun sur la partie du bâtiment commun dont le rez-de-chaussée est occupé par les habitants du quartier. Une infirmerie isolée de chaque côté du bâtiment d'administration, en dehors des divisions, fait partie du projet.

Caractères du système français.

Après avoir ainsi passé en revue les principaux établissements qui appartiennent, soit au groupe du système Esquirol-Desportes, soit aux deux groupes nés des modifications successivement introduites dans ce système, il est possible de reconnaître entre tous ces établissements un ensemble d'analogies et de ressemblances qui permet de les rapporter à un système plus général, dont ils reproduisent identiquement, sous la diversité de leurs formes, les caractères les plus essentiels.

Ces caractères fondamentaux du système français, qui le séparent nettement des systèmes anglais et allemand, peuvent être résumés ainsi qu'il suit :

1° Centralisation des bâtiments d'administration dans l'intervalle des deux divisions, consacrées aux deux sexes, sur les côtés ou au milieu d'une grande cour carrée.

2° Développement des divisions de chaque côté des bâtiments d'administration sur une ligne perpendiculaire à l'axe de séparation (1er et 3e groupe), ou sur une ligne parallèle à cet axe (2e groupe).

3° Subordination du nombre des subdivisions à plusieurs principes différents de classement, parmi lesquels la considération de la curabilité et de l'incurabilité n'a qu'un rôle accessoire et secondaire, et au nombre desquels est constamment admise la considération de l'état de maladie accidentelle et de l'état de malpropreté.

4° Constitution des quartiers de classement à l'état d'indépendance dans des bâtiments isolés, disséminés sur un vaste espace et reliés entre eux et avec les bâtiments d'administration par des galeries (1er et 2e groupe), ou à l'état de contiguïté dans des bâtiments communs reliés par des galeries, ou en communication directe entre eux et avec les bâtiments d'administration (3e groupe).

5° Centralisation des bains par rapport à l'établissement tout entier, ou par rapport à chacune des deux divisions (les trois groupes, sauf l'asile de Rodez et le plan de l'asile de Toulouse).

6° Développement prédominant des bâtiments à un étage (1er groupe), et des bâtiments à deux étages avec affectation du rez-de-chaussée aux habitations de jour, du premier étage aux habitations de nuit (2e et 3e groupe).

7° Prédominance des dortoirs relativement aux habitations individuelles, qui encore peu marquée dans le plan modèle d'Esquirol, est admise en principe par Desportes, et se prononce de plus en plus dans les plans successivement proposés et réalisés.

8° Adoption de l'enceinte carrée avec préau intérieur pour la constitution des quartiers de classement.

§ 3. — SYSTÈME ANGLO-AMÉRICAIN.

A. *Grande-Bretagne.*

Le développement et le perfectionnement des institutions de traitement et de secours pour les aliénés ont été, dans la Grande-Bretagne comme en France, très étroitement subordonnés aux progrès de la législation.

Les enquêtes parlementaires qui ont, selon la sage coutume de ce pays, précédé et motivé les changements successivement apportés dans la législation relative aux aliénés, ont mis au grand jour des abus si révoltants et des traitements si cruels, qu'on serait tout d'abord tenté de croire que la condition des aliénés a été plus gravement et plus longtemps fâcheuse en Angleterre qu'en aucun autre pays civilisé. Séquestrations arbitraires d'individus non aliénés ; incarcération des aliénés pauvres dans les maisons de travail, de correction, de détention avec les mendiants, les vagabonds, les criminels ; dans ces prisons, dans les maisons de santé exploitées par l'industrie, et même dans les établissements fondés et entretenus par la charité : séparation incomplète des sexes, qui permet les attentats les plus graves contre la pudeur des femmes ; confusion de toutes les catégories de malades, source de souffrances intolérables pour les malades tranquilles, propres et décents, et condition d'incurabilité pour tous ; cellules étroites, froides, malsaines, dont les fenêtres, hérissées de fer, sont dépourvues de vitres ; réunion de deux, de trois, de quatre malades dans un même lit, sur de la paille rarement renouvelée ; insuffisance de nourriture, privation de vêtements ; entassement des malades pendant le jour dans des corridors obscurs, dans des salles mal éclairées, mal ventilées, dans des préaux étroits et tristes ; recours fréquent, habituel, aux moyens de contrainte les plus irritants, les plus gênants, les plus cruels, chaînes, menottes, entraves, carcans, etc.; répression des malades livrés à l'arbitraire de gardiens ignorants et durs qui leur prodiguent les injures, les menaces, les coups ; traitement médical nul ou grossièrement empirique : tel est en raccourci le tableau des faits révélés par les enquêtes anglaises, et notamment par celle de 1815.

Il est permis de penser que le développement et la prolongation de tels abus ont pu être favorisés en Angleterre par le principe même de l'organisation des secours publics, qui a abandonné trop longtemps, sans règle, sans contrôle et sans répression, à l'ignorante et parcimonieuse charité des paroisses et aux avides spéculations de l'industrie privée le traitement et l'entretien des aliénés pauvres. Une étude impartiale des faits permet néanmoins de reconnaître que, même à l'époque où ces abus étaient constatés, le secours de refuge était plus largement et plus généralement accordé à l'aliéné pauvre en Angleterre qu'en aucun autre pays; et que, sauf la précision dans les détails, l'authenticité dans les preuves et le retentissement dans la publicité, les abus révélés par les enquêtes parlementaires de l'Angleterre n'expriment au fond, en ce qui concerne la condition générale des aliénés, qu'un état analogue à celui qu'offraient aux mêmes époques les diverses contrées de l'Europe. Ce qui ressort le plus clairement et le plus positivement de ces enquêtes et de la connaissance plus approfondie qu'elles ont donnée sur l'histoire des institutions de secours pour les aliénés, c'est la démonstration de la nécessité de l'intervention active, incessante et puissante de l'autorité publique dans l'organisation, la régularisation et la surveillance des établissements d'aliénés.

La législation anglaise n'avait encore réglé la condition publique des aliénés qu'au point de vue de la police, en exigeant un ordre émané de deux juges pour la séquestration des aliénés dangereux, quand la nécessité de soumettre à un régime légal les maisons d'aliénés, reconnue dès 1763, à la suite d'une enquête qui constata plusieurs faits de séquestration arbitraire, fut consacrée en 1774 par une loi. Les maisons d'aliénés furent soumises à la juridiction d'une commission permanente pour la circonscription de la métropole, et des justices de paix pour les autres parties du royaume. L'autorisation préalable leur fut imposée comme condition d'existence. Des visites annuelles furent prescrites et des pénalités pécuniaires instituées. A cette époque existaient déjà en Angleterre, outre un grand nombre de maisons particulières où les paroisses entretenaient des aliénés indigents, les deux asiles de Bethlem et de Saint-Luke à Londres, et l'asile d'York, exclusivement ou principalement destinés aux pauvres. Néanmoins l'immense majorité des aliénés, séquestrés par la police ou secourus par la charité, était encore disséminée dans les hospices, les maisons de travail et les prisons.

Une loi de 1799 autorisa la fondation à Bethlem de 60 places pour les aliénés accusés ou acquités par la justice criminelle.

Vers la même époque, en 1794, la Société des amis, sous l'impulsion de William Tuke, prit, en Angleterre, l'initiative de la réforme du traitement de l'aliénation mentale et du perfectionnement des établissements d'aliénés, par la fondation de la retraite près d'York.

Dès lors se prononça de plus en plus, en Angleterre, ce mouvement d'ardente sympathie pour les souffrances des aliénés, qui, depuis le commencement du XIXe siècle, a mis au service de leur cause, dans toute l'Europe civilisée, les esprits les plus élevés et les plus nobles cœurs, et qui a partout provoqué et réalisé dans les lois et les institutions les plus importantes améliorations. A cette illustre cohorte de défenseurs des droits de l'humanité et de bienfaiteurs des aliénés, l'Angleterre a fourni son contingent d'administrateurs, les William, Henri et Samuel Tuke, R. Wynn, Rose, Seymour, Wakefield, Gordon, Ashley, etc., et de médecins, les Chricton, Arnold, Haslam, Hallaran, Halliday, Ellis, Burrows, Prichard, Charlesworth, Conolly, Hutcheson, Thurnam, Corsellis, Mackintosh, Skae, Webster, Forbes Winslow, etc.

Sur la proposition de Wynn, en 1808, une loi autorisa les comtés à créer des asiles publics et imposa pour leur érection les conditions de choix d'un site salubre, avec abondance d'eau, à portée des secours médicaux, et de création de quartiers séparés pour les hommes et pour les femmes,pour les incurables et les convalescents, avec cellules saines et aérées, chambres de jour et préaux. Elle sanctionna l'obligation d'y séquestrer les aliénés dangereux, et prescrivit aux paroisses de préférer ces asiles aux maisons de travail pour le placement des aliénés indigents. Cette loi détermina la création des asiles des comtés de Bedford, Norfolk, Lancaster, Wakefield, Suffolk, Chester, Hanwell, pour les pauvres, et des asiles mixtes de Nottingham, de Stafford, de Lincoln, de Cornwall, de Gloucester, pour des indigents et des pensionnaires.

Un bill, proposé en 1813, par G. Rose, et appuyé par R. Seymour, provoque l'enquête parlementaire de 1815, qui sous leur présidence amène la révélation de l'existence de nombreux et graves abus dans la plupart des établissement publics et privés alors existants. La solennité de cette enquête et la publicité donnée à ses résultats entraînent immédiatement une application plus rigoureuse de la législation existante et accélère la réforme commencée par le statut de 1808. Sur la proposition de R. Gordon, une loi plus sévère pour la régularisation des aliénés est promulguée en 1828. Cette loi confirme les lois précédentes en portant à quatre le nombre des inspections annuelles, en prescrivant des justifications plus rigoureuses pour l'obtention de l'autorisation, des conditions plus sévères pour l'admission des malades, en imposant la résidence d'un médecin, la transmission de comptes rendus sur l'état des malades, et en armant l'autorité du pouvoir d'ordonner la sortie des malades et de retirer les autorisations. Le mouvement de création des asiles, soit par les comtés seuls, soit par les comtés ou les villes unis à des souscripteurs, continue et donne naissance, de 1828 à 1845, aux asiles de Dorset, Kent, Leicester, Northampton, Skrewsbury, Exeter, Oxford. Enfin, la législation anglaise, successivement perfectionnée en 1832, 1833, 1835, 1838, 1841 et 1842, se résume dans la loi votée en 1845, sur la proposition de lord Ashley.

Cette loi, destinée à régulariser l'entretien et le traitement des aliénés, tout en confirmant les lois précédentes, a embrassé dans ses détails tout ce qui se rapporte à ce double objet et a confié la surveillance de l'exécution de ses prescriptions et l'inspection de tous les établissements contenant des aliénés à une commission permanente composée de médecins et de jurisconsultes et armée de pouvoirs fort étendus. Les inspections faites et les rapports publiés par cette commission, depuis 1844, ont exercé une influence considérable sur le perfectionnement et le développement des institutions destinées aux aliénés, en Angleterre, ainsi qu'on a pu en juger par les détails précédemment donnés sur la situation du service public des aliénés dans ce pays, au 1er janvier 1847, et sur les efforts grandioses à l'aide desquels la charité publique et privée cherche à atteindre l'immense tâche qui lui est imposée.

On peut encore mieux apprécier la puissance de cet admirable déploiement de forces, en jetant les yeux sur les faits accomplis depuis cette époque jusqu'au 1er janvier 1851. Dans le cours de quatre années, l'Angleterre a ajouté à ses asiles spéciaux du fort Clarence et d'Haslar pour les aliénés de son armée et de sa marine, et à son quartier d'aliénés criminels de Bethlem, un nouveau quartier d'aliénés criminels annexé à l'asile privé de Salisbury et trois asiles spéciaux d'éducation et de traitement pour les idiots, l'asile de Bath pour 24 personnes, l'asile de Parkhouse, à Highgate, à Londres, pour 70 pensionnaires, et l'asile d'Essex Hall, à Colchester, pour 100 pauvres. Elle a élevé de 9,767 à 12,059, le nombre des places attribuées dans ses établissements aux aliénés indigents, et a entrepris d'augmenter de 4,300 places les ressources de ce service par la construction aujourd'hui fort avancée de treize asiles publics.

L'organisation des secours à donner aux aliénés s'est fait attendre un peu plus longtemps dans les deux autres royaumes de la Grande-Bretagne, mais n'a pas produit de moins heureux résultats.

L'Irlande ne possédait encore, comme institution spéciale pour les aliénés, que l'hôpital de Saint-Patrice, fondé en 1757, à Dublin, par le poëte Swift, quand fut autorisé, en 1810, par le parlement irlandais, la création, dans la capitale, de l'asile de Richmond, pour 200 aliénés indigents des deux sexes. L'état des aliénés dans la maison d'industrie de Dublin motivait depuis longtemps une telle mesure, et est de nature à donner une idée de la condition des aliénés, en Irlande, à cette époque. Dans cet établissement, qui était à la fois un asile pour les pauvres infirmes, une maison de correction pour les vagabonds et pour les femmes de mauvaise vie, un pénitencier pour les jeunes détenus et un hôpital pour les maladies fébriles et chroniques, 46 cellules, construites de 1776 à 1808, formaient un quartier distinct pour les aliénés agités. Plus de 100 aliénés tranquilles étaient confondus avec les infirmes et les mendiants dans les mêmes bâtiments, dans les mêmes dortoirs et quelquefois dans les mêmes lits. Car dans cet établissement les lits étaient divisés suivant leur longueur par une planche, de manière à recevoir deux personnes. Un seul préau était commun à toutes ces catégories d'habitants sans distinction de sexe.

Dès 1804, une commission de la chambre des communes avait émis l'avis de créer quatre établissements pour les aliénés dans les principaux centres du pays.

En 1817, le parlement constata de nouveau la nécessité d'organiser d'une manière générale les secours publics. Diverses lois successivement adoptées ordonnèrent et réglèrent la fondation d'asiles de district pour les aliénés indigents et en confièrent la surveillance, d'abord à deux inspecteurs généraux des prisons, puis à un inspecteur général des aliénés. Les deux établissements de Richmond et de Cork furent convertis en asiles de district, et de 1824 à 1835, furent fondés neuf asiles nouveaux, Armagh, Limerick, Belfast, Londonderry, Carlow, Ballinasloe, Maryborough, Clonmel et Waterford.

En 1846, en vertu d'une loi et aux frais de l'État, a été créé à trois milles de Dublin, dans un site agréable et salubre, sur un domaine de 14 acres, l'asile central de Dundrum, contenant 80 places d'hommes et 40 places de femmes, et destiné à recevoir les aliénés dont les actes, incriminés par la justice, entraîneraient pour un individu sain d'esprit la peine de la mort, de la transportation ou d'un emprisonnement de deux ans. C'est ainsi qu'appartient à l'Irlande l'honneur de l'initiative dans une réforme qui ne peut manquer de se propager dans tous les pays civilisés. Enfin sur la demande de l'inspecteur général Francis White, cinq nouvelles circonscriptions de district ont été créées, et l'on a entrepris la construction de six nouveaux asiles, Cork, Kilkenny, Omagh, Killarney, Sligo et Mullingar, qui doivent ajouter 1,620 places aux 3,004 places déjà réalisées dans les asiles de district, au 1er janvier 1851.

L'organisation des institutions de secours pour les aliénés s'est trouvée abandonnée, en Écosse, à la charité privée qui, si elle n'a pu encore suffire complétement à sa tâche, a au moins manifesté sa puissance dans cette riche et intelligente contrée par d'admirables résultats. Dès 1807, le projet de fonder un asile à Glasgow fournit à l'architecte W. Stark l'occasion d'étudier les établissements d'aliénés des divers pays et de réaliser des vues nouvelles dans la création de l'ancien asile de Glasgow, ouvert en 1814. Depuis ce moment, la fondation des asiles de Dundee, Perth, Dumfries, Aberdeen, Montrose, Edinburgh et du nouvel asile de Glasgow a placé l'Écosse, sinon au-dessus, au moins au niveau des pays les plus avancés dans la triple carrière de la bienfaisance, de la science et de l'art.

Le mouvement si considérable, si étendu et si durable, qui, de 1750 à 1850, a donné naissance, dans les trois royaumes de la Grande-Bretagne, à plus de 40 établissements spécialement construits pour la destination d'asiles d'aliénés, doit nécessairement occuper une place importante dans l'histoire de l'art architectural. Il a certainement exercé une influence très notable sur les progrès de l'art de construire les asiles d'aliénés en général. Mais de plus, au milieu des tentatives très variées, parmi lesquelles celles qui se rapportent au système panoptique ont un caractère tout exceptionnel d'originalité, s'est fondé dès l'origine, et s'est maintenu en se développant et se perfectionnant, un type spécial caractéristique du système anglais, d'autant plus important à étudier qu'il est plus fortement et plus généralement empreint dans les établissements de ce pays et qu'il s'est également imposé aux nombreux établissements que l'organisation du service public des aliénés a récemment enfantés dans les États-Unis de l'Amérique.

L'histoire des établissements d'aliénés de la Grande-Bretagne se rapporte chronologiquement à deux époques : l'une antérieure, l'autre postérieure à la loi de 1808, sous le régime de laquelle se sont fondés en Angleterre les asiles de comté, tandis que des fondations du même genre se préparaient en Écosse et en Irlande.

Un prieuré, fondé en 1247 en faveur de l'ordre religieux de Sainte-Marie de Bethlem, fut sécularisé par Henri VIII en 1547, et donné à la ville de Londres, qui l'affecta à l'usage d'hôpital pour les aliénés. L'établissement, qui se composait de quelques bâtiments irréguliers, était fondé pour vingt aliénés, et portait le nom de prison de Bethlem.

L'insuffisance de cet établissement, qui, en 1624, contenait 31 malades, détermina, en 1674, la commune de Londres à créer à Moorfields un hôpital spécial. L'architecte R. Hooke adopta pour sa construction l'ordonnance et le style des palais français, ce qui accrédita l'opinion fausse qu'il avait eu l'intention injurieuse de prendre le palais des Tuileries pour modèle d'une maison de fous. L'établissement consistait en une ligne de bâtiments développée sur 540 pieds de longueur et 40 pieds de largeur, comprenant un pavillon central réuni par deux ailes à deux pavillons terminaux. Les trois pavillons, à trois étages, étaient décorés et ornés de colonnes dans le style corinthien, et surmontés chacun d'une terrasse et d'un clocheton. Les ailes, comprenant deux étages principaux, un étage souterrain et un attique en mansarde, étaient ornées à leur centre d'un fronton. Au-devant de la façade de cette magnifique construction s'étendait une cour plantée d'arbres, fermée par un mur d'un caractère architectural. Une élégante grille de fer fermait la porte, sur les côtés de laquelle s'élevaient les deux belles statues de la Manie et de la Mélancolie, par Cibber. Deux galeries superposées, de 193 pieds de long, 14 pieds de haut et 16 pieds de large, sur lesquelles s'ouvraient les cellules situées en arrière, formaient de chaque côté l'élément principal d'habitation pour les malades de chaque sexe, au nombre de 120. A leur union au pavillon central, ces galeries étaient fermées par des portes de fer. Les cellules étaient éclairées par de très petites fenêtres non vitrées. Le pavillon central était réservé à l'administration et à l'escalier. L'étage souterrain contenait la cuisine, les offices, les magasins et une salle de bains froids. Dans les mansardes logeaient les serviteurs et les aliénés les plus tranquilles. Il n'y avait aucun classement pour les malades.

En 1733, l'établissement fut agrandi de 100 places d'incurables, 50 pour chaque sexe, au moyen de deux ailes naissant à angle droit de chaque extrémité du bâtiment primitif, et se dirigeant en avant sur chaque côté de la cour d'entrée.

Cet établissement, qui, malgré l'imperfection de ses dispositions intérieures, était infiniment supérieur à tout ce qui avait jusqu'alors existé, doit être considéré comme la première tentative digne du but qui ait été réalisée en Angleterre et en Europe pour la constitution d'un établissement spécial d'aliénés. L'ordonnance architecturale et la distribution intérieure adoptées par l'architecte Hooke représentent, dans ce qu'elles ont de fondamental, un type qui a été reproduit dans le nouvel asile de Bethlem, et dont les données essentielles se retrouvent dans la plupart des établissements de la Grande-Bretagne, et appartiennent au système anglais.

La nécessité d'améliorer le quartier de Moorfields où l'asile était situé motiva, dès 1804, le projet de créer dans une situation meilleure un nouvel établissement. Un terrain de 8 acres, dépendant du domaine de Saint-Georges, fut affecté à la construction du nouvel asile qui, commencé en 1812 à la suite d'un concours, sur les dessins de Lewis, terminé et ouvert en 1815, garda le nom d'hôpital Bethlem, et par corruption Bedlam.

Le nouvel asile se compose, comme l'ancien, d'une ligne de constructions comprenant un pavillon central, deux ailes et deux pavillons terminaux. Le style de l'architecture diffère; le toit est plat à la manière italienne, et le pavillon central, surmonté d'un dôme, est orné d'un beau portique de six colonnes ioniennes. Tous les bâtiments ont trois étages et un étage souterrain. Le pavillon central destiné à l'administration forme la séparation des sexes. L'établissement a été primitivement fondé pour 198 malades. Les quartiers étaient constitués à chaque étage, pour chaque côté, par une galerie, vingt-quatre cellules, une chambre de jour et une chambre de gardiens. Chacun des pavillons terminaux était mis en communication en arrière, au moyen d'une galerie, avec un bâtiment détaché pour les aliénés criminels de chaque sexe.

Des agrandissements commencés en 1838 ont successivement porté le nombre des places à plus de 400. Les deux ailes latérales ont été prolongées pour constituer de chaque côté un quartier d'incurables, et l'on a ajouté à la ligne principale deux ailes se développant perpendiculairement en arrière, à partir du point d'union du pavillon central avec les ailes latérales, pour former le quartier des agités. Le nombre des places dans les deux quartiers de criminels fut porté de 30 à 65, puis à 80. Un peu plus tard, un quartier de convalescents fut institué à l'extrémité des ailes postérieures; et de plus, on s'attacha à perfectionner l'établissement primitif en créant des infirmeries, en vitrant les fenêtres des cellules, en créant des bains chauds, en développant le calorifère, en instituant des ateliers, etc.

Malgré ces louables efforts, l'asile de Bethlem porte inévitablement, dans son ensemble et ses parties, l'empreinte ineffaçable de l'état d'imperfection dans lequel était encore l'art de construire les asiles d'aliénés à l'époque de sa fondation.

Dès son origine, en 1674, l'hôpital de Bethlem a eu et a conservé jusqu'alors le caractère d'un établissement de traitement pour les aliénés pauvres. L'entrée de l'asile est interdite aux malades qui peuvent payer une pension dans les maisons particulières, aux aliénés atteints d'épilepsie, de paralysie, de convulsions, d'affections syphilitiques ou psoriques, d'infirmités nécessitant l'usage des béquilles, aux femmes qui ont un enfant en bas âge, aux aliénés dont la maladie a duré plus de douze mois, à ceux qui ont été renvoyés non guéris d'autres hôpitaux. Après un séjour de douze mois, les aliénés dont l'incurabilité est constatée doivent quitter l'établissement.

L'hôpital Saint-Luke, fondé par souscription en 1750 dans la cité de Londres, a offert dès son origine, par sa destination et par sa constitution matérielle, la plus grande analogie avec l'hôpital de Bethlem. C'est, en effet, un établissement de traitement pour les aliénés pauvres, dont l'entrée est interdite aux mêmes catégories de malades, et d'où sont renvoyés, après un séjour de douze mois, les aliénés non guéris. Toutefois, sur les 300 places fondées, 100 sont attribuées aux incurables, mais à la condition du paiement d'un prix de pension. L'établissement consiste essentiellement en un bâtiment longitudinal à quatre étages, dont chaque moitié latérale est affectée à l'un des deux sexes, et où les quartiers, distribués par étages, se composent chacun d'un rang de cellules, d'une galerie et d'une salle de réunion. Ces moyens si imparfaits de classement intérieur se restreignent encore davantage au dehors, où deux préaux clos de murs, un pour chaque sexe, reçoivent à l'état de confusion toutes les catégories de malades.

Des conditions plus favorables en ce qui se rapporte à la situation plus isolée et aux dépendances beaucoup plus considérables furent réalisées dès 1777 dans l'asile de la ville d'York, fondé par souscription pour des aliénés de toutes classes, et consistant en un bâtiment à trois étages où furent institués pour la première fois ces balcons rentrants, fermés par un grillage, adoptés depuis dans plusieurs établissements écossais, vantés par Julius, et imités par Esquirol dans les quartiers de convalescence de Charenton.

Les asiles de Bethlem, de Saint-Luke et d'York, par leur destination, par leur importance et surtout par la grandeur et la beauté des édifices, étaient infiniment supérieurs à tout ce qui existait à la même époque en France ; mais le traitement qu'y subissaient les malades n'y était pas moins empreint du caractère d'ignorance et d'inhumanité qui appartenait au temps. L'enquête de 1815 prouve même que les abus et les cruautés, dont les aliénés ont été si longtemps victimes, se sont prolongés dans ces établissements au delà de l'époque où la voix et l'exemple des philanthropes et des médecins français les avaient condamnés.

Au moment même où Pinel réalisait en France ses premières tentatives de réforme, la Société des amis se trouva conduite en Angleterre à entreprendre une tâche analogue. Une femme de la Société, entrée comme aliénée à l'asile d'York, mourut dans cet établissement sans qu'on eût consenti à la laisser visiter par les amis de sa famille absente. Ce fait causa une impression pénible et suggéra à quelques membres éminents de la Société, William Tuke, son fils Henri et Lindley Murray, la pensée de fonder pour l'usage exclusif et sous la direction des Amis un établissement spécial d'aliénés, où fussent instituées des méthodes de traitement plus douces et plus convenables que celles qui étaient généralement adoptées, et où les malades, pendant les intervalles lucides et la convalescence, pussent jouir de la société de leurs coreligionnaires. Les auteurs de ce projet parvinrent à le faire approuver par la communauté ; un terrain fut acquis en 1794, les constructions immédiatement commencées, et l'asile ouvert dans l'été de 1796.

L'établissement primitif, fondé pour trente malades, consistait en un bâtiment longitudinal, composé d'un pavillon central à trois étages et de deux ailes à deux étages, ne différant des habitations ordinaires du pays que par la dimension beaucoup plus petite des carreaux dans les fenêtres. Par des agrandissements successifs, le nombre des places de malades a été porté à 100, sur lesquelles 10 ont été réservées pour des aliénés riches étrangers à la Société des amis. Ces agrandissements ont consisté : 1° dans l'addition de deux petites ailes à deux étages à chacune des deux extrémités du bâtiment principal, naissant de chaque angle de ce bâtiment, et se développant dans le sens de son axe en laissant entre elles un intervalle égal à son épaisseur ; 2° dans l'addition d'un étage à chacune des deux ailes du bâtiment principal ; 3° dans la création d'un pavillon spécial pour sept pensionnaires riches du sexe masculin.

Les pensionnaires de première classe sont séparés des autres malades et ont des appartements particuliers. Les quartiers de classement pour les autres catégories contiennent de dix à douze malades. Du côté des hommes il y a trois quartiers distincts ayant au rez-de-chaussée leur habitation de jour et des préaux séparés pour les tranquilles et convalescents, pour les agités et turbulents, pour les imbéciles et idiots. Le côté des femmes est subdivisé moins rigoureusement en quatre quartiers. Les habitations de nuit sont des chambres ouvrant de chaque côté sur un corridor intermédiaire, tapissées et meublées comme dans les habitations particulières. Chaque galerie a une chambre à deux lits. Du côté des hommes il y a deux chambres à trois lits. Les fenêtres sont fermées par des châssis de fonte inamovibles dont la moitié supérieure est vitrée; un châssis de bois et vitré se meut dans une coulisse au-devant de la moitié inférieure non vitrée, pour l'ouvrir ou la fermer. Les carreaux des premières fenêtres avaient 8 pouces sur 6 1/2. Dans les constructions plus récentes on leur a donné 11 pouces 1/2 sur 7 1/2.

Le domaine de l'asile, qui n'était que de 11 acres à l'époque de sa fondation, a été porté à 29 et se compose de jardins cultivés, de parterres et de prairies. L'asile est situé à un demi-mille d'York, sur un terrain élevé d'où la vue embrasse une vallée riche et bien boisée, des campagnes cultivées et la ville d'York.

Le pavillon des pensionnaires riches, d'un style élégant, se compose d'appartements confortablement meublés : chambres à coucher, salons, salle à manger, salle de bains, cellule de séquestration. Il est entouré de parterres ornés de fleurs et de plantations ; et il a vue sur des prairies, la vallée et un village.

L'établissement possède une étable et une porcherie. Il a été récemment éclairé au gaz et est chauffé en hiver par un calorifère à eau chaude.

Les méthodes de traitement introduites à la retraite d'York, qui, conformément à la pensée des fondateurs, consistaient surtout dans l'emploi des moyens moraux de douceur, de persuasion, de distraction, de travail, et qui y furent appliquées avec intelligence et dévouement par les époux George et Catherine Jepson, amenèrent des résultats tellement satisfaisants, que la retraite d'York, dont Samuel Tuke publia la description en 1813, fut considérée comme l'école où les aliénistes devaient s'instruire et comme le modèle auquel ils devaient se conformer. La création et l'organisation de cet établissement a eu la plus grande influence sur le développement des bonnes méthodes de traitement et sur le perfectionnement des asiles en Angleterre.

La nécessité de créer de nouvelles places dans l'asile encombré fit naître la pensée de fonder, conformément aux vues qui tendaient à s'accréditer, un établissement séparé pour les convalescents. Dans une maison particulière, qui ne différait pas des maisons ordinaires, furent placés, sous la direction d'une matrone, les malades convalescents. Mais l'expérience démontra qu'il y avait dans cette mesure plus d'inconvénients que d'avantages. Les malades convalescents préféraient le séjour plus agréable de la Retraite et ne consentaient que difficilement à se séparer de ceux qui avaient contribué par leurs soins à les guérir. On n'usa guère de la nouvelle institution que pour y placer des incurables n'exigeant que peu de soins. Et après une expérience de dix années, pendant lesquelles la maison de convalescence contint en moyenne douze malades, quatre hommes et huit femmes, on y renonça.

La réforme générale, dont la loi de 1808 a signalé d'une manière décisive le commencement, a eu constamment en Angleterre pour but principal et dominant la suppression des abus et des souffrances dont les enquêtes parlementaires avaient signalé l'existence. C'est l'insuffisance des établissements existants et l'intolérable condition des incurables renvoyés des asiles de traitement dans les maisons de travail, qui ont fait naître la pensée de créer, pour les aliénés pauvres curables et incurables, des asiles de comté. C'est en cherchant un remède au mal le plus généralement constaté dans les établissements existants et le plus fécond en souffrances et en abus, le défaut de surveillance des malades par les gardiens, des malades et des gardiens eux-mêmes par les médecins, directeurs et administrateurs, qu'on est arrivé à subordonner au but principal d'une surveillance efficace la constitution matérielle des asiles et à adopter pour leur construction le système panoptique.

Les principes du classement, dans ce qu'ils ont de plus fondamental, n'ont pas été moins évidemment empruntés aux faits. Ce qui dans les enquêtes avait soulevé les plaintes les plus vives et les critiques les plus graves, en ce qui se rapporte au classement des malades, c'était l'insuffisance de la séparation des sexes, la confusion des pensionnaires avec les indigents, des aliénés tranquilles et décents avec les agités et les malpropres. Ce sont là aussi les principaux objets qui préoccupèrent la pensée des réformateurs. En effet, la séparation effective des sexes est dans la plupart des asiles anglais un but fondamentalement cherché et convenablement atteint. Dans les asiles qui ne reçoivent pas exclusivement des indigents, le classement porte principalement sur la condition d'indigent et de pensionnaire, et parmi les pensionnaires sur le taux de la pension payée. Quant au classement fondé sur l'état des malades, il se restreint généralement à la considération de l'état d'agitation et de malpropreté par rapport à l'état de propreté et de calme.

Ce n'est qu'assez tard et sous la pression des idées françaises que quelques tentatives de classement, conçues d'après des vues théoriques, ont été réalisées dans les asiles ou conseillées par quelques auteurs, et notamment par la commission métropolitaine. Et néanmoins on peut encore reconnaître dans les établissements les plus récents ce caractère qui appartient généralement au mouvement de la réforme des établissements de la Grande-Bretagne, de s'être produit sous l'influence prédominante de vues essentiellement pratiques. L'exactitude de cette appréciation se trouve immédiatement confirmée par ce fait remarquable, que c'est à l'Angleterre qu'il faut rapporter primitivement la conception, et presque exclusivement la réalisation de l'application du système panoptique à la création des asiles d'aliénés.

Le premier exemple d'un établissement, construit d'après ce système, est fourni par le quartier de l'hôpital de Guy, à Londres, fondé dans les premières années du XIXe siècle, pour vingt femmes incurables. Deux bâtiments obliquement dirigés, de manière à former en s'unissant un angle très ouvert, se rattachent par le sommet de cet angle au centre d'un bâtiment développé en ligne droite : disposition qui donne à la réunion de ces trois bâtiments la forme de la lettre K. Le bâtiment en ligne droite forme la façade de l'établissement, se compose de deux petites ailes à un étage, et d'un pavillon médian surmonté d'un attique, et contient plusieurs salles pour les services généraux. Les deux bâtiments obliques n'ont qu'un étage et se composent chacun d'un double rang de cellules disposées au nombre de six sur chacun des deux côtés d'un galerie médiane pour le logement de dix malades et d'une gardienne. A l'angle d'union de ces deux bâtiments et en arrière du pavillon de la façade, se trouve la salle centrale de surveillance, qui est en communication sur les côtés avec les deux galeries, et en arrière avec une salle de réunion pour les malades.

L'inauguration du système panoptique sur une échelle un peu considérable ne remonte qu'à 1814, époque de l'ouverture de l'ancien asile de Glasgow, construit par l'architecte W. Stark pour 100 aliénés des deux sexes, appartenant aux classes riches et pauvres. L'ensemble des constructions forme une croix de Saint-André. Au centre du système s'élève un bâtiment octogone à quatre étages, surmonté d'un dôme. Des quatre côtés angulaires de ce bâtiment naissent quatre bâtiments à trois étages, symétriques, rayonnants et formant les bras de la croix. Le milieu du bâtiment central est occupé par un escalier qu'entoure un corridor circulaire auquel aboutissent quatre corridors se continuant en ligne droite avec les galeries qui occupent toute la longueur des bâtiments rayonnants. Le bâtiment central est partagé, d'avant en arrière sur son axe, en deux moitiés droite et gauche dont chacune, comprenant deux chambres de jour, forme avec les deux bâtiments rayonnants, qui s'y rattachent et où sont disposées les habitations des malades, une division distincte pour chacun des deux sexes. Des deux bâtiments de chaque division l'antérieur est attribué aux pensionnaires, le postérieur aux indigents. Les habitations dans ces bâtiments sont distribuées sur un seul côté de la galerie. Chacun des bâtiments a des escaliers distincts, et chaque galerie a des latrines situées au centre, du côté opposé aux habitations. L'intervalle angulaire des bâtiments rayonnants, et un espace qui s'étend entre leurs extrémités et la circonférence du cercle au centre duquel l'asile est assis, sont affectés aux préaux et subdivisés de manière que chaque bâtiment rayonnant occupe le milieu du préau destiné à ses habitants. Cette construction remarquable ne manquait ni de grandeur ni d'élégance. Les côtés libres du bâtiment octogone étaient ornés chacun de quatre colonnes. Le dôme, élevé au-dessus de deux plates-formes polygonales en retraite, devait produire un bel effet.

Parmi les conditions parfaitement étudiées du remarquable programme rédigé par Samuel Tuke et proposé aux architectes par les fondateurs de l'asile de Wakefield, se trouvait positivement exprimée la condition de disposer l'asile de manière à obtenir qu'une surveillance sûre et facile pût être exercée sur les malades et leurs gardiens. Ce programme fut publié précisément à l'époque où l'enquête de 1815 avait attiré l'attention sur les avantages offerts par le quartier de l'hôpital de Guy.

L'architecte Bevans, de Londres, appelé devant la commission d'enquête pour donner son avis sur les défauts reprochés au nouvel asile de Bethlem et sur les qualités que devrait offrir un bon modèle d'asile, se prononça pour le système panoptique, et communiqua à cette commission deux plans par lui étudiés l'un pour l'asile de Wakefield sur les données du programme, l'autre pour un projet d'asile à fonder à Londres sur la demande d'une commission présidée par Ed. Wakefield, l'un des plus zélés promoteurs de l'enquête de 1815 et de la réforme des établissements d'aliénés. Ce plan, disposé pour 150 malades pauvres des deux sexes, consistait, d'après l'auteur, en un heptagone irrégulier avec sept bâtiments rayonnant de chacun des sept côtés d'un bâtiment central. Dans ce dernier bâtiment à deux étages sont placés les logements des employés. Les logements du directeur et de la matrone, placés au centre du rez-de-chaussée, sont entourés par une galerie de surveillance en dehors de laquelle se trouvent les chambres de jour des malades et l'entrée des galeries qui parcourent la longueur des bâtiments rayonnants. Les fenêtres du logement du directeur s'ouvrent sur la galerie en face de fenêtres qui donnent sur les chambres de jour, sur les galeries et sur les cours. Le niveau du rez-de-chaussée dans le bâtiment central est surélevé de manière que du logement du directeur et de la galerie la surveillance puisse être exercée, à leur insu, sur les malades et les gardiens. Les bâtiments rayonnants n'ont qu'un étage et se composent d'une galerie centrale et de deux rangs de cellules développés sur ses côtés. Les galeries sont latéralement éclairées et ventilées par des fenêtres percées au-dessus du toit des cellules. Deux cellules pour les malades agités et malpropres sont placées dans un enfoncement de chaque galerie et disposées de manière à ne causer aucune incommodité aux autres malades. Les latrines sont placées en dehors des bâtiments et mises en communication avec les galeries par des passages couverts. D'après son auteur, ce plan offrait de nombreux avantages : la facilité et l'efficacité de la surveillance sur les malades et leurs gardiens; la possibilité de réunir en cas de besoin tous les gardiens sur un seul point; l'indépendance des quartiers de classement; la suppression des escaliers; l'économie dans les dépenses, etc.

Pour les malades riches l'auteur proposait la création d'un bâtiment complétement séparé.

Le plan proposé par Bevans pour l'asile de Wakefield ne fut pas adopté, et l'asile projeté pour Londres ne fut pas exécuté. Toutefois les vues de cet architecte n'ont pas été sans influence sur le développement du système panoptique, et elles paraissent avoir été de très près suivies dans le plan de l'asile du comté de Cornwal, fondé à Bodmin en 1820, qui se compose d'un bâtiment central polygonal avec avant-corps pour la surveillance panoptique et pour l'administration, et de six bâtiments rayonnants pour l'habitation des malades.

Les fondateurs de l'asile de Wakefield l'avaient primitivement destiné à contenir 150 places d'aliénés indigents pour les deux sexes, et avaient demandé aux architectes un plan qui permît de porter à 250 le nombre des places. Bien que l'asile primitif agrandi ait réalisé plus de 400 places, les besoins du service ont conduit l'administration à créer à côté de l'ancien asile un asile nouveau pour 250 incurables. Les architectes Watson et Prichett, qui ont dressé les premiers plans et construit l'asile primitif, ouvert en 1818, ont adopté le système panoptique et la forme en H, que l'architecte Stark de son côté donnait vers la même époque à un projet étudié pour l'asile de Dundee. (Pl. IV, fig. 3.)

Deux tours octogones occupent le centre de deux bâtiments parallèles, qui forment les jambages de l'H, et sont unies entre elles par un bâtiment transversal qui en forme la traverse. Des huit côtés de chaque tour quatre, plus petits, sont libres. Des quatre côtés plus grands l'interne est en communication avec le bâtiment transversal, l'antérieur et le postérieur avec les moitiés antérieure et postérieure des bâtiments latéraux, l'externe avec un petit pavillon saillant destiné à devenir, en cas d'agrandissement, une aile développée sur la prolongation de l'axe du bâtiment transversal. Les tours et les bâtiments ont trois étages.

Le bâtiment transversal, vers sa partie moyenne, se développe en avant, et surtout en arrière, de manière à former un corps de logis central et contient au rez-de-chaussée les services généraux, au premier et au deuxième étage le logement du directeur et la chapelle. Chacune des tours offre à son centre un escalier à cage ronde, autour de cette cage à chaque étage une galerie circulaire de surveillance, et en dehors de cette galerie un vestibule octogone correspondant : par ses quatre côtés plus grands à quatre salles de réunion ou de travail, et par ses quatre côtés plus petits à quatre corridors dont deux conduisent dans le bâtiment transversal et dans la salle de réunion du pavillon, et deux se continuent avec les galeries des deux moitiés antérieure et postérieure du bâtiment latéral. Le mur de la galerie circulaire de surveillance est percé de sept fenêtres et d'une porte qui correspondent exactement aux portes et aux fenêtres des salles de réunion et des corridors ouvertes sur le vestibule, et qui donnent ainsi, à une personne placée dans la galerie, la possibilité de surveiller, à travers le vestibule, l'intérieur des salles, des corridors et des galeries.

Les deux tours ont été destinées à assurer la ventilation. Un courant d'air pur, pris au dehors dans l'une des tourelles qui font partie des murs de clôture, est amené par un conduit dans la partie inférieure de chaque tour, pour y être chauffé en hiver et versé en toute saison; le sommet de la tour forme cheminée d'appel pour l'expulsion de l'air vicié.

Chacune des tours et le bâtiment latéral, dont elle occupe le centre, forment une division pour l'un des deux sexes. Chacune des deux moitiés du bâtiment latéral est plus particulièrement affectée à l'une des deux catégories de tranquilles et d'agités, se compose à chaque étage d'une galerie et d'un rang de cellules, et se termine par un pavillon saillant en forme de T, qui, plus développé dans la moitié antérieure, destinée aux agités, contient à chaque étage une petite galerie secondaire et trois cellules.

L'agrandissement ultérieur de l'asile a consisté dans le développement en arrière du pavillon central du bâtiment transversal et dans la construction des deux ailes prévues sur le côté externe de chacune des deux tours et sur la prolongation de l'axe du bâtiment transversal. Ces ailes nouvelles, qui ont été construites de manière à contenir un double rang de cellules sur les côtés d'une galerie centrale et qui ont été terminées par un pavillon à quatre étages, se trouvent ainsi moins heureusement disposées que les anciens quartiers, et leur existence a fait perdre à l'asile la forme si vantée dont il avait réalisé le premier exemple.

L'asile nouvellement créé à côté de l'ancien, pour les incurables et les épileptiques, est la reproduction à peu près exacte de la partie de l'ancien, qui, avec les deux tours, le bâtiment transversal et les deux ailes construites sur la prolongation de son axe, forme un développement de constructions en ligne droite; il n'en diffère qu'en ce que les bâtiments contiennent un étage de plus, c'est-à-dire la plus grande partie quatre étages, et les pavillons terminaux cinq étages. Ainsi s'est trouvée successivement altérée et presque complétement effacée la pensée primitive qui a donné naissance à l'asile de Wakefield.

Néanmoins cet asile a offert dès l'origine et offre encore aujourd'hui la réunion de beaucoup de dispositions avantageuses. L'établissement est construit à l'épreuve du feu; il est chauffé par un calorifère avec ventilation forcée en hiver, éclairé au gaz. Ses diverses parties reçoivent de l'eau. Les latrines sont disposées de manière à être constamment nettoyées par des courants d'eau. Les dépendances sont considérables, 43 acres. L'établissement possède une machine à vapeur, une buanderie, une brasserie, une étable, une porcherie. Le travail y a été mis dès longtemps en honneur par Ellis; et l'institution est dirigée à tous égards avec un remarquable talent par le docteur Corsellis.

L'asile fondé à Perth, dans un admirable site et sur un domaine de 50 acres, par James Murray, et construit de 1822 à 1827 par l'architecte Burns, consistait primitivement en un bâtiment linéaire à trois étages, ornés de seize balcons rentrants imités de l'asile d'York. Le centre de ce bâtiment est occupé par une tour octogone éclairée au moyen d'une coupole vitrée, et destinée, comme les tours de Wakefield, à contenir les escaliers et à assurer la surveillance et la ventilation. L'agrandissement de l'asile par une construction dont l'intérieur n'est pas en communication avec la tour centrale lui a fait perdre son caractère d'établissement panoptique.

L'asile d'Hanwell, fondé de 1828 à 1831 pour 300 aliénés pauvres, et destiné à être dirigé par l'illustre médecin de Wakefield, Ellis, ne tarda pas à être insuffisant; il fut immédiatement agrandi de manière à pouvoir contenir, dès 1832, 500 malades. Plus tard, par de nouveaux agrandissements achevés en 1837, le nombre des places a été porté à 1000. C'était à cette époque l'asile le plus considérable qui existât.

Le plan primitif a été évidemment conçu, comme les asiles de Wakefield et de Perth, sur la donnée fondamentale de la surveillance panoptique. Les moyens employés pour atteindre ce but sont analogues, mais la forme générale de l'établissement diffère. Ainsi une tour octogone occupe, comme à Perth, le centre d'un bâtiment principal rectiligne, de manière à permettre la surveillance des galeries qui aboutissent latéralement à l'un des côtés de cette tour où se trouvent, comme à Wakefield, un escalier, des chambres de jour, des ateliers, et de plus des logements d'employés, des latrines. Mais des deux extrémités du bâtiment naissent à angle droit deux ailes qui se dirigent en avant, de manière à former un rectangle ouvert. Les extrémités antérieures de ces ailes offrent chacune une tour octogone ayant les mêmes dimensions que la tour centrale et une destination analogue. C'est au côté externe de ces deux tours qu'on a ajouté, de chaque côté, une aile se dirigeant parallèlement au bâtiment principal, et se terminant par une aile secondaire à la manière d'un T. Ces divers bâtiments ont deux et trois étages au-dessus d'un étage souterrain. Les quartiers de malades sont constitués par des chambres de jour et des ateliers principalement situés dans les tours, et par des galeries, avec un simple rang de cellules dans le bâtiment principal et dans les ailes anciennes, avec un double rang de cellules dans les ailes récentes. D'après le docteur Connolly, qui a pris la direction de cet établissement en 1838, et qui y a signalé son passage par l'introduction du système de *no-restraint*, mis pour la première fois en pratique dans l'asile de Lincoln par le docteur Charlesworth, le classement des aliénés, pour la plupart incurables dès le moment de leur admission, est réalisé ainsi qu'il suit : Dans les galeries les plus voisines de la tour centrale sont placés les malades les plus tranquilles, quelques uns de ceux qui sont récemment admis et quelques convalescents. A chacune des deux extrémités du bâtiment principal se trouve une infirmerie. Les ailes anciennes reçoivent les épileptiques, les imbéciles, les turbulents. Les tours latérales, où ces ailes finissent, contiennent, près du logement des médecins, les malades propres et laborieux. Les ailes nouvelles, qui forment la partie de l'établissement la plus éloignée du centre, sont affectées aux malades agités, furieux et malpropres.

En arrière de l'établissement se développent, au contact des extrémités du bâtiment principal, de chaque côté, des bâtiments à un étage disposés en carré pour les dépendances des services généraux, et à une notable distance, la cour et les bâtiments de la ferme.

L'asile de Dumfries, ouvert en 1839 et destiné à recevoir 150 malades des deux sexes, indigents et pensionnaires, a la forme d'une croix dont le centre est occupé par une tour octogone qui, par quatre côtés opposés, donne naissance à quatre bâtiments dirigés vers les quatre points cardinaux. Ces bâtiments ont trois étages. De la tour octogone, qui contient au rez-de-chaussée la cuisine et dans les étages supérieurs des logements, on peut surveiller les galeries qui parcourent la longueur des ailes. Ces galeries correspondent par un seul de leurs côtés aux habitations des malades, qui sont ou des chambres individuelles pour les pensionnaires, ou des dortoirs de sept lits au plus pour les indigents. Des balcons rentrants sont disposés aux deux étages supérieurs des ailes nord, est et ouest, et sont au rez-de-chaussée remplacés par des arcades. L'aile du sud est destinée, en cas de nécessité d'agrandissement, à être prolongée jusqu'à la rencontre d'une seconde tour d'où naîtraient trois ailes, de manière à doubler l'établissement et à lui donner la forme de deux croix réunies par l'extrémité de deux de leurs bras.

Cette dernière forme est celle qui a été adoptée pour l'asile de Littlemore, ouvert à Oxford en 1846 et destiné à recevoir plus de 200 aliénés des deux sexes. Les deux tours octogones de cet asile contiennent chacune : au rez-de-chaussée, une salle de bains, un lavoir, un magasin et une salle à manger pour les gardiens ; au premier étage, une salle de lecture et une bibliothèque ; au deuxième étage, les réservoirs d'eau chaude et froide. Les ailes destinées à l'habitation des malades sont occupées dans leur largeur et leur longueur par des dortoirs de 30 à 40 lits. L'extrémité de chacune de ces ailes donne naissance à un petit bâtiment uni à l'aile au moyen d'une courte galerie et contenant une chambre de jour. Du milieu du bâtiment transversal qui réunit les deux tours, naît un bâtiment à un étage qui se dirige en arrière et se termine par un bâtiment transversal, de manière à figurer un T. C'est dans ces bâtiments que sont installés, la cuisine, la buanderie, les magasins, la machine à vapeur, etc.

C'est encore au système panoptique que doit être rapporté l'asile fondé pour 450 aliénés indigents des deux sexes à Exeter, comté de Devon, et ouvert en 1846. La donnée fondamentale adoptée par l'architecte Fowler représente, par rapport aux tentatives antérieures, une conception originale. (Pl. IV, fig. 6.)

Le centre du système est constitué par un bâtiment curviligne formant un demi-cercle, fermé par un bâtiment rectiligne transversal. Six bâtiments naissent, à des intervalles égaux, de la convexité du bâtiment demi-circulaire, et se développent en rayonnant de manière que les deux premiers rayons forment de chaque côté la prolongation du bâtiment rectiligne transversal. Des deux extrémités du bâtiment demi-circulaire naissent, pour se diriger d'arrière en avant et en ligne droite, deux bâtiments qui forment les côtés de la cour d'entrée. Le milieu du bâtiment rectiligne transversal est occupé par une grande construction carrée développée d'avant en arrière. Chacun des bâtiments rayonnants et les deux ailes rectilignes antérieures se terminent par un pavillon transversal en forme de T. Au niveau de ces pavillons, un mur décrivant un demi-cercle ferme les espaces intermédiaires aux bâtiments rayonnants, et se termine de chaque côté en avant à un pavillon détaché, relié par une galerie transversale au pavillon terminal de chacune des deux ailes antérieures. Tous ces bâtiments ont deux étages.

Le bâtiment demi-circulaire et les deux ailes rectilignes, qui le prolongent en avant, forment avec les six ailes rayonnantes les habitations destinées aux malades, subdivisées en six quartiers, trois de chaque côté pour chaque sexe. Un mur, qui partage en deux l'espace intermédiaire aux deux rayons du milieu, forme la séparation des deux grandes divisions.

Dans le bâtiment demi-circulaire et sa prolongation rectiligne, les trois rayons déterminent d'avant en arrière trois sections où se trouvent les ateliers, chambres de jour, réfectoire et le logement des gardiens pour chaque quartier. Chaque aile rayonnante annexée à cette section se compose d'une galerie et d'un rang simple de chambres, la plupart à un lit, qui aboutissent à deux dortoirs de cinq et de sept lits installés dans le pavillon terminal. Chaque quartier a son escalier spécial et un préau distinct.

Le grand carré de constructions, qui occupe le milieu du bâtiment transversal, est constitué pour la partie antérieure par un bâtiment à deux étages destiné au logement des employés supérieurs, pour la partie postérieure par trois bâtiments à un étage disposés autour d'une cour et contenant la cuisine et l'économat. De chaque côté de ce système de constructions, le bâtiment transversal offre pour chaque sexe un parloir, un vestiaire et une salle de bains.

Un corridor qui parcourt le bâtiment transversal dans toute sa longueur se continue par ses extrémités avec les galeries des premières ailes rayonnantes, et est en communication, à la naissance de ces ailes, avec un corridor qui se développe au pourtour du bâtiment demi-circulaire sur son côté concave. Ce dernier corridor permet de surveiller au travers des fenêtres l'intérieur des ateliers, des chambres de jour et des galeries de chaque quartier.

La section du bâtiment circulaire, qui correspond à l'intervalle des deux rayons du milieu et qui appartient pour moitié à chacun des deux sexes, contient de chaque côté quatre cellules pour les agités et les malpropres.

La pensée du système panoptique se retrouve encore, bien qu'affaiblie, dans les asiles de Dundee et d'Edinburgh. L'architecte de l'asile rayonnant de Glasgow, W. Stark, chargé de construire l'asile de Dundee, était arrivé en même temps que les architectes de Wakefield, à adopter la forme en H. L'exécution du plan de Stark fut confiée, après sa mort, à William Burns, qui l'acheva en 1820. Cet architecte, à qui l'on doit aussi l'asile de Perth, a reproduit, avec peu de différences, le plan de Dundee dans l'asile d'Edinburgh, ouvert en 1843, et non encore achevé au moment de ma visite en 1847.

Il est remarquable que la forme presque identique, adoptée pour l'ordonnance des bâtiments par les architectes de l'asile primitif de Wakefield et par les architectes des asiles de Dundee et d'Edinburgh, corresponde dans ces établissements à deux conceptions fondamentalement différentes. A Wakefield, la pensée principale des architectes, conforme au programme de Samuel Tuke, a été la centralisation de la surveillance et la séparation des sexes. A Edinburgh, le but principal du système est évidemment la séparation des indigents et des pensionnaires.

L'asile d'Edinburgh est, comme l'asile de Wakefield, essentiellement constitué par deux bâtiments latéraux parallèles, unis, au moyen d'un bâtiment transversal, par leurs centres qu'occupe de chaque côté une tour octogone. Le bâtiment transversal est destiné au logement des employés supérieurs, à l'administration et contient la chapelle. Les deux bâtiments latéraux sont affectés au logement des malades; mais au lieu de fournir, comme à Wakefield, un élément de séparation par rapport aux sexes, ils sont, à Edinburgh, destinés à séparer les malades par rapport à la condition d'indigent ou de pensionnaire. De ces deux bâtiments l'oriental, celui qui est actuellement occupé, forme un asile distinct pour 230 indigents des deux sexes, l'occidental, encore en projet, doit contenir 120 places de pensionnaires. Chacun de ces bâtiments est partagé par moitié entre les deux sexes, les femmes occupant la moitié nord et les hommes la moitié sud.

Les éléments de la surveillance panoptique sont presque absolument restreints à de simples moyens de communication. Les trois bâtiments sont parcourus dans toute leur longueur et dans leur partie moyenne par un corridor. Ces corridors se rencontrent et se coupent en croix au centre des deux cours octogones qui occupent le milieu des bâtiments latéraux et qui n'ont plus les caractères de centres de surveillance appartenant aux tours octogones des asiles de Wakefield et de Perth, etc. A Edinburgh, ces tours ne contiennent, ni escalier central, ni corridor de surveillance, ni logement d'employés. Des quatre pièces angulaires que détermine l'entrecroisement des deux corridors transversaux et longitudinaux, et qui sont destinées à l'usage de chambres de jour et d'ateliers, deux sont affectées au quartier des hommes et deux au quartier des femmes, séparés par le corridor transversal.

D'autres différences, portant sur la forme, les développements et la distribution, méritent encore d'être signalées avec détail. Les trois bâtiments dont la réunion figure l'H ont trois étages. Du milieu du bâtiment transversal naît et se projette en arrière, jusqu'au delà de l'extrémité postérieure des deux bâtiments latéraux, un bâtiment à un étage qui contient la cuisine, la buanderie et leurs dépendances. Au niveau des extrémités des bâtiments latéraux se développent, en formant les trois côtés d'un carré qui reçoit dans son ouverture l'extrémité du bâtiment de la buanderie, trois bâtiments à un étage pour les ateliers, les magasins de l'économat, les remises, l'étable, etc. Enfin, sur chacun des côtés de l'établissement, à une distance de plus de cent pieds des ailes latérales, s'élève un bâtiment séparé pour les agités et les malpropres.

Les deux bâtiments latéraux sont symétriques et composés chacun de deux moitiés semblables. Chacune de ces moitiés offre à chaque étage un quartier parcouru dans toute sa longueur par un corridor sur les côtés duquel se développent, du centre à l'extrémité : en dedans, un atelier, deux dortoirs de 15 lits; en dehors, une chambre de jour, une salle de bains et lavoir, des latrines, un balcon rentrant à trois arcades, une infirmerie, des escaliers. Trois préaux distincts, développés en dehors de chaque moitié du bâtiment latéral, sont attribués chacun aux habitants de l'un des trois étages. Dans le bâtiment latéral destiné aux pensionnaires, des chambres individuelles avec ou sans salons doivent être substituées aux dortoirs communs.

Le quartier d'agités et de malpropres est mis en communication avec le centre de chaque bâtiment latéral correspondant et avec l'extrémité du corridor transversal qui y aboutit, par une cour fermée de murs, plantée d'arbrisseaux et de fleurs, à chemin dallé en pierre. Le bâtiment qui le constitue n'a qu'un étage, et se compose, pour chaque moitié affectée à l'un des deux sexes et séparée de l'autre moitié par un corridor et une cour intérieure, de six cellules, d'un dortoir de 10 lits, d'une chambre de jour, de latrines. Il possède de plus un lavoir et un séchoir à air chaud.

Dans chacune des moitiés de chaque bâtiment latéral a été institué, vers le centre de la tour octogone, un conduit par lequel les aliments et les objets nécessaires aux malades, sont mécaniquement transportés de bas en haut et de haut en bas, et vers l'extrémité de l'aile, un conduit plus petit par lequel sont rejetées au dehors les ordures ; pratiques qui ont été depuis imitées dans plusieurs grands établissements d'Angleterre et d'Amérique.

Avant la création du nouvel asile, existait un bâtiment linéaire à trois étages, destiné à recevoir 50 malades et qui est actuellement occupé principalement par des pensionnaires. Ce bâtiment, dont le domaine propre est de 5 acres, se trouve séparé par un chemin public du nouvel asile qui possède 50 acres de terres labourables.

D'après la description que Schlemm a donnée de l'asile de Belfast et d'après le plan qu'il a publié d'un asile de district irlandais[1], il semble qu'on doive encore rattacher par quelques points au système panoptique la conception qui a donné naissance à ces établissements. En effet, dans l'asile de Belfast fondé en 1829, les bâtiments à un et deux étages forment par leur ensemble un grand carré. Deux bâtiments destinés aux malades naissent du pavillon qui occupe le milieu de la façade et se dirigent obliquement d'avant en arrière jusqu'aux angles postérieurs du carré, de manière à offrir ainsi à leur point d'union un centre de communication et de surveillance. Cette tendance à centraliser la surveillance est très nettement accusée dans le plan type des asiles de districts irlandais, qui représente un bâtiment central, des quatre angles duquel naissent des bâtiments divergents et dirigés de manière à former par leur ensemble une croix de Saint-André ou la lettre X. De l'extrémité de chacun des bras de la croix naît un bâtiment court qui se dirige en dehors parallèlement au bâtiment central. Ces bâtiments s'unissent de chaque côté deux à deux et à angle droit par un long bâtiment. La réunion de ces divers éléments donne à chaque moitié de l'établissement, consacrée à l'un des deux sexes, la forme d'un pentagone bi-rectangulaire.

Les établissements d'aliénés de la Grande-Bretagne qui ne peuvent être rapportés ni de près ni de loin au système panoptique, et qui forment par leur ensemble une masse non moins imposante de monuments, ont pour point de départ les asiles de Bethlem, de Saint-Luke, d'York et de la Retraite, précédemment décrits.

Dans un premier groupe doivent être rangés tous les établissements dans lesquels se retrouve sans notable altération la donnée fondamentale d'après laquelle ont été construits ces premiers asiles de l'Angleterre. Ce groupe comprend les asiles de Nottingham, de Bedford (1812), de Norfolk (1814), de Lancaster (1816), de Stafford (1818), de Lincoln (1820). Un bâtiment principal, rectiligne, à trois ou quatre étages, auquel s'ajoutent deux ailes, naissant à angle droit de divers points de sa longueur et le plus souvent de ses extrémités, constitue essentiellement, sauf quelques différences secondaires, ces asiles. Toutefois la disposition intérieure tend à se modifier en ce point essentiel, que le dortoir commun commence déjà à s'introduire comme élément de quelque importance dans les habitations destinées aux indigents. Le classement, surtout en ce qui concerne la séparation des pensionnaires et des indigents, tend aussi à se perfectionner.

A ce groupe doit être rattaché l'asile de Saint-Patrice, fondé en 1757 par Swift, à Dublin, pour 50 aliénés, successivement agrandi par suite de donations volontaires et de contributions parlementaires. Cet établissement, qui contenait dès 1809, 50 pensionnaires et 86 indigents, se compose de bâtiments à trois étages, dont l'un, plus court, formant façade et destiné aux pensionnaires et aux services généraux, donne naissance à deux ailes plus longues, qui se détachent du milieu de son côté postérieur à une courte distance l'une de l'autre et se dirigent parallèlement en arrière de manière à figurer à peu près la lettre grecque Π. Chaque étage des ailes contient une galerie servant de lieu de réunion et un rang de cellules au nombre de 25. Un mur sépare en arrière, dans chaque aile, une section égale au cinquième de la longueur totale et affectée aux agités.

La forme primitive des anciens asiles a été plus profondément modifiée dans l'asile de Richmond, fondé en 1815, à Dublin, pour 200 malades. Les bâtiments, qui n'ont que deux étages, forment un carré que partage en quatre parties égales, servant de préaux, une galerie couverte. Les habitations de malades sont principalement constituées par des cellules.

En 1823, la fondation de l'asile de Gloucester a créé un type tout à fait original qui n'a pas mérité d'être imité. Un bâtiment demi-circulaire, dont la concavité est tournée en avant, forme le centre du système et s'appuie par ses extrémités sur deux bâtiments rectilignes développés, de chaque côté de l'ouverture du demi-cercle, sur le prolongement de son diamètre. Du milieu de la convexité du bâtiment demi-circulaire se détache un bâtiment qui se porte longitudinalement en arrière jusqu'à la rencontre d'un carré de constructions qu'il sépare par le milieu en deux carrés secondaires. Les deux bâtiments latéraux sont destinés aux pensionnaires de première classe; chacune des deux moitiés du bâtiment demi-circulaire, aux pensionnaires de deuxième classe. Le bâtiment postérieur est divisé, sur son axe, en deux moitiés longitudinales pour les indigents de chaque sexe. Ces bâtiments ont trois étages, dont un en soubassement. Les bâtiments disposés sur les côtés du carré postérieur n'ont qu'un étage et sont consacrés aux agités. L'asile est inscrit dans un espace demi-circulaire fermé de murs et subdivisé de chaque côté en trois préaux pour les malades de première, deuxième et troisième classe. Les agités ont pour préaux les deux cours intérieures renfermées par les bâtiments du carré postérieur.

Plusieurs asiles plus modernes, tels que ceux de Leicester (1837), de Northampton (1838), de Shrewsbury (1845), d'York section nord-est (1846), de Denbigh, région nord du pays de Galles (1848), etc., représentent une sorte de transition entre le type ancien dérivé des asiles primitifs, qui caractérise le premier groupe, et le type nouveau, qui permet de réunir en un second groupe les autres établissements de la Grande-Bretagne. Dans ce groupe peuvent être rapprochés tous les asiles qui ont pour caractère une altération profonde du type primitif et une imitation de la forme en H, adoptée en vue de la surveillance panoptique pour les asiles de Wakefield, d'Hanwell, de Dundee et d'Edinburgh. Le rectangle ouvert avec bâtiment médian figurant la lettre E, et le rectangle fermé donnant naissance par divers points de leurs côtés à des ailes secondaires, tel est le type commun aux asiles de la dernière époque de l'art en Angleterre.

Dans son ouvrage sur la construction et l'organisation des asiles d'aliénés, publié en 1847, le docteur Conolly a proposé, comme modèles à imiter, des plans conçus d'après ce type : le plan projeté pour l'asile de Derby par les architectes Paterson et Duesbourg, et le plan préparé par M. Harris, ingénieur d'Hanwell, pour un projet d'asile à fonder à Halifax, dans la Nouvelle-Écosse. Cet éminent aliéniste, dont les opinions ont un grand crédit en Angleterre, a considéré ce type comme éminemment propre à réaliser les conditions du programme dont il a tracé ainsi qu'il suit les règles fondamentales.

1° N'admettre dans le même établissement que des indigents ou des pensionnaires; et dans le cas où l'on tiendrait à recevoir les deux catégories de malades, leur attribuer, comme à Glasgow, des habitations complétement séparées.

2° Restreindre à 400 le nombre des malades, en y comprenant les deux sexes.

3° Ne donner aux bâtiments que deux étages principaux.

4° Exclure du soubassement et de l'attique les habitations de malades.

5° Constituer chacun des quartiers de classement pour 25 à 30 malades, au moyen d'une galerie avec un seul rang de chambres, dont les deux tiers seront des chambres individuelles, avec latrines, lavoir et chambre de jour. Chaque galerie doit se terminer par une fenêtre et doit avoir assez de largeur pour servir de promenoir et au besoin de réfectoire et d'ouvroir.

6° Adopter pour la disposition des bâtiments l'ordonnance suivante : Un bâtiment principal développé sur une seule ligne donnera naissance par ses extrémités à deux ailes dirigées à angle droit, en arrière et en avant à la fois, de manière à figurer la lettre H, ou mieux en arrière seulement. Au centre du bâtiment principal seront installés les logements des fonctionnaires, la chapelle, une grande salle de réunion pouvant servir d'école. Ce corps de logis central se développera en arrière par un bâtiment destiné à recevoir la cuisine, la buanderie, les ateliers, etc., et fera en avant une saillie de manière à séparer, en arrière et au besoin en avant, les deux grandes divisions consacrées aux deux sexes et occupant chacune l'une des moitiés du bâtiment principal et l'aile latérale correspondante. La longueur de chaque moitié latérale du bâtiment principal ne doit pas dépasser celle qui est nécessaire pour former deux quartiers à la suite l'un de l'autre. Et pour obtenir que chaque galerie se termine par une croisée, on devra disposer le second quartier de manière que sa galerie se trouve en retraite par rapport à la ligne du premier quartier, comme dans le projet d'asile de Derby. Les ailes latérales ne doivent contenir qu'un quartier à chaque étage. On obtiendra ainsi dans chaque division six quartiers de 30 malades et en somme 180 places. On pourrait facilement obtenir un quartier et 20 places de plus en ajoutant à l'extrémité de l'aile latérale un bâtiment disposé en T.

7° Ne pas attacher au classement une importance trop minutieuse et le restreindre à la séparation des catégories d'aliénés tranquilles subdivisés en plusieurs quartiers, d'aliénés faibles et malades, d'aliénés imbéciles et épileptiques, d'aliénés agités et malpropres.

A la même époque, dans son rapport de 1847, la commission métropolitaine fixait, ainsi qu'il suit, les conditions à réaliser dans les projets d'asiles pour obtenir son approbation.

La forme générale de l'asile doit être telle qu'elle permette la vue de la campagne et le libre accès de l'air et du soleil. Les galeries doivent être disposées de manière que les fonctionnaires puissent les parcourir toutes sans revenir sur leurs pas. La forme rayonnante ou en ailes de moulin ne peut réaliser ces conditions et doit être rejetée.

Les bâtiments doivent être disposés de manière à donner aux chambres de jour, aux galeries et aux préaux, l'exposition du sud ou du sud-est.

La séparation des sexes doit être assurée, et chacune des deux grandes divisions doit contenir au moins trois quartiers de classement.

Un tiers des habitations de nuit doit être constitué par des chambres individuelles, et les deux autres tiers par des dortoirs ne contenant pas moins de trois, et pas plus de douze lits.

En tout cas, les aliénés âgés, malpropres, infirmes et épileptiques doivent être placés au rez-de-chaussée ; les agités, aussi loin que possible des autres malades et dans des habitations exclusivement appropriées à leur usage.

Ces vues de la commission métropolitaine et du docteur Conolly, soit qu'elles aient été empruntées aux asiles existants avant l'époque où elles ont été exposées, soit qu'elles se soient imposées aux asiles qui ont été ultérieurement construits, se trouvent pour la plupart réalisées dans les établissements dont il me reste à donner la description.

L'asile de Springfields, fondé en 1841, à Wandsworth, à six milles de Londres, pour 300 aliénés indigents du comté de Surrey, n'a pas tardé à devenir insuffisant. En 1847, il contenait quatre cents malades, et l'on avait dû pourvoir à la création d'un second établissement. Pour la construction de l'asile de Springfields, l'architecte a adopté la forme en E et le style gothique Tudor. L'aspect de l'établissement est fort pittoresque ; sa façade est imposante ; l'entrée, le vestibule et l'escalier principal ont un caractère grandiose. Les jardins sont vastes, les plantations magnifiques. Les dépendances de la ferme sont largement et richement installées. Mais si l'on pénètre dans les habitations des malades, on est loin d'y trouver des distributions aussi favorables, et l'on est forcé de reconnaître que la destination principale de l'asile a été beaucoup trop subordonnée à la recherche de l'effet monumental. Les bâtiments ont trois étages au-dessus d'un étage souterrain, utilisé pour l'habitation des malades. Les dortoirs de cet étage sont tourmentés, dans leur forme intérieure, par des angles saillants et rentrants et par des piliers. Les escaliers destinés aux malades sont roides et étroits. Les chambres sont distribuées sur les deux côtés d'un corridor large, mais insuffisamment éclairé, si ce n'est dans l'étage supérieur où il reçoit la lumière par en haut.

16

Le nouvel asile de Glasgow a été fondé, en 1843, à trois milles et demi de cette ville, à Gartnavel, sur le plateau d'un monticule qui domine une campagne agréablement accidentée de collines et de vallées, d'où la vue s'étend sur les villes de Paisley et de Glasgow, et au loin, vers le nord, sur les montagnes. (Pl. III, fig. 2.)

L'asile, qui a été construit sur les données fournies par le docteur Hutcheson et d'après le plan de l'architecte C. Wilson, comprend deux établissements distincts pour les pensionnaires et pour les indigents. Chacun de ces établissements se compose de trois bâtiments réunis à angle droit et formant un rectangle, ouvert sur le côté opposé au bâtiment plus long de la façade. Les deux rectangles sont placés à côté l'un de l'autre, de manière que la façade de la maison des pensionnaires, tournée vers le nord, se trouve sur le prolongement de l'aile septentrionale de la maison des indigents, dont la façade est tournée vers l'orient. L'intervalle, qui sépare actuellement l'extrémité de cette aile de l'extrémité de la façade du pensionnat, étant rempli par les bâtiments destinés à mettre en communication les deux établissements et à contenir la chapelle, la salle du conseil, les bureaux de l'administration, la pharmacie, il en résultera une ligne de constructions de 960 pieds anglais de longueur, formant, du côté du nord, une façade unique pour les deux établissements réunis.

Dans chacun de ces établissements la façade offre, au centre et aux extrémités, des pavillons en saillie, et les ailes se terminent aussi par des pavillons. Ces pavillons ont trois étages et les bâtiments intermédiaires deux.

L'architecte a adopté le style gothique Tudor, plus riche et plus orné dans la maison des pensionnaires. Les fenêtres, variées pour la forme, pour les dimensions, pour l'espacement, sont élégamment encadrées. Les pavillons avancés du centre des façades sont flanqués de tourelles. Le faîte des bâtiments est crénelé. L'aspect de ces nobles édifices, qui ressemblent surtout à des palais, est imposant et grandiose sans sévérité.

Dans la maison des indigents, la séparation des deux sexes est réalisée au moyen d'une ligne de constructions à un étage, qui s'étend du pavillon central jusqu'au niveau de l'extrémité des ailes latérales, et partage l'intérieur du rectangle en deux espaces égaux destinés à servir de promenoirs. Ces constructions, qui, par la réunion de bâtiments disposés en carré, circonscrivent deux cours intérieures, comprennent la plupart des services généraux et réalisent une disposition fort heureuse, qu'on retrouve dans la plupart des asiles le plus récemment construits en Angleterre. La situation de cette ligne de constructions et ses relations avec les trois côtés du rectangle engendrent une figure comparable à celle de la lettre E. Dans le pavillon central de la façade se trouvent la salle de réception, les logements des médecins assistants, de l'économe, du surveillant. Les habitations des malades consistent en chambres individuelles, développées sur le côté intérieur du bâtiment de la façade et s'ouvrant sur un large corridor, et en dortoirs communs occupant toute la largeur des ailes. Les chambres de surveillants, les bains, les lavoirs et les latrines sont disposés au centre des ailes, dans des pavillons formant tourelles; les réfectoires, les chambres de jour et quelques dortoirs, dans les pavillons terminaux. Les malades sont classés en trois catégories : les malpropres, qui occupent le rez-de-chaussée; les tranquilles, placés au premier étage; et les agités, fort défectueusement installés dans l'étage supérieur des pavillons, contre la volonté du docteur Hutcheson, qui avait demandé pour cette catégorie de malades la construction d'un bâtiment séparé. L'aile du sud, destinée aux femmes, a un étage de plus en raison de l'abaissement du sol d'assiette de ce côté, et son étage inférieur est consacré aux ateliers. Toutes les distributions intérieures sont parfaitement entendues; toutes les habitations et leurs dépendances, vestibules, corridors, escaliers, sont spacieux, bien aérés, bien éclairés. Les escaliers sont multipliés et disposés de manière à ne servir qu'à une seule catégorie de malades, et à permettre de parcourir toute la maison et tous les étages commodément et facilement, sans revenir sur ses pas. Partout on trouve des planchers et des lambris, et une installation parfaitement soignée des portes et des fenêtres.

La maison des pensionnaires diffère de celle des indigents en ce que l'intérieur du rectangle n'est pas divisé en deux parties par un bâtiment intermédiaire. Le jardin du médecin, correspondant en largeur au pavillon central qui sert d'habitation à ce fonctionnaire, sépare les deux jardins consacrés comme promenoirs aux deux divisions d'hommes et de femmes. Dans cette maison, presque toutes les habitations sont des chambres individuelles ouvrant sur de vastes galeries. Les pensionnaires sont subdivisés en trois classes d'après le prix de la pension. Les différences d'habitation, pour ces catégories, portent sur le nombre des pièces accessoires, salons particuliers, salles à manger, salons de conversation et de musique, sur l'ornementation et sur l'ameublement généralement très confortable et presque somptueux dans les habitations des pensionnaires les plus riches. Dans la subdivision des pensionnaires de dernière classe, il y a un dortoir de quatre lits. La galerie des pensionnaires qui paient 173 livres sterling (4,075 fr.) par an est peinte en imitation de marbre de Sienne. Son plancher est recouvert de tapis. Les fenêtres sont garnies de riches rideaux. Des lustres sont suspendus au plafond. Des fauteuils, des canapés, des tables, sont disposés de place en place. Les ventilateurs, qui existent au-dessus des portes des chambres, sont masqués par des écussons peints d'armes ou d'ornements. Ces recherches d'un luxe peut-être excessif, mais non déplacé pourtant dans un établissement qui est une véritable maison de santé, n'ont pas fait perdre de vue la réalisation des conditions plus essentielles au bien-être des malades.

Le chauffage et la ventilation d'hiver et d'été sont assurés, dans les deux maisons, au moyen d'excellents appareils. L'éclairage au gaz a été adopté. De l'eau, amenée de Glasgow dans un réservoir, est élevée et conduite dans les diverses parties où il en est besoin, au moyen d'une machine à vapeur de la force de 8 chevaux. L'asile possède 66 acres de terre. A l'époque où je l'ai visité, la construction de la ferme, confiée aux malades sous la direction de chefs d'atelier, était fort avancée.

Ce magnifique établissement me paraît exprimer, à divers points de vue, le plus haut degré de perfection qui ait été jusqu'alors atteint dans la Grande-Bretagne. En ce qui se rapporte aux principes de classement qui ont dominé les tendances de l'art et de la science dans ce pays, la séparation des deux sexes a été aussi heureusement que possible atteinte par l'adoption de la forme en E, et la séparation des pensionnaires et des indigents a été pour la première fois obtenue dans toute sa vérité. Le nombre des malades réunis dans chaque établissement, pour constituer un corps distinct (400, maison des indigents; 200, maison des pensionnaires), et dans les deux établissements, pour constituer le domaine d'une même administration (600), représente assez exactement les limites que la science médicale défend de dépasser. Enfin, comme œuvre d'art, chacun des deux établissements est remarquable par la pureté et la beauté de sa forme extérieure, par l'ampleur et la convenance de ses distributions intérieures; et il y a lieu de croire que la réunion des deux établissements, en complétant l'ordonnance du monument sans altérer le caractère propre à chacun de ses deux éléments, donnera à l'ensemble une valeur encore plus grande, même en ce qui se rapporte à l'effet architectural.

Le plan de l'asile de Somerset, fondé en 1847, pour 350 aliénés indigents, peut être rapporté à la forme en E. En effet, il se compose essentiellement d'un rectangle ouvert en arrière, que partage, en deux parties égales, une ligne de constructions menée du centre de la facade parallèlement aux deux ailes latérales. Quatre bâtiments ou ailes secondaires ont été ajoutées au rectangle ainsi qu'il suit. Chaque côté du rectangle se prolonge, en avant de la façade, de manière à former deux ailes latérales antérieures, et donne naissance par son centre à un bâtiment qui s'en détache à angle droit et se dirige en dehors, de manière à former deux ailes latérales extérieures. La ligne centrale de constructions, qui sépare les deux grandes divisions d'hommes et de femmes, est destinée à l'administration et aux services généraux. L'addition des ailes antérieures et extérieures a eu pour but le perfectionnement du classement et la constitution de quartiers distincts pour les épileptiques, les malpropres, les agités, les infirmes et les tranquilles. L'architecte, M. Moffat, a adopté le style gothique et un système de pavillons, à pignons, formant avant-corps et réunis en ailes, les ailes ayant deux étages et les avant-corps trois. La moitié postérieure des petits côtés du rectangle n'a qu'un étage et est affectée aux agités. Il en est de même du bâtiment qui termine en arrière la ligne centrale de constructions, et qui ferme, de ce côté, la cour de la cuisine. Chaque quartier spécial est constitué par un rang de cellules ouvrant sur une galerie, avec chambre de jour et préau spécial.

Dans le nouvel asile de Lancaster, fondé en 1849, on trouve à peu près la forme de l'asile de Somerset, avec ces différences principales : les petits côtés du rectangle ne se rattachent que médiatement, par une galerie, au grand côté qui forme la façade ; c'est de la prolongation, en avant, de ces galeries que naissent à angle droit les ailes latérales antérieures, pour se diriger en dehors parallèlement à la façade. Le rectangle est à demi fermé en arrière par des bâtiments destinés aux ateliers. Les habitations des malades consistent principalement en dortoirs communs et sont concentrées, pour chacune des deux grandes divisions, dans trois bâtiments parallèles : la moitié du bâtiment de la façade, l'aile latérale antérieure et l'aile latérale externe.

C'est encore la forme du rectangle, ouvert et divisé en deux parties égales par un bâtiment central, de manière à figurer à peu près la lettre E, qui a été adoptée, pour la construction de l'asile de Colney-Hatch, par l'architecte Daukes. (Pl. III, fig. 1.) Seulement, pour obtenir le nombre de 1,000 places demandé par le programme, le grand côté du rectangle, formant façade, a dû prendre en longueur un développement considérable, et aux petits côtés formant ailes latérales on a dû surajouter une ou plusieurs ailes angulairement disposées à leurs extrémités. La constitution des habitations de malades est similaire dans tous les bâtiments et dans tous les quartiers de classement. Un rang de chambres individuelles, interrompu au centre par un dortoir de quatre lits, occupe la moitié externe du bâtiment ; une large galerie, sur laquelle s'ouvrent des chambres, en occupe la partie interne, et donne naissance, dans sa partie moyenne, à un arrière-corps en saillie qui contient au centre un réfectoire et de chaque côté deux dortoirs de quatre lits. Dans le rang des chambres individuelles se trouvent compris : une chambre de gardien, une salle de bains, un lavoir, un office, des latrines. Le quartier, ainsi disposé pour 30 ou 40 habitants, correspond à un préau intérieur ou extérieur et constitue un élément similaire et commun, qui, superposé, forme les étages, et juxtaposé, forme les ailes. Le classement attribue un ou plusieurs éléments distincts à chacune des catégories d'agités, d'épileptiques, de malpropres, d'infirmes et de tranquilles.

Telle est, en définitive, la donnée fondamentale sur laquelle a été construit à Bets-Stile, près de Colney-Hatch, sur un terrain de 119 acres, à six milles de Londres, l'immense établissement destiné à concourir, avec l'asile d'Hanwell, à satisfaire aux exigences du service public du comté de Middlesex.

Une expression plus heureuse du même type se retrouve dans l'asile du comté de Wiltz, fondé pour 2£6 indigents, à Devizes, à un mille de Hall, sur un domaine de 65 acres. (Pl. IV, fig. 2.) Cet établissement, qui a été ouvert en 1851, est constitué par un rectangle dont le plus grand côté, formant façade et contenant, dans un pavillon central à trois étages, l'administration et la chapelle, et dans chacune de ses moitiés latérales, à deux étages, deux quartiers de malades, donne naissance en arrière par son centre à une ligne médiane de constructions pour l'installation des services généraux et la séparation des sexes. Une aile latérale externe, à deux étages, contenant deux quartiers de malades, naît à angle droit de chacun des petits côtés du rectangle, renfermant aussi deux quartiers, et se dirige en dehors de façon à constituer de chaque côté la façade, mais sur une ligne en retraite de toute l'épaisseur du bâtiment principal. Deux petites ailes postérieures, nées à angle droit des deux côtés du rectangle, se dirigent en dedans et le ferment incomplétement, n'ont qu'un étage et sont affectées aux agités. Enfin, des extrémités du bâtiment principal de la façade, se projettent, de chaque côté, en avant, deux petites ailes à deux étages pour les infirmeries.

L'architecte T.-H. Wyatt a adopté le style italien comme le plus simple, le plus élégant et le plus économique. L'asile est construit avec la brique et la pierre, à l'épreuve du feu. La constitution des quartiers de classement est analogue à celle qui a été adoptée dans l'asile de Colney-Hatch ; mais l'ordonnance des bâtiments a été instituée de manière à obtenir pour chaque galerie une fenêtre terminale. Sur 286 lits, 108 sont placés dans des chambres individuelles. Les dimensions des habitations de nuit ont été calculées de manière à donner par individu : 683 et 782 pieds cubes anglais dans les chambres particulières; 528, 493 et 480 dans les dortoirs de 8, 10 et 11 lits.

Pour le chauffage et la ventilation, on a adopté les appareils de M. H.-C. Price, dont l'expérience a consacré l'efficacité dans les asiles d'Oxford, Leicester, Bucks, Lincoln et Colney-Hatch. Au moyen de deux calorifères, une température de 55 degrés peut être maintenue pendant les froids les plus rigoureux. L'air extérieur, admis en grande quantité, traverse une série de plaques et de tuyaux chauffés par l'eau bouillante, et passe de la chambre dans de larges conduits qui parcourent toute la longueur des galeries. Pour égaliser la température de l'air dans ces conduits, on y a introduit des tuyaux dans lesquels circule de l'eau chaude. Les chambres, les dortoirs et les salles de bains sont chauffés par des conduits spéciaux. En sus de ces moyens de chauffage, des feux ouverts sont disposés dans les chambres de jour, dans les salles de bains, dans les chambres de gardiens et dans quelques chambres particulières. L'air vicié est versé par des conduits, placés près des plafonds, dans un conduit principal d'où il est entraîné vers la tour de ventilation, où sont placés des tuyaux d'eau chaude destinés à augmenter la force d'aspiration.

B. *Etats-Unis d'Amérique.*

Les principes qui ont présidé à la fondation et à la construction des asiles d'aliénés, aux États-Unis, ont été évidemment empruntés à la Grande-Bretagne, ainsi qu'on a déjà pu en juger par l'analyse que j'ai donnée, page 178, des règles exposées par le docteur Kirkbride, directeur-médecin de l'hôpital de Pensylvanie. Aussi les nombreux asiles qui ont été créés en Amérique reproduisent-ils généralement des types déjà réalisés en Angleterre, et se rattachent-ils au système anglais par les liens les plus étroits.

L'organisation du service public des aliénés, aux États-Unis, a commencé plus tard que dans les principaux États de l'Europe, et a suivi à peu près les mêmes phases de développement.

L'État de Virginie avait fondé dès 1769 et ouvert dès 1773, à Williamsburgh, un asile spécial pour 24 aliénés et idiots. Dans les autres États, les aliénés, que la bienfaisance ou la répression pouvaient atteindre, étaient placés dans les hôpitaux ordinaires et sans doute aussi dans les prisons. L'hôpital de Philadelphie, fondé en 1752, contenait un quartier d'aliénés qui n'a été supprimé qu'en 1841, époque de la création de l'asile d'État de Pensylvanie. L'hôpital de New-York, consumé par un incendie en 1775, peu de temps après sa fondation, ne fut rétabli de manière à recevoir des malades qu'en 1791. Il est fait mention pour la première fois, en 1797, de l'admission d'un petit nombre de maniaques dans cet établissement. En 1802, l'administration de cet hôpital se décida à développer les secours donnés aux aliénés, et à créer une division spéciale qui fut ouverte en 1808, et qui a été depuis remplacée par l'asile spécial de Bloomingdale, ouvert en 1821. L'hôpital de Baltimore, créé en 1797 par suite d'une donation et au moyen de souscriptions et de subventions, fut primitivement destiné à recevoir, outre les aliénés, des malades ordinaires, et n'a été qu'en 1816 exclusivement affecté à l'usage d'asile d'aliénés pour l'État de Maryland. L'hôpital général de Somerville, dans l'État de Massachusetts, fondé en 1816 et ouvert en 1818, a été destiné, dès son origine, à recevoir des aliénés dans un quartier distinct qui subsiste encore.

En 1817, la Société des amis institua, à l'imitation de la retraite d'York, une maison de santé, près de Philadelphie, pour 70 aliénés appartenant à la communauté.

Quelques asiles spéciaux furent, à diverses époques, créés soit par des villes, comme l'asile de la cité de New-York, dans l'île de Blackwell, soit par des associations particulières, comme l'asile d'Hartford dans le Connecticut, et l'asile Butler, à la Providence, dans Rhode-Island. Un quartier d'aliénés a été, en 1839, annexé à la maison de charité de Boston, (Massachusetts).

Mais c'est surtout par l'intervention gouvernementale pour la création d'asiles publics d'États que l'organisation a fait des progrès rapides. Le mouvement, qui a commencé en 1821 dans la Caroline du Sud, n'est pas encore épuisé, et avait élevé, dès 1846, le nombre des asiles d'États à douze, savoir :

Kentucky.	Asile de	Lexington,	ouvert en	1824.	183 malades.
Caroline du Sud. . .	—	Columbia,	—	1827.	72 —
Virginie.	—	Staunton,	—	1828.	220 places.
Massachusetts. . . .	—	Worcester,	—	1833.	400 —
Vermont.	—	Brattleborough,	—	1837.	200 —
Ohio.	—	Columbus,	—	1839.	350 —
Tennessee.	—	Nashville,	—	1840.	100 —
Maine.	—	Augusta,	—	1840.	120 —
New-Hampshire. . .	—	Concord,	—	1842.	114 —
New-York.	—	Utica,	—	1843.	600 —
Georgia.	—	Milledgeville,	—	1843.	30 malades.
New-Jersey.	—	Trenton.	—	1846.	200 places.

En 1848, 4,711 aliénés indigents étaient secourus aux États-Unis dans 28 asiles : 15 administrés au nom des États ; 5 annexés à des hôpitaux ; 5 dirigés par des associations libres ; 3 appartenant à des particuliers. On peut apprécier la rapidité et l'intensité du développement des secours publics pour les aliénés, aux États-Unis, par l'exemple de l'État de New-York, qui, à la fin de 1821, ne secourait, dans l'unique asile de Bloomingdale, que 82 aliénés, et qui, en juillet 1847, en secourait 1,109 dans six établissements publics ou privés.

Malgré ce mouvement considérable de création d'établissements entièrement nouveaux, dans les conditions les plus larges d'une liberté absolue, l'art de construire les asiles d'aliénés paraît être demeuré aux États-Unis dépourvu de véritable originalité. Autant qu'il m'est permis d'en juger par les données que j'ai pu me procurer, les vues des aliénistes et des architectes anglais, restreintes par une pensée dominante d'économie, se sont imposées aux asiles des États-Unis, qui ne représentent en définitive qu'une propagation en Amérique du système anglais.

L'établissement primitif de Williamsburgh, dans l'État de Virginie, consistait en un bâtiment de briques, à deux étages, long de 100 pieds, offrant au centre le logement de l'administration et sur chacun de ses côtés douze cellules pour les malades. L'asile a été successivement agrandi par l'addition de plusieurs ailes secondaires.

L'asile de Bloomingdale, situé à quatre milles de New-York, dans une campagne magnifique, au milieu de belles plantations, sur un domaine de 55 acres, est constitué par trois bâtiments séparés et disposés en rectangle ouvert. Le bâtiment principal, formant façade, a trois étages, plus un étage en soubassement et un attique. Il se compose d'un corps de logis central long de 57 pieds, large de 61, destiné à l'administration, et de deux ailes longues de 50 pieds, larges de 44, se terminant chacune par un pavillon long de 27 pieds et large de 53, ailes et pavillons destinés au logement des malades. Les deux autres bâtiments forment les côtés droit et gauche du rectangle, se développent en arrière des pavillons terminaux à 500 pieds de distance, et complètent chacun, avec la moitié correspondante du bâtiment principal, la division affectée à l'un des deux sexes. Ils ont trois étages et une longueur de 57 pieds sur 32 pieds 8 pouces de large. Chacun de ces trois bâtiments est parcouru suivant sa longueur par une galerie centrale large de 10 pieds, sur les deux côtés de laquelle se développent les habitations des malades, qui varient de grandeur et contiennent d'un à quatre lits. Il y a six salles de bains, deux dans chaque aile du bâtiment principal, et une dans chacun des bâtiments secondaires. Les diverses parties de l'asile sont chauffées par un calorifère à air, à l'exception de six chambres de jour du bâtiment principal, qui ont des foyers libres. L'asile, depuis l'ouverture des établissements pour les pauvres, ne reçoit plus que des pensionnaires.

L'asile de l'Ohio est situé dans une belle plaine, à un mille de la ville de Columbus. Il a la forme d'un rectangle de 376 pieds de long sur 218 pieds de large. La façade se compose d'un corps de logis central à trois étages élevés au-dessus d'un étage souterrain et surmontés d'un attique, et de deux ailes en retraite de 25 pieds et longues chacune de 100 pieds, qui se terminent de chaque côté par un pavillon de 44 pieds carrés et qui ont trois étages. Le pavillon central, décoré d'un portique de quatre colonnes d'ordre ionien, est destiné à l'administration, les ailes à des quartiers de malades, chaque côté pour un sexe. Les pavillons sont disposés de façon à constituer, à chaque étage, une terrasse ouverte sur deux côtés, à la manière des balcons rentrants des asiles d'York et d'Écosse, mais dans des proportions beaucoup plus considérables et avec la destination expresse de remplacer les promenoirs extérieurs. Les deux bâtiments qui forment les petits côtés du rectangle naissent de ces pavillons et ont comme eux trois étages. Deux bâtiments à deux étages pour les agités et les malpropres occupent chacun des deux côtés de la ligne postérieure du rectangle, qui est partagé d'avant en arrière en deux moitiés égales par un bâtiment à trois étages mis en communication avec le corps de logis central de la façade au moyen d'une galerie ouverte à deux étages. L'asile contient 440 pièces et est disposé pour recevoir 350 malades. Chacun des quartiers de classement est en connexion avec les terrasses-balcons, qui, ornées de fleurs, permettent l'accès libre de l'air et de la lumière et la vue sur la campagne, au moyen de larges fenêtres protégées par d'élégantes grilles de fer, et au besoin par des châssis vitrés, en cas de froid et de pluie. La variabilité du climat et la fréquence des pluies ont conduit à renoncer aux promenoirs extérieurs et à les remplacer par ces terrasses, déjà introduites avec succès, pour cet usage, dans l'asile de Worcester (Massachusetts).

L'hôpital de Pensylvanie, fondé en 1836 et ouvert en 1841 sous la direction du docteur Kirkbride, est situé sur un domaine de 3 acres, à deux milles de Philadelphie. La ligne principale, qui forme la façade de l'établissement, a 436 pieds de longueur et se compose d'un corps de logis central et de deux ailes principales terminées de chaque côté par un pavillon. En se prolongeant en arrière, ces pavillons donnent naissance à deux ailes secondaires qui, avec la ligne de la façade, forment un rectangle ouvert, très allongé. Tous ces bâtiments ont trois étages, en y comprenant un étage en soubassement qui correspond à un fossé, large de 7 pieds, dont le fond est pavé et dont le côté extérieur est disposé en plan incliné et revêtu de gazon. C'est dans ce dernier étage que sont installés : la cuisine, les offices, les magasins, les logements de serviteurs, etc. Le centre de la façade est occupé par un corps de logis qui fait une saillie de 67 pieds en avant et de 63 pieds en arrière de la ligne, qui est plus élevé que les ailes, surmonté d'un dôme, orné d'un fronton et d'un portique d'ordre dorique. Il contient : au rez-de-chaussée, la cuisine, les offices, etc.; au premier étage, les bureaux, les parloirs, les salles de réception et d'exercices religieux; au deuxième étage, les logements d'employés, des salons pour les convalescents; et dans le dôme, des réservoirs d'eau. Les ailes principales et secondaires, dont le premier et le second étage sont affectés de chaque côté aux habitations des malades pour l'un des deux sexes, sont parcourues dans leur longueur par une galerie large de 10 à 12 pieds, sur les deux côtés de laquelle se développent les habitations. Tous les étages sont voûtés.

A une petite distance en dehors et en avant de la façade de l'établissement et dans un isolement complet, existe, de chaque côté, un quartier d'agités et de malpropres, constitué par trois bâtiments à un étage, contenant chacun un rang de cellules et une galerie, et formant les trois côtés d'une cour carrée dont le quatrième côté est fermé par une grille, de manière à permettre la vue sur l'extérieur. Ces quartiers sont destinés à loger chacun 20 malades et 2 gardiens.

L'établissement principal contient dans ses deux étages, de chaque côté, cinq subdivisions pour le classement des malades, d'après le degré de la maladie et le taux de la pension. L'asile est institué pour 200 malades des deux sexes.

L'asile de l'État de New-York, fondé en 1839 et ouvert en 1842, à un mille de la ville d'Utica, sur un domaine de 133 acres, a la forme d'un rectangle ouvert. Le grand côté, formant façade, a 550 pieds et les petits côtés 250 pieds de longueur. Les bâtiments sont élevés de trois étages au-dessus d'un étage souterrain. Au centre de la façade est un bâtiment carré, plus haut d'un étage, surmonté d'un dôme, orné de frontons sur ses quatre faces, et, en avant, d'un grand portique de six colonnes doriques. Ce bâtiment est destiné à l'administration. La façade se termine de chaque côté par un pavillon saillant, à fronton et pilastres, d'où naît en arrière chaque aile secondaire. Ces ailes secondaires offrent, à leur extrémité postérieure, chacune un pavillon où sont disposées des terrasses analogues à celles de l'asile de l'Ohio.

Les ailes principales et secondaires sont parcourues dans leur longueur par une galerie centrale, large de 13 pieds, sur les côtés de laquelle sont distribuées les habitations des malades. Ces habitations se composent, en somme, de 380 chambres individuelles, de 20 dortoirs de 5 à 12 lits, de 2 infirmeries, de 24 chambres de gardiens, de 12 réfectoires, de 16 chambres de jour, de 24 chambres de bains, de 24 cabinets d'aisances, lavoirs, etc. Chaque quartier de classement comprend une galerie distincte et 35 à 40 malades. Chaque grande division affectée à l'un des deux sexes contient six quartiers. Les pensionnaires et les indigents sont réunis sans distinction dans les mêmes quartiers. L'établissement peut recevoir 600 malades.

L'asile fondé en 1845 à Trenton, État de New-Jersey, a une forme qu lui est propre et qui peut être rapportée au type linéaire. (Pl. III, fig. 4.) Les constructions sont développées sur une seule ligne et se composent d'un bâtiment central d'administration, formant saillie en avant et en arrière de la ligne, et donnant naissance par chacun de ses côtés à une aile principale que termine un pavillon formant aussi saillie en avant et en arrière. De la moitié postérieure de ce pavillon naît une aile secondaire qui se développe dans le même sens, mais en retraite par rapport à l'aile principale, et qui se termine aussi par un petit pavillon. Cette disposition a pour but de dégager l'extrémité des galeries qui parcourent la longueur de chacune de ces ailes, de manière que chacune se termine par une fenêtre, à l'imitation du plan de l'asile de Derby. Les bâtiments ont quatre étages dans les pavillons et trois étages dans le parties intermédiaires. Le rez-de-chaussée des ailes secondaires est affecté aux agités. Les étages supérieurs des ailes principales et secondaires contiennent quatre quartiers de classement et les infirmeries. Chaque quartier est destiné à une vingtaine de malades, et l'asile tout entier à 200 malades des deux sexes.

Le docteur Luther V. Bell, directeur-médecin de l'asile de Somerville, chargé d'aller étudier les asiles de l'Europe pour y puiser les renseignements utiles à la fondation projetée de l'asile Butler (Rhode-Island) a fourni le programme et le plan de cet établissement, dont l'organisation et la direction ont été confiées au docteur J. Ray, qui lui-même avait fait un voyage d'instruction à l'étranger. L'attention du docteur Bell s'est surtout fixée sur les asiles anglais et écossais, et il a pris pour modèle l'un des deux éléments de l'asile de Glasgow, dont il a adopté la forme et le style. L'asile Butler, fondé en 1849, à deux milles de la Providence, sur un domaine de 120 acres, reproduit avec une grande pureté la forme en E. Le bâtiment central et les pavillons de la façade, ainsi que les pavillons qui terminent en arrière les ailes latérales, ont trois étages; les ailes intermédiaires en ont deux. Les habitations des malades n'occupent qu'un seul côté des galeries, qui sont larges et spacieuses. Ces habitations sont des chambres individuelles le long des galeries, et des dortoirs communs dans les pavillons. Les 130 places de l'asile sont attribuées par moitié aux deux sexes. Dans chaque division, l'aile de la façade est affectée aux pensionnaires de première et de deuxième classe; l'aile latérale, comprenant des chambres individuelles et des dortoirs communs, à deux quartiers de malades tranquilles et à un quartier de déments; le pavillon terminal, aux agités et furieux. La moitié de la population environ couche dans les dortoirs communs.

C. *Caractères du système anglo-américain.*

Malgré la variété des formes présentées par les asiles de la Grande-Bretagne et des États-Unis, malgré les changements qui se sont successivement produits dans les vues des fondateurs, soit en ce qui se rapporte au principe de la surveillance panoptique tantôt posé comme fondamental, tantôt complétement abandonné, soit même en ce qui se rapporte à l'institution du dortoir commun longtemps repoussée d'une manière absolue et graduellement admise pour une proportion variable, il me paraît ressortir de l'étude générale de ces asiles, qu'ils représentent en définitive, dans leur ensemble, un système spécial de constructions auquel j'ai cru devoir donner le nom de système anglo-américain, et qui se caractérise et se différencie par les données fondamentales suivantes :

1° Prédominance des habitations individuelles sur les dortoirs admis par exception et en proportion subordonnée.

2° Constitution de tous les éléments de chaque quartier au même étage.

3° Superposition des quartiers dans les divers étages d'un même bâtiment.

4° Emploi des galeries à l'usage d'habitation de jour.

5° Concentration des habitations de malades dans des bâtiments à plusieurs étages, formant des ailes réunies à angle droit de manière à constituer un corps.

6° Distribution des services généraux sur l'axe de séparation des deux sexes.

7° Distribution des préaux à l'extérieur de l'enceinte des constructions.

8° Subordination du classement à la considération de la condition sociale des malades d'après le taux de pension, d'après la situation de pensionnaire ou d'indigent, et à la considération du nombre d'individus à admettre dans un même quartier.

9° Restriction des principes pathologiques du classement à la considération des états de tranquillité, d'agitation et de malpropreté, sans acception de la curabilité.

§ 4. — SYSTÈME ALLEMAND.

L'histoire de l'organisation des secours et de la construction des établissements pour les aliénés, a parcouru en Allemagne les mêmes phases qu'en France.

A une première époque, les aliénés ne sont que partiellement et exceptionnellement secourus en tant que malades; et alors une place leur est attribuée, au milieu des malades atteints d'infirmités incurables et d'affections contagieuses, dans les hospices, où ils ne reçoivent que bien rarement des soins médicaux et où ils sont toujours traités comme des êtres dangereux et malfaisants. Le plus souvent ils n'attirent l'attention de l'autorité qu'au point de vue de la sécurité publique; et alors, tout à fait assimilés aux êtres dangereux ou coupables que la société prive de la liberté dans l'intérêt commun, ils sont enfermés dans des maisons de force et de correction, où ils se trouvent confondus avec des mendiants, des vagabonds et des criminels, et soumis au même régime de rigoureuse répression.

Telle était généralement la condition des aliénés dans les hospices, les maisons de secours et les maisons de correction de l'Allemagne : dans l'ancien établissement de Berlin, qui, fondé en 1726, agrandi en 1747, réformé en 1766, périt par un incendie en 1798 ; dans l'hospice fondé, au commencement du XVIIIe siècle, à Kœnigsberg, pour les furieux et les hydrophobes ; dans l'hôpital de la Miséricorde, de Prague, qui ne contenait en 1790 que quelques aliénés du sexe masculin ; dans l'établissement mixte de bienfaisance et de correction à Leipzig, où étaient reçus des pauvres, des orphelins, des aliénés et des prisonniers ; dans les maisons de détention de Halle, en Prusse, de Pforzheim, grand-duché de Bade ; en Saxe, dans l'établissement de correction et de secours de Waldheim, fondé en 1716, et dans l'asile d'indigents et d'orphelins de Torgau, fondé en 1730, établissements où les aliénés se trouvaient encore, en 1809, confondus avec des infirmes, des orphelins et des prisonniers, etc.

A une seconde époque, le mouvement de réforme, suscité en France, se propage en Allemagne. Le devoir médical et administratif de considérer, de secourir et de traiter les aliénés comme des malades, que Pinel et le conseil général des hospices de Paris ont la gloire d'avoir les premiers théoriquement et pratiquement consacrés, se fait généralement accepter en Allemagne. Cette doctrine a pour principaux interprètes Langermann et Reil, qui peignent avec éloquence les malheurs de la condition publique des pauvres aliénés, qui condamnent avec énergie les odieux traitements auxquels ces malheureux sont soumis dans les hôpitaux et les prisons, qui réclament avec autorité une réforme fondamentale.

« Un établissement d'aliénés, disait Reil en 1803, doit être institué dans tout ce qui le constitue, localités, organisation et personnel, de manière à assurer la plus parfaite application du traitement médical et surtout du traitement moral. Combien peu répondent à ces exigences nos établissements d'aliénés ! Ce sont des loges de furieux où rien n'est approprié, où tout est contraire au but qu'on doit se proposer dans l'intérêt de leurs habitants. Ce ne sont ni des maisons de traitement, ni des asiles d'incurables que puisse avouer l'humanité, mais pour la plupart des cavernes. L'homme a-t-il donc si peu d'estime pour le trésor auquel il doit d'être homme, ou si peu d'amour pour ses semblables, qu'il se refuse à tendre la main à ceux qui ont perdu ce trésor pour les aider à le recouvrer ? Quelques uns de ces établissements sont des hôpitaux, d'autres des maisons de secours, beaucoup des dépendances de maisons de force et de correction. Dans tous manquent un air pur, de l'espace pour l'exercice, des distractions, en un mot tous les moyens physiques et moraux indispensables au traitement de malades. Ceux des fous en qui subsiste une lueur de raison courent grand risque de devenir furieux au milieu des voleurs et des meurtriers, parmi lesquels les confine l'absurdité de leur prochain. Les geôliers et les porte-clefs, pour la plupart hommes grossiers, pour lesquels la cruauté est constamment à l'ordre du jour, considèrent le soin de ces malheureux comme un surcroît de charge, un objet accessoire, et ils s'en débarrassent en les enfermant dans les caveaux humides et les cachots des étages souterrains. Les rugissements des furieux et le cliquetis des chaînes retentissent jour et nuit dans les longs corridors où chacun secoue sa cage, et ont bientôt fait perdre au nouvel arrivant le peu de raison qui avait pu jusqu'alors lui rester. »

Sous l'influence de ces premiers appels faits à la science et à l'humanité par les deux plus illustres aliénistes de la Prusse, de notables améliorations sont apportées dans la condition publique des aliénés en Allemagne et dans l'organisation des établissements destinés à les recevoir. On s'attache à isoler les aliénés d'abord des détenus, puis des autres malades. Les établissements où ils continuent à être reçus cessent d'être des établissements de répression pour devenir des hôpitaux où le traitement curatif de l'aliénation mentale est considéré comme un objet important, ou même comme le but principal vers lequel doivent tendre les efforts de la médecine et de l'administration.

A Berlin, on crée dans la dépendance de l'hôpital de la Charité un quartier de traitement pour les aliénés de la capitale. A Kœnigsberg, en 1815, l'ancien asile est développé et organisé comme institut provincial. Au commencement du siècle, un établissement pour la séquestration et le traitement des aliénés est fondé à New-Ruppin. A Prague, sur le domaine de l'hospice, agrandi par l'acquisition du couvent de Sainte-Catherine et d'une maison voisine, sont institués deux quartiers pour les aliénés des deux sexes. En Westphalie, l'établissement de Marsberg est développé et organisé comme asile provincial. Enfin, en 1811, l'appropriation du château de Sonnenstein à l'usage d'établissement de traitement et d'entretien pour les aliénés de la Saxe exprime le moment le plus élevé de ce premier mouvement de réforme.

A une troisième époque, qui correspond à peu près pour le temps avec l'ère ouverte en France par Esquirol et Desportes, commence en Allemagne le développement des idées d'organisation propres à ce pays, dont la réalisation constitue le système allemand sous ses deux formes essentielles : l'une qui a pour point de départ les vues de Langermann et de Reil sur la séparation absolue des établissements de traitement et d'entretien, et qui a commencé à se réaliser par la fondation de l'asile de Siegburg ; l'autre qui a pour base l'association des deux établissements et leur réunion au voisinage ou au contact l'un de l'autre, et qui, pour la première fois essayée dans l'asile d'Hildesheim, s'est systématiquement développée et réalisée, conformément aux vues de Roller et de Damerow, à Illenau et à Halle.

Le développement de ces deux formes du système allemand remplit toute l'époque moderne de l'art de construire les asiles d'aliénés dans le nord de l'Europe continentale, se poursuit encore aujourd'hui dans les grands États de l'Allemagne, et mérite d'être étudié avec détail, soit à cause de l'originalité des vues théoriques qui lui ont donné naissance, soit à raison du nombre et de l'importance des établissements qu'il a produits.

L'importance de la part à attribuer à l'institution du traitement curatif dans la réforme des établissements d'aliénés a été plus vivement sentie peut-être en Allemagne qu'en aucun autre pays. Toutes les préoccupations théoriques et pratiques des aliénistes allemands, dans leurs efforts pour préparer et pour réaliser une meilleure organisation des services et le perfectionnement des asiles d'aliénés, ont eu pour objet premier et fondamental la considération de l'état de curabilité dans les malades, de l'efficacité curative dans les institutions. Tous les aliénistes allemands ont admis, plus ou moins positivement, la possibilité de distinguer parmi les aliénés deux classes, les curables et les incurables; tous ont consacré en principe la nécessité d'instituer, soit dans les services, soit dans les asiles, une séparation réelle et complète entre ces deux classes d'aliénés. Le principal motif, indiqué par tous pour justifier cette séparation, est la différence fondamentale du but à atteindre par les soins à donner à l'une ou à l'autre de ces deux classes. En effet, pour les curables, le but c'est la guérison : but qui doit être poursuivi par la réunion de conditions difficiles et coûteuses à réaliser, nature, forme et disposition des habitations, multiplicité et variété des moyens de traitement, nombre plus considérable des surveillants, aptitude plus élevée du personnel médical et administratif, spécialité du régime disciplinaire. Pour les incurables, le but c'est leur entretien dans des conditions convenables d'existence matérielle. Tout au plus y a-t-il lieu de chercher à améliorer leur condition morale, surtout au moyen du travail. Les moyens d'atteindre ce but, beaucoup plus simple, diffèrent à peine de ceux qui conviennent et suffisent dans les établissements ordinaires de secours.

Ainsi tout le mouvement des esprits et de la science administrative et médicale, en ce qui se rapporte au perfectionnement des institutions de secours pour les aliénés, tourne incessamment en Allemagne autour du principe de la distinction des aliénés en curables et en incurables. Dans toutes les études, dans tous les projets, dans toutes les créations, il s'agit toujours, en effet, ou de séparer absolument les curables et les incurables dans des établissements complétement distincts et plus ou moins éloignés, ou de les séparer relativement dans des établissements rapprochés ou même réunis; jamais il ne s'agit de considérer les aliénés curables et incurables comme une seule classe de malades à qui les mêmes soins sont dûs, lors même que l'expérience arrache à Langermann ce cri de vérité : que parmi les aliénés, Dieu seul sait qui est incurable. Pour tous, la réunion des aliénés de toute espèce dans un même établissement, c'est l'abus principal de l'ancien état de choses, contre lequel a dû être provoquée et instituée la réforme, c'est la barbarie et le chaos.

Le principe de la séparation absolue des établissements de traitement pour les aliénés curables, et des établissements d'entretien pour les aliénés incurables, conçu comme moyen général d'organisation et de réforme des services et des établissements d'aliénés, a été en Allemagne, pour la première fois proposé par Langermann, puis développé et préconisé par Reil, enfin adopté par un grand nombre d'aliénistes, par Horn, Oegg, Pienitz, Hayner, Nostitz, Jacobi, Martini, Riedler, etc.

On a vu que Desportes, en France, avait considéré la création d'un asile de traitement comme le meilleur moyen de compléter l'organisation du service des aliénés à Paris; et que la commission métropolitaine de Londres s'était montrée disposée, en 1847, à conseiller, pour le perfectionnement de ce service en Angleterre, la généralisation de l'application de ce principe déjà réalisé, depuis un grand nombre d'années en ce pays, dans quelques établissements, à Saint-Luke, à Bethlem.

C'est à un double point de vue, médical et économique, que la séparation absolue des établissements de traitement et d'entretien a été conçue et proclamée indispensable ou utile par Langermann et Reil et par leurs adhérents. La différence fondamentale dans la nature des soins réclamés par les curables et les incurables, et dans le but que la médecine et l'administration doivent se proposer d'atteindre par rapport à chacune de ces deux classes, est la base principale sur laquelle s'est scientifiquement fondée la doctrine de la séparation absolue des établissements de traitement et d'entretien. Mais la difficulté matérielle et économique d'organiser et d'instituer, pour un nombre très considérable d'individus, dans beaucoup de lieux, des établissements conformes aux exigences de la science, a dû influer notablement sur l'adoption d'un système qui réduisait de moitié au moins la tâche des gouvernements, en n'imposant impérieusement et prochainement que la création d'un nombre restreint d'établissements de traitement. La réalité de cette influence ressort explicitement des écrits publiés sur la question par plusieurs aliénistes allemands, notamment par Reil, et a été complétement mise en évidence par les faits.

L'asile de la charité de Berlin a été expressément affecté au traitement de l'aliénation mentale. L'établissement de Sonnenstein, primitivement fondé sous le nom d'établissement de traitement et d'entretien, avait pourtant, dès l'origine, pour but principal le traitement de l'aliénation mentale, qu'on a cherché plus tard à lui donner pour but exclusif.

Dès 1810, Langermann avait réuni à Berlin les aliénistes partisans de la séparation absolue des établissements de traitement et d'entretien, dans l'intention de préparer l'application de ce principe à la réforme des établissements d'aliénés en Prusse. Ce projet ne reçut un commencement d'exécution qu'en 1825, par la fondation de l'asile de Siegburg comme établissement de traitement pour la province rhénane, sous la direction de l'illustre Jacobi. Les incurables de cette province continuèrent à trouver un refuge dans les divers hospices où existaient des quartiers d'aliénés, notamment dans l'hôpital Saint-Thomas d'Andernach.

Un peu plus tard, en 1830, s'ouvrit dans la province de Silésie, sous la direction de Martini, l'asile de traitement à Leubus, les deux établissements de Brieg et de Plagwitz étant affectés à recevoir les incurables. Dès 1824, dans le duché de Mecklemburg-Schwerin, le projet de créer un établissement de traitement et un établissement d'entretien distincts avait été formé; l'étude en avait été confiée à l'architecte Wunsch et au docteur Flemming sous la direction de qui s'est ouvert, en 1830, l'établissement de traitement.

En 1832 fut fondé à Prague l'établissement de traitement, annexé à l'ancien quartier conservé et organisé comme établissement de traitement, conformément aux vues du docteur Riedel, chargé de présider à la fondation de l'asile de traitement de Vienne, qui, commencé en 1848, s'est ouvert en 1852 sous la direction de cet aliéniste éminent.

De 1833 à 1834, le Wurtemberg organisa aussi son service d'aliénés sur la donnée de Langermann et de Reil, en fondant l'établissement de traitement de Winnenthal sous la direction de Zeller, et en affectant l'établissement de Swiefallen à l'usage d'asile d'incurables.

De ces divers établissements, ceux qui ont été constitués au moyen de l'appropriation d'anciennes constructions, forteresses, couvents ou châteaux de plaisance, tels que Sonnenstein, Colditz, Siegburg, Leubus, Winnenthal, n'offrent qu'un faible intérêt au point de vue de l'art de construire les asiles d'aliénés. Il n'en est pas de même de ceux qui, comme les établissements de traitement de Sachsenberg, de Prague et de Vienne, ont été construits de toutes pièces pour leur propre destination.

Tout en insistant principalement, selon le but essentiel de cet ouvrage, sur l'exposé des caractères qui rattachent cette dernière catégorie d'établissements aux systèmes de construction propres à l'Allemagne, je ne crois pas devoir m'abstenir de consigner ici, à propos des établissements que j'ai récemment visités, quelques observations accessoires qui sont de nature à faire apprécier exactement, même au point de vue qui domine ce traité, l'état réel des établissements d'aliénés en Allemagne.

L'établissement de traitement des aliénés à Berlin, simple annexe de l'hôpital de la Charité destiné à l'enseignement clinique, est constitué, à une petite distance des bâtiments de l'hôpital et dans son enceinte, par une construction isolée. Cette construction se compose d'un corps de logis et de deux petites ailes qui naissent à angle droit de son extrémité, pour se projeter en avant de la façade. Elle occupe dans toute sa largeur l'enceinte, fermée de murs, spécialement attribuée à l'asile d'aliénés, et sépare cette enceinte en deux cours, plantées d'arbres, servant de promenoir, l'antérieure pour les femmes, la postérieure pour les hommes. Le bâtiment est élevé de quatre étages. Le rez-de-chaussée et le premier étage sont affectés aux aliénés, le deuxième étage et le troisième étage en mansarde à des détenus malades. L'entrée de l'asile et l'escalier central du bâtiment sont communs aux aliénés des deux sexes et aux autres malades, qui tous, pour entrer dans l'établissement ou pour en sortir, doivent traverser le promenoir des femmes aliénées. Au deuxième étage, le palier de l'escalier est occupé, d'une manière permanente par des sentinelles, pour empêcher toute communication entre les aliénés et les détenus.

L'asile est institué pour 130 aliénés curables. Les incurables sont renvoyés dans les hospices ordinaires où ils demeurent jusqu'à leur mort. Néanmoins l'asile contient des aliénés épileptiques et même des épileptiques non aliénés que l'administration y a fait transférer de l'hôpital, où l'épilepsie se propageait par contagion. La plupart des aliénés sont entretenus aux frais de la ville, quelques uns aux frais des familles.

Les deux quartiers d'hommes et de femmes sont séparés par l'escalier central, et comprennent chacun : au rez-de-chaussée, 1° une salle d'observation et d'infirmerie de 12 à 15 lits, 2° un dortoir de 3 lits pour des épileptiques, 3° un dortoir de 12 lits pour les aliénés épileptiques, 4° un dortoir de 3 lits et un dortoir de 8 lits pour les paralytiques et malpropres ; au premier étage, une salle de réunion, école et atelier, et 3 dortoirs de 8 à 12 lits pour les malades tranquilles. Au rez-de-chaussée, près du vestibule, est une salle de bains contenant trois baignoires et une douche. Il n'y a pas de cellules.

L'escalier central qui sépare les deux quartiers est grand, bien ouvert, à marches de pierre dure. Les corridors sont larges, et, comme toutes les chambres, planchéiés, encaustiqués en rouge foncé et cirés. Les murs sont peints à l'huile, en vert clair. Les tables, les chaises et les bancs sont aussi peints à l'huile et en vert.

Les habitations des aliénés n'ont de fenêtres que sur un seul côté. Ces fenêtres sont médiocrement grandes, si ce n'est celles des salles situées aux angles, où une seule fenêtre éclaire un dortoir de 12 lits.

Les châssis des fenêtres sont de bois de chêne à montants très forts, contenant intérieurement du fer et extérieurement revêtus par un de leurs côtés d'une lame de fer. Le châssis de la fenêtre est, dans toute sa hauteur, fixe et inamovible. La moitié supérieure est vitrée ; la moitié inférieure n'a pas de vitres. A cette dernière moitié correspondent deux châssis vitrés, s'ouvrant horizontalement et se fermant au moyen de taquets de fer tournants. Les ouvertures du châssis ont, en hauteur et largeur, des dimensions calculées de manière à ne pas permettre à une tête d'homme de s'y engager. Les fenêtres ne ferment pas à clef.

Le chauffage se fait dans l'asile au moyen de grands poêles de faïence, qui font obtenir en une heure une température de 14 à 16 degrés, se maintenant longtemps, par un froid modéré, sans qu'on ait besoin de chauffer de nouveau. Il n'y a aucune disposition pour la ventilation artificielle, bien que la ventilation naturelle soit insuffisante, surtout dans les salles qui occupent les angles.

Les lits, de fer, ne sont généralement garnis que de paillasses. Des matelas de laine sont exceptionnellement donnés aux malades désignés par le médecin.

C'est au milieu de ces conditions, si incomplètes, si insuffisantes, que le docteur Ideler, l'un des aliénistes les plus éminents de l'Allemagne, se livre avec talent et dévouement à la pratique et à l'enseignement de la psychiatrie.

En tout ce qui se rapporte à la propreté, à l'ordre, à la discipline, l'établissement, au moment de ma visite, m'a paru ne rien laisser à désirer. Les malades étaient calmes, attentifs, obéissants. Il n'y avait un peu d'agitation que chez les femmes au rez-de-chaussée. A défaut de cellules et de moyens de classement, le docteur Ideler n'a pu encore renoncer absolument à l'usage des moyens de contrainte : camisoles, fauteuils de force, bracelets de cuir avec anneau de fer.

Les malades de chaque sexe se réunissent, à une heure fixe, dans la salle d'école, pour y recevoir du médecin en second un enseignement qui comprend principalement la lecture, l'écriture et le calcul. C'est dans cette salle que les aliénés se livrent aussi à quelques travaux. Il n'y a pour les malades que des moyens d'occupation fort restreints. Les femmes tricotent, raccommodent le linge et font de la charpie. Les travaux du bûcher et un peu de jardinage constituent toutes les ressources d'occupation pour les hommes. Trente à quarante malades fréquentent, dans chaque division, l'école-atelier.

En attendant que le gouvernement prussien crée un asile d'aliénés plus digne d'une capitale, justement célèbre par la magnificence de ses établissements publics, il serait possible et même facile d'améliorer notablement la condition des aliénés dans le quartier de traitement de la Charité par l'élimination des malades non aliénés, par l'agrandissement de l'enceinte, par la multiplication des moyens d'occupation. Mais le docteur Ideler n'a pas l'autorité qui lui serait nécessaire pour faire prévaloir ses vues de réforme et de perfectionnement. Et ses efforts dans cette direction ont jusqu'alors rencontré des obstacles insurmontables.

L'établissement de Sonnenstein doit sa grande réputation à l'exemple, qu'il a donné pour la première fois en Allemagne, d'un asile institué d'après des vues larges et éclairées pour le double but de la guérison des aliénés curables et de l'amélioration des aliénés incurables, et à l'ouvrage remarquablement riche de faits et de doctrines, consacré par V. Nostitz à l'histoire de sa fondation et de son organisation administrative et médicale.

Dès 1805, une commission instituée pour la réforme des établissements de secours et de répression en Saxe avait demandé la séparation de ces deux classes d'établissements ; bientôt après elle proposa la fondation, dans le château de Sonnenstein, d'un établissement de traitement et d'entretien qui aurait pour but principal la guérison de l'aliénation mentale, chargea le docteur Hayner d'étudier un plan d'appropriation qui fut adopté. L'établissement de Sonnenstein, ouvert en juillet 1811, sous la direction de l'administrateur V. Nostitz et du médecin Pienitz, ne tarda pas à recevoir 202 aliénés transférés de l'établissement de Torgau supprimé dès cette époque, et de l'établissement de Waldheim, auquel fut substitué en 1829 l'établissement d'entretien fondé, pour les aliénés incurables, dans le château de Colditz sous la direction du docteur Hayner.

Le château proprement dit a été affecté aux services généraux et à la division des hommes. Les constructions qui le composent, et qui circonscrivent une cour intérieure, comprennent un bâtiment rectiligne à quatre étages qui occupe, dans une grande étendue, un des côtés de cette cour et qui forme la façade principale du château, et un bâtiment polygonal à trois étages qui naît de l'une des extrémités du bâtiment rectiligne et rejoint, près de l'autre extrémité, l'entrée du château après avoir parcouru un arc de cercle.

En dehors et en avant de l'entrée du château, dans l'ancienne maison du commandant, bâtiment à trois étages, est installée la division des femmes.

Les habitations des malades, chambres à 1, 2, 3 et 4 lits et dortoirs de 6 à 10 lits, sont disposées le long de corridors latéraux, et, dans les étages supérieurs du bâtiment rectiligne, sur les deux côtés d'un corridor qui en parcourt toute la longueur. Des salles de réunion servant de réfectoire sont attachées aux habitations de nuit. Le plus souvent une chambre de plusieurs lits et un petit salon composent un appartement distinct. La population se trouve ainsi subdivisée en un grand nombre de petits groupes, ce qui permet de classer très facilement les malades selon les divers prix de pension. Quant au classement médical, il est fort restreint et ne se rapporte qu'aux catégories de tranquilles, d'agités, de malpropres et d'alités. Il y a dans chaque division au rez-de-chaussée 4 cellules, et dans un étage supérieur une infirmerie de 6 lits. Un salon, une bibliothèque, un billard, sont attribués aux pensionnaires de première classe dans la division des hommes ; sur la désignation du médecin, des malades de classe inférieure sont admis au billard.

Les préaux et jardins sont développés, au dehors du château, dans les fossés et sur le penchant de la colline.

La plupart des dispositions et installations intérieures et extérieures de l'asile de Sonnenstein ont perdu leur intérêt par suite des progrès ultérieurement accomplis dans l'art de construire et d'organiser les asiles d'aliénés. Il n'en est pas de même de l'établissement spécial de convalescence qui a été créé dans la dépendance de Sonnenstein, de 1825 à 1826, et ouvert en août 1827. Cette institution a été fondée conformément au vœu exprimé par plusieurs aliénistes, notamment par Pinel et Heinroth, sur la proposition du docteur Pienitz, qui a déterminé ainsi qu'il suit le double but à atteindre : 1° Soustraire les convalescents à l'influence que pouvaient exercer sur leur sensibilité mal affermie le contact des malades et l'habitation dans la maison de traitement ; 2° ménager graduellement la réintégration des convalescents dans la liberté de la vie commune, sous l'empire d'une autorité qui prévienne les abus et limite l'usage de cette liberté, rendue dans des conditions d'entourage autres que celles où la maladie a pris naissance.

La maison de convalescence est située au pied de la colline qui porte à son sommet le château, et communique avec l'asile, par un jardin anglais planté d'arbres et de fleurs, au moyen de chemins sablés qui serpentent sur les flancs de la colline et offrent d'espace en espace quelques marches d'escalier de pierre et des bancs de repos.

Le bâtiment, d'un style simple et élégant, est assis de manière à tourner sa façade principale vers une rue de Pirna, dont il n'est séparé que par une terrasse large de 10 mètres et fermée par une grille de bois.

Le bâtiment se compose d'un étage souterrain, d'un rez-de-chaussée un peu élevé au-dessus du sol et d'un premier étage. Chaque étage est traversé dans sa longueur par un corridor médian, et séparé dans sa largeur par une simple cloison en deux parties pour les deux sexes. L'étage souterrain contient une cuisine et ses dépendances, deux salles de bains, chacune de trois baignoires, un logement de serviteurs, et, à chaque extrémité, des latrines. Le rez-de-chaussée offre, au centre et du côté de la façade antérieure, un grand salon orné de colonnes dont la porte principale s'ouvre par un large et beau perron sur la terrasse tournée vers la ville. Ce salon communique, en arrière avec un logement occupé originairement par l'aumônier, actuellement par le docteur Klotz, médecin de Sonnenstein ; sur chaque côté avec un logement de convalescents de première classe, composé d'un dortoir de 3 lits et d'un petit salon. Ces deux logements destinés l'un aux hommes, l'autre aux femmes, étaient au moment de ma visite occupés par des femmes. Au premier étage il y a, de chaque côté, des chambres pour 6 ou 7 malades et 1 surveillant. Un escalier spécial pour chaque sexe existe à chaque extrémité du bâtiment et s'ouvre en arrière par un perron en saillie, conduisant dans le jardin.

L'établissement de convalescence ne diffère en rien d'une maison ordinaire. Il n'y a pas de grilles aux fenêtres, qui sont de bois et ont de grands carreaux. Dans quelques chambres les fenêtres sont garnies de volets intérieurs. Les vingt places qu'il contient sont destinées par moitié aux convalescents des deux sexes, qui n'ont de penchant ni pour l'évasion ni pour le suicide. Au moment de ma visite, elles étaient pour les deux tiers occupées par des femmes. Les malades vivent en commun avec le docteur Klotz et sa famille. Le dévouement de ce médecin distingué et celui de sa femme ne sauraient être trop loués. On donne, dans la maison de convalescence, de petites fêtes où sont invités les malades les plus tranquilles de l'asile.

L'établissement de Sonnenstein contient en tout 240 places, 180 pour les hommes, 60 pour les femmes. Le nombre des places de femmes est trop restreint pour les besoins du service, ce qui explique le placement d'un plus grand nombre de femmes dans la maison de convalescence, et ce qui nécessite souvent le transfèrement prématuré de femmes présumées incurables dans l'établissement de Colditz, qui contient plus de 400 malades des deux sexes.

L'établissement de Siegburg, fondé en 1824 dans une ancienne abbaye de bénédictins, appropriée à l'usage d'asile, d'après les vues du docteur Jacobi et les plans de l'architecte Waseman, a été ouvert, en 1825, avec la destination de maison de traitement pour les aliénés curables de la province prussienne du Rhin. Créé pour 200 malades des deux sexes, l'établissement contenait, au moment de ma visite en juin 1852, 220 malades dont 112 femmes. D'après le règlement de l'institution, les malades, après un séjour de deux ans, sont renvoyés comme incurables et transférés dans les hospices particuliers des diverses subdivisions de la province.

L'établissement a été organisé, autant que l'ont permis les dispositions dépendantes d'anciennes constructions, conformément aux vues exposées, dans son traité publié en 1834, par le vénérable Jacobi, qui a constamment dirigé cet établissement depuis sa fondation jusqu'à ce jour.

L'ensemble des constructions forme un carré long, occupé sur l'un de ses côtés par le bâtiment principal dont la façade est tournée vers le cours du Rhin. Des deux extrémités de ce bâtiment naissent, à angle droit, deux ailes beaucoup plus courtes et inégales en longueur qui forment les deux petits côtés du carré. Sur le quatrième côté, dans la partie moyenne de son étendue, a été construit parallèlement au bâtiment principal, un bâtiment isolé pour les agités des deux sexes. Du bâtiment principal, vers le tiers de sa longueur, du côté de l'entrée, naît à angle droit l'église qui, rejoignant le bâtiment des agités, sépare le carré intérieur en deux parties inégales : l'une antérieure, qui est la cour d'entrée et de service ; l'autre postérieure, qui sert de promenoir pour les hommes.

Le bâtiment principal a quatre étages : un étage souterrain, un rez-de-chaussée, un premier étage et un étage en mansarde. Les ailes ont trois étages. Le bâtiment des agités n'a qu'un rez-de-chaussée.

L'aile antérieure, plus courte, est occupée au rez-de-chaussée par la pharmacie, les logements du deuxième médecin et des internes. Le bâtiment principal contient, dans l'étage souterrain, la cuisine, les magasins et les bains, et au rez-de-chaussée l'habitation du directeur et le quartier des hommes demi-agités, composé de cellules, de dortoirs et de réfectoires. Dans les étages supérieurs de ce bâtiment et de l'aile antérieure sont distribuées les habitations des hommes tranquilles, qui sont disposées le long de corridors, et qui sont : pour les classes inférieures, des dortoirs de 10 à 12 lits ; pour les pensionnaires de première classe, des appartements occupant le premier étage du bâtiment principal, composés d'un beau salon ayant vue sur le cours du Rhin et d'un vestibule obscur servant de chambre à coucher pour le malade et son gardien. A ces appartements est annexée une salle de réunion où se trouvent un piano, une bibliothèque et un théâtre de marionnettes.

Les femmes occupent l'aile postérieure et une partie de l'étage supérieur du bâtiment principal. Au rez-de-chaussée se trouve le quartier des demi-agitées, composé de cellules, de dortoirs, de réfectoires et d'ateliers. Les pensionnaires de première classe ont, au premier étage, des appartements semblables à ceux des hommes, et les malades tranquilles des classes inférieures habitent des dortoirs au premier et au deuxième étage.

Les hommes ont pour promenoir la seconde cour intérieure. Les promenoirs des femmes sont développés en dehors de l'aile qui leur sert d'habitation. Des chemins plantés de beaux arbres, des jardins, des terrasses, forment autour de la montagne de délicieuses promenades d'où l'on jouit d'une vue magnifique et extrêmement variée. Comme moyen de travail agricole, l'établissement possède, au pied de la montagne, des jardins, et en dehors de son enceinte, des champs.

Les bains pour les hommes et pour les femmes, dans l'étage souterrain où ils sont installés, ne sont séparés que par une porte, mais on y arrive par deux escaliers distincts. Les baignoires sont construites avec des briques revêtues de ciment et sont à demi enfoncées dans le sol.

Les deux quartiers d'hommes et de femmes agités sont installés dans un même bâtiment, ne sont séparés que par une double porte et sont similairement disposés. Ils sont composés d'un double rang de cellules, séparées par un corridor dallé, d'un dortoir et d'un réfectoire. Chaque quartier contient de 20 à 24 malades.

La cellule est planchéiée, ses murs sont peints à l'huile jusqu'à la hauteur de 2 mètres. La fenêtre est percée à une hauteur qui la met hors de la portée du malade; elle a sa plus grande dimension en largeur, est disposée en pan coupé le long de son bord inférieur, et est garnie d'un châssis vitré dont les divisions correspondent à celles d'une grille de fer. Il y a, dans chaque cellule, des latrines dont le siége communique par une petite porte avec le corridor, une table et un banc de bois fixés au mur. Une ouverture vitrée et grillée existe au-dessus de la porte, et un poêle commun chauffe deux cellules. Les préaux, très petits, sont limités par la chapelle, par le bâtiment d'habitation et par des murs. On fait usage, dans ces quartiers, comme à la Charité et à Sonnenstein, du fauteuil de force, des entraves de cuir avec anneaux de fer et de la camisole.

Les fenêtres de l'établissement sont constituées par des châssis inamovibles de fer forgé, à divisions formant des rectangles allongés. La partie supérieure du châssis est vitrée. A la partie inférieure non vitrée sont adaptés des châssis de fer, vitrés, mobiles, qui s'ouvrent horizontalement et en dedans.

On a établi, sur la petite rivière qui coule au pied de la montagne, deux petits établissements contigus de bains froids pour les hommes et pour les femmes. Ils se composent d'une sorte de tente où les malades se déshabillent, et d'une prise sur la rivière close en bas par une grille de bois, en haut par un mur plein. Quatre ou cinq malades peuvent se baigner à la fois, mais l'espace est trop petit pour permettre la natation.

En dehors de l'établissement se trouvent la maison du médecin en chef, le logement de l'économe et une étable à vaches.

Le gouvernement du duché de Mecklemburg-Schwerin avait projeté, dès 1821, la réforme de son service public d'aliénés au moyen de la suppression de l'établissement d'aliénés associé à l'établissement de correction de Domitz. La création d'un nouvel établissement fut décidée en 1824, le domaine de Sachsenberg choisi pour terrain d'assiette, et l'étude du plan confiée à l'architecte Wunsch et au docteur Flemming, directeur désigné. L'exécution du plan, préalablement soumis à l'approbation de Langermann, fut commencée en 1825 et l'établissement actuel fut ouvert en 1830.

L'institution avait été conçue comme devant se composer de deux établissements distincts : asile de traitement pour les curables, et maison de refuge pour les incurables, réunis sous une même direction. Mais on n'a immédiatement exécuté que la partie du projet relative à l'établissement de traitement, provisoirement destiné à fonctionner en même temps comme asile d'incurables jusqu'à l'époque où l'institution serait complétée par la création du second établissement.

L'établissement de traitement de Sachsenberg est situé à une demi-lieue de la ville de Schwerin ; son domaine embrasse une étendue de 12,000 verges carrées, est borné en partie par un bras de la mer de Schwerin, en partie par des champs dont il n'est séparé que par des fossés et des haies. De tous les points du domaine on a une vue attrayante qui s'étend sur la mer, sur des forêts, des collines boisées, des prairies, des champs cultivés, des villages et la ville voisine.

Le bâtiment principal, habitation des malades et des employés, long de 604 pieds, a sa façade tournée vers le sud-est. Il se compose d'un corps de logis central à trois étages, et de deux ailes à deux étages, terminées chacune par un pavillon à trois étages. Un étage souterrain règne dans toute l'étendue du bâtiment. (Pl. III, fig. 7.)

Le corps de logis central est constitué par une partie moyenne, développée dans le sens de la longueur du bâtiment, et par deux petites ailes qui font saillie de chaque côté en arrière. Il contient les logements du médecin, de l'aumônier, de l'économe, du trésorier, les bureaux, et, dans l'étage supérieur, la lingerie, plusieurs chambres de convalescents et la chapelle. La cuisine et ses dépendances occupent l'étage souterrain où se trouvent aussi la brasserie, des magasins et des logements de domestiques. Le vestibule du rez-de-chaussée a une porte principale en arrière sur le jardin et communique en avant avec la cour de l'économat. Cette cour est formée par deux bâtiments opposés, développés, à une certaine distance du bâtiment principal, dans une direction perpendiculaire à sa longueur, qui contiennent la boulangerie, la boucherie, la buanderie, un atelier de menuiserie, une écurie, des magasins de combustibles, et enfin l'habitation du concierge et la salle des gardiens de nuit.

Les deux ailes se continuent en ligne droite avec la partie moyenne du corps de logis principal, sont parfaitement symétriques, et offrent, vers la moitié de la longueur de chacune, un arrière-corps de bâtiment dont la saillie atteint le niveau des deux petites ailes, qui font partie du corps de logis principal, et des deux petites ailes similaires qui font partie des pavillons terminaux. Chacune de ces ailes est parcourue, du côté du nord-est, dans toute son étendue, par un corridor long de 180 pieds, large de 10, bien éclairé et bien ventilé, qui communique, d'une part avec le corps de logis central, d'autre part avec le pavillon terminal, et sur lequel s'ouvrent les habitations des malades. Chacune de ces ailes avec son pavillon terminal forme une division distincte pour l'un des deux sexes. Dans chaque aile, l'étage supérieur est affecté aux pensionnaires de classe supérieure, et offre aussi, tout près du corps de logis central, le logement du chirurgien inspecteur du côté des hommes, et de la surveillante en chef du côté des femmes. Au rez-de-chaussée sont placées les habitations des classes inférieures. Les habitations des malades se composent d'une chambre de jour et d'une chambre à coucher, dont les dimensions varient suivant qu'elles sont destinées à l'habitation d'un, de deux ou de cinq malades et d'un gardien. Les habitations ne diffèrent d'une classe à l'autre que par l'ameublement. Au centre de l'aile et dans l'arrière-corps de logis correspondant, existent, au rez-de-chaussée, un réfectoire et un chauffoir-ouvroir, au premier étage, un salon de travail avec bibliothèque, et un salon de distraction et de jeux, avec un billard du côté des hommes. Des portes à claire-voie, placées dans le corridor, séparent chaque étage en subdivisions pour le classement des malades.

Le rez-de-chaussée de chaque pavillon terminal est affecté aux agités et aux malpropres ; la distribution de ce quartier a été empruntée à l'asile de Siegburg, et a été décrite page 265. Au premier étage se trouvent un dortoir de 18 lits et plusieurs chambres ; au dernier étage, un dortoir de 12 lits, deux dortoirs et deux chambres de jour pour les fiévreux et les alités. Les fenêtres sont fermées par des châssis dont les traverses se composent de tiges de fer revêtues de bois.

L'étage souterrain, correspondant de chaque côté à l'aile et au pavillon, contient un établissement de bains, quatre fourneaux de calorifères, divers magasins, et du côté des hommes la salle des morts. Il y a au rez-de-chaussée une salle de bains de vapeur.

A l'extrémité antérieure du pavillon terminal correspond un préau entouré de murs pour les agités et les malpropres, à l'aile correspond un promenoir clos de haies pour les autres malades.

L'asile de traitement de Sachsenberg a été institué pour 150 malades curables, de manière à pouvoir au besoin fournir 200 places et à recevoir provisoirement les incurables qu'il serait indispensable de séquestrer, à l'exception toutefois des idiots et des épileptiques.

L'institution d'aliénés de Prague, qui se compose de l'ancien établissement approprié à l'usage des incurables et du nouvel établissement de traitement, réunis dans une même enceinte sous une même administration, appartient par son organisation à la transition du système de la séparation absolue de Langermann et Reil, au système de l'association relative de Roller et Damerow ; mais, en ce qui se rapporte à l'histoire de l'art de construire les asiles d'aliénés, l'institution appartient surtout au système de la séparation absolue, car le seul élément important qu'elle offre à l'étude, sous ce point de vue, c'est le bâtiment nouvellement construit pour la destination spéciale d'asile de traitement.

Au moment de ma visite, l'institution contenait 635 malades, 392 hommes et 243 femmes, répartis au nombre de 239 dans la maison de traitement, de 281 dans la maison d'entretien, et de 115 dans deux maisons voisines qu'on s'est trouvé forcé de louer pour subvenir aux besoins du service. L'insuffisance du nombre des places disponibles, relativement au nombre des places nécessaires pour l'admission de tous les aliénés du royaume de Bohême, évalués à 800, a fait concevoir à l'administration le projet d'élever d'un étage le bâtiment des femmes dans la maison d'entretien, et d'acquérir une fabrique où il serait possible de créer 400 places, de manière à supprimer les deux maisons temporairement louées et à obtenir en somme dans la maison de traitement, dans l'ancienne et dans la nouvelle maison d'entretien, environ 900 places.

La destination de la maison de traitement de Prague à une population choisie sur un grand nombre de malades simplifiait singulièrement le programme. La maison d'entretien offrait toujours une ressource assurée pour le plus grand nombre des malades agités et malpropres; et il entrait dans les vues du docteur Riedel, à qui la création de cette institution est due, d'exclure de la maison de traitement les épileptiques et les idiots.

Un bâtiment à trois étages, développé sur une seule ligne, a pu être jugé suffisant pour constituer, de chaque côté pour chaque sexe, deux quartiers de malades tranquilles, séparés en vue de la condition sociale et du prix de pension, et une infirmerie, en plaçant au rez-de-chaussée les habitations de jour, au premier étage les tranquilles de classe supérieure, et au deuxième étage les tranquilles de classe inférieure. La pensée de constituer les quartiers d'agités et de malpropres dans deux ailes développées à angle droit aux deux extrémités du bâtiment principal, si elle a été empruntée au plan de l'asile de Sachsenberg, a été notablement perfectionnée à divers égards, et surtout en ce que les ailes, réduites à deux étages, ont été exclusivement affectées aux agités et aux malpropres séparés en deux divisions distinctes.

Cette ordonnance de l'établissement de traitement, convenablement appropriée dans sa simplicité au but qu'on se proposait, a donné naissance à une construction d'un très bel effet.

Il y a lieu toutefois de remarquer que la séparation des sexes est généralement fort incomplète dans la maison de traitement de Prague. A l'intérieur, elle est réalisée, pour les quartiers, par l'interposition d'un vestibule au rez-de-chaussée et d'une habitation de médecin au premier et au deuxième étage. Mais il n'y a, pour les deux sexes, qu'un établissement de bains situé au rez-de-chaussée dans la division des femmes, et composé de trois pièces contenant une douche et quatre baignoires. En ajoutant à ces éléments quatre douches écossaises, installées dans les corridors d'agités et de malpropres, on a tout le système des bains dans une maison de traitement de 239 malades. A l'extérieur, le classement n'atteint que les malades agités et malpropres réunis, de chaque côté, en arrière de l'établissement, dans un préau intérieur. Le jardin, agréablement orné et planté, qui se développe au-devant de l'établissement, sert de promenoir commun pour les malades des deux sexes appartenant aux deux sections de tranquilles.

Les dispositions et distributions intérieures adoptées dans la maison de traitement de Prague ont été reproduites presque identiquement dans l'asile de Vienne, créé aussi sous l'inspiration et conformément aux vues du docteur Riedel.

L'asile de traitement, fondé à Vienne en 1848, est destiné à recevoir 400 aliénés, 200 hommes et 200 femmes. Le nombre des malades à la charge du service public de l'Autriche proprement dite s'élevait, au moment de ma visite, à 760, savoir : 480 à Vienne, 300 dans la Tour des fous, 80 dans le lazaret, 50 dans l'hôpital général et 50 dans l'asile nouveau ; et 280 à Yps dans un établissement d'incurables.

Le quartier d'aliénés, qui fait partie de l'hôpital civil de Vienne et qui est connu sous le nom de Tour des fous, a été fondé par Joseph II et est constitué par un bâtiment circulaire à cinq étages. Chacun des étages se compose d'une rangée circulaire de 27 cellules, hautes de 11 pieds et larges de 12. Chaque cellule contient des latrines, et est percée d'une petite fenêtre grillée prenant vue sur l'extérieur et opposée à la porte, qui s'ouvre sur une galerie intérieure et circulaire. Au centre de la cour intérieure, un bâtiment rectangulaire, que surmonte une petite tour, réunit, à la manière d'un axe, deux points opposés du bâtiment circulaire et contient, à chaque étage, des habitations complémentaires.

Pour donner satisfaction aux besoins actuels du service, tout en supprimant les éléments déplorables légués par le passé, il y aurait lieu de créer un établissement de 400 aliénés. Le docteur Riedel désirerait qu'on affectât à cet usage l'hôpital général qui existe dans le voisinage de l'asile nouvellement fondé, et qui deviendrait ainsi la maison d'entretien du système.

L'asile de Vienne a été conçu sur la même donnée que l'asile de Prague, et n'est au fond que ce dernier asile développé dans des proportions plus grandioses, auquel ont été ajoutées les dépendances que l'établissement de Prague avait trouvées tout installées dans la maison d'entretien. (pl. IV, fig. 2). Il se compose, en effet, comme l'asile de Prague, d'un grand corps de logis, développé en ligne droite, pour l'habitation des malades tranquilles, et de deux ailes qui, nées à angle droit des extrémités de ce bâtiment, se projettent en arrière pour constituer l'habitation des agités et des malpropres. A cet élément essentiel et similaire des deux asiles ont été ajoutés, dans l'asile de Vienne : 1° un bâtiment d'administration, développé en avant du centre du bâtiment principal, parallèlement à sa direction; 2° deux ailes qui, nées à angle droit des extrémités du bâtiment d'administration, vont rejoindre en arrière le bâtiment principal et sont affectées à l'habitation des malades; 3° deux bâtiments pour les services généraux, qui, détachés de l'ensemble des constructions, et développés en avant et sur les côtés du bâtiment d'administration, sur la prolongation de l'axe des ailes terminales du bâtiment principal, s'unissent à ce dernier bâtiment au moyen de galeries couvertes.

L'aspect de l'établissement, vu par sa façade, est d'un très bel effet.

Le bâtiment d'administration, qui forme la première ligne des constructions, se compose d'un corps moyen et de deux pavillons un peu en saillie, qui ont trois étages élevés au-dessus d'un étage souterrain. Du milieu de ce bâtiment se détache un portique percé en avant de trois arcades et surmonté d'une balustrade de pierre. Au-dessus du toit apparaît, à une élévation médiocre, le sommet d'une tour carrée qui surmonte la chapelle. Les deux lignes latérales en retraite sont constituées par les ailes du bâtiment principal, qui ont trois étages et se terminent par des pavillons de même hauteur. C'est de ces pavillons terminaux que naissent, à angle droit, comme dans l'asile de Prague, les deux ailes postérieures, à deux étages, où sont établis les agités et les malpropres.

Le style de la façade du bâtiment d'administration est élégant et simple. Les fenêtres sont cintrées. Les murs sont construits avec de la pierre grise; les encadrements des fenêtres sont de pierre blanche; la tour de la chapelle est bâtie de briques rouges. L'architecture des ailes du bâtiment principal est dépourvue d'ornements. Les fenêtres sont rectangulaires, à linteau très légèrement cintré.

Le pavillon central du bâtiment principal et les deux ailes qui le relient d'arrière en avant au bâtiment d'administration, de manière à former et enceindre une cour carrée, ont aussi trois étages.

Toutes les parties des constructions ont été installées avec une notable ampleur dans les dimensions. L'escalier principal a de grandes proportions; les escaliers de service sont aussi très spacieux, à marches de pierre et à cages pleines. Les étages sont élevés de plus de 4 mètres. Les corridors sont larges, pavés de pierre. Toutes les habitations sont planchéiées ou parquetées. Les portes de communication sont cintrées; celles des habitations sont rectangulaires. Les murs sont peints à la colle; sur les plafonds sont peints, à la manière allemande, des filets et des rosaces.

Toutes les installations qui se rapportent aux habitations de l'administration et aux services généraux sont belles et grandes. La cuisine est bien située et très convenablement développée. La chapelle, qui est placée au-dessus de la cuisine, a de belles proportions; une tribune, de niveau avec le deuxième étage, est destinée aux pensionnaires. Le plafond est orné de caissons peints.

On a ménagé, dans l'épaisseur des masses les plus considérables de constructions, des cours intérieures pour l'aération. Les latrines sont installées dans les conditions de la vie commune; les matières sont enlevées par des courants d'eau mis en mouvement au moyen de l'ouverture de la porte et entraînées par des égouts jusque dans le Danube.

Le chauffage des galeries, des dortoirs et des cellules, se fait au moyen d'un calorifère à air d'après le système de Meisner, à fourneaux et à prises d'air multiples : 14 pour la totalité des bâtiments. Les habitations de jour et de nuit sont, en outre, chauffées par des poêles russes.

L'eau, fournie par un aqueduc qui dessert toute la ville, est conduite en abondance par de nombreux canaux dans toutes les parties de l'établissement.

La constitution des quartiers de classement a été conçue à Vienne sur les mêmes données qu'à Prague : séparation des aliénés en tranquilles et furieux ; subdivision des tranquilles d'après l'état social et le prix de pension, et des furieux d'après l'état d'agitation et de malpropreté.

Les agités occupent le rez-de-chaussée, les malpropres le premier étage de l'aile postérieure consacrée au quartier des furieux; et les uns et les autres ont pour préau commun une cour extérieure contiguë à cette aile.

Les tranquilles occupent toute l'aile latérale du bâtiment principal et l'aile qui l'unit au bâtiment d'administration. Le rez-de-chaussée et le premier étage de ces deux ailes forment deux sections de tranquilles, de classe inférieure et moyenne, contenant 60 malades et ayant leurs préaux l'une dans la cour antérieure, l'autre dans la cour postérieure, toutes deux situées au dedans de l'enceinte des constructions. Le deuxième étage de ces deux ailes forme une section de tranquilles de première classe pour 35 malades, subdivisée en deux sous-sections et ayant un seul préau développé en dehors de l'enceinte des bâtiments. A chacune de ces deux grandes divisions se rattache une infirmerie située à l'étage correspondant du pavillon central du bâtiment principal.

La séparation des sexes est réalisée d'une manière plus satisfaisante qu'à Prague et toutefois encore fort imparfaite. Par sa situation en avant des habitations de malades et du mur de clôture des préaux, le bâtiment d'administration ne sert en aucune sorte à la séparation des sexes. L'interposition d'une cour de service entre les deux ailes qui joignent le bâtiment d'administration au bâtiment principal d'habitation éloigne sans les séparer absolument les deux quartiers de malades de sexe différent qui occupent ces ailes. En arrière, le pavillon central du bâtiment principal sépare réellement les deux sexes au rez-de-chaussée, où se trouvent les bains ; au premier et au deuxième étage, les habitations des deux sexes ne sont séparées que par un couloir.

Les bains se composent, de chaque côté, d'une salle de bains avec sept baignoires et d'une salle de douches. Chacune des sections des quartiers de furieux contient un cabinet de bains et une baignoire. Le nombre total des baignoires est de 18, plus 2 douches, pour 400 malades.

Les deux sections de tranquilles de classe moyenne et inférieure se composent de dortoirs de 8, 12 et 16 lits, de réfectoires et d'une cuisine-office. Dans la section des tranquilles de première classe, les habitations de nuit sont pour la plupart des chambres à un lit. La section contient pourtant 2 dortoirs de 4 lits et une infirmerie de 6 lits.

Toutes les fenêtres des habitations sont construites d'après le même modèle. Chaque fenêtre se compose, comme dans la plupart des maisons particulières du pays, de deux châssis séparés par un intervalle. Ces deux châssis sont de bois de chêne peint en brun. Dans l'intervalle des deux châssis est fixée, d'une manière inamovible, une grille de fer reproduisant exactement la forme, les divisions et les dimensions des deux châssis et peinte aussi en brun. Le châssis extérieur est immédiatement appliqué sur la grille de fer, et est séparé du châssis intérieur par un intervalle de 19^{c},5. Chaque châssis est composé de quatre compartiments qui s'ouvrent entièrement et horizontalement, ceux du châssis extérieur en dehors, ceux du châssis intérieur en dedans. Chaque compartiment est divisé en 8 carreaux qui ont 26 centimètres de largeur sur 27 centimètres de hauteur, qui pourraient par conséquent livrer facilement passage à une tête et à un corps d'homme. La fenêtre est percée à 80 centimètres au-dessus du sol. Les fenêtres des corridors diffèrent en ce qu'elles n'ont qu'un châssis. Des quatre compartiments qui s'appliquent immédiatement sur la grille, les deux inférieurs s'ouvrent verticalement, les deux supérieurs horizontalement.

Les deux sections d'agités et de malpropres sont constituées à Vienne dans les mêmes conditions qu'à Prague. Elles forment deux quartiers superposés, composés chacun d'un rang de cellules, 12 à Vienne, s'ouvrant sur une large galerie qui se termine à l'extrémité, voisine de l'entrée, par l'habitation d'un ménage de gardien, à l'autre extrémité par un cabinet de bains et un escalier. La disposition des cellules est semblable dans les deux établissements. La fenêtre, opposée à la porte, est percée à 2 mètres du sol et est fermée par un double châssis avec grille intermédiaire. Au-dessous de la fenêtre est un buffet de bois de chêne, contenant un volet qui s'élève au moyen d'une manivelle, de manière à fermer complétement la fenêtre et à rendre la chambre obscure. Il y a au-dessus de la porte une petite fenêtre vitrée et grillée. Chaque cellule contient une niche dans laquelle est installé un siége d'aisance avec vase de métal mobile. On se propose à Vienne de fermer cette niche par une porte.

Dans chacune des sections d'agités et de malpropres, le docteur Riedel se propose de maintenir l'institution d'un ménage de gardiens, qui lui paraît offrir l'avantage de créer pour les malades les conditions de la vie de famille. Cette vue particulière du docteur Riedel, qui se trouve réalisée à Prague dans la plupart des quartiers d'hommes de la maison d'entretien, est incompatible avec l'idée qu'on se fait généralement, et à juste raison selon mon avis, des inconvénients attachés à la présence d'individus d'un autre sexe dans les quartiers de malades, et principalement des femmes dans les quartiers d'hommes. Je n'ai pu voir sans étonnement, et je l'avouerai sans un blâme intérieur très positif, dans la maison d'entretien de Prague, des dortoirs d'hommes, à l'intérieur desquels couche la femme du gardien, simplement séparée par un paravent du lit de son mari et des lits de malades. Même dans les limites où le docteur Riedel a restreint l'institution à Vienne, je ne saurais lui donner mon approbation.

Un jardin planté et disposé à l'anglaise se développe au-devant de l'établissement. De ce jardin, incliné en pente douce, et de l'asile, qui est assis sur une légère éminence, on a vue sur les faubourgs et sur la ville de Vienne. Des habitations de malades, la vue s'étend, en arrière, sur la campagne et sur des coteaux boisés.

L'asile est situé à Brindefeld, à une demi-lieue du centre de Vienne, sur la lisière du faubourg et tout près de l'hôpital général dans l'enceinte duquel s'élève la tour des fous. Ce bel établissement fait beaucoup d'honneur à l'aliéniste distingué, le docteur Riedel, qui en a fourni le programme et à l'architecte Fellner qui l'a construit.

Un projet d'asile proposé en 1852, pour le duché d'Oldenburg, par le docteur Kelp, a été évidemment conçu sur le modèle de l'asile de Prague et pour la même destination d'établissement de traitement. Il n'en diffère guère qu'en ce que du pavillon central du bâtiment principal se projette, en arrière, une ligne de constructions pour les services généraux, qui sépare l'intervalle des deux ailes latérales en deux préaux pour les aliénés des deux sexes.

Les difficultés pratiques et les insuffisances médicales et administratives de l'application du principe de la séparation absolue des établissements de traitement et d'entretien à l'organisation des services publics d'aliénés, avaient été pressenties même par les auteurs de cette doctrine, se sont successivement révélées à l'expérience et ont fini par être reconnues, avouées et démontrées, dans toute leur importance et toute leur étendue, par la généralité des aliénistes allemands.

Langermann, malgré l'horreur qu'il exprimait pour la réunion des curables et des incurables dans un même établissement, admettait déjà pourtant l'utilité d'instituer, dans le voisinage de l'asile de traitement, une petite construction pour un certain nombre d'incurables pauvres ou riches, et la nécessité d'associer à l'asile de traitement un hôpital pour cette classe d'aliénés dont la guérison n'est qu'apparente ou temporaire, et qui, de rechute en rechute, arrivent fatalement à l'incurabilité.

Dès 1818, Heinroth avait émis l'opinion qu'il serait désirable de rapprocher les deux espèces d'établissements et de constituer les maisons d'entretien, dans la dépendance des maisons de traitement, de manière à prévenir pourtant un contact immédiat par l'interposition d'un espace libre et de barrières; et il avait surtout motivé cette opinion sur la nécessité pratique, qui se présente souvent, de réintégrer dans la maison de traitement les aliénés qui, dans la maison d'entretien, donnent de nouvelles espérances de guérison.

Neumann, en 1822, a combattu la séparation absolue des établissements de traitement et d'entretien. Il s'est principalement fondé sur ce que le travail, auquel les cinq sixièmes des aliénés curables et incurables peuvent se livrer, étant à la fois le plus puissant agent de guérison, la condition hygiénique la plus favorable à l'entretien de la santé générale, et le meilleur moyen de diminuer la dépense du traitement et de l'entretien des malades, c'est surtout en vue du travail et de ses résultats curatifs, hygiéniques et économiques, que doivent être institués les asiles d'aliénés.

V. Nostitz avait dit expressément, dès 1829, que, dans le cas où l'établissement d'aliénés se rapporte au service d'une circonscription territoriale très étendue et où il est possible d'affecter à sa fondation des constructions très développées et susceptibles de subdivisions convenables, il serait scientifiquement possible, et économiquement fort utile, d'associer l'établissement de traitement à l'établissement d'entretien, et de poursuivre, dans la même localité, le double but des institutions d'aliénés : assurer par tous les moyens possibles la guérison de la maladie, et, en cas d'insuccès, entretenir et soigner les incurables jusqu'à leur mort.

Jacobi, lui-même, l'un des partisans les plus anciens et les plus autorisés de la séparation absolue et qui a consacré son traité de 1834 à tracer les règles à suivre dans la création des établissements de traitement, a été depuis amené à reconnaître que le rapprochement aussi complet que possible des deux établissements, et leur organisation dans une étroite alliance, sont parfaitement désirables toutes les fois que les circonstances le permettent.

Indépendamment de tout parti pris pour ou contre le principe de Langermann et de Reil, les administrateurs et les médecins, qui eurent pour mission l'organisation du service des aliénés dans diverses circonscriptions territoriales de l'Allemagne, se trouvèrent conduits par des convenances et des nécessités de fait à réaliser l'association des établissements de traitement et des établissements d'entretien dans une même localité, soit en appropriant à l'usage de maison d'entretien l'ancien établissement et en construisant un établissement de traitement, comme à Prague et à Marsberg, soit en profitant, comme à Hildesheim, du voisinage de deux couvents pour les réunir sous une même administration, en les affectant comme asiles spéciaux, l'un aux curables, l'autre aux incurables.

Le projet de créer de toutes pièces, au voisinage l'un de l'autre, deux établissements réunis sous une même direction, a été pour la première fois conçu par l'habile et savant aliéniste Flemming, et a reçu dès 1825, comme on l'a vu, un commencement d'exécution par la création de l'asile de traitement de Sachsenberg.

C'est en 1831, avec le traité du docteur Roller sur les établissements d'aliénés et avec le projet de création d'un asile de traitement et d'entretien pour le grand-duché de Bade, qu'est née la deuxième forme du système allemand, l'association et la fusion, en un seul établissement, de la maison de traitement et de la maison d'entretien, maintenues comme habitations distinctes pour les curables et les incurables. Dans ce traité, à tous égards remarquable, le docteur Roller a discuté avec beaucoup de netteté et de profondeur toutes les questions qui se rattachent à la fondation et à l'organisation des asiles d'aliénés, et a résumé, pour combattre le principe de la séparation absolue, la plupart des motifs qui avaient déjà été invoqués par divers aliénistes, notamment : l'impossibilité de se prononcer avec certitude sur la curabilité et l'incurabilité de l'aliénation mentale, et la difficulté de déterminer, au moment des admissions, l'établissement où doivent être placés les malades; l'altération du but assigné à chaque établissement par la présence des incurables dans la maison de traitement, et des curables dans la maison d'entretien ; les inconvénients moraux qui résultent, pour les malades et pour leurs familles, de la translation des malades de la maison de traitement dans la maison des incurables; les embarras et les dépenses que causent ces translations de malades à des distances souvent considérables ; l'augmentation de la dépense générale du service, qu'entraîne une double administration ; le défaut de fondement dans l'opinion d'une économie obtenue par une organisation plus simple et moins dispendieuse des établissements de traitement; la situation pénible, au double point de vue de l'intérêt scientifique et de la rémunération, qui est faite aux médecins dans les établissements d'entretien, etc. C'est pour concilier la convenance de supprimer tous ces inconvénients de la séparation absolue des deux établissements avec la nécessité, par lui admise, de maintenir autant que possible séparés les curables et les incurables, que le docteur Roller conçut le projet d'asile à fonder dans le grand-duché de Bade, qui par lui proposé dès 1831, modifié et de nouveau justifié en 1838, a été construit, conformément à ses vues, à Illenau, par l'architecte Voss.

Enfin le docteur Damerow, prenant pour point de départ les tentatives d'Hildesheim, de Marsberg et de Prague, et la conception de Roller, a systématisé et formulé le nouveau principe dans son ouvrage sur l'association relative des établissements de traitement et d'entretien, publié en 1840. La preuve de l'insuffisance du principe de la séparation absolue et de la supériorité du principe de l'association relative des deux établissements de traitement et d'entretien, a été faite, dans cet ouvrage, au triple point de vue moral, scientifique et administratif, d'une manière plus complète et plus décisive, que dans l'ouvrage de Roller, et avec un non moins remarquable talent. Toutefois, la différence dans les vues des deux auteurs n'est pas aussi grande que semble l'admettre Damerow, quand il accorde à sa conception, comparée à celle de Roller, un caractère tranché d'originalité. La supériorité que Damerow attribue à la conception de l'association relative des deux établissements de traitement et d'entretien, par rapport à toutes les conceptions projetées ou réalisées en divers lieux, et qu'il cherche à appuyer, en principe et en fait, sur des arguments philosophiques et historiques, peut être à beaucoup d'égards contestée au moins dans ce qu'elle a de général et d'absolu. Elle n'est vraie qu'en ce qui se rapporte à l'Allemagne, où cette conception peut être à bon droit considérée comme le dernier terme du progrès jusqu'alors accompli.

L'asile fondé à Halle est l'expression la plus pure de cette conception, puisque cet asile a été construit d'après les vues du docteur Damerow. La description de cet asile, de l'asile d'Illenau et de l'établissement fondé à Eichberg, près d'Éberbach, dans le duché de Nassau, donnera une idée suffisamment développée des divers modes sous lesquels a commencé à se réaliser la deuxième forme du système allemand.

L'asile fondé à Illenau, près d'Achern, en 1837, sous la direction du docteur Roller, a été destiné à recevoir une population fixe de 410 aliénés des deux sexes en nombre égal, appartenant à toutes les classes de la société, et se composant de tous les aliénés curables et d'une partie des aliénés incurables du grand-duché de Bade, à l'exclusion des aliénés épileptiques et des idiots. (Pl. IV, fig. 4.)

L'établissement se compose essentiellement de deux parties : la maison de traitement pour 150 curables; la maison d'entretien pour 260 incurables. Chacune de ces parties est divisée en deux quartiers distincts pour les hommes, et subdivisée en sections de classement. Cette donnée fondamentale du plan a conduit le médecin et l'architecte, d'abord à développer sur deux lignes parallèles, séparées par un intervalle considérable, la maison de traitement et la maison d'entretien, sous la forme linéaire déjà adoptée en Allemagne pour les asiles de Sachsenberg et de Prague, puis à diviser, pour la séparation des sexes, la ligne postérieure, ou maison de traitement, par le bâtiment de la chapelle se projetant en arrière, et la ligne antérieure, ou maison d'entretien, par une large coupure, sur les côtés de laquelle se développent, en rentrant pour former une cour centrale, deux pavillons unis à angle droit aux deux sections droite et gauche de la maison d'entretien, et destinés au logement des employés supérieurs et à la cuisine.

Le classement des malades dans les deux maisons a été identiquement conçu sur la donnée simple et pratique de l'état de calme ou d'agitation, de manière à motiver la subdivision des malades en trois catégories, les tranquilles, les agités et les furieux. C'est dans la catégorie des tranquilles seulement qu'a été introduit un troisième motif de classement, l'état du malade, soit par rapport au prix de pension, soit par rapport à la condition et aux habitudes sociales, de manière à partager les tranquilles en trois sections dans la maison de traitement, en deux sections dans la maison d'entretien.

Le développement des deux bâtiments de forme linéaire comportait, d'après les types généralement adoptés en Allemagne pour la constitution des quartiers de classement, la possibilité de distribuer dans les divers étages de ces bâtiments les sections de tranquilles et d'agités. Restait à instituer la section des furieux pour chacune des deux maisons.

La pensée de réunir les deux maisons séparées pour les fondre en un établissement unitaire, qui a fait adopter dans le plan la prolongation des deux pavillons, nés à angle des deux sections de la maison d'entretien, jusqu'à la maison de traitement au moyen de galeries, a évidemment dominé le système adopté pour la création des sections de furieux. Une ligne de constructions à un étage a été développée de la maison d'entretien à la maison de traitement, parallèlement aux pavillons et aux galeries qui forment les côtés de la cour centrale, et à une distance assez grande pour constituer, de chaque côté de cette cour et dans chacune des deux grandes moitiés latérales de l'asile, une grande cour de service intérieur à l'usage exclusif de l'un des deux sexes. Dans le pavillon central de cette ligne de constructions ont été installés : du côté des hommes, les ateliers ; du côté des femmes, la buanderie ; dans le prolongement postérieur, correspondant à la maison de traitement, ont été placés les cabinets de bains. Le prolongement antérieur correspondant à la maison d'entretien a été consacré à former la moitié de la section des furieux incurables, que complète une petite aile naissant à angle droit du pavillon central, et se développant dans une direction parallèle à la maison d'entretien. Une autre aile, née également du pavillon central, mais au niveau de son union avec le prolongement postérieur, se développe parallèlement et similairement à l'aile précédente, dont elle est séparée par un intervalle formant cour de service, et constitue la section des furieux curables.

Cette disposition a l'avantage d'ouvrir une communication commode et facile entre la maison de traitement et la maison d'entretien, à l'intérieur de chacune des deux grandes moitiés de l'asile, de concentrer les divers éléments d'habitation et d'occupation pour les malades. Mais outre que le rapprochement des furieux curables et incurables est en contradiction avec le principe de la séparation pris pour point de départ du système, la concentration des furieux et des malpropres confondus au dedans des deux lignes de constructions, qui forment la maison de traitement et d'entretien, est un défaut capital qui frappe tout d'abord et qui s'aggrave par la réflexion. La situation des bains destinés à tous les malades, à une distance considérable de la maison d'entretien, dans le quartier des curables, n'est pas seulement en opposition formelle avec le principe de la séparation des curables et des incurables, elle a absolument de graves inconvénients. Il semble que ces bains n'aient été institués que pour les malades en traitement. Les incurables tranquilles, pour parvenir aux cabinets de bains, ont à traverser, outre le corridor de la maison d'entretien, le quartier des furieux. Quatorze baignoires pour 410 malades attestent en outre que les bains n'ont pas, dans la thérapeutique des aliénistes allemands, l'importance qui leur est justement attribuée en France, comme moyen essentiel du traitement curatif et palliatif de la folie.

L'ordonnance des constructions a permis, mérite rare dans les établissements étrangers, de poursuivre jusque dans les préaux le classement des malades par sections, et de plus de développer en général ces préaux en dehors des enceintes circonscrites par les constructions. Il n'y a d'exception à cet égard que pour les préaux des sections de furieux, qui sont limités de trois côtés par des constructions et du quatrième côté par un mur. Les autres préaux sont de véritables jardins, d'où la vue s'étend à l'extérieur, et qui sont bornés par des haies vives, si ce n'est dans les sections d'agités dont les préaux sont clos de murs.

La principale partie des services généraux se trouve installée dans ces diverses constructions, et comprise dans l'enceinte propre de l'asile. Les pavillons d'habitation pour le directeur, les médecins, les ecclésiastiques, occupent les côtés de la cour centrale. La situation excentrique de la cuisine, au rez-de-chaussée de l'un de ces pavillons, est peu favorable à la facilité et à la commodité des communications. Le centre de la maison de traitement offre au rez-de-chaussée une belle salle de concert, au premier étage une chapelle spacieuse. Les ateliers et les bains, propres à chaque sexe, sont installés de chaque côté dans la ligne de bâtiments qui unit les deux maisons de traitement et d'entretien.

En avant et à une notable distance de l'enceinte propre de l'asile, s'élève un système particulier de bâtiments isolés au nombre de cinq, deux à deux étages pour le logement de l'économe et de six ménages de gardiens, trois à un étage pour la boulangerie, l'étable et l'écurie.

La ligne de constructions, qui forme la partie principale de chacune des deux maisons de traitement et d'entretien, se compose, de chaque côté dans chaque maison, de trois pavillons à trois étages, unis par deux bâtiments à deux étages. Ces ailes latérales se réunissent dans la maison de traitement pour former une ligne continue au moyen d'un bâtiment à trois étages dont la chapelle occupe le centre; elles s'arrêtent dans la maison d'entretien aux pavillons d'habitation, qui forment les côtés de la cour centrale.

La maison d'entretien et la maison de traitement offrent la plus grande similitude dans toutes les conditions de leur constitution. Quatorze cellules au lieu de six, une section de tranquilles de moins et un nombre un peu plus considérable de malades dans chaque section, voilà en quoi la maison d'entretien diffère essentiellement de la maison de traitement.

La disposition de chacune des sections de classement pour les tranquilles et les agités dans les deux maisons diffère peu d'une section à l'autre. Chaque section occupe de haut en bas une fraction tout entière du bâtiment principal, comprenant trois étages, et est en rapport immédiat par le rez-de-chaussée avec son préau spécial. Il y a dans chaque section un réfectoire au moins, généralement situé au rez-de-chaussée. Les sections de tranquilles de première classe ont de plus un salon au premier étage. Dans la maison de traitement il y a au rez-de-chaussée un salon commun pour les sections de deuxième et troisième classe.

Les habitations de nuit se composent de chambres à 1, 2 et 3 lits, et de dortoirs de 4, 6, 8 et 16 lits. Les dortoirs de 16 lits, qui manquent dans les sections de première classe, sont situés au deuxième étage des pavillons. Les dortoirs de 4, 6 et 8 lits sont presque exclusivement situés au premier étage. Les chambres à 1, 2 et 3 lits sont distribuées au rez-de-chaussée et au premier étage dans toutes les sections, si ce n'est dans les sections de première classe de la maison de traitement, où les habitations de nuit sont des chambres à 1 lit situées au deuxième étage.

Dans chacun des grands dortoirs de 16 lits, on a intercepté un espace considérable pour constituer une chambre de gardien. Cette chambre, qui contient un lit, une table et un poêle, est adossée à l'un des côtés du dortoir et s'avance jusqu'au delà de son centre. Les lits des malades sont disposés en trois rangées le long des trois autres côtés du dortoir. De sa chambre l'infirmier a vue sur les deux rangées latérales par deux portes à claire-voie percées dans un refend, et sur la rangée de face par une claire-voie en bois. Il n'est pas douteux que cette disposition ne rende aussi sûre et aussi confortable que possible l'habitation du gardien. Mais cet avantage n'est obtenu qu'aux dépens de l'habitation des malades. En effet, l'espace est diminué pour chaque lit, la distribution des lits par rangs serrés, même au-devant des fenêtres, est forcée, l'accès des malades à leurs lits se fait par une voie étroite, anguleuse, tourmentée, la forme du vaisseau est disgracieusement altérée, et une impression morale pénible ne peut être évitée en face de cette espèce de fort retranché élevé, au milieu d'un dortoir de malades, pour un gardien. Combien, à tous égards, ne sont pas préférables la chambre de gardien s'ouvrant sur le dortoir par une fenêtre d'inspection, et mieux encore, le lit de gardien purement et simplement placé sur une légère estrade dans le dortoir même !

Les habitations de chaque section ouvrent sur un corridor, large de 2m,60, haut de 3m à 3m,60, bien éclairé ; du côté opposé, ont accès sur ce corridor, des latrines. Dans le corridor de chaque section est installé un lavoir. Chaque section a son cabinet de dépôt, son petit office, ses armoires pour le linge et les vêtements. Le corridor du rez-de-chaussée est pavé, ceux des étages supérieurs et toutes les habitations de malades sont planchéiés. Les escaliers sont à cage pleine, à marches en pierre dure, avec double appuie-main, suffisamment larges et bien éclairés.

Les murs sont peints à la colle et revêtus, dans leur partie inférieure, d'un lambris haut de 80 cent. et peint à l'huile.

Les portes extérieures sont rectangulaires, les intérieures sont cintrées.

La fenêtre la plus simple se compose de deux châssis superposés, le supérieur à 4, l'inférieur à 6 carreaux. La fenêtre la plus ordinaire est constituée par la réunion de deux fenêtres simples. Il y a au rez-de-chaussée, dans les corridors, des fenêtres composées de quatre fenêtres simples réunies et légèrement cintrées. Tous les châssis des fenêtres peuvent s'ouvrir. Les châssis supérieurs s'ouvrent, ou par un mouvement de bascule de haut en bas de manière à faire l'office de larges ventilateurs, ou par un mouvement horizontal à la manière des châssis inférieurs. Tous les châssis sont de bois de chêne. Aux étages supérieurs les divisions intermédiaires sont protégées, à leurs angles d'union, par des lames de fer en équerre. Les carreaux ont 16 centim. de largeur sur 32 de hauteur au rez-de-chaussée ; 18 de largeur, sur 28 de hauteur, aux étages supérieurs. Il n'y a pas de grilles aux fenêtres du rez-de-chaussée. Les fenêtres des étages supérieurs ne sont protégées par des grilles que dans la partie correspondante au châssis supérieur. Les barreaux de fer de la grille correspondent aux montants des châssis ; le meneau vertical de seconde division est traversé en croix par une barre de fer à extrémités libres. Le châssis inférieur ferme à clef, dans toutes les fenêtres, à tous les étages.

Il y a des latrines au rez-de-chaussée et à l'étage supérieur. Elles sont situées dans la partie saillante des pavillons, et se trouvent séparées des habitations par toute la largeur du corridor. De plus, elles sont disposées de manière que la porte des cabinets ouvre sur un petit corridor perpendiculaire au corridor général. La porte de communication avec ce dernier corridor est percée d'une ouverture d'inspection. Il y a une fenêtre, ou une moitié de fenêtre, grillée dans chaque cabinet, et une fenêtre dans le petit corridor. Les siéges sont de bois, disposés à la manière ordinaire. L'ouverture est grande, mais le conduit conique. Les latrines sont établies sur des fosses qu'on vide 5 à 6 fois par an. Le tuyau conducteur est de fer et fait saillie à nu dans l'intérieur du cabinet. Les latrines étaient, au moment de ma visite, partout très propres et ne portaient que peu d'odeur.

La section des furieux et malpropres offre des dispositions spéciales. Les cellules sont éclairées, par le haut, au moyen d'une fenêtre à tabatière qui peut être fermée par un volet, de manière à produire l'obscurité complète. Le plafond forme une voûte qui se termine au plan de la fenêtre. Au-dessus de la porte est une petite fenêtre carrée, munie d'une grille en croix et d'un volet à coulisse, fermant du côté du corridor. Le mur correspondant au corridor a 60 cent. d'épaisseur. La porte, de bois de chêne peint en blanc, a 6 centimètres d'épaisseur et s'ouvre du côté du corridor. Elle offre en dedans, près de son bord supérieur, deux crampons de fer qui s'introduisent dans des mortaises de fer du montant de la porte, quand on la ferme. La serrure est engagée dans l'épaisseur de la porte. Le plancher est de chêne. Les murs sont enduits et peints en blanc à la colle.

Dans les cellules des deux ailes, formant équerre avec le bâtiment principal, se trouvent des niches avec siége en bois et baquets mobiles dont le service se fait par la cour intermédiaire aux deux rangées de cellules.

Malgré quelques imperfections de détails, il est juste de reconnaître que l'appropriation des sections dans l'asile d'Illenau a été savamment étudiée, habilement réalisée, et que les résultats obtenus présentent un des ensembles les plus satisfaisants qui aient été jusqu'alors obtenus.

Les dépendances extérieures de l'établissement sont des jardins plantés et gazonnés, des champs cultivés. Aucun mur ne limite le champ de la vue qui, en arrière, c'est-à-dire du côté de la façade des habitations de la maison de traitement, s'étend sur les montagnes de la forêt Noire. Sur la gauche de l'établissement et dans son enceinte, existe un monticule boisé, au sommet duquel on a construit un châlet et creusé une glacière.

L'établissement est assis au pied même des montagnes, sur un plateau légèrement élevé. L'ensemble des constructions, dont les murs sont de briques et les toits de tuiles rouges, ont, malgré les encadrements blancs des fenêtres, elles-mêmes peintes en blanc, une couleur dure. Les lignes principales, malgré la grandeur de leur développement, malgré la variété bien entendue dans l'élévation des étages et la forme des corps de bâtiments et pavillons, ne produisent pas à distance l'effet architectural qui aurait pu leur appartenir, si la ligne antérieure n'était pas coupée en deux par un large intervalle, et de plus, masquée par l'avant-corps, fâcheusement irrégulier, des bâtiments de service, si la ligne postérieure n'était pas quatre fois interrompue par les lignes de bâtiments, à un étage, qui constituent les galeries et les sections de furieux. De loin, l'institution ressemble plus à une grande usine qu'à un établissement hospitalier. Mais après avoir franchi la première enceinte, et surtout quand on est entré dans la cour centrale, l'établissement prend un beau caractère de grandeur et d'harmonie dans ses proportions.

Le principe du programme et du plan de l'asile de Halle est la réalisation de l'idée dogmatique de l'association relative de la maison de traitement pour les curables et de la maison d'entretien pour les incurables dans un établissement unitaire. (Pl. II, fig. 3.)

Les constructions ont été disposées de manière à former trois masses principales, une intermédiaire et centrale pour l'administration et les services généraux, deux latérales pour les deux grandes divisions d'hommes et de femmes, qui se subdivisent chacune en une moitié antérieure pour les curables et une moitié postérieure pour les incurables. Les deux bâtiments, en équerre, qui constituent de chaque côté les habitations de curables et d'incurables pour chaque sexe, en s'unissant entre eux ferment les côtés latéraux, et, en s'unissant avec les bâtiments terminaux de la masse intermédiaire, ferment les côtés antérieur et postérieur du grand carré que forme l'établissement. Le bâtiment central de la masse intermédiaire, en s'unissant de chaque côté par une double galerie avec la galerie simple qui relie dans chaque division le bâtiment des curables au bâtiment des incurables, forme une ligne de séparation continue, d'un côté à l'autre de l'établissement, entre la maison de traitement qui en occupe la moitié antérieure, et la maison d'entretien qui en occupe la moitié postérieure. Le bâtiment destiné aux furieux se trouve rejeté en dehors et en arrière du carré, sur la prolongation de la ligne latérale des constructions.

Par cet ensemble de dispositions, le fondateur de l'asile de Halle, au moyen d'une ordonnance simple et non dépourvue de grandeur, a obtenu, en ce qui se rapporte au but d'union, une centralisation parfaite des services généraux avec des communications faciles, commodes et aussi courtes que possible entre tous les éléments de l'établissement, et, en ce qui se rapporte au but de division, une séparation parfaite des deux sexes, une séparation conforme au but du système entre les curables et les incurables, et de plus l'isolement du quartier des furieux en dehors des deux maisons et à une distance aussi grande que possible des aliénés curables. Sous ces divers points de vue l'ordonnance des constructions, dans l'asile de Halle, doit être considérée comme un progrès relativement à celle qui a été adoptée à Illenau. Il est juste, néanmoins, de reconnaître que la solution plus favorable, donnée à la constitution du quartier des furieux, n'a été obtenue à Halle que par le sacrifice, en ce qui concerne cette catégorie de malades, du principe systématique de la séparation des curables et des incurables.

L'asile de Halle a été fondé pour 400 malades des deux sexes. Les 200 places attribuées à chaque sexe sont réparties de manière que la maison de traitement contienne 125 places et la maison d'entretien 175. Ce résultat a été obtenu, pour des bâtiments de même forme et de même dimension, par l'addition d'un deuxième étage à la maison d'entretien.

L'idée du classement secondaire des aliénés non furieux dans les deux maisons repose à Halle, comme à Illenau, sur la considération de l'état de calme et d'agitation. Mais à Halle il n'y a réellement dans chaque maison que deux sections principales, les tranquilles et les agités. La considération de l'état social ou du prix de pension, qui motive à Halle des subdivisions secondaires moins prononcées qu'à Illenau, en ce qui concerne les tranquilles, y a été étendue au quartier des agités.

Les habitations de jour et de nuit, constituant chaque section, sont établies, dans l'asile de Halle, au rez-de-chaussée pour les agités, à l'étage supérieur du même bâtiment pour les tranquilles. Le classement par sections ne se continue que faiblement dans les préaux qui n'existent, à proprement parler, que pour les agités, et qui, situés au dedans de l'enceinte des constructions, et uniques pour tous les agités du même sexe, correspondent dans chaque maison à toute l'étendue des bâtiments communs aux agités et aux tranquilles. Le promenoir des tranquilles est institué, sans limites précises, dans le jardin extérieur à l'établissement. Ces dispositions semblables à celles qui sont généralement adoptées dans les établissements anglais et américains et dans les maisons de traitement de l'Allemagne, constituent à mes yeux un état d'infériorité fort notable, comparativement à la constitution de l'asile d'Illenau et de la plupart des établissements français. Mais en revanche l'asile de Halle se rapproche un peu plus du système français par l'institution d'un quartier d'enfants, placé dans le bâtiment central qui unit les deux éléments distincts de la maison d'entretien, d'une infirmerie pour les maladies contagieuses, installée au-dessus du quartier des furieux, et de chambres de convalescence, distribuées dans l'étage supérieur du bâtiment d'administration.

Les quartiers, pour la nature et pour le nombre de leurs éléments, sont à Halle moins largement constitués qu'à Illenau. Le nombre des réfectoires et des salles de réunion est moins considérable. Il est entré dans les vues du fondateur d'utiliser, comme lieux de réunion, les corridors qui ont une largeur de 2m,78, entre les murs, et de 3m,15 au niveau des embrasures de fenêtres.

Les détails d'appropriation, en ce qui concerne les habitations, les corridors, les escaliers, les portes, les fenêtres, sont généralement on ne peut plus satisfaisants. On a pu en juger par la description des fenêtres que j'ai donnée comme modèle à suivre, page 168.

L'appropriation du quartier des furieux a été l'objet d'études approfondies de la part du savant fondateur de l'asile de Halle et mérite une description détaillée. Chaque quartier se compose de 8 cellules dont les portes s'ouvrent sur un corridor large de 3 mètres et haut de 4 mètres. Les fenêtres de ce corridor, qui sert de promenoir et de réfectoire, sont élevées de 2 mètres au-dessus du sol planchéié. Elles ne diffèrent de la fenêtre générale, précédemment décrite, qu'en ce qu'elles sont plus étroites de 10 centimètres et moins hautes de 40 centimètres. La rangée de cellules est coupée au milieu par une salle de surveillance, où couchent les gardiens et qui sert de passage de la galerie dans le préau. De chaque côté de l'ouverture postérieure de cette salle existent deux escaliers de dix marches, conduisant chacun à un corridor de surveillance, large de 1m,23, qui se développe le long de la partie postérieure des quatre cellules latérales et sur lequel s'ouvrent les fenêtres de ces cellules. Ces fenêtres sont percées à 3 mètres au-dessus du plancher des cellules ; elles ont 0m,88 de hauteur sur 1m,55 de largeur ; elles sont constituées par un châssis extérieur de bois, vitré à 6 grands carreaux, et par une grille de fer, intérieure, à barreaux longitudinaux rapprochés et coupés en croix par un barreau transversal. En face de chaque fenêtre de cellule, existe, dans le corridor de surveillance, une fenêtre donnant sur le préau. Au-devant de chaque fenêtre de cellule est suspendue, dans le corridor, une lampe destinée à éclairer la cellule, pendant la nuit. Un store vert peut être élevé du dehors au-devant de la fenêtre de la cellule de manière à intercepter complétement la lumière. La porte de la cellule ouvre sur le corridor. Elle a 6 centimètres d'épaisseur. Les montants sont triples. Les gonds sont engagés entre le montant intérieur et le double montant extérieur. Les portes n'ont pas de verroux et se ferment par une targette à bascule, et de plus en dehors par une serrure à clef. Le lit à auge, de bois massif, percé d'un trou central, est fixé au plancher et séparé du mur par une ruelle. Un banc et une table de bois sont fixés au plancher et au mur. Les murs sont enduits et peints à l'huile en vert clair. Les latrines sont situées, au delà du corridor, dans un petit pavillon qui contient en outre trois petites pièces, une office, un magasin et une salle de bains. Le préau est sablé, planté d'arbres et clos de murs. Les cellules sont chauffées par un calorifère à air. Il en est de même des corridors des deux autres parties de l'établissement. Les habitations sont chauffées au moyen de poêles russes. Nulle part la ventilation n'est forcée.

La constitution des services généraux et de leurs dépendances a moins d'ampleur à Halle qu'à Illenau. Les ateliers ont moins de développement et sont engagés dans les quartiers où ils occupent l'angle d'union des ailes formant équerre. Il n'y a pas de bâtiments de ferme. Il est vrai que l'établissement n'est pas achevé ; la maison d'entretien et le quartier des furieux manquent encore du côté des femmes.

L'eau est puisée et élevée au moyen d'une roue mise en mouvement par les bras des malades. Il suffit du travail de 8 hommes pendant 2 heures pour obtenir l'eau nécessaire au service de chaque jour. J'ai eu plusieurs fois, en France, l'occasion de blâmer l'emploi des aliénés à ce genre de travail ; je ne saurais l'approuver en Allemagne.

L'établissement de Halle est situé, à trois quarts d'heure de la ville universitaire de ce nom, sur une petite colline qui domine une vaste plaine. On y arrive par un chemin serpentant agréablement au milieu de plantations. Du plateau, sur lequel sont assises les constructions, on a une vue qui s'étend au loin sur des plaines cultivées, sur des fabriques, sur la ville de Halle, et qui s'arrête à l'horizon sur des plantations. L'établissement, en avant et sur les côtés, est entouré de jardins ornés de parterres, d'arbustes et d'arbres. En arrière se développent les terrains de culture.

L'architecture est aussi simple que possible. Les bâtiments sont construits de briques et couverts de tuiles. Les fenêtres du deuxième étage, très petites et très rapprochées du toit, comme dans beaucoup d'édifices du pays, produisent un effet peu satisfaisant. L'ensemble des constructions, bien que d'un aspect sévère, n'est dépourvu ni de beauté, ni de grandeur. Cet effet est mis, de loin, en grande valeur par l'heureuse assiette de l'établissement.

L'établissement de traitement et d'entretien, pour les aliénés du duché de Nassau, a été fondé à Eichberg, en 1840, d'après les vues du docteur Lindpaintner et d'après les plans de l'architecte Zais, pour remplacer l'ancien quartier d'aliénés, qui était une annexe de la maison de correction d'Eberbach. Il a été ouvert, le 18 octobre 1849, sous la direction du docteur Snell. Il est situé, à 4 lieues de Wiesbad, sur un plateau, à mi-côte d'une colline, à une demi-lieue du Rhin, à un quart de lieue de l'ancien couvent d'Eberbach.

L'établissement, destiné à recevoir 200 à 220 aliénés des deux sexes, en nombre égal, curables et incurables, indigents et pensionnaires, se compose de cinq corps de logis. Deux bâtiments, à 3 étages avec étage souterrain, constitués chacun par deux ailes réunies en équerre, sont disposés sur les côtés, à un intervalle de 90 mètres, de manière que les ailes, qui représentent les grandes branches de l'équerre, développées sur la même ligne, forment les deux côtés de la façade de l'établissement et l'habitation des malades tranquilles, et que les ailes, qui représentent les petites branches, se développent en face l'une de l'autre pour former les côtés rentrants d'une grande cour centrale et l'habitation des malades agités. Toute la largeur de cette cour est occupée en arrière par un bâtiment à un étage avec soubassement, qui, sur sa façade postérieure, par son centre et ses deux extrémités, donne naissance à trois pavillons saillants; qui, en avant s'unit, au moyen de galeries à deux étages, avec les ailes rentrantes des bâtiments latéraux ; et qui contient, dans chacune de ses moitiés latérales, le quartier des furieux pour chacun des deux sexes. Sur le prolongement des grandes ailes des bâtiments latéraux, au milieu de la façade, s'élève une maison à deux étages pour le directeur ; et le centre même de la cour est occupé par un bâtiment à deux étages, pour le logement de l'économe.

Chacun des grands bâtiments latéraux est affecté à l'un des deux sexes ainsi séparés par la cour centrale de service. Dans le bâtiment transversal qui ferme la cour en arrière, les quartiers de furieux des deux sexes sont séparés par un escalier et une salle de bains.

L'établissement se divise, pour chaque sexe, en quatre sections principales : les tranquilles curables et les tranquilles incurables, qui occupent par moitié l'aile antérieure du bâtiment latéral; les agités, qui sont installés dans l'aile rentrante; et les furieux, qui sont placés dans l'une des moitiés du bâtiment transversal. Les deux sections de tranquilles sont subdivisées en deux sous-sections, la première pour les malades des classes inférieures, dont les habitations de jour sont au rez-de-chaussée et les habitations de nuit au deuxième étage, la seconde pour les malades de première classe, dont les habitations de jour et de nuit occupent le premier étage. Trois préaux, plantés d'arbres, pour les trois sections principales, se développent en arrière et sur les côtés des bâtiments latéraux. Le quartier des furieux se subdivise en trois sous-sections, de cinq cellules chacune, pour les furieux, les malpropres et les épileptiques, et a, dans sa dépendance en arrière, deux préaux et un jardin planté.

Les habitations de nuit sont en général distribuées aux étages supérieurs et consistent en chambres à 1, 3 et 4 lits pour les pensionnaires de première classe, et en dortoirs de 7, 8, 13 et 15 lits pour les malades des classes inférieures. Il y a pourtant au rez-de-chaussée deux dortoirs de 5 et 9 lits dans le quartier des agités, et une infirmerie de 3 lits dans le quartier des tranquilles curables. Les habitations de jour, qui consistent en réfectoires et ateliers, occupent le rez-de-chaussée. Il y a au premier étage une salle à manger et un salon pour les pensionnaires de première classe.

Les services généraux, cuisine et dépendances, buanderie, magasins, ateliers, écuries, etc., sont installés dans les étages souterrains des bâtiments latéraux et dans l'étage en soubassement du bâtiment transversal. L'étage souterrain de chaque bâtiment latéral contient deux cabinets de bains et trois baignoires. Une salle de bains, contenant deux baignoires et une douche, occupe le centre du bâtiment transversal, et sert alternativement aux pensionnaires de première classe des deux sexes.

Les fenêtres, au rez-de-chaussée, ne sont pas grillées ; les divisions des châssis, de bois, ont 21 centimètres de large sur 25 de haut. Les fenêtres des étages supérieurs sont munies de grilles à divisions qui ne correspondent pas exactement aux divisions des châssis, et ont 21 cent. de large sur 28 de haut. Sur la façade exposée au sud-est, les fenêtres ont des persiennes.

Les chambres, dortoirs et réfectoires, sont chauffés au moyen de poêles russes, dont les foyers s'ouvrent dans les corridors. Les rampes des escaliers, à cage ouverte, sont protégées par des grilles de fer. Les cellules des furieux n'ont pas de latrines intérieures. En général, les appropriations intérieures des divers éléments d'habitation sont analogues mais inférieures à celles qui ont été adoptées à Illenau.

Une source fournit aux réservoirs de l'établissement de l'eau en abondance. Les eaux ménagères et pluviales sont reçues et éconduites par des canaux souterrains. A défaut de chapelle, on mène les malades les plus tranquilles à Éberbach, pour y assister à la messe ou au prêche.

Les jardins, qui entourent l'établissement, sont ornés de parterres, couverts de belles plantations, se développent, soit sur le plateau, soit sur le penchant de la colline, et offrent, sur les côtés de l'asile, un pavillon de réunion avec jeu de quilles pour les hommes, et un pavillon hexagone plus orné, entouré d'un portique et servant de salon de plaisance pour les femmes.

Près de la porte d'entrée, s'élève une maison à deux étages, dont le rez-de-chaussée est occupé par le jardinier, dont l'étage supérieur contient quatre chambres destinées à servir d'habitation à des pensionnaires convalescents. Une petite serre est annexée à cette maison.

Les bâtiments sont construits de pierre de taille et d'un style aussi simple que possible. La maison du directeur est ornée d'un balcon et d'un perron. L'aspect de l'établissement est fort agréable, surtout à quelque distance. Des jardins et des habitations, on a une vue admirable qui, embrassant le cours du Rhin, s'étend au delà et au loin jusque sur Mayence.

Le docteur Wallis, médecin de l'asile de Neu-Ruppin, chargé de préparer les études nécessaires à la fondation d'un nouvel asile pour la province prussienne de Brandebourg, a publié, en 1846, un programme étudié avec beaucoup de talent, cité plusieurs fois dans cet ouvrage, et appuyé sur la donnée fondamentale du système de Damerow. L'établissement est destiné à 350 malades (200 hommes et 150 femmes), répartis : au nombre de 130 (70 hommes et 60 femmes), dans la maison de traitement, subdivisée en quatre quartiers pour les tranquilles de première, deuxième et troisième classe et les agités ; et, au nombre de 220 (130 hommes et 90 femmes), dans la maison d'entretien, subdivisée en huit quartiers pour les tranquilles de classe supérieure et de classes inférieures, pour les idiots, les épileptiques, les agités et les furieux de toute classe, pour les enfants et pour l'infirmerie.

Le plan de l'asile, dressé d'après ce programme par l'architecte Stuler, se rapproche beaucoup, par la nature de ses éléments et par son ordonnance, de l'asile de Halle.

Un grand bâtiment, à quatre étages, destiné à l'administration, occupe le centre de l'établissement, et contient : à l'étage souterrain, la cuisine et les magasins ; au rez-de-chaussée et au premier étage, les bureaux et le logement des employés supérieurs ; au deuxième étage, le quartier des pensionnaires curables de première classe, divisé en deux sections d'hommes et de femmes. A ce bâtiment est annexée en arrière la chapelle ; et de ses extrémités naissent deux galeries qui le mettent en communication, de chaque côté, avec les deux grandes divisions d'hommes et de femmes. Chacune de ces divisions forme un carré allongé et se compose d'une aile plus longue, à deux étages, dirigée perpendiculairement à l'axe du bâtiment d'administration, et donnant, par ses extrémités, naissance à deux ailes plus courtes, se dirigeant en dehors parallèlement à cet axe. Le point de la grande aile, où aboutit la galerie de communication avec le bâtiment d'administration, est occupé au rez-de-chaussée par les bains, au premier étage par l'infirmerie, et sert de limite entre l'établissement de traitement qui comprend le tiers postérieur de la grande aile et la petite aile postérieure, et l'établissement d'entretien qui se compose des deux tiers de la grande aile, et de la petite aile antérieure. Les deux petites ailes ont deux étages, mais l'antérieure se termine, à chacune de ses extrémités, par un pavillon à trois étages. La galerie de communication a un étage souterrain et deux étages. Chaque carré est fermé, sur son quatrième côté, par un bâtiment à deux étages, servant d'ateliers et uni à l'aile postérieure par une galerie, à l'aile antérieure par un mur.

A l'extrémité externe de l'aile antérieure se rattache, par une galerie, à la manière de ce qui existe à Halle, un bâtiment à un étage contenant douze cellules pour les furieux.

Sur les côtés de la porte d'entrée, se développent, sous la forme d'équerres, deux bâtiments, à un étage, pour l'économat et les communs. La maison du directeur s'élève isolément, en arrière du bâtiment d'administration.

Caractères du système allemand.

Le système allemand se sépare nettement, au point de vue le plus général, des systèmes français et anglo-américain, par la subordination des plans à la considération de l'état de curabilité et d'incurabilité, d'où sont nées les deux formes du système caractérisées, l'une par la séparation absolue des curables et des incurables dans deux établissements distincts de traitement et d'entretien, l'autre par l'association, en une seule institution, des deux établissements de curables et d'incurables.

Il se rapproche du système français, par l'admission du dortoir commun comme élément principal d'habitation pour les malades.

Sous tous les autres points de vue, il présente les plus grandes analogies avec le système anglo-américain.

§ 5. — SYSTÈMES DIVERS.

Les trois systèmes français, anglo-américain et allemand, par l'étendue des vues dont ils sont l'expression et par la multiplicité des applications qu'ils ont réalisées, semblent avoir résumé tout le mouvement des esprits et avoir embrassé tout le domaine de l'art, en ce qui se rapporte aux principes à suivre dans la construction des asiles d'aliénés. Il y aurait, certes, aveuglement et injustice à méconnaître la participation des pays autres que la France, la Grande-Bretagne, les États-Unis et l'Allemagne, aux efforts éclairés et généreux qui, depuis le commencement du XIXe siècle, ont eu pour but persévérant l'amélioration de la condition des aliénés. Mais il n'en est pas moins vrai que les plans projetés ou réalisés en un pays et à une époque quelconque, qui ne peuvent être plus ou moins étroitement rattachés à l'un ou à l'autre des systèmes français, anglo-américain et allemand, sont peu nombreux et n'offrent qu'un faible intérêt historique et pratique.

L'Italie, qui a précédé toutes les nations dans la carrière de la charité publique, n'avait eu garde d'oublier les malheureux insensés. Dès 1352, Bergame avait fondé, sous l'invocation de sainte Madeleine, un hôpital pour les insensés et les fous furieux, qui a duré jusqu'en 1833, époque à laquelle le couvent des frères de Vallombreuse d'Astino a été approprié à l'usage d'asile. L'hôpital saint Boniface, de Florence, depuis sa fondation en 1387, est en possession de recevoir les aliénés dans l'une de ses divisions, qui contient aujourd'hui plus de 300 malades, et qu'illustrèrent, dès avant le XIXe siècle, les travaux de Chiaruggi. Les statuts de l'hôpital de Mantoue, fondé en 1449, lui imposaient l'obligation de recevoir

12 maniaques dans un quartier qui subsiste encore et qui contient aujourd'hui 50 places. La plupart des hôpitaux des grandes villes de l'Italie admettent, de temps immémorial, les aliénés au nombre des malades par eux secourus. La trace de cette pratique se retrouve dans le grand hôpital de Milan, dans l'hospice Sainte-Anne, de Ferrare, et dans plusieurs hospices où, contrairement aux véritables intérêts des malades et de l'administration publique, on admet encore des aliénés au début de la maladie, soit pour les observer, soit pour les traiter, et d'où on ne les transfère dans les asiles spéciaux que quand ils sont agités ou dangereux.

L'Italie peut à bon droit revendiquer sa part d'initiative dans les progrès modernes de la psychiatrie, en invoquant les noms de Chiaruggi, Gualandi, Trompeo, Bertolini, Bonacossa, etc., et en rappelant que l'organisation du service public des aliénés dans le royaume de Naples, par l'abbé Linguiti, a présenté dès 1813 à Aversa, dans les quatre asiles qui y ont été créés, un développement qu'aucun autre pays n'offrait à cette époque, et a donné dans l'un de ces asiles, la Madeleine, l'exemple justement vanté et fréquemment imité de l'application du traitement moral général à la guérison et au soulagement de l'aliénation mentale. Mais malgré son incontestable supériorité dans l'art architectural, dont ses hôpitaux fournissent de nombreux et magnifiques témoignages, l'Italie n'a pris qu'une faible part au progrès moderne, en ce qui se rapporte à la construction des asiles d'aliénés. La plupart des établissements, anciennement ou récemment consacrés à l'aliénation mentale en Italie, sont des quartiers ou des dépendances d'hôpitaux et d'hospices : à Rome (Sainte-Marie de la Pitié, dépendance de l'hôpital du Saint-Esprit, 340 malades des deux sexes); à Bologne (Sainte-Ursule, 170 malades des deux sexes); à Florence (Saint-Boniface, 310 malades des deux sexes); à Mantoue (50 malades des deux sexes); à Lodi (dépendance de la maison de travail, 60 malades des deux sexes); à Brescia (deux quartiers annexés aux deux hôpitaux pour les deux sexes); à Venise (hospice de San-Servolo pour les hommes, 250 malades); ou des appropriations de couvents : à Milan (asile de la Senavra, 430 malades des deux sexes); à Bergame (asile d'Astino, 220 malades des deux sexes); à Aversa (la maison royale de la Madeleine, l'asile de Saint-Augustin et l'asile du Mont, contenant 500 hommes et l'asile du mont de la Vierge, contenant 200 femmes); à Venise (l'asile de Saint-Jean et Saint-Paul pour 250 femmes).

Les asiles de l'Italie qui peuvent présenter un intérêt réel au point de vue de l'art, sont ceux qui ont été créés de toutes pièces, pour leur destination spéciale, dans des conditions d'indépendance réelle. Ils forment un groupe peu nombreux auquel on peut rapporter l'hôpital de Sienne, l'hôpital Saint-Lazare de Reggio, les asiles de Gênes, de Turin et de Bassens près de Chambéry.

L'hôpital de Sienne est constitué par un bâtiment à trois étages, où, selon un usage trop fréquent dans les établissements d'Italie, les habitations des deux sexes se trouvent superposées dans les divers étages d'un même bâtiment. L'hôpital est destiné à recevoir 100 malades. Les agités des deux sexes occupent le rez-de-chaussée, les hommes tranquilles le premier étage et les femmes tranquilles le deuxième étage.

Les bâtiments de l'asile de Reggio ont deux étages et forment un carré. Les cours sont vastes, bordées de portiques. Les corridors et les chambres sont voûtés, spacieux, bien éclairés, largement ventilés. Il y a des salles de réunion et de travail, des salles de bains. De l'eau est distribuée en abondance dans toutes les parties de l'établissement, qui peut recevoir près de 200 aliénés et qui a été dirigé pendant de longues années avec une remarquable habileté par le docteur Galloni.

Le nouvel asile de Gênes, fondé vers 1834 et destiné à recevoir 350 malades des deux sexes, appartient au système panoptique et est évidemment une imitation de l'ancien asile de Glasgow. Un bâtiment central de forme ronde, élevé de cinq étages et surmonté d'un dôme de cuivre rouge, donne symétriquement naissance, par sa circonférence, à six ailes rayonnantes. Chacune des ailes se compose d'un bâtiment intermédiaire à trois étages et d'un pavillon terminal à quatre étages. Le bâtiment central offre à chaque étage un large vestibule autour duquel tournent les escaliers. Chaque aile est parcourue dans sa longueur, à chaque étage, par un corridor sur les côtés duquel se développent les cellules des malades, au nombre de 18 à 20. Les espaces triangulaires, intermédiaires aux ailes, forment les préaux; à l'un de ces espaces, constituant une cour de service, correspond l'entrée de l'établissement.

De 1818 à 1823 fut formé le projet de remplacer à Turin, par un nouvel asile, l'ancien hôpital des fous, à la fondation duquel le roi Victor-Amédée II avait puissamment concouru et dont la population s'était élevée, depuis 1728, de 50 à 300 malades. Le chevalier Nuytz, inspecteur royal de l'hôpital, prit une part principale à la réalisation de ce pro et. Le roi de Sardaigne accorda en 1829 une subvention de 135,000 livres. La construction de l'asile fut confiée au chevalier Talucchi et était assez avancée en 1834 pour qu'on pût y transporter les malades de l'ancien établissement. (Pl. III, fig. 6.)

L'asile a la forme d'un carré long composé de deux bâtiments parallèles, séparés par un intervalle d'un peu plus de 9 mètres et coupés verticalement au centre par un bâtiment qui les réunit tout en divisant la ligne totale des constructions en deux grandes sections, l'une pour les hommes, l'autre pour les femmes. De chaque côté, les bâtiments parallèles se terminent en s'unissant par un pavillon, élevé au-dessus d'une arcade ouverte dans la partie correspondante à la cour intérieure. Un étage souterrain règne dans toute l'étendue des bâtiments et contient la cuisine, les bains, les magasins, le bûcher, la buanderie, la salle des morts, etc. Le rez-de-chaussée se trouve élevé de plus d'un mètre et demi au-dessus du niveau des terrains environnants. Le bâtiment central et les pavillons terminaux ont trois étages et les ailes intermédiaires deux, outre l'étage souterrain.

Le bâtiment central contient la chapelle, des parloirs, les bureaux, la salle du conseil, les archives, la lingerie, des logements d'employés, etc. Les ailes offrent, dans chaque bâtiment parallèle : au rez-de-chaussée, des dortoirs placés entre deux galeries, l'une ouverte, l'autre fermée par des fenêtres et servant de chauffoir ; à l'étage supérieur, une galerie centrale bordée sur chaque côté d'un rang de cellules. En y comprenant les pavillons terminaux, chacune des deux grandes divisions de l'asile contient : au rez-de-chaussée, quatre dortoirs, une salle de bains, deux réfectoires et huit chambres ; au premier étage, deux promenoirs, trois salles de réunion et soixante-dix-huit chambres pour la plupart larges et hautes de 3 mètres.

Les fenêtres, un peu élevées au-dessus du sol, ont 1 mètre de largeur et 1 mètre et demi de hauteur. Elles sont garnies de grilles de fer peintes et figurant des vases de fleurs. Chaque salle de bains contient quatre baignoires disposées en croix autour d'une colonne que surmonte un vase de marbre, servant de réservoir pour l'eau des douches et la versant par quatre conduits au-dessus des baignoires. Il y a trois cours-jardins outre la cour intérieure pour chacun des deux sexes ; et de plus un grand jardin où l'on se rend par un passage souterrain, creusé au-dessous d'un chemin qui borne au midi l'enceinte de l'asile. L'établissement contient 430 malades (260 hommes et 170 femmes.)

Le réglement de l'asile de Turin, arrêté en 1837, impose l'obligation de distribuer l'établissement de manière à obtenir le classement des malades en six catégories, les convalescents, les maniaques, les épileptiques maniaques, les aliénés et imbéciles incurables, les monomanes et mélancoliques, les maniaques par accès, et à affecter une infirmerie à chacun des deux sexes. Le docteur Bonacossa signale, comme défaut principal dans la constitution de l'asile, l'impossibilité de séparer des autres malades les furieux et les épileptiques, et a proposé, comme remède, la construction d'un quartier distinct pour ces deux catégories de malades, hommes et femmes, dans un terrain isolé et dépendant de l'asile.

La concentration unitaire des habitations des malades sur les côtés d'un pavillon central et la superposition des quartiers constitués, pour tous leurs éléments, au même étage, rattachent au système anglais cet asile qui garde néanmoins une certaine originalité à raison de sa forme et qui, comme monument architectural, a un mérite incontestable.

La munificence du comte de Boigne, qui a doté la Savoie de tant d'institutions bienfaisantes, avait permis, en 1827, au Conseil de charité, d'approprier, à l'usage des aliénés de la Savoie, un couvent de religieuses situé au Bettonet, à 10 kilomètres de Chambéry. L'initiative du docteur Duclos et le mouvement de réforme qui a donné naissance à la nouvelle loi sur les aliénés, promulguée en 1851, par le gouvernement du Piémont, ont déterminé la création d'un asile nouveau mieux approprié aux exigences de la science et aux besoins des malades.

Dans la commune de Bassens, à 2 kilomètres de Chambéry, sur un terrain favorablement situé au pied d'une colline qui arrête les vents du nord et d'où la vue s'étend sur un admirable paysage, doit s'élever l'asile dont le docteur Duclos a fourni le programme et dont le plan est dû à l'architecte Benarié. Ce plan, qui a été étudié avec beaucoup de soin par ses auteurs, appartient évidemment au système français et se rapproche tellement des asiles du Mans, de Rodez et d'Auxerre, par l'ordonnance générale, par le nombre et par la nature des éléments, qu'il me paraît inutile de lui consacrer ici une description spéciale; il est suffisant de l'avoir fait connaître, comme il le mérite, par la figure 9 de la planche IV.

La Belgique se fait remarquer, entre tous les pays civilisés, par l'ancienneté et par le nombre des institutions qu'elle a consacrées à secourir les aliénés. Dès le XVe siècle, la congrégation des frères Célites ou Alexiens, de l'ordre de Saint-Augustin, avait ouvert, dans plusieurs villes, à Lierre, à Malines, à Tirlemont, des hospices pour les aliénés du sexe masculin. Il semble qu'elle se fût proposé pour but d'étendre à tout le pays son œuvre de secours pour les aliénés, ainsi que l'attestent les établissements analogues par elle fondés, à diverses époques, à Gand, à Liége, à Anvers, à Diest, à Louvain. La création de l'asile des femmes aliénées de Gand remonte à 1605.

Vers la fin du XIIIe siècle, le seigneur de Gheel fonda, près de l'église de Saint-Amant, où les possédés allaient chercher leur délivrance sur le tombeau de sainte Dymphna, un hôpital qui bientôt ne put suffire au nombre des insensés qu'on y envoyait de toutes parts. On se trouva forcé de mettre une partie des malades en pension dans les maisons particulières. Le développement et la régularisation de cette coutume ont donné naissance à la colonie d'aliénés de Gheel, institution qui, par son originalité, est en possession d'exciter la curiosité des étrangers et qui n'a pas été sans importance scientifique, à raison de l'exemple qu'elle a, pour la première fois, donné de la possibilité de laisser les aliénés en possession d'une grande liberté, et d'en employer utilement un certain nombre aux travaux de la campagne. Cette colonie a une part considérable dans l'organisation de l'assistance publique en Belgique. Sur 2774 aliénés secourus dans ce pays, au 1er octobre 1841, la colonie de Gheel en contenait

730 (360 hommes et 370 femmes), 327 entretenus par les hospices de Bruxelles, 279 par diverses villes et communes, et 124 par les familles. Cette institution qui, dans son état actuel, ne peut être approuvée et qu'il serait sans aucun doute fort difficile d'organiser d'une manière satisfaisante, ne peut pas, même au point de vue du travail, soutenir la comparaison avec les établissements bien dirigés de la France et d'Angleterre. On en peut juger par le tableau de l'état de la colonie en ce qui se rapporte au travail, au 1er octobre 1841. A cette époque les 730 aliénés présents se distribuaient ainsi qu'il suit :

	Hommes.	Femmes.	Total.
Aliénés occupés aux travaux agricoles. . .	69	47	116
— — aux soins du ménage. . .	72	144	216
— — à divers métiers.	24	16	40
Total des aliénés occupés. . . .	165	207	372
Aliénés jugés inaptes au travail.	58	55	113
— refusant de travailler.	101	95	196
— renfermés dans les loges ou portant des entraves.	36	13	49
Total des aliénés inoccupés. . . .	195	153	358

2044 aliénés se trouvaient, à la même époque, répartis dans 36 établissements, 13 publics, 23 privés; 16 spécialement affectés aux aliénés ; 20 contenant, outre les aliénés, diverses catégories d'habitants ; 16 communs aux deux sexes; 10 spéciaux pour les hommes; 10 spéciaux pour les femmes.

La statistique générale des institutions de bienfaisance de la Belgique, publiée par M. Ducpétiaux en 1852, comprenant tous les établissements quelconques où se trouvaient des aliénés au 1er janvier 1846, élève à 58 le nombre de ces établissements et à 3143 le total des aliénés séquestrés.

Les hospices de la congrégation des frères Célites consistent généralement en un bâtiment carré, à deux étages, dont le rez-de-chaussée présente des cellules pour les agités, et le premier étage des chambres pour les tranquilles, les cellules ouvrant sur une galerie couverte, les chambres sur un corridor, avec un ou deux préaux intérieurs.

Les autres établissements sont des appropriations d'hospices, de couvents et de prisons, à l'usage d'asiles d'aliénés, jugés en ces termes par la commission belge.

« Entre tous les établissements, que nous avons visités, il n'en est pas un seul qui soit convenablement approprié, en tous points, à sa destination et que l'on puisse citer comme modèle. Ce sont pour la plupart de vieux bâtiments, d'antiques cloîtres, que l'on a transformés, tant bien que mal, en hospices ; le plan en est irrégulier, l'aspect en est sombre, mélancolique, et rappelle le couvent ou la prison. »

Si la Belgique n'a pas encore pris, par la construction d'asiles appropriés à leur destination, une part réelle au mouvement si généralement décidé de l'Europe vers le progrès, ce n'est la faute ni de l'administrateur savant et dévoué, M. Ducpétiaux, auquel est confiée l'inspection générale des établissements de bienfaisance et des prisons, ni du médecin habile et laborieux, M. Guislain, qui a appliqué, autant qu'il était en lui, les meilleures méthodes d'organisation et de traitement, dans les asiles de Gand à la tête desquels il est placé. Il y a lieu d'espérer que la nouvelle législation, dont ils ont si honorablement provoqué et préparé l'avènement, ne tardera pas à porter ses fruits. Tout porte à croire que l'honneur de l'initiative appartiendra à la ville de Gand.

Le plan d'un asile pour 350 aliénés du sexe masculin, dont la commission administrative des hospices de Gand a proposé la création, a été dressé par l'architecte Roelandt, conformément au programme du docteur Guislain, et peut être considéré comme l'expression définitive des vues que cet aliéniste distingué a successivement exposées dans ses ouvrages depuis 1825 jusqu'à 1852.

L'asile se compose de bâtiments, à un et deux étages, disposés de manière à former un parallélogramme, composé de cours rectangulaires, d'inégale grandeur, dont les bâtiments occupent trois ou quatre côtés. L'ensemble de ces constructions se décompose en trois groupes principaux, un groupe central et deux groupes latéraux. Le groupe central est constitué par un rectangle très allongé, dont le grand diamètre est dirigé d'avant en arrière, dont le côté antérieur, formant façade, et les côtés droit et gauche sont construits de bâtiments à deux étages. Une galerie ouverte règne en dedans, le long de ces bâtiments, et se continue à angle droit avec une galerie libre qui forme le quatrième côté de la cour. Vers l'union de son tiers antérieur avec ses deux tiers postérieurs, cette cour centrale est interceptée dans toute sa largeur, et d'une galerie à l'autre, par la chapelle et divisée en deux cours : l'une antérieure, dont les trois bâtiments antérieurs et latéraux sont occupés par l'administration, une partie des services généraux et les convalescents ; l'autre postérieure, dont les deux bâtiments latéraux sont attribués aux aliénés tranquilles. En arrière de la galerie transversale, qui forme le côté postérieur de cette dernière cour, se développe, sous la forme d'un hémicycle, un bâtiment à un étage qui contient, au centre, les bains, et, sur les côtés, un dortoir et un réfectoire pour les aliénés turbulents. Cette galerie transversale et une autre galerie, qui contourne en arrière la chapelle, se prolongent de chaque côté en ligne droite, soit avec des corridors, soit avec des galeries, de manière à atteindre les deux limites latérales de l'établissement, et forment, avec les galeries et la cour centrale, un système de communications couvertes entre toutes les parties de l'asile.

Chacun des groupes latéraux se compose ainsi qu'il suit : 1° au niveau de la cour antérieure, trois bâtiments, en s'unissant au bâtiment latéral du groupe central, forment une petite cour carrée, et sont destinés à contenir la cuisine, la paneterie, la buanderie et les infirmeries; 2° au niveau de la cour postérieure, cinq bâtiments, dont deux s'unissent avec le bâtiment latéral de cette cour, constituent l'enceinte du quartier des agités à droite, du quartier des déments à gauche, sous la forme de deux rectangles ouverts et réunis par l'extrémité de leurs côtés libres au moyen de galeries; 3° au niveau de l'hémicycle, trois petits bâtiments, contenant chacun cinq cellules, forment des sections distinctes pour le classement des agités et complètent ce quartier qui se compose de sept subdivisions.

Ce plan, préférable à ceux qui furent proposés en 1825 par Guislain et en 1842 par la commission belge, dérive comme eux du système français et représente une tentative de conciliation entre les vues d'Esquirol, de Scipion Pinel et de Gérard.

Ce n'est qu'assez tardivement, en 1837, qu'à la voix éloquente de Schrœder van der Kolk, la Hollande s'est émue de l'intolérable condition qui était faite aux aliénés dans ses établissements publics, plus comparables à des prisons qu'à des hôpitaux. Bientôt après, en 1841, fut promulguée une loi destinée à assurer aux aliénés secours et protection. L'honorable promoteur de la réforme, qui avait déjà appliqué ses vues dans l'organisation et le perfectionnement de l'ancien asile d'Utrecht, fut chargé par le gouvernement d'étudier le programme d'un modèle d'asile. C'est conformément à ce programme qu'a été créé, en 1845, l'asile de Meerenberg, destiné à recevoir les aliénés de la province de Nord-Holland.

Cet asile, fondé pour 300 malades des deux sexes, près de Haarlem, a été construit, d'après le programme de M. Schrœder van der Kolk, par les architectes Zocher et Van der Linden, qui ont adopté le style italien. L'addition de deux ailes a porté, en 1851, le nombre des places à 480 (Pl. IV, fig. 1).

Des bâtiments à deux étages forment un rectangle presque carré, que partage en deux moitiés égales une ligne médiane de constructions à un étage et que ferme en arrière une ligne de bâtiments à un étage. Le côté antérieur un peu plus long, formant façade, offre à son centre un bâtiment à trois étages pour l'administration, et est affecté, dans ses parties latérales, au logement des pensionnaires des classes supérieures. Les ailes latérales sont destinées aux aliénés des classes inférieures. Le côté postérieur, dans sa partie moyenne, contient les ateliers. Les agités occupent les parties de ce côté qui s'unissent aux ailes latérales, et les infirmeries un bâtiment qui continue ce côté en se prolongeant en dehors du carré. Les ailes ajoutées se détachent du milieu des ailes latérales du carré, se dirigent en dehors parallèlement à la façade, et sont destinées aux indigents en traitement. Il y a, pour l'ordonnance et les détails, entre le plan de cet établissement et le type commun aux asiles anglais de la dernière époque, la plus grande analogie.

Je n'ai pu recueillir que très peu de documents sur l'état des aliénés en Russie.

L'asile de Saint-Pétersbourg, situé à trois lieues de cette capitale, consiste en un bâtiment linéaire, à deux étages, composé d'un pavillon central pour l'administration, les deux chapelles russe et grecque, les services généraux, et de deux ailes latérales similaires, attribuées chacune aux aliénés de l'un des deux sexes. Chaque étage de chaque aile est parcouru dans sa longueur par un corridor large et élevé, sur lequel s'ouvrent de chaque côté, par des portes à deux battants, des chambres à deux lits. Les fenêtres sont grandes, élevées de 5 pieds au-dessus du plancher, et garnies de châssis de fer à divisions calculées pour ne pas permettre le passage de la tête. Chaque corridor est partagé par une cloison en deux quartiers, et de cette disposition résultent quatre quartiers de classement pour chaque sexe. Dans chaque quartier il y a une salle de réunion, une salle de toilette et des latrines. Dans chaque division, le rez-de-chaussée est affecté aux agités et contient une chambre matelassée. Un poêle, ouvrant dans le corridor, chauffe deux chambres. Chaque division a un cabinet de bains, avec une baignoire et une douche en arrosoir, et plusieurs bains de vapeurs.

L'asile, qui contient 140 places pour les deux sexes en nombre égal, est essentiellement une maison de traitement. Les épileptiques, les paralytiques et les idiots en sont exclus. Au témoignage de Leuret, qui a visité cet établissement en 1838, et à qui j'emprunte cette description, les aliénés sous la direction du docteur Ruhl, avec le concours du docteur Hestroy, y recevaient à tous égards un traitement et des soins comparables à ce qu'offrent les meilleurs établissements des autres pays.

La division d'aliénés de l'hospice civil d'Abuchow, que cet asile a été destiné à remplacer, constituée par un bâtiment linéaire à deux étages, avait fourni au nouvel établissement sa principale donnée, le double rang de cellules développées sur les deux côtés d'un corridor central, subdivisé dans l'ancien hospice en deux corridors au moyen d'une cloison longitudinale.

Cette donnée fondamentale se retrouve également dans l'asile de Moscou, dont le plan fait aussi partie de la collection d'Esquirol. Cet établissement est constitué par une construction de forme linéaire à deux étages, composée d'un pavillon central réuni par deux ailes à deux pavillons terminaux, auxquels s'ajoute de chaque côté une tour surmontée d'un dôme. Le pavillon central est consacré à l'administration et aux services généraux, chacune des deux parties latérales, aux malades de l'un des deux sexes. Une galerie centrale parcourt chaque aile dans toute sa longueur et se continue, au travers du pavillon terminal et au moyen d'une galerie libre, avec l'intérieur de la tourelle où se trouvent les latrines. Les habitations des malades sont distribuées sur les deux côtés de la galerie.

Au commencement du siècle, les aliénés du Danemark étaient encore confondus avec les infirmes, les mendiants et les prisonniers. La destruction de l'hôpital Saint-Haus par le bombardement de Copenhague, en 1807, donna lieu à la création de l'établissement hospitalier de Bidstrupgaard, situé à 4 milles de Copenhague; le bâtiment destiné aux aliénés ne fut achevé qu'en 1816.

On trouve dans la collection d'Esquirol un plan de cet établissement, qui a la forme d'un carré. Un bâtiment isolé, à deux étages, situé un peu en dedans du carré, forme le côté antérieur et la façade de l'établissement. Deux bâtiments à un étage forment les côtés droit et gauche du carré et donnent naissance, par leur extrémité postérieure, chacun à un bâtiment, aussi à un étage, qui se développe à angle droit de manière à concourir à former le quatrième côté, ouvert dans sa partie moyenne. Les ailes latérales sont constituées chacune par un rang de 19 chambres, développé entre deux corridors, et forment, avec les salles de réunion installées dans les ailes terminales, les deux divisions attribuées aux deux sexes.

Le Danemark, qui, d'après un recensement de 1845, ne contenait pas moins de 2,803 aliénés et idiots, n'avait encore, à cette époque, d'autres établissements publics spéciaux pour les aliénés que l'asile de Bidstrupgaard et un quartier d'aliénés dans l'hôpital d'Odense. La société médicale, la Philiatrie, de Copenhague, mit au concours la question de l'organisation des secours publics pour les aliénés dans le royaume. Le mémoire du docteur Hüberts, qui obtint le prix en 1843, contenait la proposition de créer un asile dans le Jutland. Cette création fut décidée en 1847. Le docteur Selmer, après avoir fait un voyage d'études sur le continent et en Angleterre, fit agréer à l'autorité un programme et un plan dont l'exécution, confiée à l'architecte Friis, était assez avancée en 1851 pour qu'on pût compter sur l'ouverture de l'asile au commencement de 1852.

L'asile est situé près de la ville d'Aarhus, sur un domaine qui contient 22 hectares et qui offre les conditions les plus favorables de nature, d'exposition, de ressources d'eau. Les fondateurs ont adopté le système allemand de l'association relative des établissements de traitement et d'entretien, et l'asile actuel, destiné à recevoir 130 malades, n'est que l'un des éléments du système, la maison de traitement. Cet asile a la forme d'un rectangle ouvert, dont un côté, beaucoup plus long, forme la façade, et dont les petits côtés se terminent chacun en arrière par une aile transversale développée en dehors. La façade se compose d'une ligne de constructions élevées de deux étages au-dessus d'un soubassement. Au centre de cette ligne, est un bâtiment qui contient : dans l'étage souterrain, les bains des malades tranquilles ; au rez-de-chaussée, le logement du directeur, du médecin en chef, du surveillant et de la surveillante en chef ; au premier étage, la chapelle, une grande salle de réunion, des chambres de pensionnaires de première classe et le logement du médecin assistant. Chacune des ailes de la façade offre : dans la moitié voisine du centre, un quartier de malades tranquilles de classe élevée, comprenant, au rez-de-chaussée, un salon, un billard, etc. ; au premier étage, des chambres individuelles ; dans l'autre moitié, un quartier de malades tranquilles de classe inférieure, comprenant : au rez-de-chaussée, les salles de travail et de séjour ; au premier étage, des dortoirs. Les petits côtés du rectangle n'ont que deux étages sans soubassement, et contiennent de chaque côté un quartier pour les malades agités, comprenant au rez-de-chaussée les chambres de jour, et au premier étage les dortoirs. L'aile transversale, qui termine chacun de ces côtés, n'a qu'un étage et contient, pour les furieux, 10 cellules ouvrant sur un large corridor, et une salle de bain pour les agités et les furieux. En arrière du bâtiment central de la façade, se développe une cour rectangulaire qui dépasse les petits côtés du rectangle, de manière à séparer complétement les deux grandes divisions pour les sexes, et qui est occupée sur ses trois côtés par des bâtiments à un étage pour les services généraux, pour l'administration, pour l'exploitation agricole, pour la salle des morts, etc. Ce plan a été conçu de manière qu'il fût possible d'y comprendre la maison complémentaire d'entretien pour les incurables, en transformant le rectangle ouvert en un carré, au moyende la construction de bâtiments développés sur l'axe de chacun des côtés du rectangle, et, à leur extrémité postérieure, sur une ligne parallèle à la façade.

L'organisation du service public des aliénés n'a commencé que fort tard en Suisse, et est encore fort peu avancée. Dans onze cantons, Lucerne, Uri, Schwits, Unterwalden, Zug, Glaris, Appenzell, Fribourg, Schaffouse, Tessin et Valais, aucune institution publique n'est ouverte aux aliénés. Dans les cantons de Soleure, de Bâle campagne et des Grisons, les aliénés secourus ou séquestrés se trouvent encore confondus, dans des établissements mixtes, avec des malades, des mendiants et des prisonniers. Les hôpitaux des cantons de Zurich, de Berne, d'Argau, de Thurgau et de Vaud contiennent des quartiers séparés et exclusivement consacrés aux aliénés. Les cantons de Genève, de Bâle ville, de Saint-Gall et de Neufchâtel sont les seuls où aient été fondés des établissements spéciaux de quelque importance. J'ai apprécié, page 32, la création due à la Suisse d'un asile pour le traitement du crétinisme.

En 1833, fut décidée par le gouvernement de Genève la création d'un nouvel asile pour les aliénés dans la plaine de Plainpalais, à une petite distance de la ville. L'établissement se compose de bâtiments formant les trois côtés d'un carré dont le quatrième est fermé par un mur. Les bâtiments ont deux étages ; celui qui forme la façade, et qui est consacré à l'administration et aux services généraux, est surmonté d'un belvédère, et donne en arrière naissance, par son centre, à un pavillon saillant où est installée la cuisine et d'où part un mur qui partage d'avant en arrière la cour intérieure en deux parties égales et forme la séparation des divisions affectées aux deux sexes. Les bâtiments latéraux se composent d'un pavillon antérieur qui fait corps avec le bâtiment de la façade et qui forme le quartier des convalescents, d'une aile moyenne plus étroite qui contient une galerie et un rang de chambres pour les aliénés tranquilles, et d'un pavillon postérieur qui contient des dortoirs et, au delà d'un corridor transversal, quatre cellules à chaque étage pour les agités et les malpropres. Quatre préaux extérieurs sont attachés à chaque division. L'asile est destiné à recevoir de 60 à 80 malades.

Le plan de l'asile de Genève a été conçu d'après les avis qui furent demandés au fondateur de Wakefield, Samuel Tuke, et se rattache au système anglais.

Les asiles de Bâle et de Saint-Gall représentent une tentative d'application du système allemand, d'association relative des établissements de traitement et d'entretien.

A Bâle, en 1836, furent créés deux bâtiments séparés, de forme linéaire, pour constituer les deux sections de curables et d'incurables. Chacun de ces bâtiments contient au centre un pavillon de service, et de chaque côté une galerie et un rang de cellules pour les aliénés de l'un des deux sexes, et est destiné à recevoir une trentaine de malades.

L'asile cantonal de Saint-Gall a été institué, en 1845, sous le nom d'établissement de traitement et d'entretien de Saint-Pirminsberg. L'établissement est un ancien couvent composé de deux bâtiments principaux à trois étages, plus un soubassement, qui forment les côtés antérieur et gauche d'un carré; d'une église qui occupe le côté droit, et d'un bâtiment de communication qui forme le côté postérieur. Pour constituer les deux établissements de curables et d'incurables, dans les conditions d'existence indépendante et d'association relative qui forment les données du programme, on a attribué aux femmes le bâtiment de la façade, aux hommes le bâtiment latéral gauche, et, dans les deux bâtiments, le premier étage à la maison de traitement, et le deuxième étage à la maison d'entretien. Le système a été complété par la construction d'un bâtiment carré, annexé au bâtiment de communication et séparé en deux moitiés égales par une galerie centrale, de manière à constituer de chaque côté, à l'usage de chaque sexe : au rez-de-chaussée, un dortoir de six lits pour les malpropres ; au premier étage, quatre cellules pour les agités. La division des curables contient 30 places d'hommes et 20 places de femmes; la division des incurables, 32 places d'hommes et 26 places de femmes. Les habitations sont des dortoirs de 2, 4 et 8 lits.

En 1844, M. Auguste de Meuron a fondé avec une admirable générosité, dans le canton de Neufchâtel, un asile dont le programme étudié avec soin par le fondateur et par le docteur Bovet, et confié à un habile architecte français, M. Philippon, a donné naissance à une institution remarquable par la beauté de l'ordonnance et par la perfection des détails.

L'asile est situé à Préfargier, près du village de Saint-Blaise, à une lieue et demie de Neufchâtel. Il occupe un domaine de neuf hectares, sur les bords du lac de Neufchâtel, en face des Alpes, au milieu d'un paysage magnifique. L'établissement est essentiellement destiné au traitement de l'aliénation mentale. Aussi n'a-t-il créé que 100 places pour le service d'un canton, où un recensement avait permis de constater l'existence actuelle de 233 aliénés.

Les bâtiments, d'une architecture simple et élégante, présentent au midi une façade principale à laquelle se relient deux ailes parallèles, de manière à former les trois côtés d'un rectangle. Ces bâtiments sont élevés de deux étages au-dessus d'un soubassement. Le bâtiment de la façade offre au centre un pavillon légèrement saillant, élevé de trois étages et destiné à l'administration et à la chapelle ; sur les côtés, deux ailes contenant chacune, au contact du pavillon, un quartier de pensionnaires et de convalescents, comprenant huit chambres au premier étage, un réfectoire et un salon au rez-de-chaussée. Chacune des ailes latérales, en y comprenant l'extrémité correspondante du bâtiment de la façade, contient d'avant en arrière : 1° un quartier de malades tranquilles, comprenant au rez-de-chaussée deux salles de réunion et un réfectoire ; au premier étage, un dortoir de 10 lits, deux dortoirs de 2 lits et 4 chambres individuelles ; 2° une salle de bains surmontée d'une infirmerie de 4 lits ; 3° un quartier d'agités, comprenant deux dortoirs de 2 lits et quatre chambres individuelles avec un réfectoire et une salle de réunion au rez-de-chaussée ; 4° un quartier de malpropres et d'épileptiques, comprenant au rez-de-chaussée un dortoir de 4 lits et un réfectoire ; au premier étage, un dortoir de 5 lits. Le rectangle est fermé en arrière par une ligne de constructions, à un étage, qui offre au centre les remises et, sur chaque côté, un rang de cinq cellules, placées entre deux galeries, prenant jour sur l'une des deux galeries par une fenêtre et éclairées en outre par en haut au moyen d'une fenêtre qui permet de surveiller, sans être vu, l'intérieur de ces cellules; des latrines à vase mobile sont enclavées dans le mur de chacune de ces cellules, destinées à servir d'habitation aux furieux.

Deux pavillons à un étage naissent du milieu de chaque aile latérale, au niveau des salles de bains, et se prolongent au dedans du rectangle jusqu'à la rencontre de deux galeries développées parallèlement des deux extrémités du pavillon d'administration aux remises, et laissant entre elles une avenue au centre de laquelle s'élève une fontaine. Ces pavillons sont occupés du côté des hommes par la cuisine, du côté des femmes par la buanderie.

Un corridor parcourt, au rez-de-chaussée, tout le côté interne des quatre bâtiments, et les met en libre communication entre eux et avec les deux galeries ouvertes de l'avenue centrale. En arrière des remises, se développe une cour carrée dont le côté postérieur est occupé par un bâtiment contenant la vacherie, la laiterie, l'écurie et la sellerie. Cinq préaux, limités par des murs et des sauts-de-loup, sont attachés, à chaque division, au pourtour de l'établissement.

L'ordonnance de cet asile se rapproche beaucoup du type que, sur ma proposition, M. Philippon a adopté pour la construction de l'asile de Niort (planche XI figure 1) et qui me paraît le plus convenable pour les petits asiles destinés à recevoir les deux sexes.

Les divers pays que je viens de passer en revue, tout en prenant une part plus ou moins large au mouvement qui depuis un demi-siècle a entraîné tous les Etats civilisés vers la réforme des institutions de traitement et de secours consacrées aux aliénés, n'ont réellement offert, soit dans la conception théorique des conditions fondamentales de l'asile d'aliénés, soit dans la réalisation pratique de sa destination au moyen d'un ensemble de constructions, rien qui représente un système propre à chacun de ces pays, rien qui diffère essentiellement des systèmes développés en France, en Angleterre et en Allemagne. Il est facile de retrouver dans les établissements de l'Italie, de la Hollande, du Danemark, de la Suisse, etc., la trace des influences auxquelles leur conception s'est trouvée subordonnée et d'y reconnaître une imitation tacite et le plus souvent avouée de l'un ou de l'autre des systèmes dominants à l'étranger.

Les mêmes réflexions peuvent s'appliquer aux projets qui, proposés à diverses époques par divers auteurs en divers pays, sont demeurés sans réalisation. J'ai eu l'occasion de signaler pour la France le lien étroit d'analogie et en quelque sorte de génération qui unit entre eux et rattache aux groupes dérivés du système Esquirol-Desportes, les plans présentés, comme projets déterminés ou comme modèles généraux, par Scip. Pinel, Brierre de Boismont, Delor, Bottex, Girard, Esquié. Le plan proposé par le docteur Evrat, pour la reconstruction de l'asile Saint-Robert près de Grenoble, appartient au même système. Le projet auquel s'était arrêtée, en 1839, la commission de l'Eure, présidée par M. Lefebvre-Duruflé, est une sorte de conciliation entre la cour carrée d'Esquirol et le pavillon détaché de la plupart des établissements français.

Les projets formés pour l'Allemagne et pour l'Angleterre par Wallis, Godwin, Harris, Allom, Crosse, etc., se sont généralement maintenus dans des conditions très étroites d'imitation par rapport aux systèmes réalisés dans les principaux établissements de ces pays. Les plans qui, dans un pays donné, semblent s'être le plus écartés des types le plus généralement acceptés, n'ont été en réalité que des imitations de systèmes étrangers, ou des tentatives de conciliation entre ces systèmes et la conception dominante du pays.

Dans le plan qu'il a étudié, de concert avec ses deux fils, l'un médecin, l'autre architecte, le docteur Gualandi, tout en cherchant à appliquer les vues que sa longue expérience lui a suggérées, avoue s'être inspiré du plan de l'asile d'Illenau et du plan que Dagonet avait proposé pour l'appropriation de l'asile de Châlons et dont la donnée fondamentale est la cour carrée d'Esquirol. L'asile proposé comme modèle par Gualandi, et destiné à recevoir 500 malades des deux sexes en nombre égal, se compose d'un système de bâtiments formant par leur ensemble un parallélogramme rectangle, dans lequel se trouve inscrite une croix. Le corps de la croix se compose de bâtiments qui forment, d'avant en arrière, trois cours intérieures construites sur les quatre côtés, et sépare le parallélogramme en deux moitiés latérales, attribuées chacune à l'un des deux sexes. Les bras de la croix partagent transversalement chacune de ces deux divisions latérales en deux cours intérieures carrées, construites sur leurs quatre côtés et formant, dans chaque division d'hommes et de femmes, deux grandes sections de 125 malades.

Les bâtiments sont élevés de deux étages au-dessus d'un soubassement. Les bâtiments qui entourent la cour centrale ont trois étages. Le corps de la croix, formant la ligne médiane du système des constructions, contient : autour de la cour antérieure, les logements des employés supérieurs et la chapelle ; autour de la cour centrale, les escaliers des divisions, les parloirs, la cuisine, la pharmacie, la lingerie, etc.; autour de la cour postérieure, la buanderie, les magasins, les écuries, les logements d'employés inférieurs, la salle des morts, etc. Les deux bras latéraux de la croix, formant dans chaque division la séparation des deux sections principales, contiennent les habitations de jour et les salles de bains. Les deux bâtiments, qui forment avec les bras de la croix le carré constituant chacune de ces sections, contiennent les habitations de nuit : au rez-de-chaussée des cellules, au premier étage deux grands dortoirs. Ces sections contiennent : l'une, au rez-de-chaussée les aliénés furieux et dangereux, et au premier étage les aliénés tranquilles; l'autre, au rez-de-chaussée les aliénés malpropres et épileptiques, et au premier étage les aliénés turbulents et les déments. Le premier étage des bâtiments latéraux de la cour antérieure est attribué aux convalescents. Le premier étage des bâtiments latéraux de la cour centrale contient les infirmeries; au deuxième étage des bâtiments de cette cour, se trouvent, près des logements des médecins et chirurgiens assistants, des chapelains et des sœurs, quelques chambres pour des aliénés pensionnaires.

La cour carrée construite sur ses quatre côtés, mais cette fois isolée, est la caractéristique, évidemment empruntée à la conception d'Esquirol, dont se trouve empreint le plan proposé par Jacobi pour la constitution de son asile modèle de traitement.

On a vu que le système panoptique, pour la première fois réalisé dans le quartier de l'hôpital de Guy à Londres, a pris dans la Grande-Bretagne, depuis les travaux de Stark en 1807, un développement qui a commencé par la création de l'ancien asile de Glasgow, et s'est continué jusqu'en 1846, époque de l'ouverture de l'asile d'Exeter.

L'asile de Gênes est évidemment une imitation de l'établissement écossais.

Il est juste pourtant de remarquer que, dès 1804, Joseph Frank, après un voyage fait en France et en Angleterre, avait conçu au point de vue fondamental de la surveillance panoptique le problème de la construction des asiles d'aliénés et avait proposé, comme solution, un plan dont l'élément principal d'habitation, pour les aliénés, consiste en quatre bâtiments rayonnants, disposés en croix au pourtour d'un bâtiment central de forme ronde. Chacun de ces bâtiments, à un étage, contient 24 cellules disposées le long d'une galerie qui aboutit aux latrines. Frank admettait que ces quatre bâtiments pouvaient suffire à la séparation des sexes et au classement des curables et des incurables, des tranquilles et des agités. Pour l'administration et les pensionnaires, Frank proposait de créer, au-devant du carré dans lequel était inscrit le système de bâtiments rayonnants, un bâtiment linéaire, élevé de deux étages au-dessus d'un soubassement et rappelant par son caractère architectural la façade de Bethlém.

La forme conçue par Frank aurait, si la figure donnée par Guislain est exacte, été adoptée pour la construction de l'asile de traitement et d'entretien fondé, en 1846, à Erlangen en Bavière.

Le plan concerté en 1827 et publié en 1834 par MM. Ferrus et Philippon, pour un établissement de traitement de l'aliénation mentale, destiné à recevoir 350 malades des deux sexes, se rattache par sa donnée principale, le bâtiment central octogone donnant naissance à quatre bâtiments rayonnants en croix, avec galerie centrale et double rang de cellule, au système panoptique anglais et plus particulièrement aux asiles de Glasgow et de Wakefield. Les huit bâtiments, à deux étages, parallèlement distribués sur les côtés du carré dans lequel est inscrite la croix centrale, et la réduction des bâtiments, formant les bras de cette croix, à un seul étage, caractérisent au contraire l'idée française.

Le plan proposé par Pasquier pour un hôpital de 500 aliénés des deux sexes, dont la donnée principale et la forme ont été empruntées au projet de MM. Ferrus et Philippon, représente une tentative plus décisive et moins heureuse d'application du système panoptique, et rappelle les projets de l'architecte anglais Bevans et l'asile de Bodmin.

M. Philippon s'est trouvé récemment conduit, par la considération de conditions exceptionnelles dans la forme et la nature du terrain, à adopter, pour l'appropriation de l'asile d'Avignon, un projet dont l'élément principal rappelle la disposition panoptique réalisée dans l'asile d'Exeter.

La donnée fondamentale de ce dernier asile se retrouvait encore dans le plan qu'avait conçu l'architecte du département de l'Isère et que les justes critiques du docteur Evrat ont fait abandonner.

L'impuissance d'innovation réelle que toutes ces diverses tentatives révèlent, et la nécessité, qu'ont dû subir leurs auteurs, de rentrer par l'imitation dans l'un ou dans l'autre des systèmes caractéristiques des tendances française, anglaise et allemande, démontrent la légitimité qui appartient, à certains égards, à chacune de ces tendances, et conduisent à conclure que c'est dans la conciliation de ces tendances que doit être cherchée et que peut être trouvée la solution du problème dans toute son étendue et dans toute sa vérité.

A cette démonstration historique ne se bornent pas les avantages qui doivent être attribués à la multiplicité de ces essais. En cherchant le perfectionnement par l'innovation, toutes les formes possibles ont été essayées et en quelque sorte épuisées, non seulement en ce qui se rapporte au système général des constructions conçu comme moyen de réaliser la destination des asiles, mais encore en ce qui touche toutes les particularités d'appropriation des habitations et de leurs dépendances aux besoins des malades et aux exigences des services administratif et médical.

C'est à ce dernier point de vue que les perfectionnements, successivement introduits dans l'organisation matérielle des asiles privés doivent être considérés comme ayant notablement concouru aux progrès de l'art de construire les asiles d'aliénés. Esquirol avait appliqué dans sa maison de santé d'Ivry ses vues sur la constitution des quartiers d'aliénés. Le docteur Görgen, fondateur d'une remarquable maison de santé à Dobling, près de Vienne, n'est pas demeuré étranger au mouvement de la réforme en Allemagne. Le docteur Falret a consigné, dans sa notice sur Illenau, les vues pratiques que lui a suggérées sa longue expérience et qu'il a

20

heureusement réalisées dans la maison de Vanves. Les médecins de maisons de santé des diverses contrées de l'Europe, parmi lesquels on compte un bon nombre d'aliénistes fort distingués, se sont attachés à introduire dans leurs établissements tous les perfectionnements de détail qui sont de nature à augmenter le bien-être des malades sans compromettre la sécurité et le traitement, et qui ont souvent pu être transportés avec avantage de ces maisons dans les établissements publics.

CHAPITRE VII.

DÉPENSES DE FONDATION DES ASILES D'ALIÉNÉS.

Devant toute administration qui, soit par sa propre initiative, soit sous la pression d'une mise en demeure, se trouve amenée à chercher les moyens de satisfaire à ses obligations par la fondation d'un établissement de traitement et de refuge pour les aliénés, se présente tout d'abord la question de l'évaluation des dépenses. Dans les termes généraux où cette question est ordinairement posée par les administrateurs, il y a difficulté extrême, sinon impossibilité absolue de la résoudre. Les évaluations les plus diverses peuvent s'appuyer sur des calculs et sur des exemples. L'inexpérience et la passion apportent leur contingent d'erreur dans ces évaluations, quand elles n'ont pas pour bases des programmes, des plans et des devis définitivement et sérieusement étudiés. Il n'est pas rare que le zèle tende à amoindrir le chiffre des dépenses, tandis que le mauvais vouloir se plaît à les exagérer. Les faits de déception, par suite de crédits dépassés et de dépenses finales excessives, sont à chaque instant invoqués par les administrations, qui contestent la possibilité d'instituer des devis sur des bases stables, pour des chiffres certains, et qui se récrient sur l'énormité des dépenses dans lesquelles se sont trouvés entraînés les fondateurs d'asiles d'aliénés.

Il y a, en définitive, très peu de fondement dans toutes ces accusations si souvent opposées comme fin de non-recevoir par les administrations, préalablement décidées à se soustraire à l'accomplissement de leurs devoirs.

Fixer d'une manière générale la dépense de fondation d'un asile d'aliénés, c'est un problème à la solution duquel il est sage de renoncer.

Les données qu'ont essayé de fournir à ce sujet quelques auteurs ne peuvent être considérées que comme de simples renseignements, sur lesquels il n'est possible de fonder absolument aucune application pratique.

Esquirol, dans son mémoire de 1818, estimait à 500,000 francs la première dépense nécessaire pour la fondation de l'un des dix asiles de 4 à 500 malades qu'il proposait de créer dans les départements, c'est-à-dire à 1,000 ou 1,250 francs la place. Ce coût de la place d'aliéné a été évalué par Desportes à 2,000 francs : 1,000 francs pour les services spéciaux ; 1,000 francs pour les services généraux. La commission belge a estimé, d'après un devis, que l'exécution de son plan d'asile de traitement, pour 400 aliénés des deux sexes, entraînerait une dépense totale de 750,000 francs, c'est-à-dire de 1,875 francs par place.

Scipion Pinel a évalué à un million la dépense nécessaire pour construire, d'après son plan, un asile des deux sexes pour 300 malades, ce qui porterait le prix de la place à 3,333 francs. Une évaluation semblable résulterait de l'étude qui a été faite plus récemment par l'administration des hôpitaux de Paris. D'après un avant-projet dressé sur le programme fourni par M. Lélut, pour la construction d'une section de 600 places d'idiotes, d'imbéciles et d'épileptiques à la Salpêtrière, la dépense devrait s'élever, par aperçu, à 2 millions, c'est-à-dire à 3,333 francs par place.

Les faits constatés soit en France, soit à l'étranger, contiennent des enseignements plus positifs ; mais on retrouve, dans ces faits, des différences encore plus considérables, ainsi qu'on peut en juger par le tableau qui termine ce chapitre ; et il serait impossible d'en faire sortir immédiatement une évaluation approximative de la dépense que doit entraîner, même en moyenne, la création d'une place d'aliéné.

En effet, toutes les autres conditions étant égales, la quotité du prix de la place d'aliéné variera considérablement, en raison du nombre des places créées dans le même établissement, et sera d'autant moins élevée que le nombre des places sera plus grand. C'est même là une considération économique des plus importantes, parmi celles qui ont imposé la règle de ne pas abaisser au-dessous de 200 le nombre de places à instituer dans les asiles d'aliénés. Cette loi, qu'il faut absolument subir, a cela de fâcheux, qu'elle impose précisément aux administrations qui ont généralement le moins de ressources, c'est-à-dire à celles dont le service n'embrasse que de faibles circonscriptions, la dépense relative la plus forte pour l'organisation de leur service public d'aliénés.

Mais une influence encore plus considérable est exercée sur la dépense totale des constructions, et par conséquent sur la quotité de la dépense pour chaque place, par le caractère architectural des constructions, par la nature et le prix des matériaux, par le coût de la main-d'œuvre, par la nature du terrain d'assiette, etc. De ces causes si éminemment propres à faire varier la dépense des constructions, il en est d'inévitables, qui peuvent expliquer la différence des dépenses d'un pays à un autre. Il en est aussi de contingentes, dont l'action peut s'exercer dans le même pays, dans la même circonscription.

Comment dès lors raisonnablement aspirer à fixer une évaluation constante au milieu de conditions si nombreuses et si puissantes de variabilité?

Ce que les faits démontrent avec une grande certitude, c'est que la fondation des asiles français n'a nullement entraîné ces dépenses exorbitantes auxquelles il est fait si fréquemment et si injustement allusion ; c'est qu'il a été possible d'obtenir, en ce pays, des asiles offrant un ensemble de conditions très satisfaisantes, pour une dépense qui a varié de 1,681 à 2,857 fr. par place ; c'est qu'en aucun autre pays des résultats économiques aussi favorables n'ont été atteints.

N'y a-t-il pas lieu d'espérer qu'en face des immenses sacrifices que se sont imposés et que continuent à s'imposer les nations étrangères pour mener honorablement à fin cette grande entreprise de l'organisation des services publics d'aliénés, qui est l'une des gloires du dix-neuvième siècle, on hésitera dorénavant en France à couvrir du prétexte de l'énormité des dépenses les obstacles que rencontre, dans les départements et même à Paris, l'achèvement d'une œuvre déjà si avancée?

L'enseignement que fournissent des faits dont l'authenticité ne peut être révoquée en doute suffit à établir d'une manière générale que les dépenses nécessaires pour la fondation d'asiles d'aliénés, convenablement appropriés à leur destination, n'ont rien d'excessif, soit qu'on les juge d'une manière absolue, soit qu'on les compare aux dépenses que les administrations départementales consentent à faire pour la fondation d'institutions publiques dont l'utilité n'est pas plus grande, et aux ressources dont ces administrations disposent.

Mais toute administration, avant de s'engager dans la réalisation d'un projet de fondation d'asile, a le droit et le devoir de demander aux hommes de l'art des données plus positives sur la somme totale des dépenses pour lesquelles des ressources doivent être assurées. Contrairement à l'opinion, fortement enracinée et, à certains égards, trop souvent justifiée, que j'ai dû souvent combattre, il est possible, il est même facile d'obtenir, pour des programmes et des plans complétement étudiés, des devis exacts. J'ai pu, pour les asiles de Quatremares et de Niort, à propos de programmes et de plans que j'avais moi-même dressés, évaluer à l'avance la dépense totale et le prix de la place d'aliéné, et voir confirmer mes prévisions, d'abord par les devis d'architectes aussi honorables qu'habiles, MM. Grégoire et Philippon, et ultérieurement par les dépenses réelles. Pour obtenir de tels résultats, il suffit de les vouloir avec intelligence et fermeté.

NOM des ASILES.	NOMBRE des PLACES.	DÉPENSES.			DÉPENSE PAR PLACE D'ALIÉNÉ.		
		Constructions.	Mobilier.	Terrain.	Construct.	Mobilier	Terrain
Angleterre.		fr.	fr.	fr.	fr.	fr.	fr.
Bethlem	258	2,767,550	»	»	10,339	»	»
Saint-Luke	198	1,375,000	»	»	6,898	»	»
Lancaster	593	2,352,000	137,175	28,175	3,966	231	47
Wakefield	304	980,000	»	191,150	3,233	»	628
Cornwall	112	375,000	»	»	3,348	»	»
Gloucester	261	1,100,000	100,000	84,000	4,214	383	321
Hanwell	600	1,931,775	220,150	273,025	3,219	366	455
Leicester	104	422,325	54,150	51,750	4,060	520	497
Surrey	360	1,686,675	187,850	224,625	4,685	521	623
Colney-Hatch	1,004	5,585,750	252,100	494,650	5,563	251	492
Écosse.							
Glasgow	350	1,394,275	125,450	254,625	3,983	358	727
Irlande.							
Armagh	104	452,350	42,875	27,250	4,349	412	261
Limerick	150	603,000	47,150	96,000	4,020	314	640
Belfast	104	545,950	35,275	51,750	5,253	339	497
Londonderry	104	587,675	35,425	18,800	5,650	340	171
Carlow	104	461,850	44,725	57,225	4,440	430	550
Maryborough	104	537,950	37,825	28,500	5,172	363	274
Ballinasloe	150	589,525	49,125	39,550	3,930	327	263
Waterford	100	357,825	32,775	31,550	3,578	327	315
Clonmel	60	350,475	30,500	33,675	5,841	508	561
États-Unis d'Amérique.							
Ohio	350	765,000	»	»	2,185	»	»
Butler	130	414,630	34,680	54,304	3,189	264	425
Allemagne.							
Illenau	410	1,250,000	»	»	3,048	»	»
Halle	400	750,000	»	»	1,875	»	»
Eichberg	200	875,000*	»	»	4,375	»	»
Vienne	400	2,000,000	500,000	150,000	5,000	1,250	375
France.							
Le Mans**	200	385,748	76,000	77,552	1,928	380	382
Rodez	220	480,000	»	»	2,181	»	»
Auxerre	350	1,000,000	»	»	2,857	»	»
Napoléon-Vendée	200	360,000	»	50,168	1,800	»	250
Quatremares	380	809,485	»	183,258	2,129	»	482
Niort	220	370,000	»	»	1,681	»	»

(*) Y compris le mobilier.

(**) L'architecte de l'asile du Mans est M. Delarue, qui avait soumis son projet à Esquirol.

CHAPITRE VIII.

APPRÉCIATION COMPARÉE DES DIVERS SYSTÈMES.

Par le développement didactique des vues qui me sont propres ou que j'ai empruntées aux auteurs les plus accrédités, relativement aux principes à suivre dans la fondation et la construction des asiles d'aliénés, par l'exposé historique des principales phases de l'organisation matérielle du service public des aliénés dans les diverses contrées du monde civilisé, par la description analytique des principaux asiles existants, enfin par la détermination synthétique des divers systèmes auxquels ces asiles peuvent être rapportés, je crois avoir atteint le but essentiel de cet ouvrage.

En ajoutant aux résultats de mes méditations et de mon expérience, formulés en règles, les opinions et les faits qui représentent l'état de la science et de l'art dans le passé et dans le présent, j'ai mis à la disposition des administrateurs et des médecins toutes les ressources qu'il m'était possible de leur fournir pour les aider dans la noble et difficile tâche de créer et de perfectionner les institutions destinées aux aliénés.

C'est à dessein que je me suis montré fort sobre d'appréciations critiques. Si je m'étais décidé à entreprendre de faire à propos de chaque établissement particulier la part de l'éloge et du blâme, j'aurais d'une part dépassé mon but et d'autre part donné à cet ouvrage des proportions excessives. J'ai dû laisser à mes lecteurs le soin de contrôler les doctrines, de discuter les faits et d'en faire sortir les enseignements pratiques qu'ils contiennent.

Toutefois comme j'ai dû moi-même juger les doctrines et les faits avant de formuler les principes exposés dans cet ouvrage et avant d'en réaliser l'application dans les asiles qui ont été fondés ou modifiés conformément à mes vues, il me paraît indispensable de résumer ici, sous forme de conclusion générale, mes appréciations sur la valeur des divers systèmes jusqu'alors proposés et réalisés, et les motifs qui m'ont déterminé à leur préférer le système que j'ai fait appliquer à la fondation des asiles de Quatremares et de Niort.

Trois points de vue principaux dominent toutes les questions qui se rattachent à la fondation des asiles d'aliénés. Ces établissements doivent être institués pour satisfaire à la fois aux véritables besoins de l'organisation du service public des aliénés, à toutes les exigences du traitement curatif et palliatif de l'aliénation mentale et aux règles essentielles de l'art architectural. Quelle est d'une manière générale, sous ces trois points de vue administratif, médical et architectural, la valeur des trois grands systèmes français, anglo-américain et allemand ?

Le but essentiel de l'organisation du service public des aliénés dans tous les pays est la réalisation du secours dû aux aliénés indigents, sous ses deux formes, le traitement de la maladie, l'entretien du malade. Le nombre considérable des individus à secourir rend la tâche absolument onéreuse, pour toute circonscription, et pratiquement difficile pour les circonscriptions très étendues et très populeuses. Le principe qui a limité à un maximum de 4 ou 500 le nombre des places à instituer dans les asiles, et l'importance des dépenses imposées pour la création des asiles par les exigences de la science, ont nécessairement conduit les administrateurs et les médecins à concevoir l'idée de donner séparément satisfaction aux deux modes du secours, en séparant les curables des incurables; en instituant, pour les premiers, des hôpitaux de traitement créés conformément à toutes les indications de leur destination spéciale, et en accommodant à l'usage de maison de refuge, pour les incurables, d'anciennes institutions hospitalières ou pénitentiaires.

Ce mode d'organisation, qui a été plus ou moins généralement appliqué dans les divers pays comme ressource provisoire et transitoire, a donné naissance en Allemagne à un système qui prévaut encore aujourd'hui en Autriche. L'économie de dépenses qu'on a pu espérer obtenir au moyen de ce système est illusoire, si l'on donne aux établissements d'incurables l'organisation qu'ils réclament; elle est fâcheuse, quand on la leur refuse, comme cela a eu lieu jusqu'alors. D'après les motifs que j'ai exposés dans le cours de cet ouvrage, ce système doit être condamné d'une manière générale, et ne peut être accepté qu'exceptionnellement, dans la mesure que j'ai indiquée, pour les circonscriptions très considérables.

Le système de l'association relative des établissements de traitement et de refuge n'a pas, en fait et au point de vue administratif, une supériorité réelle sur le système de la séparation absolue, si le nombre des places, dans l'établissement mixte, ne permet pas de recevoir tous les aliénés de la circonscription, et si l'on est par conséquent forcé d'exclure de l'asile et d'entretenir dans d'autres établissements un certain nombre d'incurables, c'est-à-dire de se replacer administrativement dans les conditions du système de la séparation des établissements de curables et d'incurables. C'est le cas du grand-duché de Bade, où l'ancien établissement de Pforzheim contient 260 aliénés qui ne peuvent être placés dans l'asile de traitement et d'entretien d'Illenau.

Les systèmes français et anglo-américain, qui admettent la réunion, dans un même asile, de tous les aliénés d'une circonscription, sont incontestablement préférables. Mais quand le nombre des malades fournis par une circonscription dépasse celui qu'il est raisonnable et possible d'admettre dans un établissement, ces systèmes tels qu'ils ont été généralement appliqués peuvent devenir insuffisants. L'expédient qui consiste, comme on l'a fait dans le comté de Middlesex, à venir en aide à un asile de 1000 malades (Hanwell) par la création d'un autre asile de 1000 malades (Colney-Hatch), ne me paraît pas devoir être approuvé. Je condamnerais encore plus positivement celui auquel a eu recours l'administration de l'assistance publique de Paris, le transfèrement des aliénés à une grande distance de leur domicile de secours et leur dispersion dans les divers asiles de la France.

Il n'y a possibilité d'arriver à une bonne organisation du service public des aliénés qu'en multipliant le nombre des circonscriptions de secours, de manière qu'un seul asile puisse suffire à chacune de ces circonscriptions, selon la mesure fort judicieusement appliquée en Irlande ; ou en adoptant, pour les circonscriptions qu'un seul asile ne pourrait desservir, les mesures exceptionnelles que j'ai indiquées et avant tout la mesure, le plus ordinairement suffisante, qui consiste à créer dans la même circonscription deux asiles distincts pour les deux sexes. La séparation des jeunes aliénés, des aliénés épileptiques, des idiots et de certaines catégories déterminées d'incurables, dans des établissements distincts, deviendrait indispensable pour les grandes circonscriptions comme celle du département de la Seine. Pour appliquer au perfectionnement, si nécessaire de ce service, les principes que j'ai posés, il ne faudrait pas, comme il est dit dans le rapport de 1852 sur l'assistance publique, créer au prix de 15,600,000 fr. 9 asiles et 3600 places ; il suffirait de suppléer, par la création d'un ou deux asiles de traitement, à l'insuffisance de la Salpêtrière et de Bicêtre, établissements d'une valeur incontestable dont personne, que je sache, n'a jamais songé à demander la suppression.

La valeur médicale des systèmes de construction, en ce qui se rapporte à la destination spéciale des asiles d'aliénés, se résume essentiellement dans les conditions de classement des malades et de constitution des quartiers réalisées par ces systèmes. Sous ce double point de vue, le système français me paraît incontestablement supérieur à tous les autres systèmes.

En prenant pour point de départ et pour but la séparation des curables et des incurables, que la science et l'expérience repoussent comme inutile, nuisible et impossible, les deux systèmes allemands de la séparation absolue et de l'association relative des établissements de traitement et d'entretien se sont condamnés à une imperfection radicale.

Tous les aliénés réclament au même titre le même régime et les mêmes soins en tout ce qui se rapporte au traitement moral, disciplinaire, hygiénique et économique. Ce que peut exiger de spécial le traitement curatif, pour les aliénés susceptibles de guérison, n'impose en aucune sorte la nécessité d'une institution différente et séparée.

Dans l'application du système de la séparation absolue, les curables n'ont rien à gagner et les incurables ont beaucoup à perdre. Ainsi les établissements spéciaux de traitement institués à Siegburg, à Berlin, à Sachsenberg, à Sonnenstein, à Vienne, n'offrent pas plus que ceux de Bethlem et de Saint-Luke, à Londres, aux aliénés réellement curables, des conditions meilleures que celles qui sont réalisées, pour la même catégorie de malades, dans les asiles généraux de la France et de la Grande-Bretagne; tandis que, sous prétexte d'incurabilité, un grand nombre d'aliénés se trouvent beaucoup moins favorablement traités dans les divers établissements d'entretien de l'Allemagne.

L'inconvénient grave de cette inégalité fâcheuse de condition, pour des malades qui ne diffèrent qu'en ce que les uns sont plus malheureux que les autres, est évité dans le système de l'association relative des établissements de traitement et d'entretien. Mais la nécessité de constituer, dans des conditions matérielles à peu près identiques, les deux établissements juxtaposés, que la nature des choses a imposée aux auteurs du système, aurait dû, ce semble, leur faire comprendre tout ce qu'il y a de purement artificiel dans la séparation d'une population d'aliénés en curables et incurables. En comparant, dans les asiles de Halle et d'Illenau, l'établissement de traitement et l'établissement d'entretien, qui diffèrent à peine l'un de l'autre par quelques dispositions accessoires et secondaires, et en reconnaissant que dans chacun de ces asiles la maison de traitement doit nécessairement contenir et contient en effet un bon nombre d'aliénés incurables, on se demande quel avantage, autre que celui de la multiplication du nombre des quartiers de classement, a été réellement obtenu. Et c'est alors que se révèle toute l'imperfection d'un système qui, en prenant pour fondement la séparation arbitraire de la population en deux catégories, dont chacune réclame les mêmes conditions de classement, s'est imposé l'obligation de répéter sans utilité, dans deux parties juxtaposées d'un même établissement, des quartiers similaires, faisant en réalité double emploi, et s'est placé dans l'impossibilité de donner au classement des malades, dans chacun de ces deux éléments du système, tous les développements exigés par leur destination.

La dissémination des deux catégories d'aliénés, indigents et pensionnaires, dans toutes les parties de l'asile, en nécessitant la subdivision de chaque quartier de classement en deux ou trois sections de malades, qui ne diffèrent entre eux que par le prix payé pour leur entretien, a encore pour effet de restreindre dans les asiles des systèmes allemands les ressources du classement. C'est ainsi que dans l'asile d'Illenau, malgré le grand nombre de ses subdivisions, le classement se trouve, au point de vue le plus essentiel, réduit aux trois catégories de tranquilles, d'agités et de furieux.

La même insuffisance de classement s'est trouvée imposée, par l'application du même principe, à la plupart des établissements du système anglo-américain. La réalisation d'une séparation absolue, entre l'asile du régime commun pour les indigents et les pensionnaires de dernière classe, et l'asile du régime spécial pour les pensionnaires des classes moyenne et supérieure, a généralement permis aux asiles du système français de donner plus de développements et d'imprimer un caractère plus rationnel au classement des malades.

Mais si le système français, qui a reçu dès l'origine et conservé dans ses tendances l'empreinte du génie essentiellement médical de Pinel et d'Esquirol, est réellement supérieur aux autres systèmes en ce qui se rapporte au classement méthodique des malades, il ne l'emporte pas moins sur eux par cette autre condition non moins fondamentale, la constitution du quartier de classement.

Dans le système français le quartier de classement forme un tout distinct, indépendant, approprié à une destination spéciale. Il possède toujours, comme éléments essentiels : au rez-de-chaussée, les habitations de jour en communication directe, immédiate, exclusive avec un préau distinct ; au premier étage, ou au rez-de-chaussée, suivant des indications spéciales, les habitations de nuit, qui sont, en raison de la convenance et de l'utilité, ou des chambres individuelles, ou des dortoirs.

Les systèmes anglo-américain et allemand impliquent nécessairement ou admettent facilement la constitution du quartier de classement à un étage quelconque, et la superposition des quartiers dans les divers étages d'un même bâtiment. Par cette pratique, féconde en inconvénients de toute espèce, ces systèmes s'interdisent presque absolument la spécialité dans les appropriations, qui doit imprimer à chaque quartier une physionomie et des caractères en harmonie avec sa destination propre. Dans ces systèmes, tous les quartiers de classement tendent à s'assimiler par la situation, par la forme, par les éléments. Au classement méthodique se substitue le simple fractionnement. Et le problème si complexe de la constitution matérielle d'un asile se réduit à la juxtaposition et à la superposition d'un nombre plus ou moins considérable d'éléments similaires dans une ou plusieurs lignes de bâtiments. C'est ainsi qu'en Amérique on a pu arriver à regarder comme inutile le préau extérieur, et se décider à parquer des aliénés aux divers étages d'immenses bâtiments, en leur donnant pour habitations de nuit des cellules, pour habitation de jour une galerie, pour lieu de promenade et de distraction une terrasse grillée.

C'est ainsi qu'en Angleterre on a pu accumuler dans un même établissement, à Colney-Hatch, plus de 1000 malades des deux sexes. Et l'on ne voit pas trop en vérité pourquoi l'on s'arrêterait dorénavant à ce nombre, qui pourrait, très facilement et sans beaucoup plus d'inconvénients, être doublé et même triplé, pour peu qu'on se décidât à multiplier les lignes de bâtiments et à augmenter le nombre des étages.

S'il est incontestable que le système français est, au point de vue médical du classement des malades et de la constitution des quartiers, réellement fort supérieur aux systèmes anglo-américain et allemand, il n'est pas moins vrai qu'au point de vue architectural, les établissements étrangers, et surtout les établissements anglais, ne l'emportent de beaucoup sur les asiles français.

Je suis fort éloigné de croire qu'il soit indispensable de faire des asiles d'aliénés des monuments propres à exciter l'admiration pour la richesse de leur architecture, et qu'il y ait lieu d'imiter l'Angleterre dans le choix qu'elle a fait d'un style qui ne convient véritablement qu'à des habitations princières. On ne doit pas perdre de vue que les asiles d'aliénés sont en réalité des hôpitaux destinés à recevoir des malades et des indigents. Mais il est un genre de beauté qui peut et qui doit appartenir aux asiles d'aliénés comme à tous les établissements publics, celui qui consiste dans la régularité, la grandeur, l'harmonie des lignes et des proportions, et qui a pour effet d'imprimer à l'ensemble un caractère monumental en rapport avec la destination de l'institution. Un asile d'aliénés ne doit pas plus ressembler à un palais qu'à une prison, mais il ne doit pas non plus rappeler l'idée d'un monastère ou d'une fabrique.

Le résultat désirable est évidemment dépassé dans un certain nombre d'asiles anglais, mais il n'est pas atteint dans la plupart de nos établissements français. La dissémination de pavillons mesquins dans leurs formes et leurs proportions, sur une grande surface, en produisant, dans des figures tourmentées, un assemblage confus de lignes interrompues et diversement brisées, exclut presque absolument tout caractère architectural d'ensemble. C'est même là le but que se sont évidemment proposé Esquirol et Desportes, qui tendaient à créer de petits hôpitaux isolés dans un grand hôpital. Pour restituer à ces membres épars une sorte d'unité, il est indispensable de développer outre mesure et à grands frais des galeries de communication qui, en s'accolant aux bâtiments, privent d'air et de lumière les rez-de-chaussée, qui, en se détachant des bâtiments, augmentent encore le nombre, l'inégalité et la confusion des lignes. La distribution de pavillons isolés sur des lignes parallèles, dont les intervalles sont destinés à servir de promenoirs, engendre, d'un quartier à l'autre, entre les pavillons et les promenoirs, des servitudes de communication par la vue, par l'ouïe, par le contact, qui sont contraires au but à atteindre, la séparation aussi complète que possible des diverses catégories de malades. Enfin les promenoirs intermédiaires aux pavillons détachés, aussi bien que les cours carrées du système Esquirol, limités de tous côtés par des bâtiments, des galeries, des murs, des grilles, ont, quoi qu'on fasse pour les orner et les égayer, un aspect sévère et triste, et réveillent l'idée de la perte de la liberté en rappelant le cloître ou la prison.

Combien plus propres à ranimer l'intelligence et le sentiment engourdis, ou à distraire et consoler les passions douloureuses chez le malheureux insensé, ces édifices majestueux dans leur ensemble et confortables dans leurs détails, ces parcs grandioses à plantations luxuriantes, à pelouses verdoyantes et fleuries, dont l'harmonieuse association imprime aux asiles anglais un caractère exceptionnel de beauté calme et puissante !

Il résulte de ces appréciations, que chacun des systèmes français, anglo-américain et allemand, tout en réunissant un certain nombre d'importants avantages, se trouve pourtant entaché d'imperfections capitales qui lui sont propres, et qu'aucun d'eux ne répond à l'idéal d'un asile aussi parfait que possible.

Telle était déjà ma conviction en 1849, au moment où, refusant mon approbation au programme et au plan qui avaient été préparés pour la fondation et la construction de l'asile de Quatremares, je me trouvais dans la nécessité de fournir à l'architecte de cet établissement les moyens de réaliser mes vues.

Je crus alors, comme je crois encore aujourd'hui, qu'il n'est pas impossible d'emprunter à ces divers systèmes celles des données fondamentales qui constituent pour chacun d'eux une supériorité relative, et d'appuyer sur ces données la conception d'un système nouveau qui s'approprierait leurs avantages les plus essentiels en évitant leurs principales imperfections. Pour atteindre ce but dans ce qu'il a de plus général, le nouveau système devait tendre à obtenir le classement et la constitution des quartiers du système français au moyen d'un ensemble de constructions qui, formant un véritable corps d'architecture comme dans les asiles de la Grande-Bretagne et de l'Allemagne, permît de développer les promenoirs à la périphérie de l'établissement et en même temps au contact immédiat des quartiers de classement. Les formes architecturales le plus généralement adoptées dans les asiles des systèmes anglo-américain et allemand, la forme en E, le rectangle ouvert, le rectangle fermé, comportent parfaitement la réalisation de ce triple résultat. Diversement combinées, suivant la destination des établissements à l'un ou à l'autre sexe ou aux deux sexes, suivant le nombre et la condition des habitants, suivant la nature, la configuration et l'exposition des terrains, ces formes peuvent se prêter à la satisfaction de toutes les exigences du programme développé dans cet ouvrage.

Ce sont ces formes que j'ai adoptées dans les plans d'après lesquels sont construits les asiles de Niort et de Quatremares, que les figures 1, 2 et 3 de la planche I, la figure 1 de la planche II, et les légendes qui y sont jointes, font suffisamment connaître.

Le système réalisé dans ces asiles a eu pour but de donner satisfaction pleine et entière à toutes les règles du programme administratif et médical par la réunion de tous les avantages partiellement obtenus au moyen des systèmes jusqu'alors appliqués.

C'est aux aliénistes qui étudieront, sur place et sous tous les points de vue, l'asile de Quatremares, qu'il appartient de juger jusqu'à quel point j'ai réussi.

FIN.

AUTEURS ET OUVRAGES CITÉS OU CONSULTÉS.

1785. COLOMBIER. Instruction sur la manière de gouverner les insensés.

1786. TÉNON. Mémoires sur les hôpitaux.

1791. LA ROCHEFOUCAULD-LIANCOURT. Rapport à l'assemblée constituante, au nom du comité de mendicité.

1797. LANGERMANN. Diss. inaugur. de methodo cognoscendi curandique animi morbos stabilienda, etc.

1800. P. PINEL. Traité médico-philosophique sur l'aliénation mentale.

1803. REIL. Rhapsodien über die Anwendung der psychischen Kurmethode auf Geisteszerrüttungen.

1805. REIL. Uber die Erkenntniss und Kur der Fieber.

1804-1806. J. FRANK. Reise nach Paris, London, und einem grossen Theile der übrigen Englands und Schottlands, in Beziehung auf Spitaeler, etc.

1807. W. STARK. Remarks on the construction of public hospitals for the cure of mental derangement.

1808. A. HALLIDAY. Remarks on the present state of lunatic asylums in Ireland.

1809. SCHWEIGGER. — LANGERMANN. Ueber Kranken und Armenanstalten zu Paris, etc.

1809. — A Report upon certain charitable establishments in the city of Dublin.

1811. COX. — REIL. Pracktische Bemerkungen uber Geisteszerruttung...— ... Anhage über die Organisation der Versorgungs-anstalten für unheilbare Irrende.

1813. J. TUKE. Description of the retreat near York for insane persons of the Society of friends.

1815. S.-B. SHARPE. Report, etc., from the committee appointed to consider of provision being made for the better regulation of madhouses in England.

1816. A. HALLIDAY. ... Remarks on the state of lunatic asylums and on the number and condition of the insane poor in Scotland.

1817. C.-A. HAYNER. Aufforderung an Regierungen, Obrigkeiten und Vorsteher der Irrenhauser, etc.

1818. E. HORN. Œffentliche Rechenschaft über meine Zwolfjahrige Dienstführung als zweiter Arzt der Kœnigl. Charité Krankenhauses zu Berlin.

1818. HEINROTH. Lehrbuch der Stoelrungen des Seelenlebens, oder der Seelenstoerungen und irher Behandlung.

1818. SPURZHEIM. Observations sur la folie.

1818. ESQUIROL. Des établissements consacrés aux aliénés en France, et des moyens de les améliorer. Mémoire présenté au ministre de l'intérieur.

Id. *Id.* Art. Maisons d'aliénés du Dict. des sciences médicales.

1823 à 1835. DESPORTES. Comptes rendus au conseil général des hospices, 1823, 1826, 1835. — Programme d'un hôpital consacré au traitement de l'aliénation mentale, présenté au conseil général en 1818, publié en 1824.

1820. B. GOERGEN. Privat Heilanstalt fur Gemüthskranke.

1823. GUALANDI. Osservazioni sopra il celebre stabilimento d'Aversa.

1826. GUISLAIN. Traité sur l'aliénation mentale et les hospices d'aliénés.
1829. G.-A.-C. NOSTITZ. Beschreibung der Kœnigl. Sachsischen Heil und Verpflegungsanstalt Sonnenstein, etc.
1829. B. TROMPEO. Saggio sul R. manicomio di Torino.
1830. J.-G. RIEDEL. Prag's Irrenanstalt, etc.
1831. C.-F.-W. ROLLER. Die Irrenanstalt nach allen ihren Beziehungen.
1832. HERM. GROSS. Die Irrenanstalten als heilanstalten betrachtet.
1832. E. DUCPÉTIAUX. De l'état des aliénés en Belgique, et des moyens d'améliorer leur sort.
1832. BRIERRE DE BOISMONT. Des établissements d'aliénés en Italie.
1833. LOEWENHAYN. Considérations sur le traitement des aliénés (publication du plan d'Esquirol).
1833. C.-F. FLEMMING. Die Irren-heil-anstalt Sachsenberg, bei Schwerin, etc.
1834. G. FERRUS. Des aliénés.
1834. M. JACOBI. Ueber die Anlegung und Einrichtung von Irrenheilanstalten, etc.
1835. F. BIRD. Ueber Einrichtung und Zweck der Krankenhauser fur Geisteskranke.
1835. R. PASQUIER. Essai sur la distribution et le mode d'organisation d'un hôpital d'aliénés pour 4 ou 500 malades.
1836. SC. PINEL. Traité complet du régime sanitaire des aliénés.
1836. BRIERRE DE BOISMONT. Mémoire pour l'établissement d'un hospice d'aliénés (Ann. d'hygiène, t. XVI).
1837. G.-S. BONACOSSA. Saggio di statistica del R. manicomio di Torino.
1837. W.-A.-F. BROWNE. What asylums were, are and ought to be.
1837. SCHROEDER VAN DER KOLK. Oratio de debita cura infaustam maniacorum sortem emendandi.
1838. ESQUIROL. Maladies mentales.
1838. C.-G.-W. ROLLER. Grundsaetze für Errichtung neuer Irrenanstalten, etc.
1838. ELLIS. A treatise on the nature of insanity with practical observations on lunatic asylums, etc.
1838. — New buildings at Bethlem hospital.
1838. G. DAGONET. Considérations médicales et administratives sur les aliénés, mémoire à l'appui du projet d'un asile, etc.
1838. LEURET. Notice sur quelques-uns des établissements de bienfaisance du nord de l'Allemagne et de St-Pétersbourg.
1839. M. JACOBI. Artikel Irrenanstalten in dem Berliner Encyclopœdischen Worterbuch, etc.
1839. FERRUS. Rapport de la commission médicale sur les hôpitaux.
1839. DE GÉRANDO. De la bienfaisance publique, t. IV.
1839. LEFEBVRE-DURUFLÉ. Rapport au conseil général du département de l'Eure.
1840. H. DAMEROW. Ueber die relative Verbindung der Irrenheil und Pflegeanstalten, etc.
1840. G.-S. BONACOSSA. Sullo stato de' mente catti e degli ospedali, etc.
1840. J. GUISLAIN. Lettres médicales sur l'Italie. — 1842. Sur la Hollande.
1841. S. TUCKE. Introduction à la traduction anglaise du Traité de Jacobi.
1842. — Rapport de la commission chargée de proposer un plan pour l'amélioration de la condition des aliénés en Belgique.
1842. C. CROMMELINCK. Rapport sur les hospices d'aliénés de l'Angleterre, de la France et de l'Allemagne.

1842 à 1846. HUTCHESON	Annual report on the Glasgow royal asylum. asylum.
1844. B.-A. GOMES.	Dos estabelecimentos de alienados.
1844. N.-H. JULIUS.	Beitrage zur Britischen Irrenheilkunde.
1844. ANDREA VERGA.	Cenni storici sugli stabilimenti dei pazzi in Lombardia.
1844 à 1851. —	Reports of the metropolitan commissioners in lunacy.
1845 à 1851. F. WHITE.	Reports of the lunatic asylums in Ireland.
1845. FALRET.	Visite à l'établissement d'aliénés d'Illenau.
1845-1846. MOREL	Lettres sur l'Allemagne, l'Italie, etc.
1845. FORBES WINSLOW.	On the new lunatic act.
1845. J. PULLEINE.	Remarks upon some foreign lunatic asylums.
1845. THURNAM.	Statistics of the retreat near York.
1845. MICHAEL VISZANIK.	Die Irren-heil und pflege anstalten Deutschlands, etc.
1846. WALLIS.	Entwurf zum neubau einer provinzial Irren-heil und pflege anstalt fur die Kurmark Brandenburg.
1846. J.-M. HUNGERBUHLER.	Uber das Offentliche Irren-wesen in der Schweiz.
1846. J. RAY.	Observations on the principal hospitals, etc.
1847. —	Illenau, Die Grossherzoglisch Badische heil und pflege anstalt.
1847. BRIERRE DE BOISMONT.	Remarques sur quelques établissements d'aliénés de la Belgique, de la Hollande et de l'Angleterre.
1847. BOTTEX.	Programme et plan pour la construction de l'asile public des aliénés du Rhône.
1847. CONOLLY.	On the construction and government of lunatic asylums.
1847. T.-S. KIRKBRIDE	Remarks on the construction and arrangements of hopitals for the insane (Amer. journ., janvier).
1848. TH. SCHLEMM.	Bericht uber das Britische Irren-wesen.
1848. GIRARD.	De la construction et de la direction des asiles d'aliénés.
1848. PLINY EARLE.	History, description and statistics of the Bloomingdale
1849. —	Reports of the trustees and superintendent of the Butler hospital.
1849. PHILIPPON ET BOVET.	Maison de santé de Préfargier.
1850. DELAYE ET MARCHANT.	Programme pour la construction d'un asile d'aliénés.
1850. L. SNELL.	Die neuerbaute heil und pflege anstalt Eichberg.
1850 et 1852. WEBSTER.	Notes of a recent visit to several provincial asylums for the insane in France.
1850. GUALANDI.	Della costruzione di un manicomio publico.
1851. H. SELMER.	Geschichtlicher uber das Irren-wesen in Danemark.
1851. GUISLAIN.	Rapport... construction d'un établissement pour les hommes aliénés à Gand.
1852. BENARIÉ.	Maison de santé de Bassens près de Chambéry.
1852. THURNAM.	First annual report of the Wilts county asylum, Devires.
1852. GUISLAIN.	Leçons orales sur les phrénopathies, t. III.
1852. H. FALRET.	De la construction et de l'organisation des établissements d'aliénés.
1852. —	Rapport du directeur de l'assistance publique. Paris.
1853. EVRAT.	Sur la reconstruction de l'asile public des aliénés de l'Isère.

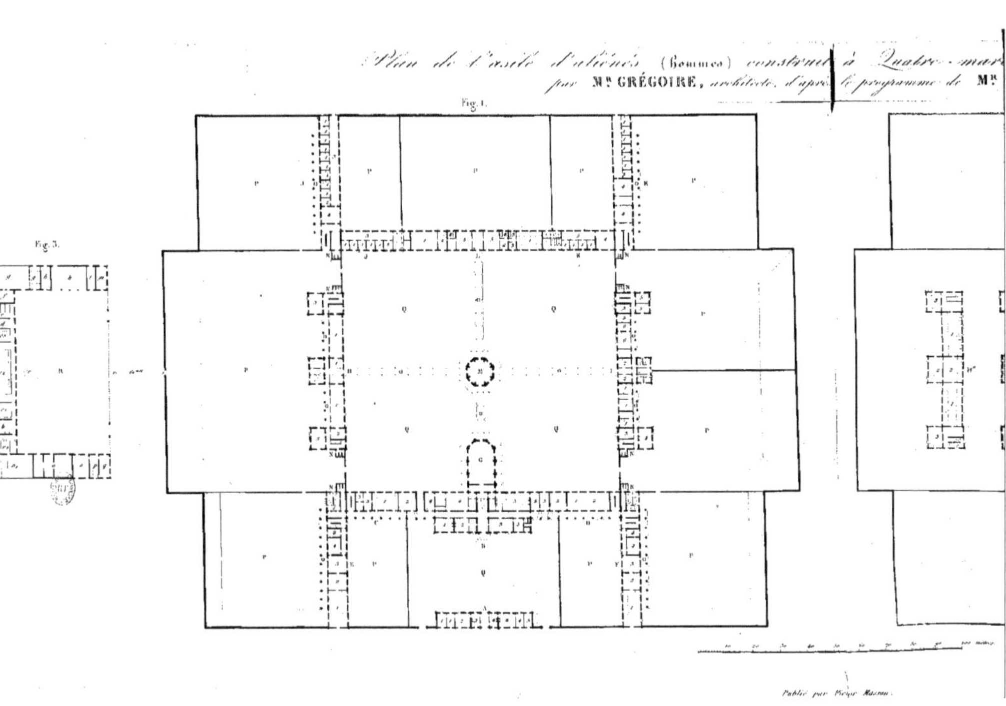
Plan de l'asile d'aliénés (Hommes) construit à Quatre-mar
par Mr GRÉGOIRE, architecte, d'après le programme de Mr
Fig. 1.
Fig. 3.
Publié par Victor Masson.

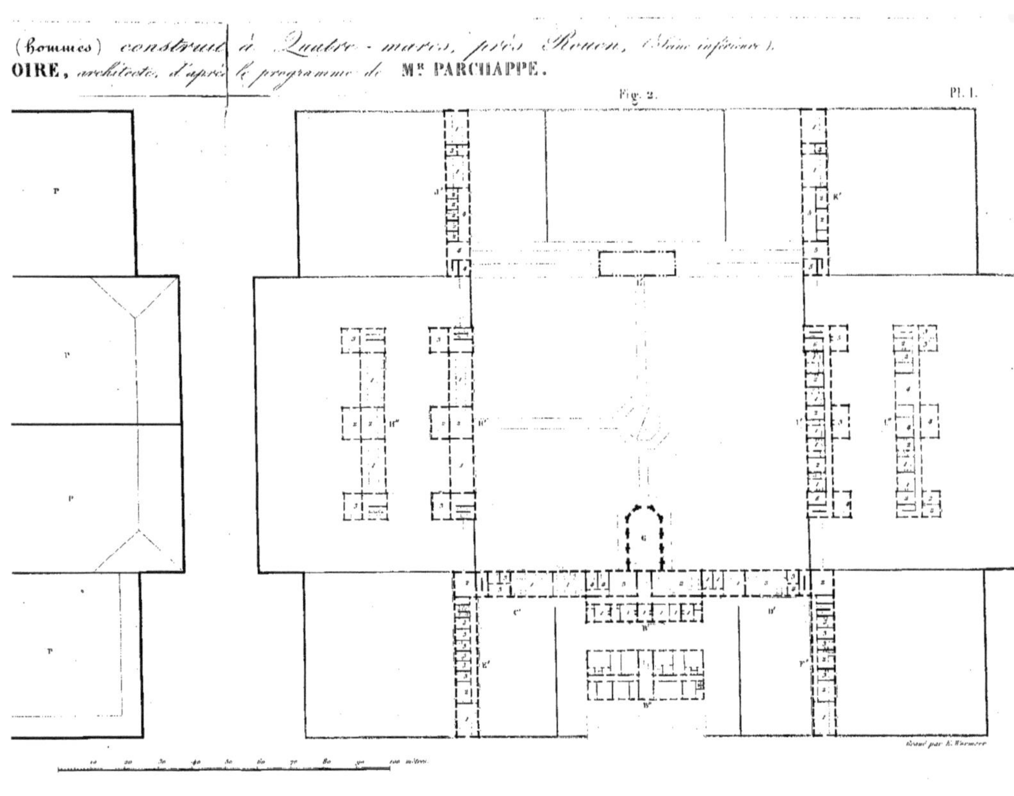

Publié par Victor Masson

PLANCHE I.

LÉGENDE DU PLAN DE L'ASILE D'ALIÉNÉS (HOMMES) CONSTRUIT A QUATRE-MARES, PRÈS ROUEN,
Par M. Grégoire, architecte,
D'après le programme de M. PARCHAPPE (1849).

FIG. 1. REZ-DE-CHAUSSÉE.

Bâtiments de service et entrée.
Ensevelissoir.
Salle de dissection.
Chambre de garde.
Logement de concierge.
Magasin.

Bâtiment d'administration.
Salle de la commission.
Cabinet du directeur médecin.
Économat et bureaux.
Pharmacie et dépendances.
Cuisine et dépendances.

Quartier de vieillards.
Dortoir de 12 lits.
Réfectoire.
Dépendances.

Quartier d'enfants.
, 2. Réfectoire, ouvroir, école.

Quartier des malades en traitement.
. Dortoir de 16 lits.
2, 3. Réfectoir et ouvroir.
. Chambre et dépendances.
Bains.

Quartier de pensionnaires de 4e classe et de convalescents.
1. Dortoir de 16 lits.
2, 3. Réfectoire et ouvroir.
4. Chambres et dépendances.
Bains.

Chapelle.

Bâtiment des travailleurs.
1. Réfectoire et office.
2. Réfectoire.
3. Atelier, lavoir.
Bains.

I. *Pensionnat des classes supérieures*
1. Chambre de 1re et 2e classe.
2. Parloir.
3. Office.
4. Salle à manger.
5. Chambre de 3e classe.
6. Réfectoire et office id.
7. Parloir id.
Bains.

J. *Quartier des agités.*
1. Cellules.
2. Chambre de gardien.
3. Galerie-promenoir.
4. Réfectoire, ouvroir.
Bains.

K. *Quartier d'épileptiques.*
1. Cellules.
2. Chambres pour malades et gardien.
3. Galerie-promenoir.
4. Réfectoire, ouvroir.
Bains.

L. *Quartier des malpropres.*
1. Dortoirs de 12 lits.
2. Dortoirs de 4 lits.
3. Chambres à 1 lit.
4. Chambre de gardien.
5. Réfectoir, ouvoir.
6. Dépendances, lavoir.

M. *Réservoir.*

N. *Latrines.*

O. *Galeries couvertes.*

P. *Préaux.*

Q. *Cours de service.*

FIG. 2. — PREMIER ÉTAGE.

B'. 1. *Logement du directeur-médecin.*
2. Lingerie.
3. Réfectoire de l'infirmerie.
4. Chambres dépendantes de l'infirmerie.

C'. *Infirmerie et surveillance continue.*
1. Infirmeries.
Bains.
3. Dépendances.

D'. 1. Dépendances de la lingerie.
2. Dortoir des enfants, de 16 lits.
3. Chambre à 1 lit.
4. Dépendances.

E'. 1. Dortoir de 11 lits (malades en traitement).
2. Dortoirs de 4 lits id.
3. Chambres à 1 lit id.

F'. 1. Dortoirs de 11 lits (pensionnaires, 4e classe et convalescents).
2. Dortoirs de 24 lits.
3. Chambres à 1 et 2 lits.

H'. 1. Dortoirs de 20 lits (travailleurs).
2. Dortoirs de 6 lits. id.
3. Ateliers.

I'. 1. *Pensionnaires de 1re et 2e classes.*
1. Chambres avec vestibule et lit de domestique.
2. Chambres à 1 lit.
3. Salle de réunion.
4. Salle de billard.
5. Salon.
6. Dépendances.

J'. 1. Dortoirs de 10 lits (agités).
2. Chambres à 1 lit id.
3. Chambre de gardien.
4. Dépendances.

K'. 1. Dortoir de 10 lits (épileptiques).
2. Chambres à 2 lits.
3. Chambres à 1 lit.
4. Chambre de gardien.
5. Dépendances.

L'. Séchoir.

DEUXIÈME ÉTAGE.

B''. Logements pour l'aumônier, l'économe, les internes.

H''. 1. Dortoir de 20 lits (travailleurs).
2. Dortoirs de 6 lits.
2. Dortoirs de 4 lits.

I''. *Pensionnaires de 3e classe.*
1. Chambres avec vestibule et lit de domestique.
2. Chambres à 1 lit.
3. Chambres à 2 lits.
4. Dortoirs de 4 et de 10 lits.

FIG. 3. — REZ-DE-CHAUSSÉE.

R. *Bâtiments d'exploitation rurale*

a. Porcherie.
1. Cour des porcs.
2. Porcherie.

b. Lavoir et cuisson des racines.

c. Étable.
1. Infirmerie, 5 vaches.
2. Vacherie, 12 à 14 vaches.
3. Étables, 5 veaux.

d. Harnais.

e. Écurie.

f. Salle commune pour les domestiques.

g. Poulailler.
1. Cour des poules.
2. Poulailler.

h. Cellier pour racines.

k. Charreterie.

l. Pompes à incendie.

m. Laiterie.

n. Grange.

o. Instruments aratoires.

p. Atelier de maçonnerie.

q. Serrurerie.

r. Auges.

Au 1er étage : greniers, chambre de domestiques et ateliers de menuiserie, peinture et de vitrerie.

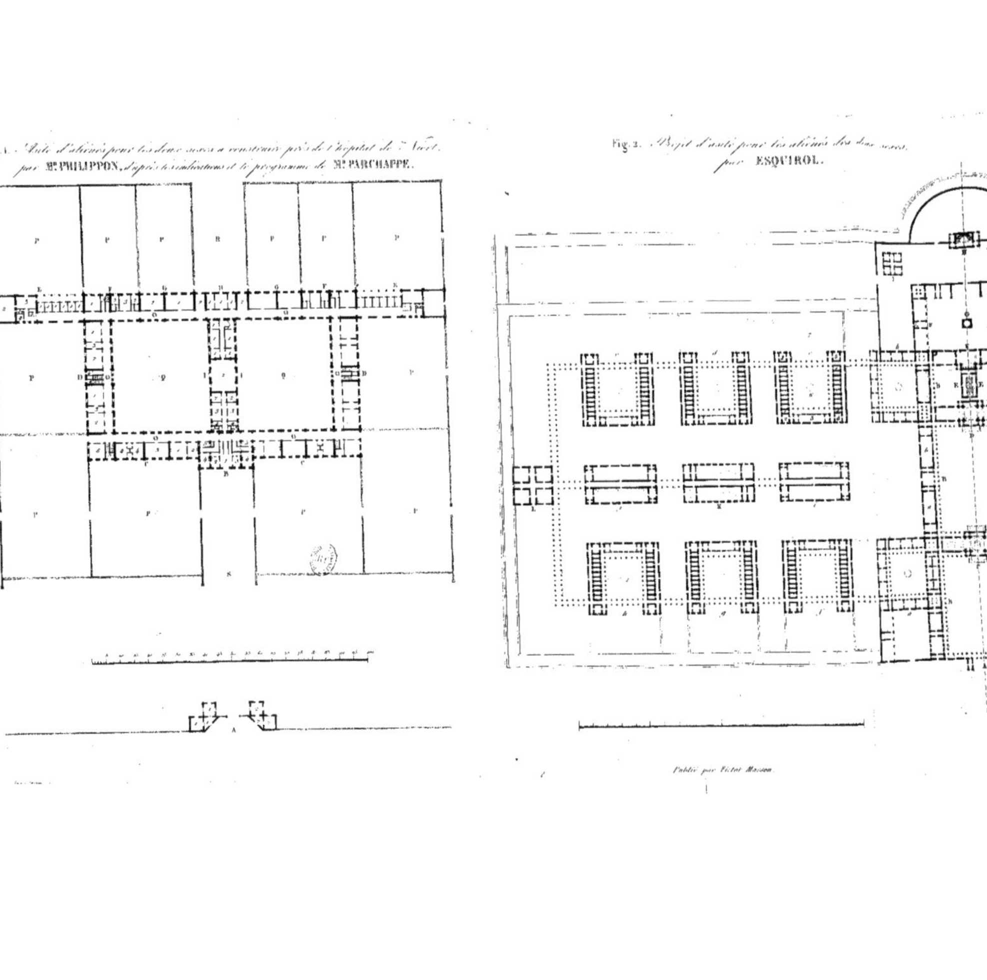

Fig. 1. – Asile d'aliénés pour les deux sexes à construire près de l'hôpital de [illegible], par Mr PHILIPPON, d'après les indications et le programme de Mr PARCHAPPE.

Fig. 2. Projet d'asile pour les aliénés des deux sexes, par ESQUIROL.

Publié par Victor Masson.

Pl. II.

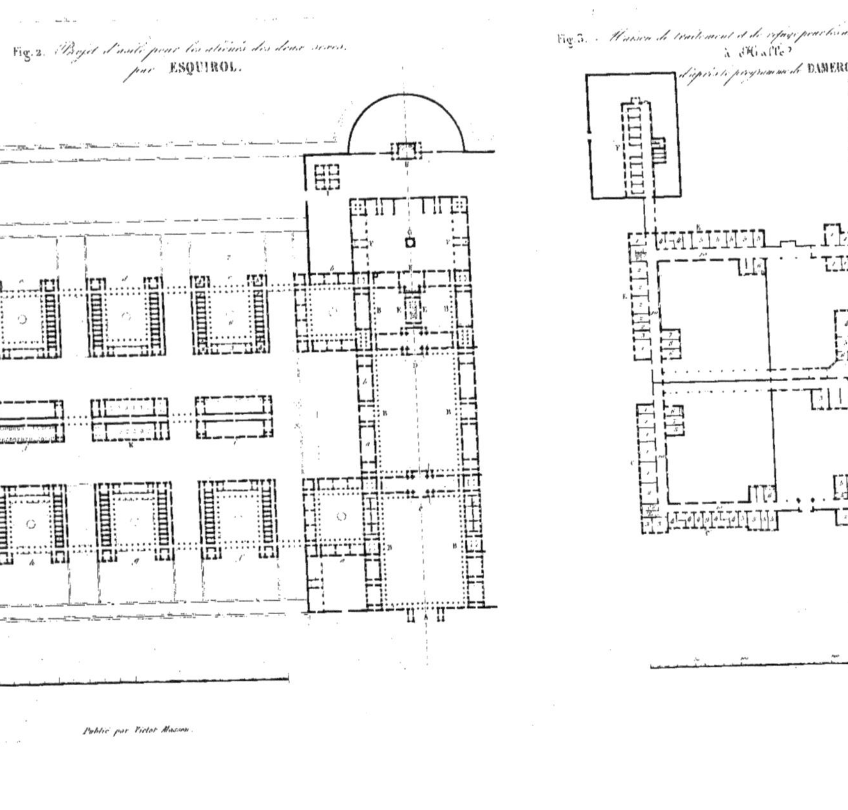

Fig. 2. *Projet d'asile pour les aliénés des deux sexes, par* **ESQUIROL.**

Fig. 3. *Maison de traitement et de refuge pour les aliénés des deux sexes,* à Halle, *d'après le programme de* **DAMEROW.**

Publié par Victor Masson.

Gravé par E. Wor…

PLANCHE II.

LÉGENDE DE LA FIGURE 1.

ASILE D'ALIÉNÉS POUR LES DEUX SEXES, A CONSTRUIRE PRÈS DE L'HOPITAL DE NIORT (DEUX-SÈVRES),

Par M. Philippon, architecte,

D'après les indications et le programme de M. PARCHAPPE.

A. *Entrée.*

1. Logement du concierge.
2. Logement du jardinier.

B. *Bâtiment d'administration.* (3 étages.)

Rez-de-chaussée.

1. Vestibule.
2. Cabinet du médecin.
3. Cabinet du préposé responsable.
4. Parloirs.
5. Salle de bains des pensionnaires.

1er étage. Salle du conseil et chambres de pensionnaires.

2e étage. Logement du médecin.

C. *Pensionnat, quartier des vieillards et enfants, infirmerie et surveillance continue, quartier des convalescents.* (2 étages.)

Rez-de-chaussée.

1. Salon du pensionnat.
2. Salle à manger du pensionnat.
3. Réfectoire des vieillards et enfants.
4. Dortoirs pour 5 vieillards et 5 enfants.
5. Latrines.
6. Réfectoire - ouvroir des convalescents.

1er étage. Chambres de pensionnaires, deux dortoirs de 5 lits, infirmerie et surveillance continue, et dortoir des convalescents.

D. *Quartier des malades tranquilles et des malades en traitement.* (2 étages.)

Rez-de-chaussée.

1. Réfectoires.
2. Ouvroirs.
3. Passages.
4. Latrines.

1er étage. Dortoirs.

E. *Quartier des agités.* (1 étage.)

1. Cellules.
2. Cour d'isolement.
3. Réfectoire.
4. Salle de bains et, à côté, latrines.
5. Logement de gardien.

Dortoir pour 5 agités en F. 1.

F. *Quartier des épileptiques.*

Rez-de-chaussée.

2. Chambres particulières avec cabinet de gardien.
3. Réfectoire.
4. Latrines.

Au 1er étage, à l'extrémité du bâtiment D, dortoir pour 8 épileptiques.

G. *Quartier des malpropres.* (1 étage.)

1. Dortoir de 10 lits.
2. Réfectoire.

H, I. *Bâtiment des services généraux.*

H. Rez-de-chaussée.

1. Dépense et bureaux.
2. Passages pour les voitures.

1er étage. Logement des religieuses et lingerie.

I. Rez-de-chaussée.

1. Bains et douche.

2, 3. Cuisine et dépendances.

4. Passage.
5. Latrines.

1er étage. Logement des gens de service.

O. *Galerie intérieure.*

P. *Préaux.*

Q. *Cours de service.*

R. *Chemin de communication avec l'hôpital.*

S. *Chemin d'arrivée à l'asile.*

LÉGENDE DE LA FIGURE 2.

PROJET D'ASILE POUR LES ALIÉNÉS DES DEUX SEXES,

Par Esquirol.

A. *Entrée, logement de concierge et corps de garde.*

B. *Administration, bureaux, logement des fonctionnaires.*

C. *Chapelle.*

D. *Cuisine.*

E. *Calorifère.*

F. *Buanderie et dépendances.*

G. *Réservoir.*

H. *Amphithéâtre et salle des morts.*

I. *Logement de médecin interne et de surveillants.*

K. *Bains.*

L. *Logement de l'inspecteur.*

a. Quartier des convalescents.

b. Quartier des mélancoliques et suicides.

c. Quartier des idiots.

1. Cellules.
2. Petit dortoir.
3. Réfectoire.
4. Chambre de surveillant.
5. Latrines.
6. Préau.
7. Jardin.

d. Quartier des gâteux.

e. Quartier des furieux.

f. Quartier des tranquilles.

g. Quartier des tranquilles.

h. Quartier des agités.

i. Infirmerie des tranquilles.

j. Infirmerie des agités.

Tous les bâtiments n'ont qu'un rez-de-chaussée, sauf le bâtiment B, qui a trois étages, et le bâtiment D qui en a deux.

LÉGENDE DE LA FIGURE 3.

MAISON DE TRAITEMENT ET DE REFUGE POUR LES ALIÉNÉS DES DEUX SEXES, A HALLE,

D'après le programme de M. Damerow.

Bâtiment central d'administration et de direction. (3 étages.)

Rez-de-chaussée.

1. Vestibule.
2. Habitation du régisseur.
3. Bureaux et archives.
4. Caisse.
5. Cuisine et dépendances.
6. Latrines.
7. Corridor.

1er étage. Logement du directeur et salle de la commission.

2e étage. Salon de lecture, billard, chambres pour les convalescents, logement de l'ecclésiastique.

Bâtiment de l'économat. (2 étages.)

Rez-de-chaussée.

1, 2. Cuisine et dépendances.
3. Buanderie.
4. Bains.
5. Chambres de repos.
6. Douches.

1er étage. Logement de l'économe, de la buandière, du chef de cuisine, des baigneurs et lingerie.

C. *Maison de traitement.* (2 étages.)

Rez-de-chaussée.

1. Dortoirs de 4, 6, 8 et 10 malades agités de dernière classe.
2. Logement des surveillants.
3. Dortoirs de malades et surveillants.
4. Chambres pour 2 malades agités de classe supérieure.
5. Chambres de 2, 3, 5 et 6 agités de classes moyenne et inférieure.
6. Latrines.
7. Laboratoire.
8. Chambre d'isolement.
9. Entrée et vestibule.
10. Corridor.

1er étage. Même distribution pour les malades tranquilles.

D. *Bâtiment central de la maison de refuge.* (3 étages.)

Rez-de chaussée.

1. Salle de travail, atelier et dépendances.
2. Salle de dissection et cabinet d'anatomie pathologique.
3. Logement du chef d'atelier.
4. Portier.
5. Entrée et vestibule.
6. Corridor.

1er étage. Salon et chambres de pensionnaires, pharmacie et laboratoire, cabinet du directeur, logement du deuxième médecin.

2e étage. Réfectoire et dortoir pour 8 ou 10 enfants idiots, logement de 6 ouvriers et de l'assistant.

E. *Maison de refuge.* (2 étages au centre 3 étages aux extrémités.)

Rez-de-chaussée.

1. Surveillants.
2. Logements pour 32 agités de dernière classe.
3. Logement pour 3 agités de classe moyenne.

4. Logement pour 3 agités de classe supérieure.
5. Logement pour 25 malades.
6. Latrines.
7. Laboratoire.
8. Chambre d'isolement.
10. Corridor.

2e étage. Même distribution.
3e étage. Dortoirs.

F. *Quartiers des furieux.*

Rez-de-chaussée. Cellules.
1er étage. Dortoirs.

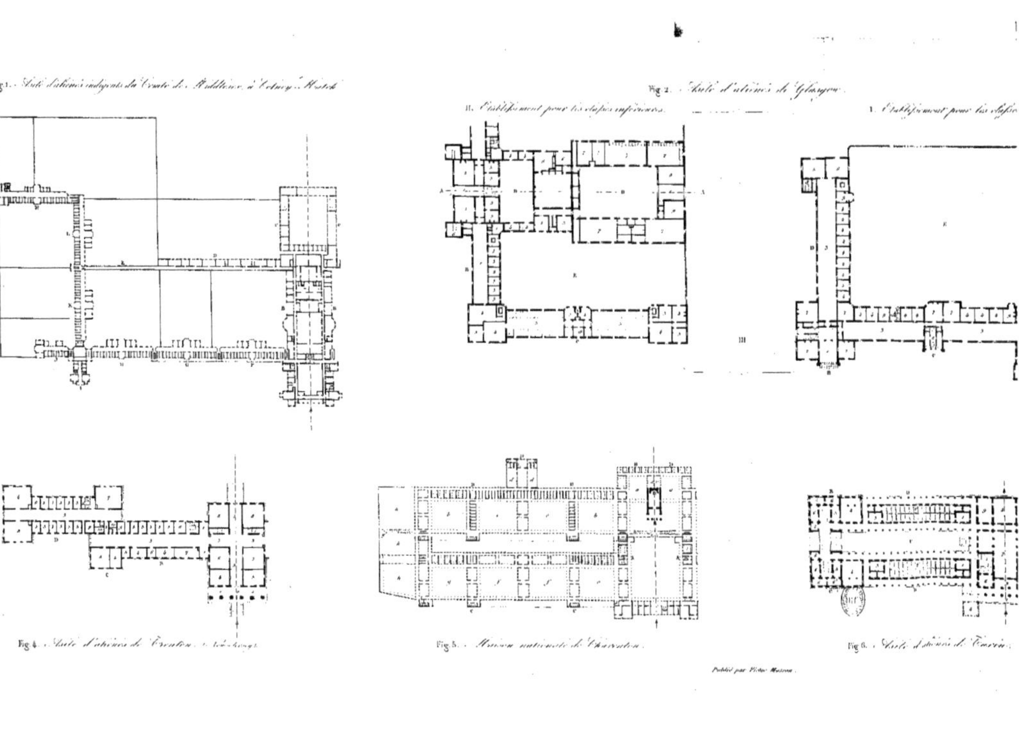

Fig. 1. Asile d'aliénés indigents du Comté de Middlesex, à Colney-Hatch.

Fig. 2. Asile d'aliénés de Glasgow.

II. Établissement pour les classes inférieures.

I. Établissement pour les classe

Fig. 4. Asile d'aliénés de Trenton.

Fig. 5. Maison nationale de Charenton.

Fig. 6. Asile d'aliénés de Turin.

Publié par Victor Masson.

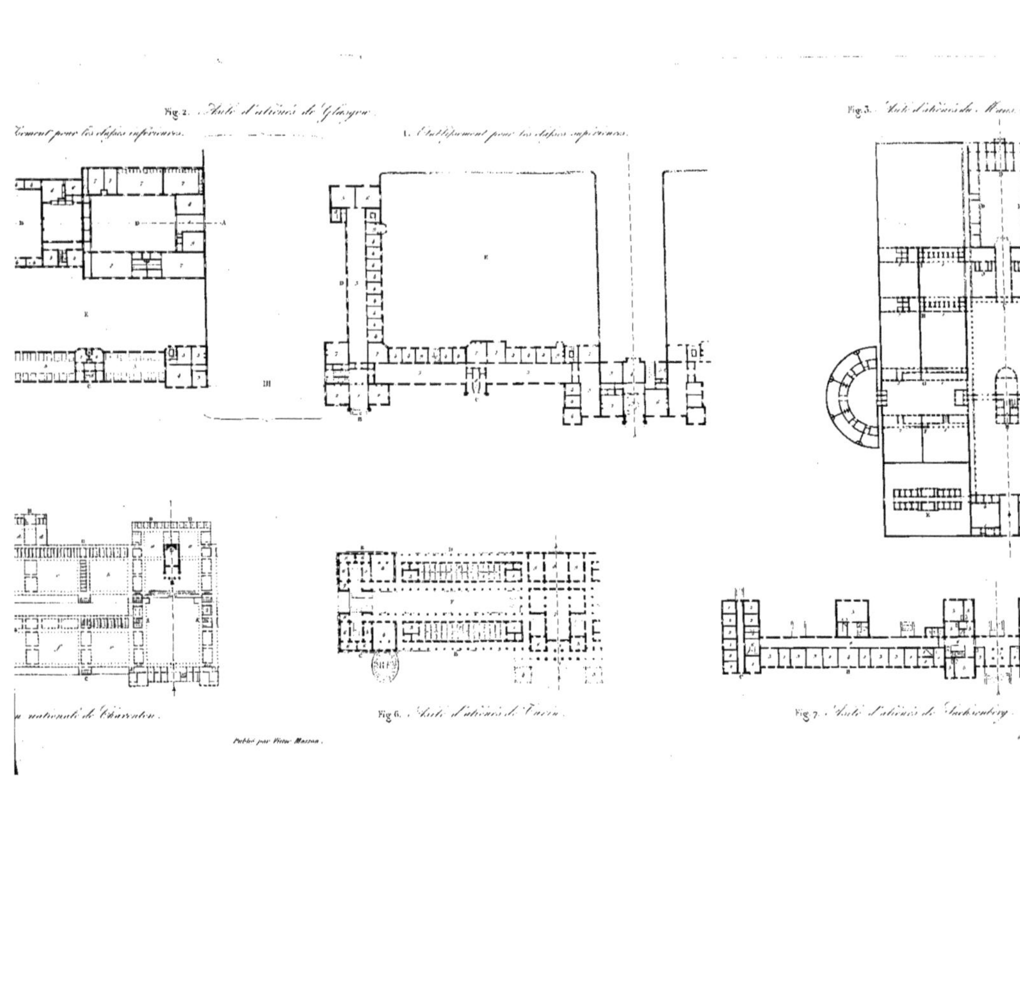

Fig. 2. Asile d'aliénés de Glasgow.

…ement pour les classes inférieures. — 1. Établissement pour les classes supérieures.

Fig. 3. Asile d'aliénés du Mans…

…n nationale de Charenton.

Fig. 6. Asile d'aliénés de Turin.

Fig. 7. Asile d'aliénés de Sachsenberg.

Publié par Victor Masson.

PLANCHE III.

LÉGENDE DE LA FIGURE 1.

ASILE D'ALIÉNÉS INDIGENTS DU COMTÉ DE MIDDLESEX, A COLNEY-HATCH.

A. *Avant-corps du bâtiment central des services généraux.*

Rez-de-chaussée offrant d'arrière en avant,

Au centre : entrée, vestibule, chapelle, corridor, escalier;

Sur les côtés : salle d'attente et parloir, chambre du comité et réfectoire, logements d'employés.

B. *Corps du bâtiment central.*

Rez-de-chaussée.

Au centre : réfectoire, salle d'assemblée, cuisine, lavoir, cour, boulangerie;

Sur les côtés : cours, écoles, cours, dépendances de la cuisine et offices.

C. *Buanderie.*

Cour carrée servant de séchoir à l'air libre, entourée de bâtiments contenant : en avant, la lingerie; sur les côtés et en arrière, la machine à vapeur, les lavoirs, séchoirs, etc.

Entre la buanderie et le corps de bâtiment central se trouvent : au centre, près de la boulangerie, les magasins; à gauche la brasserie; à droite un lavoir et un séchoir particulier pour l'administration.

D. *Ateliers.*

Comprenant, du côté des hommes, des ateliers spéciaux pour les charpentiers, les tourneurs, les imprimeurs, les tailleurs, les cordonniers, les étameurs, les forgerons.

E. *Galerie de communication entre les quartiers, les ateliers et les services généraux.*

F. G. H. *Quartier des malades tranquilles.*

Rez-de-chaussée.

Quartier de 30 lits, contenant :

Au milieu, une galerie;

En arrière, au centre, réfectoire, à droite et à gauche 2 dortoirs de 4 lits;

En avant, au centre : dortoir de 4 lits; de chaque côté, chambres de gardiens, puis 5 chambres de malades, et aux extrémités, latrines, lavoir, bains, étuves, offices.

Au devant du bâtiment : corridor couvert de communication entre les quartiers.

I. *Bâtiment d'administration.*

Rez-de-chaussée.

Au milieu, corridor.

De chaque côté : réfectoires des chirurgiens, des infirmiers et des surveillants; pharmacie, salon, bains, bibliothèque, parloir.

Tout à fait en arrière, au delà du corridor, réfectoire des domestiques.

J. *Infirmerie.*

Rez-de-chaussée.

Au milieu : réfectoire et galerie.

En arrière : dortoir de 4 lits, lavoir et cellules d'agités.

En avant : dortoir de 4 lits, chambre de gardien, office, 3 chambres de malades, latrines, bains.

K. *Quartier des épileptiques.*

Rez-de-chaussée. 34 lits.

L. *Quartier des malpropres.*

Rez-de-chaussée. 30 lits.

M. *Quartiers des furieux.*

Rez-de-chaussée. 30 lits.

LÉGENDE DE LA FIGURE 2.

ASILE D'ALIÉNÉS DE GLASGOW.

I. Établissement pour les classes supérieures.

A. *Habitation du médecin.* (4 étages.)

Rez-de-chaussée.

1. Entrée et escalier.
2. Buanderie.
3. Cuisine.
4. Cabinet de travail.
5. Lavoir.
6. Cuisine du médecin.

B. C. D. *Quartier des malades.* (Les ailes à 3 étages ; les pavillons à 4 étages.)

Rez-de-chaussée.

1. Entrée.
2. Salles de réception.
3. Galeries.
4. Chambres à coucher.
5. Réfectoire.
6. Vestiaire.
7. Salons.
8. Salles de bains.
9. Chambres de surveillance.

E. *Promenoir.*

II. Établissement pour les classes inférieures.

A. *Bâtiments des services généraux.* (4 étages.)

Rez-de-chaussée.

1. Entrées pour les quartiers et les services.
2. Salles de réception.
3. Bureaux.
4. Économat.
5. Cuisine.
6. Lavoir.
7. Buanderie et dépendances.
8. Magasin du linge sale.
9. Magasin du linge propre.

B. C. *Quartier des malades.* (Les ailes à 3 étages, les pavillons à 4 étages.)

Rez-de-chaussée.

1. Galerie.
2. Chambres de surveillance.
3. Chambres à coucher.
4. Chambres de jour.
5. Dortoirs pour 16 lits.
6. Salles de bains.

D. *Cours de service.*

E. *Promenoir.*

III. Espace réservé pour la construction de bâtiments destinés à recevoir les bureaux du Médecin, du Directeur, de l'Économe, la Chapelle, etc.

LÉGENDE DE LA FIGURE 3.

ASILE D'ALIÉNÉS DU MANS (SARTHE).

A. *Entrée de l'établissement*, offrant de chaque côté :

Bâtiments à 2 étages.

1. Logement du concierge et de l'interne.
2. Logement de l'économe.

Bâtiments à 1 étage.

3, 4. Parloirs.

B. *Bâtiment central d'administration*, à 3 étages, contenant la cuisine et ses dépendances, la lingerie, le logement des sœurs, etc.

C. *Chapelle.*

D. *Machine à vapeur, buanderie, bûchers*, etc. (En projet.)

E. *Pensionnat de 1re classe.* (1 étage.)

F. *Quartier de traitement.* (2 étages.)

G. 1. *Incurables.* 2. *Infirmerie.* (2 étages.)

H. 1. *Furieux.* 2 *Epileptiques.* (1 étage.)

I. 1. *Agités en cellules.* 2. *Agités en dortoirs.* (1 étage. En projet.)

J. *Pensionnaires hors classe.* (1 étage.)

K. *Pensionnaires hors classe.* (En projet.)

LÉGENDE DE LA FIGURE 4.

ASILE D'ALIÉNÉS DE TRENTON (NEW-JERSEY).

A. *Bâtiment central.* (4 étages.)

Rez-de-chaussée.

1. Portique.
2. Entrée.
3. Corridor.
4. Salon.
5. Bureau.
6. Parloir.
7. Cabinet du médecin.
8. Dortoirs.

B. (3 étages.) C. (4 étages.) D. (3 étages.)

B, C, D. *Quartiers des malades.*

Rez-de-chaussée.

1. Espaces libres.
2. Passages.
3. Galeries.
4. Dortoirs.
5. Chambres de malades.
6. Chambres de gardiens.
7. Réfectoires.
8. Salons.
9. Salles de bains, à côté, latrines.
10. Lingerie et vestiaire.

LÉGENDE DE LA FIGURE 5.

MAISON NATIONALE DE CHARENTON.

A. *Bâtiment d'administration.* (2 étages. Plateau inférieur.) Bureaux, cuisine, office, lingerie, logement du directeur, du médecin, etc.

B. *Chapelle.* (Plateau supérieur.)

C. C. *Plateau inférieur.*

D. D. *Plateau supérieur.*

Quartiers des malades.
a. Convalescents. (2 étages.)
b. Monomaniaques. (1 étage.)
c. Agités. (*Id.*)
d. Furieux. (*Id.*)
e. Mélancoliques. (2 étages.)
f. Infirmes, paralytiques et malpropres. (2 étages.)
g. Épileptiques. (*Id.*)
h. Chauffoir et préaux des tranquilles, dont les habitations se trouvent au 1er étage de *e*, *f* et *g*.

LÉGENDE DE LA FIGURE 6.

ASILE DES ALIÉNÉS DE TURIN.

A. *Bâtiment central.* (3 étages et 1 étage souterrain.)
1. Portique.
2. Entrée.
3. Logement du concierge.
4. Pharmacie.
5. Secrétariat et caisse.
6. Magasins.
7. Chapelle et dépendances.
8. Réfectoire des employés.
9. Réfectoires des aliénés.

B. D. *Ailes.* (2 étages et 1 étage souterrain.)

C. E. *Pavillons.* (3 étages et 1 étage souterrain.)

Rez-de-chaussée.

B. *Aile antérieure.*
1. Salle de réception.
2. Maniaques, furieux, criards et infirmeries.
3. Maniaques dangereux et suicides.

C. *Pavillon antérieur.*
4. Salle de réunion.
5. Chambre de surveillance.
6. Logement du médecin.

D. *Aile postérieure.*
1. Maniaques provenant des prisons.
2. Épileptiques et maniaques tranquilles.
3. Déments et imbéciles.

E. *Pavillon postérieur.*
4. Convalescents.
5. Salle de surveillance.
6. Logement du chirurgien.
7. Chambre obscure.

F. *Cour intérieure.*

LÉGENDE DE LA FIGURE 7.

ASILE D'ALIÉNÉS DE SACHSENBERG.

A. *Bâtiment central d'administration.* (3 étages et 1 étage souterrain.)

Rez-de-chaussée.
1. Vestibule.
2. Archives.
3. Parloir.
4. Habitation du directeur.
5. Habitation du comptable.
6. Corridor.

B. *Aile.* (2 étages et 1 étage souterrain.)

Rez-de-chaussée.
1. Bains.
2. Dortoirs pour les malades de dernière classe.
3. Chambres de jour pour les mêmes.
4. Atelier.
5. Réfectoire.
6. Galerie.

C. *Pavillon.* (3 étages et 1 étage souterrain.)
1. Chambre de gardien.
2. Chambres pour les furieux.

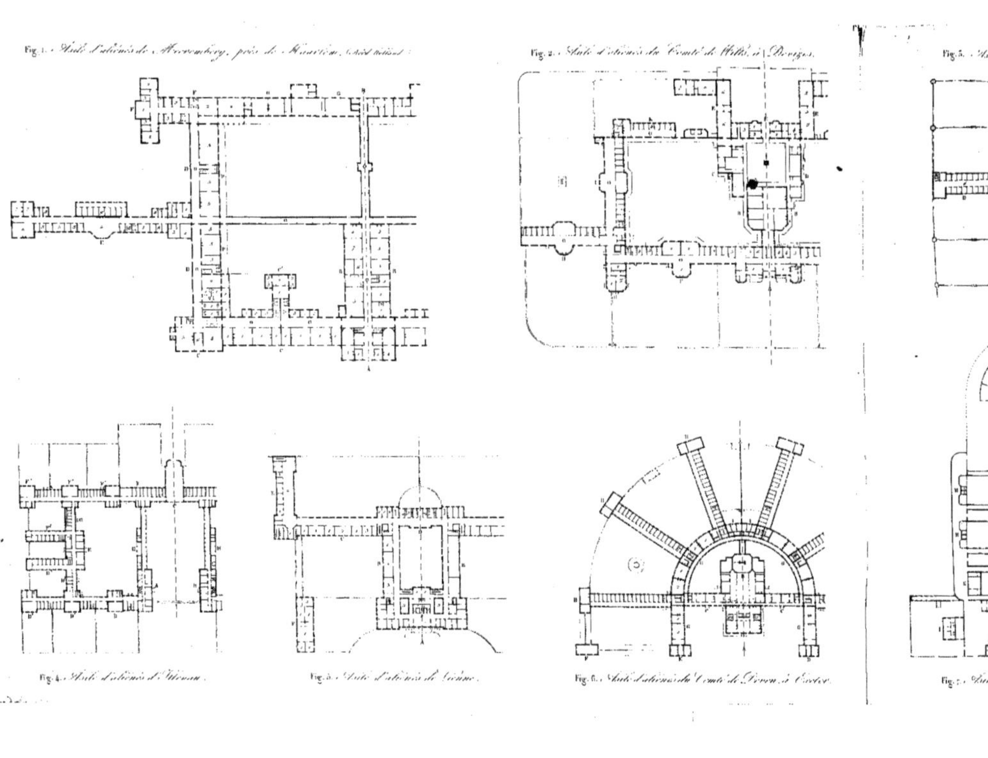

Fig. 1. Asile d'aliénés de Meerenberg, près de Haarlem

Fig. 2. Asile d'aliénés du Comté de Wilts, à Devizes.

Fig. 3. Asile

Fig. 4. Asile d'aliénés d'Illenau.

Fig. 5. Asile d'aliénés de Leyme.

Fig. 6. Asile d'aliénés du Comté de Devon, à Exeter.

Fig. 7. Asile

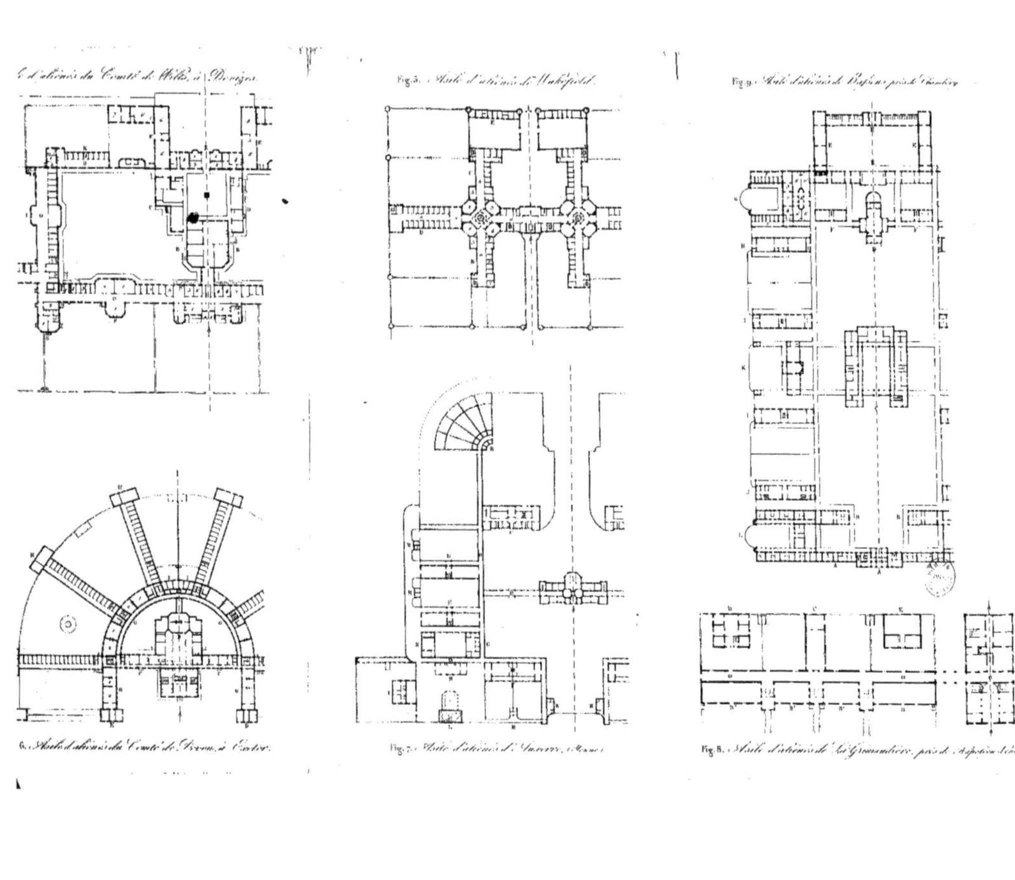

…e d'aliénés du Comté de Wilts, à Devizes.

Fig. 5. Asile d'aliénés de Wakefield.

Fig. 9. Asile d'aliénés de Bassens près de Chambéry

6. Asile d'aliénés du Comté de Devon, à Exeter.

Fig. 7. Asile d'aliénés d'Auxerre (Yonne)

Fig. 8. Asile d'aliénés de la Grimaudière, près de Napoléon-Vendée.

PLANCHE IV.

LÉGENDE DE LA FIGURE 1.

ASILE D'ALIÉNÉS DE MEERENBERG, PRÈS DE HAARLEM (NORD-HOLLAND).

A. *Bâtiment pour l'administration.* (3 étages.)

Rez-de-chaussée.

1. Parloir.
2. Concierge.
3. Logement du receveur économe.
4. Salle de la commission et archives.

1er et 2e étage. Logements du 2e et du 3e médecin, et de divers employés.

B. *Bâtiment pour les services généraux.* (1 étage.)

1. Pharmacie.
2. Bureaux.
3. Magasins.
4. Parloirs pour les deux sexes.
5. Cuisine.
6. Réfectoire de servants.
7. École.

C. *Pensionnat des trois classes supérieures.* (2 étages.)

Rez-de-chaussée.

1. Salons et chambres de jour.
2. Chambres d'infirmes.
3. Réfectoire d'infirmiers.
4. Salle de réunion, bibliothèque.
5. Salle de travail.
6. Dortoir de vieillards.
7. Chambres à 1 lit.

1er étage. Deux rangs de chambres séparés par un corridor.

C'. *Bâtiment à un étage pour les épileptiques des trois classes supérieures.*

1. Réfectoire.
2. Dortoir.
3. Chambres, dont une matelassée.

D. *Quartier des aliénés tranquilles des classes inférieures.* (2 étages.)

Rez-de-chaussée.

1. Salles de bains pour le quartier et pour le pensionnat des classes supérieures, et vestiaires.
2. Chauffoir.
3. Salon et salle à manger des pensionnaires.
4. Réfectoire des servants.
5. Chauffoirs et réfectoires des indigents.

1er étage. Dortoirs de 8 à 12 lits.

E. *Bâtiment ajouté au plan primitif.* (2 étages.)

Rez-de-chaussée. Quartier de malades en traitement.

1. Lavoir du quartier des tranquilles, indigents.
2. Salon du quartier des tranquilles, pensionnaires.
3. Logement du surveillant en chef.
4. Bains et lavoir.
5. Réfectoire des tranquilles.
6. Réfectoire des convalescents.
7. Dortoirs de 3 à 5 lits.
8. Chambres individuelles.

9. Cellules des agités, dont une matelassée.

1er étage. Quartier de malades tranquilles, composé d'éléments analogues à ceux du rez-de-chaussée.

F. *Quartier des épileptiques, des malpropres et infirmerie.* (1 étage.)

1. Chauffoir, réfectoire.
2. Dortoirs de 6, 8 et 14 lits.
3. Chambres à 1 lit.
4. Bains.

G. *Ateliers.*

Du côté des femmes, buanderie et séchoir;

Du côté des hommes, menuiserie, serrurerie, etc.

H. *Entrée postérieure pour les services.*

1. Logement du concierge.

o. Corridors et galeries de communication.

p. Galeries couvertes.

LÉGENDE DE LA FIGURE 2.

ASILE D'ALIÉNÉS DU COMTÉ DE WILTS, A DEVIZES.

A. *Bâtiment d'administration.* (3 étages.)

Rez-de-chaussée.

1. Salle du conseil.
2. Bureaux.
3. Parloirs.
4. Logement du médecin assistant.
5. Logement de la matrone.
6. Salle d'attente.

1er et 2e étage. Logements du directeur, de la matrone et de divers employés.

B. *Cuisine et chapelle.*

Au rez-de-chaussée, cuisine et dépendances, réfectoire des servants.

Au 1er étage de la moitié antérieure du bâtiment, chapelle.

C. *Machine à vapeur.* (1 étage.)

D. *Économat.* (1 étage.)

E. *Bâtiments des services généraux.* (1 étage.)

1. Chambres de réception.
2. Portier.
3. Ingénieur.
4. Logement de l'économe.
5. Lingerie.
6. Buanderie et dépendances.
7. Salle des morts.
8. Ateliers.
9. Magasins.

F. *Quartier de tranquilles et de convalescents.* (2 étages.)

Rez-de-chaussée.

1. Chambres de jour.
2. Dortoirs.
3. Chambres à 1 lit.
4. Lavoir.
5. Chambre de gardiens.

1er étage. Disposition semblable.

G. *Infirmerie.* (2 étages.)

Rez-de-chaussée.

1. Chambre de jour.
2. Chambre de gardiens.

1er étage.

Dortoir et chambres.

H. *Quartier de demi-agités comprenant des épileptiques et des paralytiques.*

Un quartier au rez-de-chaussée;

Un quartier au 1er étage.
Disposition semblable à celle du quartier F.

. *Quartier d'agités.*
Disposition semblable à celle des quartiers F et H.

K. *Quartier de furieux.* (1 étage.)
1. Chambre de jour.
2. Chambre de gardien.
3. Salle de bains.
4. Cellules.

O. *Galeries intérieures.*

LÉGENDE DE LA FIGURE 3.

ASILE D'ALIÉNÉS DE WAKEFIELD.

A. *Bâtiment d'administration.* (3 étages.)
Salle de la commission, chapelle, bureaux, pharmacie, cuisine, logements des médecins, etc.

B. *Bâtiment des tranquilles.* (3 étages.)

C. *Bâtiment des agités.* (3 étages.)

D. *Bâtiment des convalescents.* (3 étag.)
Les pavillons terminaux ont 4 étages.

Disposition des tours centrales dans leurs rapports avec les quartiers.
1. Corridor de surveillance.
2. Chambres de jour.
3. Atelier de travail.
4. Logement de surveillant.
5. Infirmeries.
6. Galeries.
7. Habitations de nuit pour les malades.

E. *Bâtiments à un étage pour les ateliers, les magasins, etc.*

LÉGENDE DE LA FIGURE 4.

ASILE D'ALIÉNÉS D'ILLENAU.

A. *Bâtiment d'administration.*
Bureaux, logements du directeur et de l'administrateur.

B. *Bâtiment d'administration.*
Cuisine, réfectoire, logements du 2e médecin et des deux ecclésiastiques.

C. Au rez-de-chaussée, *grande salle de concert.*
Au 1er étage, *chapelle.*

D. D'. D''. D'''. *Etablissement d'entretien.* (3 étages dans les pavillons, 2 étages dans les ailes.)

D. 1re section. Tranquilles de classe supérieure.

D'. 2e section au rez-de-chaussée. Tranquilles de classe moyenne.
3e section au 1er étage. Tranquilles de classe inférieure.

D''. 4e section. Agités de toutes classes.

D'''. Bâtiments à 1 étage, formant la section des furieux de toutes classes.

E. *Ateliers.*

F.F'.F''.F'''.F''''. *Etablissement de traitement.* (3 étages dans les pavillons, 2 étages dans les ailes.)

F. 1re section. Pour les pensionnaires.

F'. 2e section. Tranquilles de classe supérieure.

F''. 3e section. Tranquilles de classe moyenne et inférieure.

F'''. 4e section. Agités de toutes classes.

F''''. 5e section, à 1 étage, pour les furieux de toutes classes.

G. *Bains.*

H. *Economat.*

LÉGENDE DE LA FIGURE 5.

ASILE D'ALIÉNÉS DE VIENNE.

A. *Bâtiment d'administration.* (3 étages et 1 étage souterrain.)

Étage souterrain. Calorifères, magasins.

Rez-de-chaussée.

1. Cuisine et dépendances.
2. Vestibules et escaliers.
3. Cours intérieures.

Dans les autres pièces, bureaux, parloirs, lingerie, magasins, logements du portier et d'employés inférieurs.

1er étage. En avant, logement du directeur ; en arrière, chapelle.

2e étage. Logements d'employés.

B. *Bâtiment à 3 étages.*

Rez-de-chaussée et 1er étage, tranquilles de classe inférieure.

Rez-de-chaussée.

1. Dortoir.
2. Dortoir.
3. Réfectoire.

1er étage. 4 dortoirs de 7 lits et 1 dortoir de 11 lits, plus 1 lit de gardien pour chaque dortoir.

2e étage. Tranquilles de classe supérieure. Réfectoire et chambres à 1, 2 et 4 lits.

C. *Bâtiment à 3 étages.*

A chaque étage un quartier de tranquilles.

Rez-de-chaussée.

1. Dortoirs de 7 lits, plus 1 gardien.
2. Dortoirs de 11 lits, plus 1 gardien.
3. Réfectoire.

1er étage. Dortoirs de 8 et 16 lits.

2e étage. 17 chambres à 1 lit et dortoir de 4 lits.

D. *Bâtiment à 3 étages.*

Rez-de-chaussée.

1. Logement du médecin.
2. Salle de bains pour les pensionnaires.
3. Bains généraux

1er étage. Logements d'internes, infirmerie de 12 lits, atelier.

2e étage. Logement de médecin, firmerie des pensionnaires.

E. *Bâtiment à 2 étages.*

Rez-de-chaussée. Quartier de furieux.

1. Ménage de gardien.
2. Galerie-promenoir.
3. 12 cellules.

1er étage. Quartier de malpropres, disposition semblable.

F. *Bâtiment à 1 étage.*

1. Buanderie.
2. Logement de la buandière.
3. Magasin.

Du côté opposé, logements d'employés inférieurs, étable et magasins.

LÉGENDE DE LA FIGURE 6.

ASILE D'ALIÉNÉS DU COMTÉ DE DEVON, A EXETER.

A. *Bâtiment d'administration.*
Logements du directeur, du médecin, du surveillant en chef et de divers employés.

B. *Bâtiment des services généraux.*
Cuisine et dépendances, dépense, boulangerie, paneterie, etc.

C. *Bureaux, archives, lingerie, salle de réception, bains.*

D. *Logement de l'ecclésiastique.*

E. *Logement de l'ingénieur.*

F. *Buanderie d'un côté et brasserie de l'autre.*

G. *Bâtiment circulaire*, contenant la galerie de surveillance et fournissant à chaque quartier les éléments suivants :

1. Chambre de jour.
2. Infirmerie.
3. Chambre de gardien.

H. *Ailes rayonnantes* complétant chaque quartier de malades, contenant chacune : sur les côtés de la galerie, des chambres à 1 lit séparées au milieu par une chambre à 4 lits ; et à l'extrémité de la galerie, 2 dortoirs de 5 à 7 lits.

I. *Cellules pour les agités.*

LÉGENDE DE LA FIGURE 7.

ASILE D'ALIÉNÉS D'AUXERRE.

A. *Bâtiment d'administration.* (3 étag.)

Étage souterrain, caves et calorifère.

Rez-de-chaussée. Salle du conseil, cabinet du directeur médecin, bureaux, parloirs, cuisine et dépendances, réfectoire des employés.

1er étage. Amphithéâtre pour les cours, pharmacie, logements pour les employés et pour quelques convalescents des deux sexes.

2e étage. Lingerie, ateliers, logements d'employés.

B. *Quartier d'agités.* (1 étage.)

5 cellules, 5 préaux, 1 corridor servant de salle de réunion, 2 cabinets de bains, 1 laboratoire.

C. *Pensionnaires paisibles.*

Salle de réunion, salles à manger et offices, chambres pour les malades de 1re et 2e classe.

D. *Malades semi-paisibles.*

E. *Malades paisibles.*

F. *Quartier subdivisé en quatre sous-sections;* deux au rez-de-chaussée, pour les malades faibles atteints ou non atteints d'affections convulsives; deux au 1er étage, pour les malades atteints d'affections convulsives et pour l'infirmerie.

G. *Salles de bains.*

H. *Buanderie.*

I. *Habitation du directeur d'un côté, de l'aumônier de l'autre côté.*

K. *Logements du concierge et du jardinier.*

L. *Lavoir; du côté opposé, chapelle.*

M. *Latrines.*

O. *Galeries de communication.*

LÉGENDE DE LA FIGURE 8.

ASILE D'ALIÉNÉS DE LA GRIMAUDIÈRE, PRÈS DE NAPOLÉON-VENDÉE.

A. *Bâtiment d'administration.* (2 étages.)

B.B'.B''.B'''. *Bâtiment principal*, à 2 étages, subdivisé en 4 quartiers de classement pour les tranquilles, les demi-agités, les malades en traitement et les épileptiques, composés chacun d'un réfectoire au rez-de-chaussée et d'un dortoir au 1er étage.

C. *Bâtiment à 2 étages*, contenant, au rez-de-chaussée les bains, au 1er étage l'infirmerie.

D. *Quartier d'agités.* (1 étage.)

6 cellules, 1 salle de réunion et 1 chambre de gardien.

E. *Quartier de malpropres.* (1 étage.)

1 dortoir, 1 réfectoire et 1 chambre de gardien.

Les logements de l'économe, de l'aumônier, les dépendances de l'économat sont développés sur les côtés de l'entrée de l'établissement, en arrière du bâtiment d'administration.

LÉGENDE DE LA FIGURE 9.

ASILE D'ALIÉNÉS DE BASSENS, PRÈS DE CHAMBÉRY.

A. *Bâtiments d'entrée*, contenant :

Au milieu, dans un pavillon à 2 étages, les logements du concierge et du receveur-économe et une grande salle de réunion ;

Sur les côtés, dans deux ailes à 1 étage, le cabinet du médecin, les salles de visite et de réception, 2 salles d'épreuves pour les hommes et pour les femmes, et 2 cabinets de bains.

B. *Bâtiments à 1 étage*, contenant chacun 1 parloir et 1 atelier.

C. *Bâtiment de l'administration.* (2 étages.)

Salle du conseil, archives, bureaux, cuisine et dépendances, pharmacie, salle de réception, logement des religieuses, magasin, etc.

D. *Chapelle.*

E. *Bâtiments des services généraux.* (1 étage.)

Boulangerie, buanderie, ateliers, exploitation agricole, réservoirs d'eau.

F. *Aliénés chroniques et travailleurs.* (2 étages.)

G. *Aliénés agités-furieux.* (1 étage.)

1. Cellules.
2. Salle de réunion.
3. Réfectoire.
4. Dortoir.
5. Cellules de sûreté et corridor de surveillance.
6. Préaux.

H. *Aliénés épileptiques.* (2 étages.)

Rez-de-chaussée. Dortoirs et réfectoire.

1er étage. Ateliers, magasins.

I. *Aliénés tranquilles de 2e classe.*

Deux bâtiments à 2 étages.

J. *Aliénés tranquilles de 1re classe.*

K. *Malpropres et infirmes.*

Rez-de-chaussée. Malpropres.

1er étage. Infirmerie.

L. *Pensionnaires payant un prix élevé de pension.* (1 étage.)

Salon, salle à manger, bibliothèque, salle de bains, chambres avec cabinet de domestique.

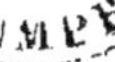

www.ingramcontent.com/pod-product-compliance
Ingram Content Group UK Ltd.
Pitfield, Milton Keynes, MK11 3LW, UK
UKHW020427200726
13857UKWH00002B/320

9 782012 882645